U0888875

重订中医治疫名论名方名案

浙江省中医药研究院中医文献信息研究所　编著

主　　编　盛增秀

学术顾问　陈勇毅

副 主 编　庄爱文　江凌圳

编　　委（以姓氏笔画为序）

丁立维　王　英　毛伟波　吕　蕊
竹剑平　庄爱文　江凌圳　安　欢
孙舒雯　李　健　李延华　李荣群
李晓寅　吴冠宇　余　凯　余丹凤
沈忆奕　陈秀琳　孟子蛟　胡　森
施仁潮　袁　媛　高晶晶　盛增秀
崔一迪　曾　诚

学术秘书　余　凯　吕　蕊

人民卫生出版社

·北　京·

版权所有，侵权必究！

图书在版编目（CIP）数据

重订中医治疫名论名方名案 / 盛增秀主编 . -- 北京 : 人民卫生出版社，2025. 12. -- ISBN 978-7-117-39270-9

Ⅰ. R259. 1

中国国家版本馆 CIP 数据核字第 20250XU252 号

人卫智网	www.ipmph.com	医学教育、学术、考试、健康，购书智慧智能综合服务平台
人卫官网	www.pmph.com	人卫官方资讯发布平台

重订中医治疫名论名方名案

Chongding Zhongyi Zhiyi Minglun Mingfang Ming'an

主　　编：盛增秀
出版发行：人民卫生出版社（中继线 010-59780011）
地　　址：北京市朝阳区潘家园南里 19 号
邮　　编：100021
E - mail：pmph @ pmph.com
购书热线：010-59787592　010-59787584　010-65264830
印　　刷：三河市宏达印刷有限公司
经　　销：新华书店
开　　本：710 × 1000　1/16　　印张：24
字　　数：393 千字
版　　次：2025 年 12 月第 1 版
印　　次：2025 年 12 月第 1 次印刷
标准书号：ISBN 978-7-117-39270-9
定　　价：89.00 元
打击盗版举报电话：010-59787491　E-mail：WQ @ pmph.com
质量问题联系电话：010-59787234　E-mail：zhiliang @ pmph.com
数字融合服务电话：4001118166　E-mail：zengzhi @ pmph.com

内容简介

中医治疫源远流长，经验十分丰富，为适应时代和形势的需要，本书是在笔者原著《中医治疫名论名方名案》(2006 年人民卫生出版社出版）的基础上，予以调整和增补而成，故名《重订中医治疫名论名方名案》。全书分名论篇、名方篇、名案篇和附篇四个部分进行介绍，并在每论、每方、每案下加上按语，旨在阐释其奥义，彰显其精华，重点在于紧密联系现代临床实际，着力予以发挥。附篇是选录笔者撰写的重要相关论文 10 篇，以供参考。全书内容精粹，重点突出，体例新颖，对今天运用中医药防治急性传染病，有着重要指导作用和实用价值，适合于广大中医、中西医结合人员和中医药院校学生阅读和参考，也是自学中医者的良好读物。

前　言

中医药学是中华民族的医学瑰宝，是我国优秀传统文化的重要组成部分。回顾中医药学的发展历史，从某种意义上来说，她也是一部与疫病作斗争并积累了宝贵经验的历史。

成书于两千多年前的我国第一部医学巨著《黄帝内经》，对疫病的传染性、流行性和危害性等就有了明确记载。东汉末年，大文学家曹植在《说疫气》中逼真地记述了当时瘟疫流行的悲惨一幕："建安二十二年，疠气流行，家家有僵尸之痛，室室有号泣之哀，或阖门而殪，或覆族而丧。"与曹氏同时代的著名医学家张仲景，经历了家族中二百多人因感染瘟疫而死亡三分之二的遭遇，于是发愤"勤求古训，博采众方"，写成了《伤寒杂病论》一书，用其治法，活人无算，被后世遵奉为中医学的经典。特别是明清时期，涌现出不少治疗温病和瘟疫的名医，其中吴又可即是一位很有名望的疫病学专家。据《明史》记载，从永乐六年至崇祯十六年，共发生大瘟疫 19 次之多，死亡人数不可胜计。在吴又可生活的江南一带，也连年发生瘟疫流行，"一巷百余家，无一仅免；一门数十口，无一仅存者"。如此惨状，不能不向医学提出了发展传染病学的更高要求，吴氏不负众望，于 1642 年撰成《温疫论》一书，对瘟疫的病因、病理和治疗等提出了不少新观点、新疗法，这是世界上第一部传染病学专著，影响深远。此后，戴天章、杨栗山、叶天士、余霖、薛生白、吴鞠通、刘松峰、王孟英等，均在与疫病作斗争中，积累了丰富的经验，分别写就《广瘟疫论》《伤寒温疫条辨》《疫疹一得》《温热论》《湿热条辨》《温病条辨》《松峰说疫》和《霍乱论》等不朽名著，大大丰富了中医治疗急性传染病的内容，堪称业绩煌煌，有口皆碑。中华人民共和国成立以来，中医药在防治流行性乙型脑炎、病毒性肝炎、流行性出血热等急性传染病上所取得的重大成绩，更为世人所瞩目。特别值得指出的是，在严重急性呼吸综合征（曾称传染性非典型肺炎，SARS）的治疗上，广东、北京等地医务人员积极发挥中医药的优势，实行中西医结合，取得了明显成效，受到了国际的赞扬。

纵观中医治疫，源远流长，历代名家辈出，名论、名方、名案绚丽多彩，很值得深入发掘和研究。

基于上述，我们特于2004—2005年编写了《中医治疫名论名方名案》一书，2006年由人民卫生出版社出版，深受读者欢迎，尤其在近年新型冠状病毒感染流行中，发挥了较大作用，很有必要予以调整和增补，为此重新编写了《重订中医治疫名论名方名案》一书，旨在为当前防治急性传染病提供更有学术价值和实用意义的重要文献资料。全书分四个部分，其一是名论篇，主要是选录古代医籍特别是上述疫病专著中有关瘟疫的病名、病因、证候、诊断和治则等方面的重要论述，对临床有着重大的指导作用；其二是名方篇，主要是精选古代（个别方剂迄民初）治疫的著名方剂，其选择标准是该方出自名家之手，配伍合理，古今应用广泛，且疗效显著，具有重要的应用和开发价值者。每方的"文献出处"是指与"原文摘录"内容相关的出处，并不一定是指该方的原始出处；其三是名案篇，主要是选辑古代医家治疫的典型案例，一般是理法方药合拍，对今天临床颇有启示和借鉴作用者。每案的标题系编者所加。以上三篇，在每论、每方、每案下均加"按语"。本着"推陈出新""古为今用"的方针，对原文予以中肯的评述，阐发奥义，彰显精华，尤其是名方的"按语"，还结合现代应用该方治疗急性传染病的实际案例和笔者的临床经验，予以论证和分析，以切实用；有些方剂更指出其进一步研究和开发的价值，意在为新药研制提供参考。书末附篇主要是选录本书作者历年撰写的重要相关论文10篇，以供参考。

还须说明的是，古书中"瘟疫"与"温疫"往往混称，因"瘟""温"两字古代在指疫病时其义互通，但现代明确将瘟疫分为温疫、寒疫两大类型，故"瘟疫""温疫"界限有所不同。本书所引古籍原文文字多遵从其原貌，未予统改；古籍原文中所载药物，如犀角、金汁等，现已禁用或不用，读者可寻找其他作用相同或相似的药品代之，但古籍原文不改；有关人名问题，书中所载古代医家如朱震亨（朱丹溪）、吴有性（吴又可）、叶天士（叶桂、叶香岩）等知名度很高，读者大多知道其人名、字、号，故书中常有名、字、号互用的情况，实际上这些医家的著述署名也是互用的，故本书未做统一。

古书中所有"右件药"等"右"字，按现代版式均改为"上"字；全书计量单位，除引用古籍仍用旧制外，余均按国际单位制和《中华人民共和国计量法》所规定的单位；文中引用现代文献资料，均注明了出处，谨向有关作者表示衷心的感谢！

限于我们的水平，书中错误和不足之处在所难免，敬请同道批评指正

编者

2024年4月

目　录

名论篇

名　方　篇

名案篇

附 篇

名论篇

《黄帝内经》

（战国至秦汉托名的多人之作）

黄帝曰：余闻五疫之至，皆相染易，无问大小，病状相似，不施救疗，如何可得不相移易者？岐伯曰：不相染者，正气存内，邪不可干，避其毒气，天牝从来，复得其往，气出于脑，即不邪干。（《素问·刺法论》）

【按语】《黄帝内经》是中医最早的经典著作，文中“五疫之至，皆相染易，无问大小，病状相似”，对疫病的特征作了明确界定，堪称影响深远。尤为可贵的是，强调“正气存内，邪不可干”，揭示了人体正气（机体的抗病能力）的强弱，是疫邪能否侵入及其发病与否的决定因素，这一观点，即使从现代医学观点来看，也是很科学的，特别是对疫病的预防有着积极的指导意义。我们认为，所谓“正气存内”，不单纯提示在疫病流行期间，宜投以补益正气的药物，而更主要的应是注意饮食起居、情志活动等方面的调节，做到不妄作劳、恬惔虚无、饮食有节、起居有常，如是则精神内守，正气抗邪有力，疫病无由而生。

再则，“避其毒气”，亦是防疫的重要措施。后人据此提出了不少具体方法。如《太平圣惠方》指出：“时气相染易者，即须回避，将息饮食之间，不得传吃”；《世医得效方》说：“凡入瘟疫家，先令开启门户……不致相染”；《三因极一病证方论》记述入瘟疫家，当以雄黄涂鼻窍，以防疫气感染；《神巧万全方》还主张以“雄黄丸”佩戴和“烧弹丸户内”，以辟疫毒。凡此，均说明古代医家在《黄帝内经》“避其毒气”理论的指导下，很重视对疫病患者的隔离和对疫邪感染的预防。

四时不节，即生大疫。（《素问遗篇·本病论》）

【按语】此句提示瘟疫的发生与四时气候异常变化有密切关系，即如《伤寒论·伤寒例》所说的“春时应暖而反大寒，夏时应热而反大凉，秋时应凉而反大热，冬时应寒而反大温”之类是也。气候异常何以致疫？参见下列《伤寒论·伤寒例》有关条文的按语。

《伤寒论》

（汉代张机）

凡时行者，春时应暖而反大寒，夏时应热而反大凉，秋时应凉而反大热，冬时应寒而反大温，此非其时而有其气，是以一岁之中，长幼之病多相似者，此则时行之气也。（《伤寒例》）

【按语】《伤寒论·伤寒例》后世医家多认为系晋代王叔和所加，非仲景《伤寒杂病论》原文。本节指出四时不正之气即非其时有其气，是导致疫病流行的原因，故称疫病为“时行病”。这种疫病的病因观，承袭千余年，直至明末清初吴有性《温疫论》，才明确予以否定，提出了“戾气”致疫的新观点，显然是医学特别是疫病学的一大进步。但客观地说，气象因素与疫病的发生和流行不能说毫不相干，在现实生活中，某些传染病如流行性感冒的发生和流行，往往与气候的反常有着密切的关系，这可能是由于异常的气候环境为某些病原微生物的繁殖和传播提供了有利条件，从而招致了疫病的发生和流行，这无疑是现代医学气象学所关注的问题。

从春分以后至秋分节前，天有暴寒者，皆为时行寒疫也。三月四月，或有暴寒，其时阳气尚弱，为寒所折，病热犹轻。五月六月，阳气已盛，为寒所折，病热则重。七月八月，阳气已衰，为寒所折，病热亦微，其病与温及暑病相似，但治有殊耳。（《伤寒例》）

【按语】本论指出了寒疫的定义及发病季节。春分至秋分阶段，气候本应温热，若骤为寒冷所袭，乃非其时而有其气，是以发为时行病，在其病因为“寒”，故称“寒疫”。同时指出寒疫病情之轻重，与发病的具体时节及其自然界阳气盛衰有密切相关，概而言之，天气愈热阳气愈盛时节为寒邪所侵，其病则重，反之则轻，这当然不能绝对拘泥。又寒疫当属外感热病范畴，其症状与温病暑病有近似之处，但病因病机迥异，故治法大相径庭，临床须加识别。

《诸病源候论》

（隋代巢元方）

时气取吐候

夫得病四日，毒在胸鬲，故宜取吐。有得病二三日便心胸烦满，此为毒气已入。或有五六日以上，毒气犹在上焦者，其人有痰实故也，所以复宜取吐也。

时气狂言候

夫病甚则弃衣而走，登高而歌，或至不食数日，踰垣上屋，所上非其素时所能也，病反能者，皆阴阳争而外并于阳。四肢者，诸阳之本也。邪盛则四肢实，实则能登高而歌；热盛于身，故弃衣而走；阳盛故妄言骂詈，不避亲戚，大热遍身，狂言而妄见妄闻之。

时气干呕候

热气在于脾胃，或发汗解后，或大下之后，胃内不和，尚有蓄热，热气上熏，故心烦而呕也。

时气哕候

伏热在胃，令人胸满则气逆，气逆则哕，若大下后，胃气虚冷，亦令致哕也。

时气吐血候

诸阳受病，不发其汗，热毒入，深结在五脏，内有瘀血积，故令吐血也。

时气喉咽痛候

阴阳隔绝，邪客于足少阴之络，毒气上熏，攻于咽喉，故痛，或生疮也。

时气疱疮候

夫表虚里实，热毒内盛，则多发疱疮，重者周匝遍身，其状如火疮。若根赤头白者，则毒轻；若色紫黑则毒重，其疮形如登豆，亦名登豆疮。

时气瘙疮候

夫病新瘥，血气未复，皮肤尚虚疏而触冒风，日则遍体起细疮，瘙痒，如癣疥状，名为逸风。

时气热利候

此由热气在于肠胃，挟毒则下黄赤汁也。

时气脓血利候

此由热伤于肠胃，故下脓血如鱼脑，或如烂肉汁，壮热而腹疞痛，此湿毒气所为也。

时气䘌利候

夫热蓄在藏，多令人下利。若毒气盛，则变脓血，因而成䘌，䘌者，虫食人五藏及下部也。若食下部，则令谷道生疮而下利，名为䘌利，若但生疮而不利者，为䘌也。

时气阴阳毒候

此谓阴阳二气，偏虚则受于毒。若病身重，腰脊痛，烦闷，面赤斑出，咽喉痛，或下利狂走，此为阳毒；若身重背强，短气呕逆，唇青面黑，四肢逆冷，为阴毒。或得病数日，变成毒者，或初得病便有毒者，皆宜依证急治，失候则杀人。

时气变成疟候

病后邪气未散，阴阳尚虚，因为劳事，致二气交争，阴胜则发寒，阳胜则发热，故令寒热往来，有时休作而成疟。

时气败候

此谓病后余毒未尽，形证变转，久而不瘥，阴阳无复纲纪，名为败病。

时气食复候

夫病新瘥者，脾胃尚虚，谷气未复，若即食肥肉、鱼鲙、饼饵、枣栗之属，则未能消化，停积在于肠胃，使胀满结实，因更发热，复为病者，名曰食复也。

时气病瘥后交接劳复候

夫病新瘥者，阴阳二气未和，早合房室，则令人阴肿入腹，腹内疞痛，名为交接劳复。

时气病后阴阳易候

阴阳易病者，是男子妇人时气病新瘥，未平复，而与之交接得病者，名阴阳易也。其男子病新瘥，未平复，而妇人与之交接得病者，名曰阳易；其妇人得病新瘥，未平复，而男子与之交接得病者，名曰阴易。若二男二女，并不相易。所以呼为易者，阴阳相感动，其毒度著于人，如换易也。其病之状，身体热，冲胸，头重不能举，眼中生䁾，四肢拘急，小腹疞痛，手足拳，皆即死。其亦有不即死者，病苦小腹里急，热气上冲胸，头重不欲举，百节解离，经脉缓弱，气血虚，骨髓竭，便恍恍吸吸，气力转少，著床不能摇动，起居仰人，或引岁月方死。

时气病后虚羸候

夫人荣卫先虚，复为邪热所中，发汗吐下之后，经络损伤，阴阳竭尽，虚邪始散，真气尚少，五脏犹虚，谷神未复，无津液以荣养，故虚羸而生众病焉。

时气阴茎肿候

此由肾脏虚所致，肾气通于阴，今肾为热邪所伤，毒气下流，故令阴肿。(《时气诸候》)

【按语】本论揭示时气病（即时行病）的种种临床证候及其病机，其中不少证候如呕、哕、吐血、咽喉痛、疱疮、下利等，在现代急性传染病中是颇为常见的，因此对临床很有参考价值。特别是论中提到的“食复”“阴阳易”，关系到传染病的护理和康复治疗等问题，应引起重视和研究。

疫疠病候

其病与时气温热等病相类，皆由一岁之内，节气不和，寒暑乖候，或有暴风疾雨，雾露不散，则民多疾疫，病无长少，率皆相似，如有鬼厉之气，故云疫疠病。

疫疠疱疮候

热毒盛则生疱疮。疮周匝遍身，状如火疮，色赤头白者，毒轻，色黑紫黯者，毒重，亦名豌豆疮。(《疫疠病诸候》)

【按语】“疫疠病候”承袭《黄帝内经》《伤寒论·伤寒例》的有关论述，再次指出疫病是由于“节气不和，寒暑乖候”等气候反常所引起，并强调其“病无长少，率皆相似”的强烈传染性和病情的雷同性，这在疫病诊断上有着特殊作用，也是与四时寻常温热病鉴别的关键之处。

“疫疠疱疮候”与前“时气疱疮候”文字相近，均论述疫病生疱疮形状及其邪毒轻重的区别。联系临床实际，急性传染病发疱疮并不鲜见，如天花（现已消灭）其疱疮的形态色泽与病情轻重和预后确有很大关系。

《三因极一病证方论》

（宋代陈言）

夫疫病者，四时皆有不正之气，春夏有寒清时，秋冬亦有暄热时，一方之内，长幼患状，率皆相类者，谓之天行是也。若春时应暖，而清气折之，则责邪在肝，病曰青筋牵；夏时应暑，而寒气折之，则责邪在心，病曰赤脉攒；秋时应凉，而热气抑之，则责邪在肺，病曰白气狸；冬时应寒，而暖气抑之，则责邪在肾，病曰黑骨温；土无正形，因火而名，故附金木水火而变，病曰黄肉随。其天行之病，大则流毒天下，次则一方一乡，或偏著一家，悉由民庶同业所召，故天地灵祇，假斯不正之气而责罚。且人命有遭逢，时有否泰，故有偏著一家者。天地既有斯害气，还以天地所生之物而防备之，命曰贤人知方。（《叙疫论》）

【按语】论中提到的青筋牵、赤脉攒、白气狸、黑骨温、黄肉随均是古病名，现已不沿用。兹摘录有关文献，以供参考。

1. 青筋牵：《三因极一病证方论》："夫疫病者……若春时应暖，而清气折之，则责邪在肝，病曰青筋牵。"即指春季感受疫毒邪气所致发热，腰痛，强急，脚缩不伸，目中生花，或憎寒复热，颈中双筋牵，不能屈伸，项直，背强，眼赤黄，欲转动，合目回侧等疫病证候。

2. 赤脉攒：《三因极一病证方论》："……病曰赤脉攒。"即指因夏季疫毒伤人所致脉促、身颤掉不能禁，或内热、口干、舌破、咽塞、声嘶等病证。

3. 白气狸：《三因极一病证方论》："……病曰白气狸。"即指感受疫毒邪气，而发于秋季，邪伤肺气所致乍寒乍热、暴嗽、呕逆，或体热发斑、喘咳等疫疠病证。

4. 黑骨温：《三因极一病证方论》："……病名黑骨温。"即指因冬季感受疫毒邪气所致渴而引饮，腰痛欲折，或胸胁切痛，类如刀割，常易发于腋渊部、肩膊部、足趺上、腓肠上，其色苍黑的恶性疽病。

5. 黄肉随：《伤寒总病论》卷五："黄肉随病……。"即指因太阴阳明相格，寒湿不调，关节格滞所致头重、颈直、皮肉强痹，或蕴而结核，起于喉颈之侧，有热毒于皮肤中，上散于发际，下贯于颞颥，隐隐而热，不相断离的病证。为疫病之一。（见《简明中医古病名辞典》）

《神巧万全方》

（宋代刘元宾）

夫伤寒时气等大病之后，戒忌尤多。元最重者，一曰饮食之无节；二曰房室之不禁。夫饮食无节，谓大病之后，脾胃虚弱，肉食无戒，再生虚热，则病候归复矣。《经》曰：强食肉则复。此之谓也。房室之不禁，谓新瘥之后，未满百日，体气尚虚，早合阴阳。昔雇献子，得病已瘥未健，诣华佗视脉，佗曰：虽差尚虚，阳气不足，勿为劳，余事劳尚可，女劳即死，死必吐舌三寸。献妇闻瘥，从百里来省病，住数宿，交接之，间三日而死，果如华佗之言。又唐张苗说，有婢病后十日，有六人奸之，皆死。为医者，不知此戒，虽能愈病，犹未愈也。今特举其二重者言之，其他候不及尽证，视所疾证，求其方可也。(《四时伤寒并时气后诸疾候方》)

【按语】本论继承了《素问·热论》“病热少愈，食肉则复，多食则遗，此其禁也”和《伤寒论·辨阴阳易差后劳复病脉证并治》有关论述，对伤寒时气等大病之后，提出戒忌事项，尤其强调要注意节饮食，禁房室，以防食复和劳复，这是中医学康复治疗的特色之一，对今天急性传染病恢复期的治疗和护理仍有重要参考价值。

《管见大全良方》

(宋代陈自明)

瘴疾之盛，多在两广，不问老少贵贱，沾此疾者，少有生全，仆遍寻方论，更无至当之说，闻后人撰《集回车论》及《岭南代答》，仆未见其文，不知要领，然幸尝亲履其地，可不穷其要旨，谨立此一门，以备急用，虽曰太略，然愚者或有一得也。仆原疾之由，盖极南之地暄热，下潦上雾，毒气熏蒸，而成斯疾，故杜荀鹤送人游南海诗云：花鸟名皆别，寒暄气不齐。东坡答周文之默化堂贴亦云：岭南无大寒甚暑，秋冬之交，勾萌盗发，春夏之际，柯叶潜改，四时之运，默化而不知，但嶅峰之顶，晨光开而便晴暄，云气罩而随雨泽，寒燠翻覆间，每日备四时之气而广之。谚曰：四时常是夏，一雨便成秋。又徐讷与徐彦云：南海黄茅瘴，不死成和尚，每闻此疾，不死必秃。何也？然其疾多是发热，蒸干了血脉，至令秃也。仆常处南海，一日之间，或寒或热，或当寒而热，或当热而寒，气候不齐如此，若四时不能摄养，便成感冒瘴疠之疾，其证多令人憎寒发热，烦渴腹胀，脚肿目赤，大小便不通，或腹胁间有一癖块而痛者，名曰瘴母。仆因是证而详审古人用药意，粗得其要。如瘴之名，有烟瘴，如烟雾之气也。有岚瘴，是山岚之气也。有青草瘴，三月时得疾者。有黄茅瘴，八九月得疾者。有黄瓜瘴，每遇四五月瓜黄时，大食之，则洞泄暴下。有蚺蛇瘴，大蛇吐其毒气，人吸之而成病。有虾蟆瘴，沾之则为咳嗽。有蚯蚓瘴，雨后蚯蚓亦能吐其毒气。有乌蜂瘴，遇朔风起，则有乌毒蜂漫空遍野，入人屋室，亦有恶气随之，若人吸其气，则病而死。若在广中无病，回家中则病，名曰回头瘴。又有寒热之疾名曰瘴疟，若心腹疞刺疼痛者，名曰搅肠瘴，深究其状，无此名称，无非土人仿像而名之，岂可为法？虽曰寒暄不齐，热毒之气，熏蒸而成，然彼方之人，不造厕室，不问男女，皆是野溷，遇天气暄热，则臭秽之气，遍熏街路，人吸其气，安得不成病乎？若自己之气盛感之，则必有太过热盛之证，令人发热烦闷，狂躁腹膨，舌胀，大小便不通，彼方之人，无药可服，但祭鬼祝由而已，间有以针刺舌下，放出恶血，自此而愈，亦是开门放贼之义。古贤用至宝丹、紫雪、败毒散、辰砂五苓散、香苓散以解之，或《良方》中木香圆利之必愈。虽是发热，大便不秘，小便不赤，腹不胀满者，未可轻用大黄、芒硝等药，盖热在表故也。亦有热甚者，置病人于冷水中而安者；亦有砂糖地龙研细，冷水调服而愈者，此亦彼中之良法。若自己怯弱而沾此疾，则其证多寒，四肢逆冷，身体倦怠，体如被杖，脐腹冷痛，眼睛疼，大便自利，小便或多，不进饮食，宜以圣散子、四逆汤、真武汤、冷附汤。若疑似之间，但以不换金正气散、生料五积散、大藿香正气散以温之。

如寒暄不齐，其证憎寒发热，头痛项强，身体拘急，百节疼痛者，先以十神汤、芎芷香苏散、败毒散、百解散、冲和汤、入广相公汤，皆可选用之。或寒热如疟，先宜以锉散子、秦艽鳖甲散、荆芥煮散、五苓散以调之，甚者以《良方》木香圆，详悉见治疟一篇中。若平居无恙之时，凌晨常服法制苍术，或平胃散、正气散、不换金正气散、对金饮、嘉禾散、沉香降气汤、乌沉汤、苏合香圆、理中圆、香苏散、大藿香正气散，正其胃气，流畅气血，凌晨无使饥渴，衙后能节饮食。申时后，气门已闭，饮食难化，易生疾病。若房色太过，精气亏虚，亦能沾此。凡处瘴乡，能简出入，正胃气，节饮食，远房色，虽曰居大法场中，亦无害也。若不能戒慎，虽不在烟瘴之地者，犹未免夭枉，况处烟瘴之地乎？《素问》云我身之虚，更逢天之虚邪，未有不死者也。大抵疗此疾者，要察阴阳表里冷热，观脉息大小浮沉虚实，在表者汗之，在里者下之，在上者涌之吐也，在下者泄之利也，寒者温之，热者凉之，以平为期，不可以过，此为大法。是以黄帝兴四方之问，后之学者，不可不究，管见如此，倘与我同志之士，有至当之论，其可隐诸。（《治瘴疫·瘴说》）

【按语】瘴，即瘴气，又称山岚瘴气、瘴毒、瘴疠，多指感受湿热秽毒所致的一类疫疠疾病。本论对其发病和流行区域、病因病机、临床证候和治疗方法等作了较全面的阐述。首先在发病地区上，开宗明义指出“瘴疾之盛，多在两广”；对其病因，指出“极南之地暄热，下潦上雾，毒气熏蒸，而成斯疾”。认为“彼方之人，不造厕室，不问男女，皆是野溷，遇天气暄热，则臭秽之气，遍熏街路，人吸其气，安得不成病乎？”这从卫生学角度进一步阐述其发病原因，很有道理；对其临床症状，则从正邪即标本两个方面加以论述，认为“气盛感之，则必有太过热盛之证，令人发热烦闷，狂躁腹膨，舌胀，大小便不通”。若“怯弱而沾此疾，则其证多寒，四肢逆冷，身体倦怠，体如被杖，脐腹冷痛，眼睛疼，大便自利，小便或多，不进饮食”。这种根据患者体质分析与发病和临床表现的关系，并制订相应的治疗方法，显然是符合中医“因人制宜”和辨证论治原则的。值得强调指出的是，本论对瘴疾的诊治，不仅提出“疗此疾者，要察阴阳表里冷热，观脉息大小浮沉虚实，在表者汗之，在里者下之，在上者涌之，在下者泄之，寒者温之，热者凉之，以平为期”的诊疗大法，而且还遵循《灵枢·百病始生》“邪不能独伤人……此必因虚邪之风，与其身形，两虚相得，乃客其形”之旨，提出了“凡处瘴乡，能简出入，正胃气，节饮食，远房色，虽曰居大法场中，亦无害也”的预防性措施，难能可贵，对今天预防传染病，仍有指导意义。

凡一岁之中，长幼疾状多相似者，此名瘟疫也。然四时皆有不正之气，春夏亦有寒清时，秋冬或有暄暑时，人感疫疠之气，故一岁之中，病无长少，率相似者，此则时行之气，俗谓之天行是也，宜与芎芷香苏散、十神汤、升麻葛根汤、败毒散。如热不退者，柴胡石膏汤；大便秘者，喝起散主之。若春应暖而清气折之，则责邪在肝，三四月或有暴寒，其时阳气尚弱，为寒所折，病热犹轻，宜与升麻葛根汤、解肌汤主之。夏应暑而寒气折之，则责邪在心，五六月阳气已盛，为寒所折，病热则重，七八月阳气已衰，为寒所折，病热亦微，宜以调中汤、射干汤、半夏桂枝甘草汤，可选而用。秋应凉，而反大热抑之，则责邪在肺，湿热相搏，民多病瘅，瘅者，黄也，宜白虎加苍术汤、浓煎茵陈汤调五苓散。冬应寒而反大温抑之，则责邪在肾，其冬有非节之暖者，名为温，此属春时阳气，发于冬时，则伏寒变为温病，宜萎蕤汤。（《瘟疫证治》）

【按语】本论记述了治疗四时不正之气所引起疫病的具体方剂，其中不少方剂如升麻葛根汤、十神汤、败毒散、白虎加苍术汤、萎蕤汤等，均是治疗温病和瘟疫的经世名方，有很高的实用价值，值得研究。至于反常气候而引起的疫病，以五脏主时和四时阴阳消长情况来判断病位和病情轻重，这是基于“天人相应”的理论而作出的，其临床实际意义有待进一步观察。

《丹溪心法》

（元代朱震亨）

瘟疫，众人一般病者是，又谓之天行时疫。治有三法，宜补，宜散，宜降。热甚者，加童便三酒盅。（《瘟疫》）

【按语】朱氏对瘟疫病的治疗，提出宜补、宜散、宜降三法，其治疫代表方剂人中黄丸（详名方篇）即循此而制订，对后世颇有启示，影响深远。

《永类钤方》

（元代李仲南）

凡春分以前，秋分以后，天寒当清寒，反温暖，民病温疫；春分以后，秋分以前，天气合温热，反清寒，民病寒疫。治之不可拘日数汗下，此且据方论一体而分。既有寒温二疫，风湿亦当论之，昔京师大疫，汗下皆死，服五苓散而愈，盖湿疫也。如冬当寒而温暖，春必患温疫；春合温而清凉，夏必患燥疫；夏合热而寒，秋必病寒疫；秋合清而反淫雨，冬必病温疫矣。况疫之作，皆始于秽恶，或地多死气，沟渠熏蒸。世谓狱温、墓温、庙社温、山温、海温、家温、灶温、岁温、天温、地温等，古有辟禳法，三因屠苏酒，太乙流金散烧熏，人参败毒散方论，应梦人参散方论，圣散子方论。治寒疫，喝起散、五苓散、香苏散。（《料简诸疫证治》）

【按语】本论将疫分为温、燥、寒、湿诸疫，要之皆因四时气候反常而引起。当然临床对疫病性质的区分，总是以证候为依据，所谓“审证求因”是也，未可以时序作为判断疫病的标准，这点毋庸置疑。再则本论对造成疫病流行的原因，除指出气候反常因素外，还强调“地多死气，沟渠熏蒸”等环境污染，亦是致疫的重要原因，这无疑是十分正确的。

《伤寒全生集》

（明代陶华）

大头者，一曰时毒，一曰疫毒。盖天行疫毒之气，人感之而为大头伤风也。若先发于鼻额红肿，以至面目盛肿不开，并额上面部焮赤而肿者，此属阳明也。或壮热气喘，口干舌燥，或咽喉肿痛不利，脉来数大者，普济消毒饮主之。内热甚者，通圣消毒饮。若发于耳之上下前后，并头角红肿者，此属少阳也，或肌热日晡潮热，往来寒热，口苦咽干，目疼胁满，宜小柴胡加天花粉、羌活、荆芥、连翘、芩、连主之。若发于项上，并脑后项下，及目后赤肿者，此属太阳也，宜荆防败毒散主之。若三阳俱受邪并于头面耳目鼻者，以普济消毒饮，外用清凉救苦散敷之。大抵治法不宜太峻，峻攻则邪气不伏，而反攻内，必伤人也。且头面空虚之分，既着空处，则无所不至也，治法当先缓后急，则邪伏也。先缓者，宜退热消毒，虚人兼扶元气。胃气弱食少者，兼助胃气。候其大便热结，以大黄下之，拔其毒根，此先缓之法也。盖此毒先肿鼻，次肿于耳，从耳至头，上络后脑，结块则止，不散必成脓也。（《大头伤风》）

【按语】本论根据大头瘟的症状，分三阳论治，并指出“治法不宜太峻，峻攻则邪气不伏，而反攻内，必伤人也”。对临床辨证和治疗很有指导意义。论中所列方剂如普济消毒饮、小柴胡汤、荆防败毒散以及外治方清凉救苦散等，确是治疗本病的良方，尤其提倡内治与外治结合，对提高临床疗效，很有裨益。

时气者，乃天时暴厉之气，流行人间，凡四时之令不正者，则有此气行也。若春应温而反寒，夏应热而反凉，秋应凉而反热，冬应寒而反温，此时行不正之气也。邪伤真气，若近秽气而伤真气，正如墙壁不固，贼乃敢入，若正气既盛，邪气难侵矣。其病势与伤寒相类。盖伤寒因寒而得之，时气乃感疫疠之气而得之，不可与伤寒同治，惟发散之药则同矣。凡发散汤剂，春感寒，邪在肝，升麻葛根汤；夏感凉，邪在心，调中汤；秋感热，邪在肺，苍术白虎汤；冬感温，邪在肾，萎蕤汤。其瘟疫败毒散，若表不愈者，用羌活冲和汤、正气散、冲和羌活散、芎苏散，选而用之。（《时气》）

【按语】本论指出“时气者，乃天时暴厉之气，流行人间”“时气乃感疫疠之气而得之”，明确了“时气病”是属疫病的范畴。并强调“正气既盛，邪气难侵”，这与《黄帝内经》“正气存内，邪不可干”的论点相一致，在疫病预防上有积极意义。论中所提出的四时“时气病”（疫病）的治疗方剂，允称妥贴，但未可固执不化，总以“有是证即用是药”为准绳，庶几无误。

寒疫者，乃天之暴寒为病也。四时之中，天令忽有暴寒之作，若感冒即病者，名曰寒疫也，其证与正伤寒同，但暴寒为轻耳。若病初起，头疼发热，憎寒，拘急，或吐逆恶心，中脘痞满，或饮食停留不化，或腹中作痛。未发热者，宜藿香正气散加减治之。若已发热者，十味芎苏散汗之。若身痛骨节疼发热者，羌活冲和汤加紫苏主之。若有汗不可再发汗，宜加减冲和汤主之。若邪热不解，传入里变证者，宜从正伤寒条内治之。（《寒疫》）

【按语】寒疫的临床表现和证候类型，可有不同。论中所述的几种证型，临床较为常见，所用方剂，特别是藿香正气散加减方，现代临床证实对流行性感冒（胃肠型）确有很好的疗效。

《名医类案》

（明代江瓘）

泰和二年四月，民多疫疠，初觉憎寒壮热，体重，次传头面，肿盛目不能开，上喘，咽喉不利，证凶极，舌干口燥，俗云大头伤寒，诸药杂治，莫能愈，渐至危笃。东垣曰：身半以上，天之气也。邪热客于心肺之间，上攻头面而为肿耳。乃以芩、连各半两酒炒，人参、陈皮、甘草、元参各二钱，连翘、板蓝根败毒行瘀、马勃、鼠粘子各一钱，白僵蚕炒、升麻各七分，柴胡五分，桔梗三分配方之妙，非后贤所能疑义。为细末，半用汤调，时时服之，心肺为近，小制则服。半用蜜丸，噙化，服法妙。服尽良愈，活者甚众，时人皆曰天方，谓天仙所制也。或加防风、川芎、薄荷、归身细切，五钱，水煎，时时稍热服之。如大便燥结，加酒蒸大黄一二钱，以利之。肿势甚者，砭针刺之。（《大头天行》）

【按语】大头天行，即大头瘟，相当于现代流行性腮腺炎。在古医籍中，有关本病的记述颇多，治法丰富，其中李东垣创制的普济消毒饮最负盛名，现代临床也证明其疗效卓著。可与名方篇“普济消毒饮子”互参。

《医学入门》

（明代李梴）

疫，疾如有鬼疠相似，故曰疫疠，又曰时气。春应暖而反清，夏应热而反凉，秋应凉而反大热，冬应寒而反大温，非其时而有其气。凡感之者，即发头疼身痛寒热，一方长幼病皆相似。治与伤寒微异者，春清责肝，升麻葛根汤；夏热责心，二香散、调中汤；秋湿责肺，白虎加苍汤、茵陈五苓散；冬寒责肾，萎蕤汤、甘桔汤。土旺四季，随经取之。治与伤寒同者，表证，败毒散；半表里，小柴胡汤；里证，大柴胡汤；挟内伤者，宜补、宜散、宜降，人中黄丸是也。《经》曰：疫气不拘于诊，更当于运气求之。凡入疫家，用麻油服之，或纸捻蘸麻油并雄黄、朱砂末，探入耳鼻内，最能辟秽毒之气。遍满乡村，兼用如意丹亦妙。（《外感·仲景张先生伤寒纂要》）

【按语】本论对疫病的治疗，根据四时与五脏相配的理论，提出四季疫病的不同治疗方剂，所谓“当于运气求之”是也。这是“天人相应”整体观念在疫病治疗上的具体应用，可资参考，但不必拘泥，临床当以“辨证求因，审因论治”为基本原则。文中所述的防疫方剂，值得借鉴。

春分至秋分，暴寒曰寒疫，非冬月伤寒比也。三月四月，或有暴寒，阳气尚弱，为寒所折，病热犹轻。五月六月，阳气已盛，为寒所折，病热则重。七月八月，阳气已衰，为寒所折，病热亦微。伤之者，其病与温暑相似。而治则殊者，盖温暑伏寒，自内而发，寒疫自外而入，宜调中汤为主，随时气候寒热轻重而以辛凉、辛温之药加减。盖折者，折抑阳气，郁而为热也。感之轻而阳气不为所折，未至发热者，当于感冒药中求之。（《外感·仲景张先生伤寒纂要》）

【按语】本论指出寒疫与伤寒在发病季节上的差异，并主张以调中汤为主治疗寒疫。盖调中汤为《古今录验》方，由大黄、葛根、黄芩、芍药、桔梗、茯苓、藁本、白术、甘草（炙）组成，主治夏月及初秋，忽有暴寒，折于盛热，热结四肢，则壮热头痛；寒伤于胃，则下痢，或血或水，或赤带下，壮热且闷，脉微且数等症。可见本方治寒疫颇为适合，临床还须“随时气寒热轻重而以辛凉、辛温之药加减”。

《赤水玄珠》

（明代孙一奎）

凡众人病一般者，此天行时疫。治有三法，宜补、宜散、宜降。用大黄、黄芩、黄连、人参、桔梗、苍术、防风、滑石、香附、人中黄，为末，神曲糊为丸，每服五七十丸。气虚四君子，血虚四物，痰多二陈汤作使送下。热盛者加童便。

生生子曰：夫温病，有冬伤于寒不即发，过时而为春温者，有冬不藏精者，有感四时不正之气者，有君相二火加临，而沿门阖境相似者。有用和解法者，有用补法者，有用寒凉者，有用渍法者，各推其所因而施治之。毋执热之一途，而概用寒凉法也。

大抵治时疫，当按邪在何经，及参之时月，故奏效甚捷。发热发斑，以玄参升麻汤治之。

头痛先寒后热，以小柴胡汤。渴加知母、天花粉；无汗加葛根；夏加石膏、知母各三钱。

先热而后寒，口渴无汗，葛根升麻汤加柴胡。热甚及夏月加石膏、知母。

但热无寒，口渴烦躁，白虎汤加麦门冬。

大渴，大热，谵语，腹满，脉洪大有力，大柴胡汤，或凉膈散。

发热而大便泻，小便短，柴苓汤。

发热口渴而小便不利，五苓散。韩飞霞五瘟丹亦妙。

张子和六神通解散治时病从外而感者。头痛，体疼，见风怕寒，遇暖则喜，不问日数，皆当大汗。

麻黄一钱半　苍术　甘草　黄芩各一钱　石膏　滑石各二钱

姜、葱煎热服。

如谵语，神思不宁，热邪在里，而汗不能尽解，又加人参、黄连二味即安。此方用药轻微，人多不晓，易而忽之，不知其中自有神妙。如解汗未通，更加紫苏叶、葛根、白芷等，助其威风，得汗其病如扫。（《瘟疫门》）。

【按语】宜补、宜散、宜降，乃朱丹溪提出的治疫三法，所列处方，即贯穿上述三法，乃朱氏人中黄丸也，详参本书名方篇。论中提及的其他治疫有关方剂，诸如小柴胡汤、葛根升麻汤、大柴胡汤、凉膈散、五苓散等，临床均较常用，尤其是张子和六神通解散，融解表、祛湿、清热于一方，对湿热疫邪偏于卫气者颇为适合。

头面肿，俗名鸬鹚瘟、虾蟆瘟。

车前草水煎服极效，大便秘者，加蜂蜜一匙。

多是少阳、阳明二经之火上壅，热极而生风也。故肿每在两颊车及耳前后。当用清降二法，防风通圣散加减治之。感之轻者，只清之亦自消散，不必加硝黄，恐药过于病也。

予尝治多加痰药于清散之中，取效甚速。今列于下：

白僵蚕　天花粉　酒芩　酒连　大力子　甘草　北柴胡各一钱　贝母　元参　桔梗　枳壳各八分　连翘　石膏各三分　升麻一钱　葱白三根　生姜三片　淡竹叶廿片

食后缓缓服之。大便秘结，加酒煨大黄一钱。

若被重剂泻下太过，损伤中气，脾弱泄泻，面与项肿不退，此所谓上热未除，中寒复生者也。以小柴胡汤加白术、山药、升麻、白芷，一补一消，庶几保全。

大头病与此亦相须而治。

丹溪曰：大头天行病，乃湿热在高巅之上。用羌活、酒芩、酒煨大黄，随病加减，不可用降药。

东垣有法有方，谓阳明邪热太甚，资实少阳相火而为之，视其肿热在何部，随经治之当缓，勿令重剂过其病所。阳明之邪，首大肿；少阳之邪，出于耳前后。先以酒炒黄芩、黄连、炙甘草煎，频频少与呷之。食后再煎大黄、大力子，临时加芒硝等分，亦时时呷之。俟邪气少杀，只服前药。未已，再如前次第服之。取大便，邪气已即止。阳明渴加石膏；少阳渴加栝蒌根。阳明行经，升麻、芍药、葛根、甘草；太阳行经，羌活、荆芥、防风。并与上药相合服之。

或云头痛酒芩，口渴干葛，身疼羌活、桂枝、防风、芍药。（《瘟疫门》）

【按语】大头瘟乃感受疫疠邪毒而致，其病位在少阳、阳明两经，东垣创制普济消毒饮子（详名方篇）以治，疗效卓著，为后世所推崇。本论在东垣方的基础上，加以祛痰之药，谓“取效甚速”，值得临床应用。余引丹溪、东垣之论和方药加减，亦颇有参考价值。

《医学原理》

（明代汪机）

论

瘟疫之病，乃天地不时之疫气，其形质虚弱之人感而受之，状若伤寒，始起于一人，续而传染，一方一邑皆患此症。但中有轻重之分，若体气壮盛之人感之浅者，轻而易疗；若元气虚败，感之深者，重而难愈。其证自外而入，当从仲景伤寒法治疗，但不可大汗大下，宜从中治，而用少阳、阳明二经之药，如小柴胡、升麻葛根汤之类。大要仍在补养元气为主。《经》云：养正而邪自除。学者宜致意也。

瘟疫脉法

阳濡弱，阴弦紧，而为瘟疫。二三日体热，腹满，头痛，饮食如故，脉急而疾者，八日死；四五日头痛，腹满而吐，脉来细而长，十二日死；八九日头身不疼，目不赤，色不变，而反利，脉来涩，按之不见，举时大，心惊，十七日死。汗不出，出不至足者，死。厥逆汗自出，脉坚强急者生，虚软者死。如下利，腹中痛甚者死。

治瘟疫大法

治瘟之法有三，宜补、宜散、宜降。用芩、连、大黄、人参、苍术、防风、滑石、香附、桔梗、人中黄等共为末，以神曲糊丸，如梧子大。如气虚宜四君子汤，血虚宜四物汤，痰多用二陈汤送下，热甚加童便。

丹溪治瘟疫活套

瘟疫之症，与众一样病者是，俗谓之天行时气，与伤寒相似，宜分经而疗。

如在少阳经，宜以小柴胡加防风、羌活微发之。

如兼阳明者，以小柴胡合升麻、葛根二汤煎服。

如见太阳症，或大便泄，以小柴胡去黄芩，加五苓散。尤当看患者之寒热，如无寒，去五苓之肉桂，留小柴胡之黄芩。如小便不利，倍加去桂五苓散。

若入太阴经，无热证，用理中汤。若腹痛而泄则可用。若痛泄止，仍以小柴胡和之。

若入少阴及厥阴经者，以阴证伤寒传经法治之。

若预看未有端的者，先以败毒散治之。看归在何经，再随经治之。

若发黄，以小柴胡合去桂五苓散。如不退，以茯苓渗湿汤治之。如作渴，加知母、石膏。

如湿甚，以苍术白虎汤。

如发狂不识人，以大柴胡加当归。

如大便泻，以三黄石膏及柴苓汤之类。

如胸膈满闷，加枳壳、橘红、黄连与前三黄石膏等汤。

如大便不通，或承气汤，或大柴胡微利之。

如大头瘟疫，乃湿热在高巅之上，宜以羌活及酒炒黄芩，并酒蒸大黄，随病加减，切不可用降药。东垣谓：此症乃阳明邪热太甚，挟少阳相火而成。故其邪多见于头或两耳前后。治法不宜远药，远则反过其病，正所谓上热未除，中寒复生是也。宜用缓药缓服，慢慢少与。当视其肿势在何部分，随经治之。

如阳明之邪，则首大肿。少阳为邪，多见于耳之前后。宜防风通圣散加减用之，或用小柴胡加防风、荆芥、薄荷、桔梗煎服。外以侧柏叶搅汁，调火煅蚯蚓粪敷之。或以丁香尖、附子尖、南星调醋敷之。或以五叶藤、车前草皆可捣汁敷之，多有获效。（《瘟疫门》）

【按语】本论主要是承袭朱丹溪对疫病的认识和治疗经验。论中认为疫病的病位重心在少阳、阳明，治疗主张宜补、宜散、宜降三法，方以小柴胡汤，升麻葛根汤及丹溪自制的人中黄丸为主，并结合仲景六经分证为依据，在主方的基础上，随“经”加减，辨证而治。凡此，对疫病的辨治，具有指导性的意义。

值得提出的是，疫病专家刘奎在《松峰说疫》中对治疫用补法，有独到的见解，他在评述《医学心悟》有关疫病治法五条中的“补法”时指出：“唯于补法中而改一‘酌’字，以瘟疫用补法，必如吴又可所谓四损不可正治者方可议补，倘不应补，而贸然补之，补住其邪，其害不可胜言矣。”这与本节所说的“大要仍在补养元气为主”，似有抵牾，其实是不相矛盾的，只不过刘氏对治疫用补法，作了恰当的诠释和发挥而已，于临床不无裨益。

《济阳纲目》

（明代武之望）

《伤寒论》曰：春时应暖而复大寒，夏时应热而反大凉，秋时应凉而反大热，冬时应寒而反大温，此非其时而有其气，是以一岁之中，长幼之病多相似者，此则时行之气也。

庞安常曰：疫气之发，大则流行天下，次则一方，次则一乡，次则偏着一家，悉由运气郁发，有胜有伏，迁正退位之所致也。

陶氏曰：夫疫气之中人，轻重不一，仲景无治法，后人用败毒散治，甚得其理，然亦有愈，有不愈者。盖疫气有浅深，资禀有壮怯，怯而受疠气之深者，治之为难；壮实而所感又浅，则庶几可愈。切不可作伤寒证治而大汗大下也。但当从乎中治，而用少阳、阳明二经药。少阳，小柴胡汤；阳明，升麻葛根汤。看所中阴阳经络脉法，而以二方加减治之，殊为切当。

《活人》云：春应暖而清气折之，则实邪在肝，升麻解肌汤主之；夏应暑而寒气折之，则实邪在心，调中汤、射干汤、半夏桂枝甘草汤选用之；秋应凉而反大热抑之，则实邪在肺，白虎加苍术汤、茵陈汁调五苓散；冬应寒而反大温抑之，则实邪在肾，宜萎蕤汤。

《指掌》云：疫疠者，又非瘟病之比，此皆寒热不调，四时不正之气。是以一方之内，长幼率皆相似，谓之天行时气，治法与伤寒不同，又不可拘于日数。仲景曰：疫气之行，无以脉诊，盖随时以施治也，以平为期，不可过取。四时之中，土无正位，分居四季，当随其经而取之。

丹溪曰：众人病一般者，此天行时疫也。治有三法：宜补、宜散、宜降。用大黄、黄芩、黄连、人参、桔梗、苍术、防风、滑石、香附、人中黄为末，神曲糊为丸，每服五七十丸。气虚，四君子汤；血虚，四物汤；痰多，二陈汤送下，甚者加童便。瘟疫惟有《三因》治法可用（以其分内外因也），当推岁运。冬瘟为病，非其时而有其气也。冬时严寒，君心当闭藏，而反泄于外，而得之左手脉大于右手，浮缓而盛，按之无力，宜补药带表。

龚氏曰：冬应寒而反温，春发瘟疫，败毒散主之；春应温而反清凉，夏发燥疫，大柴胡汤主之；夏应热而反寒，秋发寒疫，五积散主之；秋应凉而反淫雨，冬发湿疫，五苓散主之；人参败毒散，治四时瘟疫通用。羌活冲和汤，治瘟疫初感一二日间，服之取汗，其效速焉。

陶尚文治瘟疫法：若病只在少阳经者，小柴胡加防风、羌活，微发之而愈；若病兼阳明经者，小柴胡合升麻葛根汤服之；若见太阳证，便大便泄者，以小柴胡去黄芩，对五苓散。尤当看脉、寒热，若无寒，去桂留芩；若小便不利，是膀胱本病，加桂五苓散；若入太阴经，无热证见者，用理中汤。此证必须腹痛而泻，明日泻止痛止，仍用小柴胡和之。若入少阴经及厥阴经，用阴阳伤寒传经法治之。若初看未端的，且先以败毒散治之，看归在何经，再随经施治，无不效者。若发黄，小柴胡合去桂五苓散；未退，茯苓渗湿汤。瘟疫作渴，本方加石膏、知母。湿温，渴，苍术白虎汤。瘟疫发狂，不识人，大柴胡汤加当归。如大便泄者，三黄石膏汤、柴苓汤。瘟疫胸膈满闷，本方加枳壳、橘红、黄连。若大便不通，大柴胡汤微利之。(《瘟疫·论瘟疫》)

【按语】本论辑录有关医家对瘟疫病因传染和流行特点、辨证和治法等方面的简要论述，尤其是涉及诸多治疫方剂，对临床颇有参考价值。其对瘟疫的发病，引陶氏语："盖疫气有浅深，资禀有壮怯，怯而受疠气之深者，治之为难；壮实而所感又浅，则庶几可愈。"这对今天急性传染病的防治，特别是在预防上如何进一步发挥中医中药在增强机体免疫功能方面的特色和优势，很有现实意义。

《纲目》云：运气大头病皆属火，盖经所谓上肿者，即其属也。《经》云：少阳司天之政(寅申之岁)，风热参布，太阴横流，寒乃时至(此皆木火之化，火盛则寒水来复)，民病上怫(音佛，心郁不舒也)，肿，色变。又云：少阴司天之政(子午之岁)，热病生于上，清病生于下(少阴司天，阳明在泉，上火下金，故热病生于上，清病生于下)，民病嗌干肿上。终之气，燥令行，余火内格，肿于上，咳喘。(燥金之客，加于寒水之主，金气收，故五气之余火内格而为病，如此格拒也)其治方，东垣普济消毒饮子得之矣。

丹溪曰：大头天行病，乃湿气在高巅之上，用羌活、黄芩酒炒、大黄酒蒸，随病加减，不可用降药。

东垣曰：夫大头病者，虽为在身在上，热邪伏于已，又感天地四时非节瘟疫之气所着，所以成此疾。至于溃裂脓出，而又染他人，所以谓之疫疠也。大抵足阳明邪热太甚，资实少阳相火为之炽，多在少阳或在阳明，甚则逆传太阳。视其肿势在何部分，随其经而取之。湿热为肿，木盛为痛，此邪发于首，多在两耳前后所先见出者为主为根，治之宜早，药不宜速，恐过其病，上热未除，中寒已作，有伤人命矣。此疾是自内而之外也，是为血病。况头部受邪，现见于无形之处，至高之分，当先缓而后急。先缓者，谓邪气在上，所著无形之分，既著无形，所传无定，若用重剂大泻之，则其邪不去，反过其病矣。虽用缓药，若急服之，或食前或顿服，咸失缓之体，则药不能腾升，徐溃无形之邪，或药性味形状，拟象服饵，皆须不离缓体，及寒药或炒或酒浸之类是也。后急者，谓前缓剂已经高分，泻邪气入于中，是到阴部。入于中，染于内之有形质之所，若不速去，反损阴分，此中治却为客热所当急也。治客以急，此之谓也。治主以缓，先缓谓也。谓阳邪在上，阴邪在下，各为本家，病不从先后，错其缓急，不惟不能解其纷，而复致其乱矣。此所以治主当缓，治客当急。谓阳分受阳邪，阴分受阴邪者，主也。阳分受阴邪，阴分受阳邪者，客也。凡所谓急者，当急去之，此治客以急也。假令少阳、阳明之为病，少阳者，谓邪出于耳前后也；阳明者，首面大肿也。先以黄芩、黄连、甘草通炒锉煎，少少不住服，呷之。或一剂毕，再用大黄，或酒浸，或煨，又以鼠粘子新瓦上炒，㕮咀，煎成去柤，纳芒硝各等分，亦时时呷之。当食后用，徐得微利。并邪气已，只服前药，如不已，再服后药，依前次第用之。取大便利，邪已即止。如阳明行经，加升麻、葛根、芍药之类；太阳行经，加羌活、防风、荆芥之类。选而加之，并与上药相合用之，不可独用也。

齐氏曰：时毒者，为四时邪毒之气，而感之于人也。其候发于鼻面耳项咽喉，赤肿无头，或结核有根，令人憎寒，发热头痛，或肢体痛甚者。恍惚不安，咽喉闭塞，人不识者，将为伤寒，便服解药。一二日肿气增益，方悟，始求疮医。原夫此疾，古无方论，世俗通为丹瘤，病家恶言时毒，切恐传染。考之于经曰：人身忽经变赤，状如涂丹，谓之丹毒。此风热恶毒所为，与夫时毒，特不同耳。盖时毒初状如伤寒，五七日间，乃能杀人，治者宜精辨之。先诊其脉，滑数浮洪沉紧弦涩，皆其候也。盖浮数者，邪气在表也；沉涩者，邪气深也。气实之人，急服化毒丹以攻之。热实不利，大黄汤下之。其有表证者，解毒升麻汤以发之。或年高气软者，五香连翘汤主之。又于鼻内嗅通气散，取十余嚏作效。若嗅药不嚏者，不可治。如嚏出脓血者，治之必愈。左右看病之人，每日用嗅药嚏之，必不传染。其病人每日用嚏药三五次，以泄热毒。此治时毒之良法也。经三四日不解者，不可大下，犹宜和解之，服犀角连翘散之类。至七八日，大小便通利，头目肿起高赤者，可服托里散、黄芪散。宜针镰砭割出血，泄其毒气。十日外不治自愈也。此病若五日以前精神昏乱，咽喉闭塞，语声不出，头面不肿，食不知味者，必死之候，治之无功矣。然而此病有阴有阳，有可汗，有可下。尝见粗工，但云热毒，就用寒药，殊不知病有微甚，治有从逆，不可不审也。

李氏曰：大头肿痛，又名雷头风。时行毒湿在高巅之上，故头面痛肿疙瘩，甚则咽嗌堵塞，害人最速。冬过后多病此，证似伤寒，寒热身痛。治法分表里三阳，连两目鼻面肿者，阳明也；发耳前后并头角者，少阳也；脑后项下肿起者，太阳也。脉浮，表证多者，清震汤，或败毒散加荆、防；脉沉，里证见者，宜羌活、黄芩俱酒炒，大黄酒蒸为主。阳明加干葛、升麻、芍药、石膏，少阳加瓜蒌子、牛蒡子，太阳加荆芥、防风，水煎，时时呷之，取大便邪气去则止。甚者，加芒硝，或防风通圣散加牛蒡子、元参，俱用酒炒，微微下之。咽喉肿痛者，用僵蚕一两，大黄二两，蜜丸如弹，井水化服。凶荒劳役，宜普济消毒饮以安。里虚者，加参、归。便秘，加大黄，或人中黄丸，亦妙。服后俱仰卧，使药气上行。故非便秘热盛，忌用降下之药。若表里俱解，肿不消者，用瓷锋砭去血，外用通关散，倍加踯躅，及藜芦少许，搐鼻，嚏，以泄其毒。久不愈，欲作脓者，内服托里消毒散。体倦，食少，恶寒者，补中益气汤加桔梗。溃后肿赤不消，脓清色白者，六君子汤加桔梗、芎、归。元气素弱，脉微者，用参、术、芎、归、陈皮、柴胡、升麻、甘草各等分，以升举阳气，用牛蒡子、元参、连翘、桔梗减半，以解热毒。肿赤便属纯阳，脉微便属纯阴，慎之。

薛氏曰：时毒，谓毒发于面鼻耳项也。里实而不利者，下之；表实而不解者，散之；表里俱实而不解者，解表攻里；表里俱解而不消者，和之；肿甚焮痛者，砭去恶血，更用消毒之剂；不作脓或不溃者，托之。饥年普患者，不宜用峻利，当审而治之。一男子头面肿痛，服硝黄败毒之剂愈甚。诊之脉浮数，邪在表尚未解，用荆防败毒散二剂，势退大半，更以葛根牛蒡子汤四剂而痊。《内经》云：身半以上肿，天之气也；身半以下肿，地之气也。乃邪客心肺之间，上攻头目而为肿。此感四时不正之气为患，与夫膏粱积热之证不同。硝黄之剂，非大便秘实不可用。若不审其因，不辨其虚实表里，概用攻之，必致有误。常见饥馑之际，刍荛之人多患之。乃是胃气有损，邪气从之为患，不可不察。一男子服表散药愈炽，发热便秘，诊其脉沉实，此邪在里也，以大黄汤下之，里证悉退，以葛根牛蒡子汤，浮肿亦消，惟赤肿尚存，更以托里药溃之而愈。一老人冬月头面耳项俱肿痛甚，便秘脉实，此表里俱实病也，饮防风通圣散不应，遂砭患处，出黑血，仍投前药即应，又以荆防败毒散而瘳。盖前药不应者，毒血凝聚上部经络，药力难达故也。恶血既去，其药自效。或拘用寒远寒（远，避忌之谓，用寒者，无犯司气之寒，然攻里则不远寒），及年高畏用硝黄，而用托里，与夫寻常消毒之剂，或不砭泄其毒，鲜不危矣。予尝治邪在外者，用葛根牛蒡子汤、人参败毒散，或普济消毒饮子；邪在里者，五利大黄汤、栀子仁汤；表里俱不解者，防风通圣散；表里俱解而肿不退者，犀角升麻汤。如肿甚者，砭患处出恶血，以泄其毒，或用通关散取嚏，以泄其毒，十日外自愈。若嚏出脓血即愈。欲其从脓者，用托里消毒散；欲其收敛者，用托里散，此法最为稳当。五七日咽喉肿闭，言语不出，头面不肿，食不知味者，不治。

丹溪曰：蛤蟆瘟属风热，解毒丸下之，或防风通圣散加减用之，或用小柴胡加防风、羌活、荆芥、薄荷、桔梗煎服，外以侧柏叶自然汁调蚯蚓粪敷之，或用丁香尖、附子尖、南星末醋调敷之，或五叶藤汁，或车前草汁，皆可敷。（《大头瘟》）

【按语】本篇广采诸家对大头瘟的论述，内容涉及本病的病因、病机、病位、证候和治法、方药及其预后判断等。虽各家观点有同有异，但都遵循着辨证施治的基本原则，尤其在治法上均突出祛邪解毒，无论败毒散、普济消毒饮、化毒丹、防风通圣散等，皆以“逐秽为第一要义”（喻嘉言语），就是文中所载的取嚏、针砭出血以及药物外敷等法，也贯穿这一基本治法。当然对正虚托邪无力者，又当权衡邪正双方的状况，采取扶正兼以祛邪，或祛邪佐以扶正等相应治法，如文中所说的托里散、补中益气汤等即是。

李氏曰：东南两广，山峻水恶，地湿沤热，如春秋时月，外感山岚瘴雾毒气，发寒热，胸满不食，此毒从口鼻入也。宜清上热，解内毒，降气行痰，不宜发汗，平胃散加芩、连、升麻、北柴胡、桔梗、枳壳、木香、木通、姜煎服。如寒月外感风寒，气闭发热，头疼自汗如疟，南方气升，或胸满痰壅，饮食不进，与北方伤寒只伤表而里自和者不同，宜解表清热，行痰降气，二陈汤加北柴胡、黄芩、苍术、羌活、川芎，水煎服，微汗即止。如内伤饮食得者，理脾却瘴汤、补中益气汤、不换金正气散、枳术丸。虚甚或夹房劳者，一粒金丹。热者，柴芩汤、承气汤、三黄汤合竹叶石膏汤，或三黄枳术丸。平洋土坚水热，山谷土润水冷，俱以平胃散为主，随水土风气冷热加减，或变疟痢黄疸疮疖，俱于各类求之。然以扶脾胃为本。凡纵酒色，及食鱼肉，时新菜果笋蕨生冷，糯饭烧酒，及油炒酱煿，鸡鸭面食，过饥过饱，歇卧处有秽气，半夜失盖，早行沾露，空腹出外，皆能发瘴。仕宦商贾游外，俱宜节饮食，谨起居，以防之。

宋潜溪曰：凡人感冒山岚烟雾，蛇虺毒气，其证恶寒战栗，发作头疼，休作无时。仲夏得者为炎瘴，为青草瘴；孟秋得者为黄茅瘴，为楸头瘴。或由饥饱，或由虚怯，或涉溪涧，或冲烟雾者，谓之黑脚瘴、虾蟆瘴、症瘴。所感不同，方亦异用。平日不喜酒色，调节饮食，夜又知诸避忌，卧洁净，不臭秽气，虽犯瘴月分，病不能侵。大段此病只是乘虚而入，不可不知。(《瘴疠》)

【按语】瘴疠的病因是外感山岚瘴雾毒气，其发病和流行有一定的地区性，多见于东南两广，尤其是岭南山区。盖此等地区，气候炎热潮湿，天地间湿热蒸腾，瘴雾弥漫，故是本病的高发区。其主证为发寒热如疟，头身疼痛，胸满不食，甚或神识昏蒙，相当于西医学所称的"恶性疟疾"。故图治之法，当以清热祛湿，辟秽解毒为主，方如平胃散、柴平汤（小柴胡汤合平胃散）、藿香正气散、不换金正气散等，可随证择用。

《景岳全书》

（明代张介宾）

瘟疫本即伤寒，然亦有稍异。以其多发于春夏，且因时气遍行，大小相似，必待日数足，然后得汗而解者，是为瘟疫之证。虽古法云：温病在三阳者多，三阴者少，然亦不可拘泥。若见阴证阴脉，是即三阴病也，大宜辨而治之。

——瘟疫之在三阳者，当辨其经。如脉浮头疼，发热身痛者，太阳证也，宜九味羌活汤加减治之。若脉长鼻干，不眠而躁者，阳明病也，宜葛根解肌汤或十味参苏饮加减治之。若脉弦而数，胸胁痛而耳聋，少阳证 也，宜小柴胡汤加减治之。按：此三阳之治，乃古方治温之大略，然此证寒热虚实，无所不有，仍当察治如前，不可拘也。

——瘟疫初起而头疼身痛，憎寒发热，脉紧数洪滑，而别无他证，先宜正柴胡饮，或败毒散，或十神汤。若瘟疫初起，多阴少阳，脉证无虚者，宜神术散。若瘟疫胸膈满闷，小柴胡加枳实、橘红；热在内者，仍加黄连。若暑月时行瘟疫，表里俱热甚，宜清火解毒者，羌活升麻汤。若瘟疫火盛，脉洪大而热躁甚者，三黄石膏汤。若瘟疫热毒上浮，头面俱肿，目不能开，口干舌燥，咽喉不利者，普济消毒饮。若瘟疫脉洪大，烦躁热渴者，白虎汤；或兼呕吐者，仲景竹叶石膏汤。若瘟疫发狂谵语，脉洪大滑实而大便秘结不通者，大承气汤或鸡子清饮。若瘟疫内外俱有实邪，大便不通，当表里双解者，防风通圣散。若瘟疫病八九日不退而发斑发黄，但脉不虚不浮紧，而腹见痞满者，率可以承气、五苓合服而下之。若瘟疫头身红赤，肢体热甚，烦躁不能当者，宜用解瘟疫热毒法及内饮雪梨浆，或用井花水调玉泉散，俱妙。按以上诸法，乃因时因证，皆阳证实邪之所宜。若瘟疫脉弱无力，或外虽实而内则虚，或口不喜冷，大便不结之类，即非阳证，不得以身热脉数，俱认为火，虽在暑月，如理中汤、理阴煎、大温中饮、大补元煎及前温补诸法，皆当随证必用，此舍时从证之妙法也。矧夏月尤多伏阴，故凡临此证者，必先察阴阳，次辨虚实，则其要也。宜切识之！

徐东皋曰：瘟疫六七日不解，以致热入血室，发黄身如烟熏，目如金色，口燥而热结，以砭针刺曲池出恶血，仍以通圣散兼散兼下，得汗如黄水，粪如黑膏而即愈。按此即北方之所谓打寒也，其法用手捋上膊，使血聚于臂，以帛缚定，乃用箸夹磁锋，击刺肘中曲泽傍之大络，使邪毒随恶血而出，亦最捷之法，穷人用之极效，然非曲池穴也。(《杂证谟·瘟疫》)

【按语】景岳临床辨证，“必先察阴阳，次辨虚实”，乃“八纲”辨证之倡导者。对于瘟疫，他亦如是辨证，本论足可证之。其辨治条分缕析，要言不烦，堪作临床指南，宜仔细品味。针刺曲泽放血治疫，乃简便廉验之捷法，临床不妨采用。

大头瘟者，以天行邪毒客于三阳之经，所以憎寒发热，头目颈项或咽喉俱肿，甚至腮面红赤，肩背斑肿，状如虾蟆，故又名为虾蟆瘟。大都此证多属风热，然亦有表里虚实之辨。又外科有时毒证，亦即此也，方治具见本门，当参阅用之。

——大头虾蟆瘟治法：凡病在头目，内火未盛者，先当解散，宜正柴胡饮或败毒散。若时毒咽喉肿痛，内火不甚而便利调和者，葛根牛蒡汤。时毒表里俱热，头目俱肿，宜清宜散者，柴葛煎。若毒在阳明，表里俱热，多头痛鼻干，宜散者，柴葛解肌汤。若时毒三阳热极狂躁，咽喉肿痛，宜清兼散者，栀子仁汤。若时毒遍行，邪热上浮，头面俱肿，咽喉不利者，普济消毒饮。若时毒风热上聚头面，宜升散者，犀角升麻汤。若时气盛行，宜清火解毒者，羌活升麻汤。若时毒血热烦躁，兼赤斑者，犀角散、人参白虎汤。若时毒内外俱实，当双解者，防风通圣散。若时毒焮肿作痛，脉实便秘，宜下者，五利大黄汤，或漏芦升麻汤，或连翘消毒散。若时毒虽盛而外实内虚，脉弱神困，凡诸虚证有据者，必当救里内托，宜参芪托里散或托里消毒散。其有阳虚假热而兼呕恶泄泻者，如六味回阳饮之类，皆所必用，不可疑也。若头项肿甚，疼痛难忍者，宜用清凉救苦散敷之，或取侧柏叶自然汁，调蚯蚓泥敷之。

徐东皋曰：大头虾蟆之候，因风热湿邪在于高巅之上，宜先用败毒散加羌活、黄芩、酒浸大黄，随病加减，不可峻用降药，虽有硝黄之剂，亦必细细呷之。盖凡治大头瘟者，不宜速攻，若攻之太峻，则邪气之在上者自如，而无过之中气反受其害而伤人也。且头乃空虚之地，既著空虚，则无所不致，所以治法当先缓而后急，则邪伏也。缓治以清热消毒，虚者兼益元气；胃虚食少者，兼助胃气；内实热盛，大便秘结者，以酒浸大黄下之，乃宣热而泄其毒也，此为先缓后急之法。若先从鼻肿，次肿于目，又次肿于耳，渐至头上，络脑后结块则止，不散，必出脓而后愈。又曰：大头瘟，太阳病，发于头上，并脑后下项及目后赤肿者是也，治宜荆防败毒散，羌活、藁本行经。阳明病，发于鼻頞，并目不能开及面部者是也。或内热气喘，口干舌燥，咽喉肿痛不利，脉数大者，普济消毒饮；若内实而热者，防风通圣散间服之。少阳病，发于耳之上下前后，并头角红肿者是也。若发热，或日晡潮热，或寒热往来，口苦咽干，目痛，胸胁满闷者，小柴胡加消毒之药。（《杂证谟·瘟疫》）

【按语】本论对大头瘟的辨证和治疗，堪称周匝。尤其是引录徐东皋对本病分三阳经辨治，更有启迪。可见本病未可以普济清毒饮一方统而治之也。

瘟疫乃天地之邪气，若人身正气内固，则邪不可干，自不相染。故避之之法，惟在节欲节劳，或于房室劳倦之后，尤不可近，仍勿忍饥以受其气，皆要法也。至于却邪之法，则如《刺法论》所云：天牝从来，复得其往，气出于脑，即不干邪。盖天牝者，鼻也，鼻受天之气，故曰天牝。气自空虚而来，亦欲其自空虚而去，即天牝从来，复得其往也。正以气通于鼻，鼻通于脑，毒入脑中，则流布诸经，令人相染矣。气出于脑，谓嚏之，或张鼻以泄之，或受气于室，则泄气于外，而大吸精气以易之，则邪从鼻出而毒气自散，此却邪于外之法也。又如想心如日等法，盖胆属少阳，为中正之官，少阳气壮，则脏气赖以俱壮而邪不能入，此强中御邪之法也。凡探亲诊疾，事有不容已者，但知此诸法，则虽入最秽之地，自可保其无虑。一方治天行时气，宅舍怪异，用降真香烧焚，大解邪秽，小儿带之，能解诸邪，最验。一法以福建香茶饼，不时噙口中，大辟伤寒瘴气秽恶。

《医统》曰：男子病，邪气出于口；女人病，邪气出于前阴。其相对坐立之间，必须识其向背，或以雄黄末涂鼻孔中，行动从容，察位而入。凡入病家，此亦医人之不可不知也。（《杂证谟·瘟疫》）

【按语】《黄帝内经》曰："正气存内，邪不可干"。又说："虚邪贼风，避之有时"。实开预防医学之先河。景岳遵循经旨，从人体内环境的调节和却邪于外两个方面，阐述了预防疫病的方法和措施，即从今天的医学特别是免疫学的观点来看，采取上述措施，对提高机体的免疫功能或杜绝病原微生物的侵入，以免疫病的发生，可起到积极的作用。

《神农本草经疏》

（明代缪希雍）

原夫五运六气之说，其起于汉魏之后乎！何者？张仲景，汉末人也，其书不载也。华元化，三国人也，其书亦不载也。前之则越人无其文，后之则叔和鲜其说。予是以知其为后世所撰，无益于治疗，而有误乎来学。学者宜深辨之。

予见今之医师，学无原本，不明所自，侈口而谈，莫不动云五运六气。将以施之治病，譬之指算法之精微，谓事物之实有，岂不误哉！殊不知五运六气者，虚位也。岁有是气至则算，无是气至则不算。既无其气，焉得有其药乎？一言可竟已。其云必先岁气者，譬夫此年忽多淫雨，民病多湿，药宜类用二术苦温以燥之，佐以风药如防风、羌活、升麻、葛根之属，风能胜湿故也。此必先岁气之谓也。其云毋伐天和者，即春夏禁用麻黄、桂枝，秋冬禁用石膏、知母、芩、连、芍药之谓。即春夏养阴、秋冬养阳之义耳！乃所以遵养天和之道也。昔人谓不明五运六气，检遍方书何济者，正指后人愚蒙，不明五运六气之所以，而误于方册所载，依而用之，动辄成过，则虽检遍方书，亦何益哉！

予少检《素问》中载有是说。既长游于四方，见天下医师与学士大夫，在谈说其义，于时心窃疑之。又见性理所载，元儒草庐吴氏于天之气运之中，亦备载之。予益自信其为天运气数之法，而非医家治病之书也。后从敝邑见赵少宰家藏宋版仲景《伤寒论》，皆北宋善版，始终详检，并未尝载有是说；六经治法之中，亦并无一字及之。予乃谛信予见之不谬，而断为非治伤寒外感之说。予尝遵仲景法治一切外邪为病，靡不响应。乃信非仲景之言，不可为万世法程。杂学混滥，疑误后人，故特表而出之，俾来学知所抉择云。(《论五运六气之谬》)

【按语】运气与疫病发生和流行的关系，历来医家争论不休，意见不一。从本篇内容来看，缪氏是持否定观点的，他反对脱离临床实际，侈谈五运六气，特别是将运气与疫病的发生和流行硬扯在一起，认为这是“杂学混滥，疑误后人”愚蒙之举。同时，又对《黄帝内经》“必先岁气，毋伐天和”的论点，联系临床治疗用药应遵循“因时制宜”，作了颇有见地的解读。

《尚论篇》

(明代喻昌)

喻昌曰：圣王御世，春无愆阳，夏无伏阴，秋无凄风，冬无苦雨，乃至民无夭札，物无疵疠，太和之气，弥满乾坤，安有所谓温疫哉？然而《周礼》傩以逐疫，方相氏掌之，则温疫之由来，古有之矣。乡人傩，孔子朝服而致其诚敬，盖以装演巨像为傩神，不过仿佛其形。圣人以正气充塞其间，俾疫气潜消，乃位育之实功耳。古人元旦汲清泉，以饮芳香之药；上巳采兰草，以袭芳香之气，重涤秽也。后汉张仲景著《伤寒论》，欲明冬寒、春温、夏秋暑热之正，自不能并入疫病，以混常法。然至理已毕具于脉法中，叔和不为细绎，乃谓重感于寒，变为温疫。又谓春时应暖而复大寒，夏时应大热而反大凉，秋时应凉而反大热，冬时应寒而反大温，此非其时而有其气。是以一岁之中，长幼之病多相似者，此则时行之气也。又谓冬温之毒，与伤寒大异，冬温复有先后，更相重沓，亦有轻重，为治不同也。又谓从春分节以后，至秋分节前，天有暴寒者，皆为时行寒疫也。盖以春夏秋为寒疫，冬月为温疫。所以又云：三月四月，或有暴寒，其时阳气尚弱，为寒所折，病热犹轻；

五月六月，阳气已盛，为寒所折，病热则重；七月八月，阳气已衰，为寒所折，病热亦微。后人奉此而广其义，谓春感清邪在肝，夏感寒邪在心，秋感热邪在肺，冬感温邪在肾。埙篪递奏，举世若狂矣。嗟嗟！疫邪之来，果寒折阳气，乘其所胜，而直入精神魂魄之藏，人无噍类久矣。更有谓疫邪无形象、声臭、定时、定方可言，是以一岁之中，长幼莫不病此，至病伤寒者，百无一二。治法：非疏里，则表不透；非战汗，则病不解。愈摹愈远，究竟所指之疫，仍为伤寒、伤温、伤暑热之正病。疏里，则下早可知；战汗，则失表可知，只足自呈败阙耳！夫四时不正之气，感之者因而致病，初不名疫也。因病致死，病气、尸气，混合不正之气，斯为疫矣。以故鸡瘟死鸡，猪瘟死猪，牛马瘟死牛马。推之于人，何独不然？所以饥馑兵凶之际，疫病盛行，大率春夏之交为甚。盖温暑热湿之气，交结互蒸，人在其中，无隙可避，病者当之，魄汗淋漓，一人病气，足充一室，况于连床并榻，沿门阖境，共酿之气，益以出户，尸虫载道，腐墐燔柴掩席，委壑投崖，种种恶秽，上溷苍天清净之气，下败水土物产之气，人受之者，亲上亲下，病从其类，有必然之势。如世俗所称大头瘟者，头面腮颐肿如瓜瓠者是也；所称蛤蟆瘟者，喉痹失音，颈筋胀大者是也；所称瓜瓤瘟者，胸高胁起，呕汗如血者是也；所称疙瘩瘟者，遍身红肿，发块如瘤者是也；所称绞肠瘟者，腹鸣干呕，水泄不通者是也；所称软脚瘟者，便清泄白，足重难移者是也。小儿痘疮尤多。以上疫证不明治法，咸委之劫运，良可伤悼！大率温疫、痘疹，古昔无传，不得圣言折衷，是以堕落叔和坑堑，曾不若俗见摸索病状，反可顾名思义也。昌幸微窥仲景一斑，其"平脉篇"中云：寸口脉阴阳俱紧者，法当清邪中于上焦，浊邪中于下焦。清邪中上，名曰洁也；浊邪中下，名曰浑也。阴中于邪，必内栗也……凡二百六十九字，阐发奥理，全非伤寒中所有事，乃论疫邪从入之门，变病之总，所谓赤文绿字，开天辟地之宝符，人自不识耳。篇中大意，谓人之鼻气通于天，故阳中雾露之邪者为清邪，从鼻息而上入于阳。入则发热、头痛、项强颈挛，正与俗称大头瘟、蛤蟆瘟之说符也。人之口气通于地，故阴中水土之邪者为饮食浊味，从口舌而下入于阴。入则其人必先内栗、足膝逆冷、便溺妄出、清便下重、脐筑湫痛，正与俗称绞肠瘟、软脚瘟之说符也。然从鼻从口所入之邪，必先注中焦，以次分布上下，故中焦受邪，因而不治，中焦不治，则胃中为浊，营卫不通，血凝不流，其酿变即现中焦，俗称瓜瓤瘟、疙瘩瘟等证，则又阳毒痈脓，阴毒遍身青紫之类也。此三焦定位之邪也。若三焦邪溷为一，内外不通，脏气熏蒸，上焦怫郁，则口烂食龂；

卫气前通者因热作使，游行经络脏腑，则为痈脓；营气前通者因召客邪，嚏出、声嗢、咽塞，热拥不行，则下血如豚肝；然以营卫渐通，故非危候。若上焦之阳，下焦之阴，两不相接，则脾气于中，难以独运，斯五液注下，下焦不阖，而命难全矣。伤寒之邪，先行身之背，次行身之前，次行身之侧，由外廓而入；温疫之邪，则直行中道，流布三焦。上焦为清阳，故清邪从之上入；下焦为浊阴，故浊邪从之下入；中焦为阴阳交界，凡清浊之邪，必从此区分。甚者三焦相溷，上行极而下，下行极而上，故声嗢、咽塞、口烂食龂者，亦复下血如豚肝，非定中上不及下，中下不及上也。伤寒邪中外廓，故一表即散；疫邪行在中道，故表之不散。伤寒邪入胃府，则腹满便坚，故可攻下；疫邪在三焦，散漫不收，下之复合。此与治伤寒表里诸法，有何干涉？奈何千年愦愦。试折衷以圣言，从前谬迷，宁不涣然冰释哉？治法，未病前，预饮芳香正气药，则邪不能入，此为上也。邪既入，急以逐秽为第一义。上焦如雾，升而逐之，兼以解毒；中焦如沤，疏而逐之，兼以解毒；下焦如渎，决而逐之，兼以解毒。营卫既通，乘势追拔，勿使潜滋。详订诸方，载春温方后。

有问：春夏秋蒸气成疫，岂冬温独非疫耶？余曰：冬月过温，肾气不藏，感而成病，正与不藏精之春温无异。计此时有春无冬，三气即得交蒸成疫，然遇朔风骤发，则蒸气化乌有矣！是以东南冬月患正伤寒者少，患冬温及痘疮者最多；西北则秋冬春皆患正伤寒，殊无温疫痘疮之患矣。此何以故？西北土高地燥，即春夏气难上升，何况冬月之凝冱；东南土地卑湿，为雾露之区，蛇龙之窟，其温热之气，得风以播之，尚有可耐，设旦暮无风，水中之鱼，衣中之虱，且为飞扬，况于人乎！蒸气中原杂诸秽，益以病气、死气，无分老少，触之即同一病状矣。此时朔风了不可得，故其气转积转暴，虽有熏风，但能送热，不能解凉。盛世所谓解愠阜财者，在兵荒反有注邪布秽之事矣。叔和以夏应大热而反大寒为疫，讵知大寒正疫气消弭之候乎？故疫邪炽盛，惟北方始能消受，《诗》恶谮人，思欲投畀有北，以熄其焰，析义精矣！……乡绅万吉人，营葬五雷惊蛇之地，触动土瘟，壮者病疫，少者病痘，一夕暴死五人。余令于营北，掘井二丈，投猪首、馒首、蒸饭，促引土气下收，旋封其井，即得安全无损。此余偶试杨、曾之秘，非心得也。范文正公守饶，冬温，吏请祷雪。公取薄冰置座，嘿坐良久，瑞雪满空，顷深三尺，蟊贼疫鬼，何地潜踪耶！可见先儒退藏于密，借凝冰为影草，已摄大地于清冷之渊矣，讵非法王手眼乎？（《详论温疫以破

大惑》)

【按语】喻嘉言是明末清初著名医家，所著《尚论篇》对温病温疫有所阐发，影响深远。惟其对《伤寒论》推崇备至，也有泥古的一面。如本论认为《伤寒论·平脉篇》(编者注：应为《伤寒论·辨脉法》)所说“寸口脉阴阳俱紧者，法当清邪中于上焦，浊邪中于下焦。清邪中上，名曰洁也；浊邪中下，名曰浑也。阴中于邪，必内栗也”等字，“乃论疫邪从入之门，变病之总”，并据此提倡疫病当以三焦定位和三焦分治。诚然，喻氏的说法有牵强附会、强解经旨之嫌，但他对疫病的治疗，主张“以逐秽为第一义”，提出“上焦如雾，升而逐之，兼以解毒；中焦如沤，疏而逐之，兼以解毒；下焦如渎，决而逐之，兼以解毒”的名论，至今仍闪耀其光辉，在疫病的治疗学上有着重要的指导意义，特别是他强调祛邪解毒的治法，已被反复的临床实践证实其正确性。如某省有关单位1956—1958年对730例“流行性乙型脑炎”患者的治疗，突出了祛邪解毒之法。邪在卫分，以银翘散为主；邪在气分，用重剂白虎汤为主；邪在营分，或气血两燔，以清瘟败毒饮为主；邪在血分，用清热地黄汤(犀角地黄汤)，或大剂元参、麦冬、丹皮、紫草及神犀丹。上述诸方，均有显著的清热解毒作用，收到了满意的效果。1963年，某单位在收治“流行性乙型脑炎”中，仍注重祛邪解毒，所制银翘1号(金银花、连翘、菊花、薄荷、鲜芦根、大青叶)、白虎2号(生石膏、知母、金银花、连翘、大青叶、鲜芦根、生甘草)、玉女3号(生石膏、知母、鲜芦根、鲜石斛、连翘、金银花、生甘草)、营宫4号(鲜生地、丹皮、金银花、石菖蒲、黄连、玄参、竹叶、麦冬)，分别主治卫分证、气分证、气营两燔证和邪入营分或逆传心包证，亦取得了较好的疗效。再拿流行性出血热来说，祛邪解毒尤为常用。有报道以白虎汤为基础，药用生石膏、知母、栀子、生地、玄参、丹皮、连翘、金银花、板蓝根、茯苓、钩藤、甘草治疗本病130例，除1例死亡外，余均获良效，治愈率占99.2%。用药后大部分患者在3天内降温，随着体温的下降，中毒症状得到了较明显的改善，尤其是神经症状的改善最为突出，多数患者无休克、肾衰出现，无1例大出血(《黑龙江医药》1976年第1期)。更值得指出的是，近年黄星垣等提出“邪毒致热说”，认为温病(含温疫)毒寓于邪，毒随邪入，热由毒生，毒不去则热不除，变必生，治须紧紧抓住解毒一环，并贯彻于治疗的全过程。这个观点的提出，使解毒祛邪法在急性传染病上的应用，愈来愈引起人们的重视和研究。

《温疫论》

（明代吴有性）

夫温疫之为病，非风、非寒、非暑、非湿，乃天地间别有一种异气所感，其传有九，此治疫紧要关节。奈何自古迄今，从未有发明者。仲景虽有《伤寒论》，然其法始自太阳，或传阳明，或传少阳，或三阳径自传胃，盖为外感风寒而设，故其传法与温疫自是迥别。嗣后论之者，纷纷不止数十家，皆以伤寒为辞。其于温疫症，则甚略之。是以业医者，所记所诵，连篇累牍，俱系伤寒，及其临证，悉见温疫，求其伤寒百无一二。不知屠龙之艺虽成而无所施，未免指鹿为马矣。余初按诸家咸谓春夏秋皆是温病，而伤寒必在冬时。然历年较之，温疫四时皆有，及究伤寒，每至严寒，虽有头疼、身痛、恶寒、无汗、发热，总似太阳证，至六七日失治，未尝传经。每用发散之剂，一汗而解。间有不药亦自解者，并未尝因失汗以致发黄、谵语、狂乱、苔刺等证。此皆感冒肤浅之病，非真伤寒也。伤寒感冒，均系风寒，不无轻重之殊。究竟感冒居多，伤寒希有。况温疫与伤寒，感受有霄壤之隔。今鹿马攸分，益见伤寒世所绝少，仲景以伤寒为急病，仓卒失治，多致伤生，因立论以济天下后世，用心可谓仁矣。然伤寒与温疫，均急病也。以病之少者，尚谆谆告世，至于温疫多于伤寒百倍，安忍反置勿论。或谓温疫之证，仲景原别有方论，历年既久，兵火湮没，即《伤寒论》乃称散亡之余，王叔和立方造论，谬称全书，温疫之论，未必不由散亡也明矣。崇祯辛巳疫气流行，山东、浙省、南北两直，感者尤多，至五六月益甚，或至阖门传染。始发之际，时师误以伤寒法治之，未尝见其不殆也。或病家误听七日当自愈，不尔十四日必瘳，因而失治，有不及期而死者；或有妄用峻剂，攻补失序而死者；或遇医家见解不到，心疑胆怯，以急病用缓药，虽不即受其害，然迁延而致死，比比皆是。所感之轻者，尚获侥幸；感之重者，更加失治，枉死不可胜计。嗟乎！守古法不合今病，以今病简古书，原无明论，是以投剂不效，医者彷徨无措，病者日近危笃，病愈急，投药愈乱，不死于病，乃死于医，不死于医，乃死于圣经之遗亡也。吁！千载以来，何生民不幸如此。余虽固陋，静心穷理，格其所感之气，所入之门，所受之处，及其传变之体，平日所用历验方法，详述于下，以俟高明者正之。（《原序》）

【按语】这篇序言吴有性表达了自己写作《温疫论》的目的和学术思想。吴氏通过长期医疗实践，特别是亲眼看到当时许多医生用老一套方法治疗瘟疫病而得不到效果，认识到瘟疫病与其他一般外感病在病原、病因和病情演变等方面，都有明显的不同，指出瘟疫的发病是因为感受一种异气（或称戾气、疠气、疫气），并不是历来认为的受了什么风、寒、暑、湿所造成。瘟疫"其传有九"，与伤寒六经传变截然不同。这些是吴有性独特的见解，尤其他创立戾气学说，对后世疫病学的发展是个重大贡献。在治疗方法上，他认为不能墨守旧的观念和方法去处理瘟疫病，明确指出："守古法不合今病，以今病简古书，原无明论"，这种敢于革新，反对守旧的进步思想，推动了医学向前发展。

吴有性很重视实践，主张学以致用，反对"屠龙之艺虽成而无所施"的理论脱离实际的现象。他根据自己的临床经验，认为"温疫多于伤寒百倍""真伤寒百无一二"，应该重视对瘟疫病的研究，以补前人之不足，这就是他写这本书的目的。然而，限于当时的哲学思想、自然科学知识以及吴氏本人的认识水平，序言中有些提法是不够妥当的。例如他认为《伤寒论》"为外感风寒而设"，这是片面的。事实上《伤寒论》是中医学中最早的一部热性病学，它不仅论述了伤寒的证治，而且也涉及到温病的内容，从历史辩证法的观点来看，后世温病学说的形成和发展，深受《伤寒论》的启发，即使吴有性的《温疫论》在许多方面，亦受其影响而有所发展。

病疫之由，昔以为非其时有其气，春应温而反大寒，夏应热而反大凉，秋应凉而反大热，冬应寒而反大温，得非时之气，长幼之病相似以为疫。余论则不然。夫寒热温凉，乃四时之常，因风雨阴晴，稍为损益，假令秋热必多晴，春寒因多雨，较之亦天地之常事，未必多疫也。伤寒与中暑，感天地之常气，疫者感天地之疠气，在岁运有多寡，在方隅有厚薄，在四时有盛衰。此气之来，无论老少强弱，触之者即病。邪从口鼻而入，则其所客，内不在脏腑，外不在经络，舍于夹脊之内，去表不远，附近于胃，乃表里之分界，是为半表半里，即《针经》所谓横连膜原是也。胃为十二经之海，十二经皆都会于胃，故胃气能敷布于十二经中，而荣养百骸，毫发之间，靡所不贯。凡邪在经为表，在胃为里，今邪在膜原者，正当经胃交关之所，故为半表半里。其热淫之气，浮越于某经，即能显某经之证。如浮越于太阳，则有头项痛、腰痛如折；如浮越于阳明，则有目痛、眉棱骨痛、鼻干；如浮越于少阳，则有胁痛、耳聋、寒热、呕而口苦。大概观之，邪越太阳居多，阳明次之，少阳又其次也。邪之所着，有天受，有传染，所感虽殊，其病则一。凡人口鼻之气，通乎天气，本气充满，邪不易入，本气适逢亏欠，呼吸之间，外邪因而乘之。昔有三人，冒雾早行，空腹者死，饮酒者病。饱食者不病，疫邪所着，又何异耶？若其年气来之厉，不论强弱，正气稍衰者，触之即病，则又不拘于此矣。其感之深者，中而即发，感之浅者，邪不胜正，未能顿发，或遇饥饱劳碌，忧思气怒，正气被伤，邪气始得张溢，营卫运行之机，乃为之阻，吾身之阳气，因而屈曲，故为热。其始也，格阳于内，不及于表，故先凛凛恶寒，甚则四肢厥逆。阳气渐积，郁极而通，则厥回而中外皆热，至是但热而不恶寒者，因其阳气之通也。此际应有汗，或反无汗者，存乎郁结之轻重也。即使有汗，乃肌表之汗，若外感在经之邪，一汗而解。今邪在半表半里，表虽有汗，徒损真气，邪气深伏，何能得解？必俟其伏邪渐退，表气潜行于内，乃作大战，精气自内由膜中以达表，振战止而复热，此时表里相通，故大汗淋漓，衣被湿透，邪从汗解，此名战汗。当即脉静身凉，神清气爽，划然而愈。然有自汗而解者，但出表为顺，即不药亦自愈也。伏邪未退，所有之汗，止得卫气渐通，热亦暂减，逾时复热。午后潮热者，至是郁甚，阳气与时消息也，自后加热而不恶寒者，阳气之积也。其恶寒或微或甚，因其人之阳气盛衰也。其发热或久或不久，或昼夜纯热，或黎明稍减，因其感邪之轻重也。疫邪与疟仿佛，疟不传胃，惟疫乃传胃。始则皆先凛凛恶寒，既而发热，又非若伤寒发热而兼恶寒也。至于伏邪动作，方有变证，其迹或从外解，或从内陷，从外解者顺，从内陷者逆。更有表里先后不同，有先表而后里者，有先里而后表者，有但表而不里者，有但里而不表者，有表里偏胜者，有表里分传者，有表而再表者，有里而再里者。从外解者，或发斑，或战汗、狂汗、自汗、盗汗；从内陷者，胸膈痞闷，心下胀满，或腹中痛，或燥结便秘，或热结旁流，或协热下利，或呕吐、恶心、谵语、唇黄、舌黑、苔刺等证。因证而知变，因变而知治。此言其大略，详见脉证治法诸条。（《原病》）

【按语】此篇为《温疫论》总纲，内容涉及瘟疫的发病、病因、病位、病理、传变等。

对于瘟疫的病因，吴有性彻底否定了“非时之气”说、六淫致疫说，提出了全新的理论。自晋王叔和《伤寒例》发“凡时行者，……此非其时而有其气”之说后，后世医家咸多宗之，以为感非时之气者为时行疫病。吴氏通过大量的临床实践和深入细致的分析观察，认为春寒夏凉秋热冬温自然界气候的反常现象，并不是疫病的根本原因，创造性地提出了“温疫之为病，非风、非寒、非暑、非湿，乃天地间别有一种异气所感”“伤寒与中暑，感天地之常气，疫者感天地之疠气”的新观点，并阐明其“无论老少强弱，触之者即病”的暴戾性，首次突破了传统的六淫病因学说，把疫病的病因从非本质的气候变化，落实到本质性致病物质上，可谓是“独辟鸿蒙，揭日月于中天”，确是难能可贵的。

吴氏对瘟疫病的感染途径，指出“有天受，有传染”，即是说可以通过空气或与患者接触而受感染，这种见解与现代医学的观点，颇相吻合。

吴氏对瘟疫病的发病，既认为是因疠气的感染，又不否认机体自身的“正气”在发病上所起主导作用，如他说“本气充满，邪不易入，本气适逢亏欠，呼吸之间，外邪因而乘之”，可见他对内因和外因与发病关系的认识，是比较正确的。

对于瘟疫的病位，吴氏引申《黄帝内经》有关膜原的论述，并针对瘟疫初起的证候特点，提出“邪客膜原”的论点，说明其病变部位在半表半里，以区别于伤寒的六经传变，同时，也为达原饮的创制和应用提供理论依据。

此外，吴氏还指出，瘟疫病的传变以及临床表现，因感邪有轻重，个体有差异，故有表里先后之不同，归纳为“其传有九”，并认为出现发斑、战汗、自汗等，是邪从外解，为病情好转的表现；如果出现胸膈痞闷、腹胀、腹痛、热结旁流、谵语、唇焦、舌黑、苔刺等，是邪从内陷，为病变趋向恶化的征兆。这对临床掌握病情变化的轻重，判断预后和选择治疗方法，是有一定参考价值的。

温疫初起，先憎寒而后发热，日后但热而无憎寒也。初得之二、三日，其脉不浮不沉而数，昼夜发热，日晡益甚，头疼身痛。其时邪在夹脊之前，肠胃之后。虽有头疼身痛，此邪热浮越于经，不可认为伤寒表证，辄用麻黄、桂枝之类强发其汗。此邪不在经，汗之徒伤表气，热亦不减。又不可下，此邪不在里，下之徒伤胃气，其渴愈甚，宜达原饮。

达原饮

槟榔二钱　厚朴一钱　草果仁五分　知母一钱　芍药一钱　黄芩一钱　甘草五分

上用水二盅，煎八分，午后温服。

按：槟榔能消能磨，除伏邪，为疏利之药，又除岭南瘴气；厚朴破戾气所结；草果辛烈气雄，除伏邪盘踞。三味协力，直达其巢穴，使邪气溃败，速离膜原，是以为达原也。热伤津液，加知母以滋阴；热伤营气，加白芍以和血；黄芩清燥热之余；甘草为和中之用。以后四味，不过调和之剂，如渴与饮，非拔病之药也。凡疫邪游溢诸经，当随经引用，以助升泄，如胁痛、耳聋、寒热、呕而口苦，此邪热溢于少阳经也，本方加柴胡一钱；如腰背项痛，此邪热溢于太阳经也，本方加羌活一钱；如目痛、眉棱骨痛、眼眶痛、鼻干不眠，此邪热溢于阳明经也，本方加干葛一钱。证有迟速轻重不等，药有多寡缓急之分，务在临时斟酌，所定分两，大略而已，不可执滞。间有感之轻者，舌上白苔亦薄，热亦不甚，而无数脉，其不传里者，一二剂自解，稍重者，必从汗解，如不能汗，乃邪气盘踞于膜原，内外隔绝，表气不能通于内，里气不能达于外，不可强汗。或者见加发散之药，便欲求汗，误用衣被壅遏，或将汤火熨蒸，甚非法也。然表里隔绝，此时无游溢之邪在经，三阳加法不必用，宜照本方可也。感之重者，舌上苔如积粉，满布无隙，服汤后不从汗解，而从内陷者，舌根先黄，渐至中央，邪渐入胃，此三消饮证。若脉长洪而数，大汗多渴，此邪气适离膜原，欲表未表，此白虎汤证。如舌上纯黄色，兼见里证，为邪已入胃，此又承气汤证也。有二三日即溃而离膜原者，有半月十数日不传者，有初得之四五日，淹淹摄摄，五六日后陡然势张者。凡元气胜者毒易传化，元气薄者邪不易化，即不易传。设遇他病久亏，适又微疫能感不能化，安望其传？不传则邪不去，邪不去则病不瘳，延缠日久，愈沉愈伏，多致不起，时师误认怯证，日进参芪，愈壅愈固，不死不休也。（《温疫初起》）

【按语】此篇主要讨论瘟疫病初起的临床表现及治疗。戾气由口鼻吸受，客于膜原，即时发病或在邪积而盛时发病。邪蕴膜原半表半里之位，内在阳气失于畅达，故先憎寒，继则阳气渐积，郁极而通，故但热无憎寒；疫热之邪浮越于经，故有头疼身痛，不可误作表证；其脉不浮不沉，以其邪不在表不在里；发热因于积热外达，故昼夜皆热，日晡益甚。邪不在表，故不可汗，更不在里，自当禁下。达原饮直达膜原，以溃散疫邪，疫邪一离膜原，易为机体抗邪之力驱逐。故吴氏自注谓：“槟榔能消能磨，除伏邪，为疏利之药，又除岭南瘴气；厚朴破戾气所结；草果辛烈气雄，除伏邪盘踞；……以后四味，不过调和之剂，非拔病之药也。”这种针对病原治疗的观点，在当时及现在，都有相当的科学价值。

引人注目的是，在诊断上吴有性重视望诊中舌象及其变化，如说：“舌根先黄，渐舌中央，邪渐入胃，此三消饮证，……如舌上纯黄色，兼见里证，为邪已入胃，此又承气汤证也。”这种以舌象及其变化作为判断病位、病势及治疗的主要依据，对后世医家影响很大，尤其是得到了叶天士、吴鞠通诸温病学家的继承和发展。

温疫发热一二日，舌上白苔如积粉，早服达原饮一剂，午前舌变黄色，随现胸膈满痛，大渴烦躁，此伏邪即溃，邪毒传胃也，前方加大黄下之，烦渴少减，热去六七，午后复加烦躁发热，通舌变黑生刺，鼻如烟煤，此邪毒最重，复瘀到胃，急投大承气汤。傍晚大下，至夜半热退，次早鼻黑苔刺如失。此一日之间，而有三变，数日之法，一日行之，因其毒甚，传变亦速，用药不得不紧。设此证不服药或投缓剂，羁迟二三日必死。设不死，服药亦无及矣。尝见温疫二三日即毙者，乃其类也。(《急证急攻》)

【按语】此篇论述瘟疫急证的治则。细味原文，不难看出吴氏所说的“急证”，当指瘟疫病中起病急骤，变化迅速，证情凶险的一种类型。吴氏对这种类型瘟疫病的治疗，提出“急证急攻”的主张，并突破前人治疗和用药方面“一法一方，一日一剂”的旧习惯、老框框，大胆、果断地采用“数日之法，一日行之”的紧急措施，以适应病情“一日之间，而有三变”急变的需要，宜乎“用药如用兵”“兵贵神速”也。这不能不说是对急证治疗的一大创新。现代治疗急性传染病也充分证明下法的重要作用，如某医院采用通腑实击泄热的综合疗法治疗成人急性肺炎，病初时每一个病例无选择地采用通下的“泻热汤”(大黄 15g，芒硝 10g，元参 15g，甘草 9g)，每日 1~2 剂，服用 1~3 天，同时配合清热解毒、活血化瘀等方药，发现确能扭转病情，缩短疗程。又有单位介绍治疗流行性乙型脑炎 70 例，其中 44 例用过下法，能使邪热迅速挫降，提高了疗效，减少了后遗症。下法在流行性出血热上的应用更为重要。有人在本病发热期即采用通泄二便，配用了生大黄，根据证情轻重，少则用 3 剂，多则十数剂，剂数不拘，以有形实邪或无形郁热从下而解为止，收到了显著的效果。凡此，都说明吴氏“急证急攻”的观点，很有现实意义。值得指出，吴有性除主张急证急攻之外还主张急证急补，明确强调“急宜峻补，补不及者死”。例如《温疫论》的《自汗》篇中说:“若面无神色，唇口刮白，表里无阳证，喜热饮，稍冷则畏，脉微欲绝，忽得自汗，淡而无味者为虚脱，夜发则昼死，昼发则夜亡，急当峻补，补不及者死。”又在《温疫论》的“虚烦似狂”篇中说:“不二时，邪气复聚，前证复起，勿以前下得效，今再下之速死，急宜峻补，补不及者死。”当然，相对而言，吴有性更加强调“急证急攻”，但是我们应该全面而不是片面地认识吴有性的学术观点。

温疫下后二三日，或一二日，舌上复生苔刺，邪未尽也。再下之，苔刺虽未去，已无锋芒而软，然热渴未除，更下之，热渴减，苔刺脱，日后更热，又生苔刺，更宜下之。余里周因之者，患疫月余，苔刺凡三换，计服大黄二十两，始得热不复作，其余脉证方退。所以凡下不以数计，有是证则投是药，医家见理不透，经历未到，中道生疑，往往遇此证，反致耽搁。但其中有间日一下者，有应连下三四日者，有应连下二日间一日者，其中宽缓之间，有应用柴胡清燥汤者，有应用犀角地黄汤者。至投承气，某日应多与，某日应少与，其间不能得法，亦足以误事，此非可以言传，贵乎临时斟酌。

朱海畴者，年四十五岁，患疫得下证，四肢不举，身卧如塑，目闭口张，舌上苔刺，问其所苦不能答，因问其子，两三日所服何药，云进承气汤三剂，每剂投大黄两许不效，更无他策，惟待日而已，但不忍坐视，更祈一诊。余诊得脉尚有神，下证悉具，药浅病深也。先投大黄一两五钱，目有时而小动，再投舌刺无芒，口渐开能言。三剂舌苔少去，神思稍爽。四日服柴胡清燥汤，五日复生芒刺，烦热又加，再下之。七日又投承气养荣汤，热少退。八日仍用大承气，肢体自能少动。计半月，共服大黄十二两而愈。又数日，始进糜粥，调理两月平复。凡治千人，所遇此等，不过三四人而已，姑存案以备参酌耳。(《因证数攻》)

【按语】本篇以两个案为例，强调下法是治疗瘟疫病的主要方法之一。他主张“因证数攻”“凡下不以数计”，竟毅然决然提出“下之”“再下之”“更下之”“更宜下之”，这种有邪必逐，除寇务尽的观点，确是治疗瘟疫病的宝贵经验，若非有胆有识的临床大家，断难有此卓见。吴氏善用下法而不妄用下法，强调“有是证则投是药”，并指出在数次攻下之间要有间歇期，要讲究用量的多少，在停用下药期间要根据情况适当地间服清泄余热、调和胃气、养阴凉血的不同方剂等等，所有这些充分体现了辨证施治的原则。

近世有人介绍，应用以大黄为主的攻泻药物治疗肠伤寒，病程在第二、三星期阶段，若有便秘、高热、谵语、腹满者，可使热度迅速消退，神识转清。若再出现便秘、发热，可再用之。但腹泻或肠出血者，当慎用或不用。显然，这种治疗法，是受吴氏的启发，也说明吴氏运用泻法治疗瘟疫病的经验，是有一定临床价值的。

发黄疸是腑病，非经病也。疫邪传里，遗热下焦，小便不利，邪不输泄，经气郁滞，其传为疸，身目如金者，宜茵陈汤。

茵陈汤。

茵陈一钱　山栀二钱　大黄五钱

水、姜煎服。

按：茵陈为治疸退黄之专药，今以病证较之，黄因小便不利，故用山栀除小肠屈曲之火，瘀热既除，小便自利。当以发黄为标，小便不利为本。及论小便不利，病原不在膀胱，乃系胃家移热，又当以小便不利为标，胃实为本。是以大黄为专功，山栀次之，茵陈又其次也。设去大黄而服山栀、茵陈，是忘本治标，鲜有效矣。或用茵陈五苓，不惟不能退黄，小便间亦难利。（《发黄》）

【按语】疫病发黄，当指现代医学所称的急性黄疸型传染性肝炎一类疾病。本病能引起大范围流行（如1988年上海传染性肝炎大流行），故中医称“时疫发黄”。吴氏认为，瘟疫发黄，大多是因胃腑实热不得清泄，邪热移于下焦，膀胱气化失司，小便不利，以致邪热与水湿郁蒸，发为黄疸，故立茵陈汤清泄实热以退黄疸。考茵陈汤虽与《伤寒论》的茵陈蒿汤组成相同，然茵陈蒿汤以茵陈为主药，辅以山栀、大黄；而茵陈汤则重用大黄，减轻了茵陈、山栀的剂量，故后者攻下泄热之力较前者为强。这与吴氏认为此种黄疸的成因主要是由于“胃实失下”有关，也是他对经方配伍和应用的发挥。我们在临床实践中也体会到，应用大黄、芒硝等攻下药物，能祛除肠道的积滞，促使疫毒的排泄，又有利胆作用，确有助于黄疸的消退，如病毒性肝炎所出现的黄疸，若热重湿轻，特别是肠胃实热壅滞者，应用茵陈蒿汤或吴氏茵陈汤攻下泄热，常获良效。但对湿重热轻者，则以利湿为主，清热为辅，用茵陈五苓散为主方，亦能取得满意的效果。

温疫可下者，约三十余证，不必悉具，但见舌黄、心腹痞满，便于达原饮加大黄下之。设邪在膜原者，已有行动之机，欲离未离之际，得大黄促之而下，实为开门祛贼之法，即使未愈，邪亦不能久羁。二三日后，余邪入胃，仍用小承气彻其余毒。大凡客邪贵乎早逐，乘人气血未乱，肌肉未消，津液未耗，病人不至危殆，投剂不至掣肘，愈后亦易平复。欲为万全之策者，不过知邪之所在，早拔去病根为要耳。但要谅人之虚实，度邪之轻重，察病之缓急，揣邪气离膜原之多寡，然后药不空投，投药无太过不及之弊。是以仲景自大柴胡以下，立三承气，多与少与，自有轻重之殊。勿拘于下不厌迟之说，应下之证，见下无结粪，以为下之早，或以为不应下之证误投下药，殊不知承气本为逐邪而设，非专为结粪而设也。必俟其粪结，血液为热所抟，变证迭起，是犹养虎遗患，医之咎也。况多有溏粪失下，但蒸作极臭如败酱，或如藕泥，临死不结者，但得秽恶一去，邪毒从此而消，脉证从此而退，岂徒孜孜粪结而后行哉！假如经枯血燥之人，或老人血液衰少，多生燥结；或病后血气未复，亦多燥结。在经所谓不更衣十日无所苦，有何妨害，是知燥结不致损人，邪毒之为殒命也。要知因邪热致燥结，非燥结而致邪热也。但有病久失下，燥结为之壅闭，瘀邪郁热，益难得泄，结粪一行，气通而邪热乃泄，此又前后之不同。总之，邪为本，热为标，结粪又其标也。能早去其邪，安患燥结也。

假令滞下，本无结粪，初起质实，频数窘急者，宜芍药汤加大黄下之。此岂亦因结粪而然耶？乃为逐邪而设也。或曰得毋为积滞而设与？余曰：非也。邪气客于下焦，气血壅滞，泣而为积，若去积以为治，已成之积方去，未成之积复生，须用大黄逐去其邪，是乃断其生积之原，营卫流通，其积不治而愈矣。更有虚痢，又非此论。

或问：脉证相同，其粪有结有不结者何也？曰：原其人病至大便当即不行，续得蕴热，益难得出，蒸而为结也。一者其人平素大便不实，虽胃家热盛，但蒸作极臭，状如粘胶，至死不结。应下之证，设引经论“初硬后必溏不可攻”之句，诚为千古之弊。

大承气汤

大黄五钱　厚朴一钱　枳实一钱　芒硝三钱

水、姜煎服，弱人减半，邪微者各复减半。

小承气汤

大黄五钱　厚朴一钱　枳实一钱

水、姜煎服。

调胃承气汤

大黄五钱　芒硝二钱五分　甘草一钱

水、姜煎服。

按：三承气汤功用仿佛。热邪传里，但上焦痞满者，宜小承气汤；中有坚结者，加芒硝软坚而润燥，病久失下，虽有结粪，然多粘腻极臭恶物，得芒硝则大黄有荡涤之能，设无痞满，惟存宿结，而有瘀热者，调胃承气宜之。

三承气功效俱在大黄，余皆治标之品也。不耐汤药者，或呕或畏，当为细末，蜜丸汤下。(《注意逐邪勿拘结粪》)

【按语】此篇着重讨论应用下法的目的，提出“注意逐邪勿拘结粪”的论点，立论高卓，见解独到，发人深省，是值得认真学习的一篇短文。吴有性立足祛邪角度，认识到瘟疫攻下有其特殊性。首先他认为瘟疫之邪贵乎早逐，邪早去一日，正早安一天，因此，告诫医者“勿拘于下不厌迟之说”，务必要着眼于祛邪，审其邪之所在，早拔去病根为要。接着，进一步讨论了疫邪与结粪的关系。指出“因邪热致燥结，非燥结而致邪热”，调强“邪为本，热为标，结粪又其标也”，因此，应用下法的目的，不在祛除结粪，而在于攻逐邪热，并以痢疾的证治为例，反复阐明此中旨趣，说理透彻，令人信服。这对于疫病的治疗无疑具有指导意义，甚至对于杂病中的疑难病和其他急性病治疗也有借鉴作用。

诚然，吴氏治疫注重逐邪，并强调早用下法，但决非孟浪施用。如他说：“要谅人之虚实，度邪之轻重，察病之缓急，揣邪气离膜原之多寡，然后药不空投，投药无太过不及之弊。”充分体现了他应用下法，既积极大胆，又郑重审慎，不愧为治疫大师。

或曰：子言伤寒与时疫有霄壤之隔，今用三承气，及桃仁承气、抵当、茵陈诸汤，皆伤寒方也，既用其方，必同其证，子何言之异也？曰：夫伤寒必有感冒之因，或单衣风露，或强力入水，或临风脱衣，或当檐出浴，当觉肌肉粟起，既而四肢拘急，恶风恶寒，然后头痛身痛，发热恶寒，脉浮而数，脉紧无汗为伤寒，脉缓有汗为伤风；时疫初起，原无感冒之因，忽觉凛凛，以后但热而不恶寒，然亦有触因而发者，或饥饱劳碌，或焦思气郁，皆能触动其邪，是促其发也，不因所触无故自发者居多，促而发者，十中之一二耳。且伤寒投剂，一汗而解，时疫发散，虽汗不解。伤寒不传染于人，时疫能传染于人。伤寒之邪，自毫窍而入，时疫之邪，自口鼻而入。伤寒感而即发，时疫感久而后发。伤寒汗解在前，时疫汗解在后。伤寒投剂可使立汗，时疫汗解，俟其内溃，汗出自然，不可以期。伤寒解以发汗，时疫解以战汗。伤寒发斑则病笃，时疫发斑则病衰。伤寒感邪在经，以经传经，时疫感邪在内，内溢于经，经不自传。伤寒感发甚暴，时疫多有淹缠二三日，或渐加重，或淹缠五六日，忽然加重。伤寒初起，以发表为主，时疫初起，以疏利为主，种种不同。其所同者，伤寒时疫皆能传胃，至是同归于一，故用承气汤辈，导邪而出。要知伤寒时疫，始异而终同也。夫伤寒之邪，自肌表一径传里，如浮云之过太虚，原无根蒂，惟其传法，始终有进而无退，故下后皆能脱然而愈。时疫之邪，始则匿于膜原，根深蒂固，发时与营卫交并，客邪经由之营卫，未有不被其所伤者，因其伤，故名曰溃，然不溃则不能传，不传邪不能出，邪不出而疾不瘳。然时疫下后多有未能顿解者何耶？盖疫邪每有表里分传者，因有一半向外传，则邪留于肌肉，一半向内传，则邪留于胃家。邪留于胃，故里气结滞，里气结，表气因而不通，于是肌肉之邪，不能即达于肌表，下后里气一通，表气亦顺，郁于肌肉之邪，方能达发于肌表，或斑或汗，然后脱然而愈，伤寒下后无有此法。虽曰终同，及细较之，而终又有不同者矣。

或曰：伤寒感天地之正气，时疫感天地之戾气，气既不同，俱用承气，又何药之相同也？曰：风寒疫邪，与吾身之真气，势不两立，一有所着，气壅火积，气也，火也，邪也，三者混一，与之俱化，失其本然之面目，至是均为邪矣，但以驱逐为功，何论邪之同异也。假如初得伤寒为阴邪，主闭藏而无汗，伤风为阳邪，主开发而多汗，始有桂枝、麻黄之分，原其感而未化也，传至少阳，并用柴胡，传至胃家，并用承气，至是亦无复有风寒之分矣。推而广之，是知疫邪传胃，治法无异也。(《辨明伤寒时疫》)

【按语】本篇从病因、感染途径、传染性、病理机转、病程以及治法等方面，分析了狭义伤寒与瘟疫的异同，对临床如何鉴别和治疗伤寒与瘟疫，作了明确的提示。吴氏在阐述伤寒与瘟疫不同点的同时，也指出两者的相同方面。如认为“伤寒时疫皆能传胃”，特别在治疗方法上，主张当邪已入里，均可用承气一类方剂攻下逐邪，反映了“同病异治，异病同治”的精神，也说明他的学术思想受《伤寒论》的影响而有所发展。

本篇内容颇多阐发，体现了吴氏的革新精神，对后世温病学说的发展影响很大。如文中所说：“时疫感久而后发”，尤其是关于“邪伏膜原”之说，给温病学说中“伏邪”论点，提出了新的内容，如叶天士的医案常引此说，俞根初更提出了“伏温内发，新寒外束，有实有虚，实邪多发于少阳膜原，虚邪多发于少阴血分”，显然受其影响。再如吴氏说：“伤寒时疫皆能传胃”，《温病条辨》的作者吴鞠通受其启发，也说：“阳明（指胃——编者）如市……诸病未有不过此者”。至于吴氏反对瘟疫初起用辛温解表“强发其汗”，这对后世治疗温病，尤有启示。足见吴有性的学术思想，对温病学说的内容与发展，有一定的充实和促进作用。

吴有性在《温疫论·原序》中尝云："是以业医者，所记所诵，连篇累牍，俱系伤寒，及其临证，悉见瘟疫，求其真伤寒百无一二。不知屠龙之艺虽成而无所施，未免指鹿为马矣。""守古法不合今病，以今病简古书，原无明论，是以投剂不效，医者彷徨无措，病者日近危笃，病愈急，投药愈乱，不死于病，乃死于医，不死于医，乃死于圣经之遗亡也"。在当时《伤寒论》尚统治外感热病，温病学说处于不成熟阶段，吴氏发出这样的感慨，是符合临床实际的，对医者不无警示作用。

日月星辰，天之有象可睹；水火土石，地之有形可求；昆虫草木，动植之物可见；寒热温凉，四时之气往来可觉。至于山岚瘴气，岭南毒雾，咸得地之浊气，犹或可察。而唯天地之杂气，种种不一，亦犹草木有野葛巴豆，星辰有罗计荧惑，昆虫有毒蛇猛兽，土石有雄硫硇信，万物各有善恶不等，是知杂气之毒亦然。然气无形可求，无象可见，况无声复无臭，何能得睹得闻，人恶得而知？是气也，其来无时，其着无方，众人有触之者，各随其气而为诸病焉。其为病也：或时众人发颐；或时众人头面浮肿，俗名为大头瘟是也；或时众人咽痛，或时咽哑，俗名虾蟆瘟是也；或时众人疟痢；或为痹气，或为痘疮，或为斑疹，或为疮疥疔肿；或时众人目赤肿痛；或时众人呕血暴之，俗名为瓜瓤瘟、探头瘟是也；或时众人瘿痎，俗名为疙瘩瘟是也，为病种种难以枚举。大约病遍于一方，延门合户，众人相同，皆时行之气，即杂气为病也。为病种种，是知气之不一也。盖当其时，适有某气专入某脏腑经络，专发为某病，故众人之病相同，非关脏腑经络或为之证也。不可以年岁四时为拘，盖非五运六气所能定者，是知气之所至无时也。或发于城市，或发于村落，他处安然无有，是知气之所着无方也。疫气者亦杂气中之一，但有甚于他气，故为病颇重，因名之疠气。虽有多寡不同，然无岁不有。至于瓜瓤瘟、疙瘩瘟，缓者朝发夕死，急者顷刻而亡，此又诸疫之最重者，幸而几百年来罕有之，不可以常疫并论也。至于发颐、咽痛、目赤、斑疹之类，其时村落中偶有一、二人所患者虽不与众人等，然考其证，甚合某年某处众人所患之病纤悉相同，治法无异。此即当年之杂气，但目今所钟不厚，所患者稀少耳。此又不可以众人无有，断为非杂气也。杂气为病最多，然举世皆误认为六气。假如误认为风者，如大麻风、鹤膝风、痛风、历节风、老人中风、肠风、疠风之类，概用风药，未尝一致，实非风也，皆杂气为病耳。至又误认为火者，如疔疮、发背、痈疽、流注、流火、丹毒，与夫发斑、痘疹之类，以为诸痛痒疮皆属心火，投芩、连、栀、柏未尝一效，实非火也，亦杂气之所为耳。至于误认为暑者，如霍乱吐泻、疟、痢、暴注腹痛、绞肠痧之类，皆误认为暑，作暑证治之，未尝一效，与暑何与焉！至于一切杂证，无因而生者，并皆杂气所成。盖因诸气来而不知，感而不觉，惟向风寒暑湿所见之气求之。既已错认病原，未免误投他药。刘河间作《原病式》，盖祖五运六气，百病皆原于风、寒、暑、湿、燥、火，无出此六气为病者。实不知杂气为病，更多于六气。六气有限，现在可测，杂气无穷，茫然不可测。专务六气，不言杂气，岂能包括天下之病欤！（《杂气论》）

【按语】此篇论述“杂气”的特性及其致病广泛性，集中地体现了吴有性对疫病的认识，是《温疫论》的精华部分。吴氏在长期的临床实践中，进一步察觉到瘟疫的种类是多种多样的，其临床症状，也并不是千篇一律的，各有其特点和规律。《杂气论》列举了大量客观事实，广泛深入地阐明了杂气是引起多种疫病的致病因子，疫病之所以种种不同，正是由于感染了不同的杂气，亦即是某种特殊的杂气，引起相应的、一定的特殊疾病，诚如吴氏所说“为病种种是知气之不一也”。而且他还联系疫病既有轻重之异，于是认为杂气的毒力，应有强弱的不同，这也是符合客观的。由此可见，吴氏关于杂气这一概念的提出，是进一步发展了戾气学说，使戾气学说更加丰富、更加完整、更加符合客观实际。当然，从现代医学来讲，不同的病原体，具有不同的特异性，可以发生各种不同的传染病，这是属于微生物学方面已经明确的问题了。但是，吴氏处在当时的历史条件下，能对这一基本问题作出比较正确的推论，确是难能可贵的。

不仅如此，《杂气论》还指出了某些戾气具有只侵犯某些脏器组织的特性，如说“盖当其时，适有某气专入某脏腑经络，专发为某病”，这就从理论上阐明了为什么同一戾气，可以发生相同病证的道理。现代微生物学的实验证明，微生物病原体侵入人体后，无论是病原体本身，或由病原体产生的毒素，能选择性地侵犯某脏器、某组织，发生一定的病变，如脑炎病毒容易侵犯神经系统，伤寒沙门菌容易侵害肠部组织等等，这种现象，称之为病原体的特异性定位。吴氏能早在三百年前，就发现了这一规律，其对传染病学的积极影响，是显而易见的。

尚需提出，吴氏还认为杂气也是外科感染性疾患的病因，他说：“如疔疮、发背、痈疽、流注、流火、丹毒……实非火也，亦杂气之所为耳。”把疫病的病因和外科感染疾患的病因联系起来，这不仅是突破了“诸痛痒疮皆属于心”的古训，就是比起西欧医学家对外科创伤感染的正确认识，也要早约二百年，在防治外科感染性疾患上，具有十分重要的意义。

《杂气论》对疫病的流行性特点，也提出了新的见解。诚然，中医学有关疫病具有流行的记载，早见于《黄帝内经》和《诸病源候论》等书，但对疫病的大流行和散发性的区别，却是吴氏明确提出来的。如说“其时村落中偶有一、二人所患者虽不与众人等，然考其证，甚合某年某处众人所患之病，纤悉相同，治法无异。此即当年之杂气，但目今所钟不厚，所患者稀少耳。此又不可以众人无有，断为非杂气也。”这是对疫病散发的逼真描述，并告诫切勿以发患者数少，未成大流行而误认为非疫病，这对当时预防和诊断疫病起了积极作用，对后世亦有很大启发。

吴氏在《杂气论》中反对那种墨守传统的病因学而不敢突破的思想，明确提出“专务六气，不言杂气，岂能包括天下之病欤”，并列举了诸如霍乱吐泻、疟疾、痢疾、大麻风，以及某些暂时还找不到病因的疾病，认为应该从杂气为病方面去认识。近代医学史实不仅已证实了吴氏提到的有些疾病，是由于细菌、病毒或原虫所引起的传染性疾病，而且随着医学的发展，已逐渐发现了更多的传染病，可见吴氏这一观点是颇有远见的。

成书于三百多年前的《温疫论》，对疫病的病原学、发病学、流行病学、病理学等有如此精湛的认识，不能不使人叹为观止。

其年疫气盛行，所患者重，最能传染，即童辈皆知其为疫。至于微疫，似觉无有，盖毒气所钟有厚薄也，其年疫气衰少，闾里所患者不过几人，且不能传染，时师皆以伤寒为名，不知者固不言疫，知者亦不便言疫。然则何以知其为疫？盖脉证与盛行之年所患之证纤悉相同，至于用药取效，毫无差别。是以知温疫四时皆有，常年不断，但有多寡轻重耳。

疫气不行之年，微疫亦有，众人皆以感冒为名，实不知其为疫也。设用发散之剂，虽不合病，然亦无大害。疫自愈，实非药也，即不药亦自愈。至有稍重者，误投发散，其害尚浅，若误用补剂及寒凉，反成痼疾，不可不辨。（《论气盛衰》）

【按语】此篇中心内容是讨论疫气盛衰对瘟疫流行的影响，补充了《杂气论》有关瘟疫流行的内容，是研究瘟疫流行的重要篇章。文中列举疫气的“盛行”“衰行”“不行”三种情况，阐明了病原的强弱是造成瘟疫流行程度不等的主要原因。现代传染病学认为，传染病的流行过程必须具备传染源、传播途径、易感人群三大条件，而传染源的强弱则与其流行程度及范围有着极为密切的关系。吴氏“毒气所钟有厚薄”的观点，与现代传染病学颇相吻合。

疫气盛行，最能传染，延门合户，众人相同，似属于流行；闾里所患无几，盖脉证与盛行之年所患之证纤悉相同，似属于散发。

现代传染病学研究证明，许多传染病，由于各方面的原因，在其病原感人体后，先表现为轻浅的上呼吸道感染症状，无典型发作，如流行性脑脊髓膜炎等。吴氏正确地认识到这一现象，指出“众人皆以感冒为名，实不知其为疫”，可谓慧眼独具，洞悉其原。

所谓杂气者，虽曰天地之气，实由方土之气也。盖其气从地而起，有是气则有是病，譬如所言天地生万物，然亦由方土之产也。但植物借雨露而滋生，动物借饮食而颐养，盖先有是气，然后有是物。推而广之，有无限之气，因有无限之物也。但二五之精，未免生克制化，是以万物各有宜忌，宜者益而忌者损，损者制也。故万物各有所制，如猫制鼠、鼠制象之类，既知以物制物，即知以气制物矣。以气制物者，蟹得雾则死，枣得雾则枯之类，此无形之气，动植之物皆为所制也。至于无形之气，偏中于动物者，如牛瘟、羊瘟、鸡瘟、鸭瘟，岂当人疫而已哉？然牛病而羊不病，鸡病而鸭不病，人病而禽兽不病，究其所伤不同，因其气各异也，知其气各异，故谓之杂气。夫物者气之化也，气者物之变也，气即是物，物即是气，知气可以制物，则知物之可以制气矣。夫物之可以制气者药物也，如蜒蚰解蜈蚣之毒，猫肉治鼠瘘之溃，此受物之气以为病，还以物之气制之。至于受无形杂气为病，莫知何物之能制矣。惟其不知何物之能制，故勉用汗、吐、下三法以决之。嗟乎！即三法且不能尽善，况能知物乎？能知以物制气，一病只有一药之到病已，不烦君臣佐使品味加减之劳矣。（《论气所伤不同》）

【按语】此篇从自然界事物的生克制化原理推演出“一病只有一药之到病已，不烦君臣佐使品味加减之劳”的重要治疗观点和独特的学术见解。

气象万千、变化多端的大自然存在着“以气制物”的现象，如蟹得雾则死，枣得雾则枯，进而及之于人体，则人得杂气而为疫病。“物者气之化也，气者物之变也，气即是物，物即是气，知气可以制物，则知物之可以制气矣”。因此，能制疫气的物就是药物。这就明确地提出了凡感杂气而病疫者，应该有相应的药物能治疗，这实质上是专病专方学术思想的反映，有利于弥补辨证施治的欠缺，提高临床疗效，值得深入研究。

此外，吴氏还提到杂气的“偏中性”问题，这与现代传染病学的“种属感受性”“种属免疫性”的观点很相吻合。吴氏的远见卓识，在当时世界对传染病的认识上，也是具领先地位的。

舌白苔渐变黄苔：

邪在膜原，舌上白苔；邪在胃家，舌上黄苔。苔老变为沉香色也。白苔未可下，黄苔宜下。

舌黑苔：

邪毒在胃，熏腾于上，而生黑苔。有黄苔老而变焦色者，有津液润泽作软黑苔者，有舌上干燥作硬黑苔者，下后二三日，黑皮自脱。又有一种舌上俱黑而无苔，此经气，非下证也，妊娠多见此，阴证亦有此，并非下证。下后里证去，舌尚黑者，苔皮未脱也，不可再下，务在有下证方可下。舌上无苔，况无下证，误下舌反见蘼黑色者危，急当补之。

舌芒刺：

热伤津液，此疫毒之最重者，急当下。老人微疫无下证，舌上干燥易生苔刺，用生脉散，生津润燥，芒刺自去。

舌裂：

日久失下，血液枯极，多有此证。又热结傍流，日久不治，在下则津液消亡，在上则邪火毒炽，亦有此证，急下之，裂自满。

舌短、舌硬、舌卷：

皆邪气胜，真气亏，急下之，邪毒去，真气回，舌自舒。

白砂苔：

舌上白苔，干硬如砂皮，一名水晶苔，乃自白苔之时，津液干燥，邪虽入胃，不能变黄，宜急下之。

白苔润泽者，邪在膜原也，邪微苔也微，邪气盛，苔如积粉，满布其舌，犹未可下，久而苔色不变，别有下证，服三消饮，次早舌即变黄。

唇燥裂、唇焦色、唇口皮起、口臭、鼻孔如烟煤：

胃家热，多有此证，固当下。唇口皮起，仍用别证互较。鼻孔煤黑，疫毒在胃，下之无辞。

口燥渴：

更有下证者，宜下之，下后邪去胃和渴自减。若服花粉、门冬、知母，冀其生津止渴殊谬。若大汗脉长洪而渴，未可下，宜白虎汤，汗更出，身凉渴止。

目赤、咽干、气喷如火、小便赤黑涓滴作痛、大便极臭、扬手踯足、脉沉而数：

皆为热之极，下之无辞。

潮热、谵语：

邪在胃有此证，宜下。然又有不可下者，详在似里非里、热入血室、神虚谵语三条之下。

善太息：

胃家实，呼吸不利，胸膈痞闷，每欲引气下行故然。

心下满、心下高起如块、心下痛、腹胀满、腹痛按之愈痛、心下胀痛：

以上皆胃家邪实，内结气闭，宜下之，气通则已。

头胀痛：

胃家实，气不下降，下之头痛立止，初起头痛，别无下证者，未可下。

小便闭：

大便不通，气结不舒，大便行，小便立解，误服行气利水药无益。

小便闭，转屎气极臭：

更有下证，下之无辞，有血液枯竭者，无表里证，为虚燥，宜蜜煎导及胆导。

大肠胶闭：

其人平日大便不实，设遇疫邪传里，但蒸作极臭，状如粘胶，至死不结，但愈蒸愈粘，愈粘愈闭，以致胃气不能下行，疫毒无路而出，不下即死，但得粘胶一下，证自除而愈。

协热下利、热结傍流：

并宜下。详见大便条下。

四逆、脉厥、体厥：

并属气闭，阳气郁内，不能四布于外，胃家实也，宜下之。下后反见此证者，为虚脱，宜补。

发狂：

胃家实，阳气盛也，宜下之。有虚烦似狂，有因欲汗作狂，并详见本条，忌下。(《应下诸症》)

【**按语**】本篇提纲挈领地综述了瘟疫病可用下法的各种症状和体征，在有些条文下还提示了应与非下证或应补证注意区别。所列应下诸条，应看作是对瘟疫病攻下适应证的举要，不能光凭一种舌苔、一个症状，贸然地认为是宜下之证。以舌苔来说，黄苔固属可下，但还须兼有脘腹胀满、便闭等证，方可议下；以症状来说，口燥渴、目赤、潮热、谵语、头胀痛等等，均是邪热较重的表现，是否可下，也须参合其他各种兼证才能决定。如果抓住一点不及其余而妄用攻下，那是不符合作者原意的。

夫疫之传有九，然亦不出乎表里之间而已矣。所谓九传者，病人各得其一，非谓一病而有九传也。盖温疫之来，邪自口鼻而感，入于膜原，伏而未发，不知不觉，已发之后，渐加发热，脉洪而数，此众所同，宜达原饮疏之。继而邪气一离膜原，察其传变，众人多有不同者，以其表里各异耳。有但表而不里者，有但里而不表者，有表而再表者，有里而再里者，有表里分传者，有表里分传而再分传者，有表胜于里者，有里胜于表者，有先表而后里者，有先里而后表者，凡此九传，其病则一。医者不知九传之法，不知邪之所在，如盲者之不任杖，聋者之听宫商，无音可求，无路可适，未免当汗不汗，当下不下，或颠倒误用，或寻枝摘叶，但治其证，不治其邪，同归于误一也。

所言但表而不里者，其证头疼身痛发热，而复凛凛，内无胸满腹胀等证，谷食不绝，不烦不渴，此邪外传，由肌表而出，或自斑消，或从汗解。斑则有斑疹、桃花斑、紫云斑，汗则有自汗、盗汗、狂汗、战汗之异，此病气使然，不必较论，但求得汗得斑为愈。凡自外传者为顺，勿药亦能自愈，间有汗出不彻，而热不退者，宜白虎汤；斑出不透，而热不退者，宜举斑汤；有斑汗并行而愈者，若斑出不透，汗不彻而热不除者，宜白虎合举斑汤。

间有表而再表者，所发未尽，膜原仍有隐伏之邪，或二三日后，四五日后，依前发热，脉洪而数，及其解也，斑者仍斑，汗者仍汗而愈。未愈者，仍如前法治之，然亦稀有，至于三表者，更希有也。

若但里而不表者，外无头疼身痛，继而亦无三斑四汗，惟胸膈痞闷，欲吐不吐，虽得少吐而不快，此邪传里之上，宜瓜蒂散吐之，邪从其减，邪尽病已。若邪传里之中下者，心腹胀满，不呕不吐，或大便燥，或热结傍流，或协热下利，或大肠胶闭，并宜承气辈导去其邪，邪减病减，邪尽病已。上中下皆病者，不可吐，吐之为逆，但宜承气导之，则在上之邪，顺流而下，呕吐立止，胀满渐除矣。

有里而再里者，愈后二三日或四五日，依前之证复发，在上者仍吐之，在下者仍下之。再里者乃常事，甚至有三里者，然亦希有也。虽有上中下之分，皆为里证。

若表里分传者，始则邪气伏于膜原，膜原者，即半表半里也。此传法以邪气平分，半入于里，则现里证，半出于表，则现表证，此疫病之常事。然表里俱病，内外壅闭，既不得汗，而复不得下，此不可汗，强求其汗，必不得汗，宜承气汤先通其里，里邪先去，邪去则里气通，中气方能达表。向者郁于肌肉之邪，乘势尽发于肌表矣，或斑或吐，盖随其性而升泄之也。诸证悉去，既无表里证而热不退者，膜原尚有已发之邪未尽也，宜三消饮调之。

若表里分传而再分传者，照前表里俱病，宜三消饮，复下复汗如前而愈，此亦常事。至于三发者，亦希有也。

若表胜于里者，膜原伏邪发时，传表之邪多，传里之邪少，何以治之？表证多而里证少，当治其表，里证兼之；若里证多而表证少者，但治其里，表证自愈。

若先表而后里者，始则但有表证而无里证，宜达原饮。有经证者，当用三阳加法。经证不显，但发热者不用加法。继而脉洪大兼数，自汗而渴，邪离膜原未能出表耳，宜白虎汤辛凉解散，邪从汗解，脉静身凉而愈。愈后二三日或四五日，依前发热，宜达原饮。至后反加胸满腹胀，不思谷食，烦渴，舌上苔刺等证，加大黄微利之。久而不去，在上者宜瓜蒂散吐之，如在下者，宜承气汤导之。

若先里而后表者，始则发热，渐加里证，下之里证悉除，二三日内复发热，反加头疼身痛脉浮者，宜白虎汤。若下后热减不甚，三四日后，精神不慧，脉浮者宜白虎汤汗之。服汤后不得汗者，因精液枯竭也，加人参，复卧则汗解。此近表里分传之证，不在此例。

若大下后、大汗后，表里之证悉去，继而一身尽痛，身如被杖，甚则不可反侧，周身骨寒而痛，非表证也，经气渐回，身痛自愈。

凡疫邪再表再里，或再表里分传者，医家不解，反责病家不善调理，以致反复，病家不解，每咎医家用药有误，致病复起，彼此归咎，殊不知病势之所当然，绝非医家病家之过，但得病者精神完固，虽再三反复，可以随复随治而愈，惟虚怯者不宜耳。

间有延挨失治，或治之不得其法，日久不除，精神耗竭，嗣后更医，投药固当，现在之邪拔，因而得效，殊不知膜原尚有伏邪，一二日内，前证复起，反加循衣摸床，神思昏愦，目中不了了等证，大凶之兆也，病家不咎于前医耽误时日，反咎于后医生之而又杀之，良可叹也！当此之际，攻之则元气几微，是求速死；补之则邪火益炽，精气枯燥；守之则正不胜邪，必无生理矣。(《统论疫有九传治法》)

【按语】本篇吴有性总结出戾气以膜原为中心，以表里为主线的九种传变类型。我们体会，此九种传变类型，都是以临床症状为依据的，是对错综复杂、变化多端病情的概括，从而为辨证和治疗提供依据。篇中所述九传治法，大要是在外者使之从汗而解，在里者或吐或下，因势利导之；表里俱病者，权衡偏表偏里，采取相应的治法。务使邪有去路，病方能愈。因此掌握上述"九传"的证治，辨治瘟疫才能得其要领，否则就会无的放矢。正如吴氏所说："医者不知九传之法，不知邪之所在，如盲者之不任杖，聋者之听宫商，无音可求，无路可适，未免当汗不汗，当下不下，或颠倒误用，或寻枝摘叶，但治其证，不治其邪，同归于误一也。"

值得指出，对吴氏的"九传"理论，后世医家多有非议，认为与温热病的传变规律不大熨贴，故多不予采纳，我们认为，吴氏所说的"九传"是根据当时流行的瘟疫病而提出来的，因此有一定的针对性，对于其他外感热病，未必适合。后世叶天士、吴鞠通分别创卫气营血和三焦辨证纲领，较之吴氏的"九传"理论有很大发展，从而大大丰富和完善了温病(包括瘟疫)的辨证论治体系。

《温热暑疫全书》

(清代周扬俊)

周禹载曰：疫之行于天地间久矣。而人之治之者，未之知也。治之而适奏其效者，亦未知之也。观《周礼·方相氏》所掌，傩以逐疫，则疫者气为之也。惟气，故为害从口鼻入。虽然六淫之气皆气也，而风寒暑湿燥火之病，不闻有沿门阖境，相染触发者。何也？六淫之气，日留于天地之间，偏胜则病，且人之病之者，每因于己之所不胜，以淫于所胜，而不独天地之气，足以害之也。若疫则古今来虽有是证，而天地间实无是气。或因天之风雨不时，地之湿浊蒸动，又因胔骼掩埋不厚，遂使大陵积尸之气，随天地之升降者，飘泊远近，人在气交中，无可逃避，感之而病而死。于是更增一种病气尸气，流行其间，复相渐染，至久弥甚矣。故从来疫疠行于兵荒之后居多，不但人之中气先弱也，良由所积之秽气特甚耳。乃数千年来，说鬼说梦，赖嘉言先生，援经据古，特标蕴义，我北海林夫子，引伸触类，指点治法，岂非功在万世者乎？但嘉言自诩于《平脉篇》中，已见一斑，谓清邪中于上焦，浊邪中于下焦云云，以为此即是仲景论疫，予未之信也。天下秽恶之气，至疫则为毒极矣。人犯之者，三焦混淆，内外无间，不分表里，直行中道，然究竟古今恒变，未有定情，而中上、中下之说，仲景实论湿气之脉如是。而后入腑入脏，游行经络，便有种种危证。只因三焦相混，内外不通等语，有似乎疫，而实无涉也。此嘉言善读书处，能开发人之聪明，譬之茫无畔岸，借为指南，则可谓，竟为疫之脉证，则甚谬矣。然则如世俗所称大头瘟者，下非不病也，特甚于上耳。所称疙瘩瘟者，内非不病也，特现于外耳。所称虾蟆瘟者，腹非不病也，特痹于喉耳。其他证显多端，要以寒凉解毒则一。施治之法，先上先下，从内从外，可以因证起悟。予惟奉吴又可先生书为主治，馀采集诸方，以相裨佐，俾后之学者，豁然心目云。(《疫病论》)

【按语】本论在吴又可《温疫论》的基础上，重点对疫病的病因作了进一步阐发，指出其与六淫之邪及其致病有明显不同，不得混淆。并提出疫病的治法，“要以寒凉解毒则一”，这显然是继承了喻嘉言《尚论篇》治疫突出“解毒”的方法，很切合临床实际。

《石室秘录》

（清代陈士铎）

瘟疫之证，其来无方，然而召之亦有其故。或人事之错乱，或天时之乖违，或尸气之缠染，或毒气之变蒸，皆能成瘟疫之症也。症既不同，治难画一。然而瘟疫之人，大多火热之气蕴蓄于房户，则一家俱病；蕴蓄于村落，则一乡俱病；蕴蓄于市廛，则一城俱病；蕴蓄于道路，则千里俱病。故症虽多，但去其火热之气，而少加祛邪逐秽之品，未有不奏功效者也。方用大黄三钱，元参五钱，柴胡一钱，石膏二钱，麦冬三钱，荆芥一钱，白芍三钱，滑石三钱，天花粉三钱，水煎服。此方可通治瘟疫之病，出入加减，无不奏功。此方之妙，用大黄以荡涤胸腹之邪，用荆芥、柴胡以散其半表半里之邪气，用天花粉以消痰去结，用石膏以逐其胃中之火，用芍药以平肝木，不使来克

脾土，则正气自存，而邪气自出。此方最妥最神，治瘟疫者，以此为枕中秘。(《瘟疫治法》)

【按语】论中所列治疫之方，以清热解毒、祛邪逐秽为主，对于温热性质的疫病，甚为恰合，未可忽也。

《张氏医通》

（清代张璐）

岭南炎方濒海，地卑土薄，故阳气常泄，阴气常亏，四时放花，冬无霜雪，一岁之间，暑热过半，穷腊久晴，或至摇扇，人居其间，气多上壅，肤多汗出，腠理不密，盖阳不返本而然也。阳燠既泄，则使人本气不坚，阳不下降，常浮而上，气浮而不坚，则汗府开疏，津液易泄，故内寒外热，上热下寒之证，所由生也。治当固阳气，实腠理为主，若多用表散之药，则阳气愈虚，风邪益盛，鲜有不误者矣。确系外邪为患，则当苍术芩连汤解散之。春秋时月，人感山岚瘴雾之气，发寒热，胸膈饱闷，不思饮食，此毒气从鼻口入内也，治当清上焦，解内毒，行气降痰，不宜发汗，苍术芩连汤。头痛甚者，去木通、黄连，加藁本、葱、豉。若寒温失节，汗身袒露，感冒风寒之气，气闭发热头痛，此则伤寒类也。但岭南气温易汗，故多类疟。南方气升，得此病者，卒皆胸满，痰涎壅塞，饮食不进，与北方伤寒只伤表，而里自和者不同，治当解表清热，降气行痰，苍术羌活汤。若内停饮食，外感风寒者，藿香正气散。若脾气虚弱而寒热作呕，平胃散加半夏、木香，名不换金正气散。瘴疟寒热往来者，苍术柴胡汤；疟久者，加人参、当归；汗多者，去苍术易白术，加白芍。大凡病久而气虚血弱者必发热，须用四君之类调补脾胃，脾胃一健，气血自生，若认为血虚而用四物沉阴之剂，则脾土复伤，诸脏皆病，虚证蜂起，反为难治，甚至不救。疟后变成痢，宜从虚治，补中益气汤；有热，加芩、连；有食，加木香、砂仁。若温暑之月，民病天行瘟疫热病，治宜清热解毒之剂，苍术白虎汤加人中黄。若时气发热，变为黄病，所谓瘟黄也，治宜清热利湿，茵陈五苓加人中黄、连、柏。若中气虚寒，四肢厥冷，或浮肿黑黄者，用理中汤加茵陈、桂、苓。(《岭南瘴毒》)

【按语】瘴毒，即瘴气，又称山岚瘴气、瘴疠。《医学正传》说："岭南闽广等处曰瘴气，盖指山岚雾露烟瘴湿热恶气而名之也。"可见此类疾病之发生和流行，有一定的地域，并与当地的气候环境有很大关系。其典型的病症，相当于现代医学的恶性疟疾。本论所列举的方剂，诸如苍术芩连汤、藿香正气散、苍术柴胡汤等，功在辟秽解毒，清热燥湿，可资借鉴。尤值得推荐的是“清瘴汤”（中医学院试用教材《内科学》）一方，其组成为：青蒿、柴胡、茯苓、知母、半夏、黄芩、常山、竹茹、陈皮、黄连、枳实、益元散），更合病情，当可选用。此外，紫雪丹、苏合香丸等，亦可随宜而施。

论中提及的“瘟黄”并治法，可引以参考。

《广瘟疫论》

（清代戴天章）

一、辨气　风寒从外收敛入内，病无臭气触人，间有作臭气者，必待数日转阳明腑证之时，亦只作腐气，不作尸气。瘟疫气从中蒸达于外，病即有臭气触人，轻则盈于床帐，重则蒸然一室，且专作尸气，不作腐气，以人身脏腑气血津液得生气则香，得败气则臭。瘟疫败气也，人受之，自脏腑蒸出于肌表，气血津液，逢蒸而败，因败而溢，溢出有盛衰，充塞有远近也。五行原各有臭气，木臊、金腥、心焦、脾香、肾腐，以臭得其正，皆可指而名之。若瘟疫乃天地之杂气，非臊、非腥、非焦、非腐，其触人不可名状，非鼻观精者，不能辨之。试察厕间粪气与凶地尸气，自判然矣。辨之既明，治之毋惑，知为瘟疫，而非伤寒，则凡于头痛、发热诸表证，不得误用辛温发散，于诸里证，当清当下者，亦不得迟回瞻顾矣。

二、辨色　风寒主收敛，敛则急，面色多绷急而光洁；瘟疫主蒸散，散则缓，面色多松缓而垢晦。人受蒸气则津液上溢于面，头目之间多垢滞，或如油腻，或如烟熏，望之可憎者，皆瘟疫之色也。一见此色，虽头痛发热，不宜用辛热发散，一见舌黄烦渴诸里证，即宜攻下，不可拘于“下不厌迟”之说。

三、辨舌　风寒在表舌多无苔，即有白苔，亦薄而滑，渐传入里，方由白而黄，由黄而燥，由燥而黑；瘟疫一见头痛发热，舌上即有白苔，且厚而不滑，或色兼淡黄，或粗如积粉，若传经入胃，则兼二三色。又有白苔即燥，与至黑不燥者。大抵疫邪入胃，舌苔颇类风寒，以兼湿之故而不作燥耳。惟在表时，舌苔白厚，异于伤寒，能辨于在表时，不用辛温发散，入里时而用清凉攻下，斯得矣。

四、辨神　风寒之邪伤人，令人心知所苦，而神自清。如头痛作寒热之类，皆自知之。至传里入胃，始神昏谵语。缘风寒为天地正气，人气与之乖忤而后成邪，故其气不昏人神情也。瘟疫初起，令人神情异常，而不知所苦，大概烦躁者居多，或如痴如醉，扰乱惊悸，及问其何所苦，则不自如，即间有神情而能自主者，亦多梦寐不安，闭目即有所见，有所见即谵妄之根。缘瘟疫为天地邪气，中人人病，中物物伤，故其气专昏人神情也。

五、辨脉　瘟疫之脉，传变后与风寒颇同，初起时，与风寒迥别。风寒从皮毛而入，一二日脉多浮，或兼紧、兼缓、兼洪而皆浮，迨传入里，始不见浮脉，其至数亦清楚而不模糊；瘟疫从中道而变，自里出表，一二日脉多沉，迨自里出表，脉始不沉，乃不浮不沉而数，或兼弦兼大而皆不浮，其至数则模糊而不清楚。其初起脉沉迟，勿作阴寒断，沉者邪在里也，迟者邪在阴分也。脉象同于阴寒，而气色舌苔神情，依前诸法辨之，自不同于阴寒，或数而无力，亦勿作虚视。缘热蒸气散，脉不能鼓指，但当解热，不宜补气。受病之因有不同，故同脉而异断也。（《瘟疫五辨》）

【按语】以上五辨，是戴天章辨识瘟疫的独到见解和经验总结。戴氏通过大量的临床实践，发现杂气（戾气）具有腐败人身气血津液之特性。“人身脏腑气血津液得生气则香，得败气则臭”，这是《广瘟疫论》辨气的主要依据。瘟疫乃感受天地杂气为病，故起病即作尸气，轻则盈于床帐，重则蒸然一室。这一临床特性，在诊断和鉴别诊断上有一定意义。当然，随着现代医护条件的改善，瘟疫患者不一定会出现戴氏所说的那样严重的臭气，我们应该历史地、辩证地看待问题。

察色是中医望诊的一大特点。戴氏发展吴有性的戾气学说，阐明这种戾气具有“蒸散”的特性，并将这一特性与临床表现联系起来，解释其病机。就患者色泽而言，他认为伤寒与瘟疫表现有所不同。盖寒邪主收敛，故面色多绷急光洁；疫邪主蒸散，故面色多松缓而垢晦，此乃“人受蒸气则津液上溢于面”所致。证诸现代临床，不少急性传染病患者，其色泽可出现“头目之间多垢滞，或如油腻，或如烟熏”等现象，说明戴氏的经验，仍有一定的参考价值。

瘟疫初起，其舌苔往往有特殊的变化，吴有性《温疫论·温疫初起》谓“舌上苔如积粉”，这与伤寒初起舌苔薄白大相径庭，戴氏推阐吴氏之说，指出“温疫一见头痛发热，舌上即有白苔，且厚而不滑，或色兼淡黄，或粗如积粉”，并强调“在表时，舌苔白厚，异于伤寒”，进一步阐述了瘟疫初起特征性的舌苔表现，对临床诊断很有帮助。

至于辨神，戴氏发现瘟疫有“专昏人神情”的特点，不仅揭示了瘟疫病变的危重性，而且为早期诊断提供了宝贵的经验。我们在实践中也体会到，急性外感热病患者神志正常与否，确是区别病情轻重的重要标志之一，临床上能否神明于精神状态变化的细微之间，无疑是辨治瘟疫的关键。

再者，脉象的变化，在急性外感热病过程中，虽然没有舌苔那样明显，但也不能忽视。瘟疫与伤寒虽同为外感，但由于病因病机不同，故脉象不一，不可不辨。瘟疫邪自口鼻而入，由膜原中道而分传表里，故初起一二日脉多沉，继则不浮不沉而数，这与伤寒初起之浮脉有着重要的鉴别意义。戴氏从瘟疫的传变形式推导出脉象变化之所以然，很具说服力。此外，戴氏还强调指出瘟疫初起若见沉迟之脉，切不可作阴寒论治，并对其机制作了分析，联系《伤寒论》阳明病脉迟的原理，不难理解其实际意义。

凡此五辨，皆从临床实践中悟出，言简意深，洵为辨识瘟疫的关键所在，也是《广瘟疫论》学术精华的主要者，很值得重视。

汗法　时疫贵解其邪热，而邪热必有着落，方着落在肌表，若非汗则邪无出路，故汗法为治时疫之一大法也。但风寒汗不厌早，时疫汗不厌迟。风寒发汗，必兼辛温辛热以宣阳；时疫发汗，必兼辛凉辛寒以救阴。风寒发汗，治表不犯里；时疫发汗，治表必通里。其不同有如此。故方疫邪传变出表时，轻者亦可得表药而汗散，若重者，虽大剂麻黄、羌、葛，亦无汗也，以伏邪发而未尽之故，亦有不用表药自汗淋漓，邪终不解者。盖此汗缘里热郁蒸而出，乃邪汗，非正汗也。必待伏邪尽发，表里全彻，然后或战汗，或狂汗而解，所谓汗不厌迟者，此也。辛凉发汗则人参败毒散、荆防败毒散之类是；辛寒发汗，则大青龙、九味羌活之类是；发表兼通里，则吴氏三消饮、六神通解散、防风通圣散之类是。更有不求汗而自汗解者，如里热闭甚用大承气以通其里，一不已而再，再不已而三，直待里邪逐尽，表里自和，多有战汗而解，此不求汗而自汗解者一；又如里热燥甚，病者思得凉水，久而不得，忽得痛饮，饮盏落枕而汗大出，汗出即解，此不求汗而自汗解者二；又如平素气虚，屡用汗药不得汗，后加人参于诸解表药中，覆杯立汗，此不求汗而自汗解者三；又如阴虚及夺血，枯竭之极，用表药全然无汗，用大滋阴润燥生津药数剂，而汗出如水，此不求汗而自汗解者四。总之，疫邪汗法，不专在乎升表，而在乎通其郁闭，和其阴阳。郁闭在表，辛凉辛寒以通之；郁闭在里，苦寒攻利以通之。阳亢者，饮水以济其阴；阴竭者，滋润以回其燥。气滞者开导，血凝者消瘀。必察其表里无一毫阻滞，乃汗法之万全。此时疫汗法，理不同于风寒。（《汗法》）

【按语】本篇详论时疫的汗法，并指出与伤寒汗法的不同点，对临床治疗疫病运用汗法，很有参考价值。特别是文中指出"疫邪汗法，不专在乎升表，而在乎通其郁闭，和其阴阳。郁闭在表，辛凉辛寒以通之；郁闭在里，苦寒攻利以通之。"强调瘟疫汗法，关键在于"通其郁闭"，不专于发表，显然是继承吴有性的学术经验。吴氏在《温疫论·内壅不汗》中说："盖发汗之理，自内以达表，今里气结滞，阳气不能敷布于外，即四肢未免厥逆，又安能气液蒸蒸以达表？譬如缚足之鸟，乃欲飞升，其可得乎？盖鸟之将飞，其身必伏，称足纵而后扬翅，方得升举，此与战汗之义同。又如水注，闭其后窍，则前窍不能涓滴，与发汗之义同。凡表里分传之证，务宜承气，先通其里，里气一通，不得发散，多有自能汗解。"吴氏形象地阐述了汗出之机制及如何正确应用汗法，对照此篇戴氏的论述，自能加深对汗法的理解，临床受用非浅。

下法　时疫下法，与伤寒不同，伤寒下不厌迟，时疫下不厌早。伤寒在下其燥结，时疫在下其郁热。伤寒里证当下，必待表证全罢；时疫不论经表邪罢与不罢，但兼里证即下。伤寒上焦有邪不可下，必待结在中下二焦方可下；时疫上焦有邪亦可下，若必待结至中下二焦始下，则虽下之不通而死者。伤寒一下即已，仲景承气诸方，多不过三剂；时疫用下药，至少三剂，多则有一二十剂者。时疫下法有六：结邪在胸上，贝母下之，贝母本非下药，用至两许即解；结邪在胸及心下，小陷胸下之；结邪在胸胁连心下，大柴胡汤下之；结邪在脐上，小承气汤下之；结邪在当脐及脐下，调胃承气汤下之；痞满燥实，三焦俱结，大承气汤下之。此外又有本质素虚或老人，久病或屡汗屡下后，下症虽具，而不任峻攻者，则麻仁丸、蜜煎导法、猪胆导法为妙。下法之轻重缓急，总以见证为主。（《下法》）

【按语】本篇指出瘟疫与伤寒下法的不同点，言简意赅，切合实用。文中"时疫用下药，至少三剂，多则有一二十剂者"，分明受吴有性"下法不以数计""因证数攻"等名论的影响，当参阅吴氏《温疫论》有关篇章，以深化认识，更好地指导临床实践。

清法　时疫为热证，未有不当清者也，其在表宜汗，使热从汗泄，汗法亦清法也。在里宜下，使热从下泄，下法亦清法也。若有表已得汗而热不退，在里已下而热不解，或本来有热无结，则惟以寒凉直折，以清其热而已，故清法可济汗下之不逮，三者之用，可合而亦可分。时疫当清者，十之六七，则清法不可不细讲也。凡清热之要，在视热邪之浅深，热之浅者，在营卫，以石膏、黄芩为主，柴胡、葛根为辅；热之深者，在胸膈，花粉、知母、蒌仁、栀子、豆豉为主；热在肠胃者，当用下法，不用清法，或下而兼清亦可；热入心包者，黄连、犀角、羚羊角为主，热直入心脏则难救矣，用牛黄犹可十中救一，须用至钱许，少则无济，非若小儿惊风诸方，每用分许，即可有效。(《清法》)

【按语】清法是治疗瘟疫的重要方法之一，本篇戴氏根据热邪之深浅及其部位，提出运用清法的常用药物，其中所述热邪"在营卫""在胸膈""在肠胃""热入心包""热直入心脏"，这与叶天士卫气营血辨证论治体系互相辉映，可以互参。

《医学心悟》

(清代程国彭)

时疫之症，来路两条，去路三条，治法五条尽矣。

何谓来路两条？疫有在天者，有在人者。如春应温而反寒，夏应热而反凉，秋应凉而反热，冬应寒而反温，非其时而有其气，自人受之，皆从经络而入，或为头痛、发热、咳嗽，或为颈肿、发颐，大头天行之类，斯在天之疫也。若夫一人之病，染及一室，一室之病，染及一乡，一乡之病，染及合邑，此乃病气、秽气相传染，其气息俱从口鼻而入，其见症憎寒壮热、胸膈满闷、口吐黄涎，乃在人之疫，以气相感，与天无涉。所谓来路两条者此也。

夫在天之疫，从经络而入，宜分寒热，用辛温、辛凉之药以散邪，如香苏散、普济消毒饮之类，俾其从经络入者仍从经络出也。在人之疫，从口鼻而入，宜用芳香之药以解秽，如神术散、藿香正气散之类，俾其从口鼻入者仍从口鼻出也。至于经络、口鼻所受之邪，传入脏腑，渐至潮热谵语，腹满胀痛，是为毒气归内，非疏通肠胃无由以解其毒，法当下之。其大便自行者，则清之。下后而余热不尽者，亦清之。须令脏腑之邪从大便出也。所谓去路三条者此也。

夫发散、解秽、清中、攻下，共四法耳，而谓治法有五，何也？大抵邪之所凑，其气必虚，体虚受邪，必须以补法驾驭其间，始能收效万全，如气虚补气，血虚补血，古人所用参苏饮、人参白虎汤、人参败毒散、黄龙汤、四顺清凉饮，方内有人参、当归，其意可想而知矣。于前四法中加以补法，乃能左右咸宜，纵横如意，邪气退而元气安。所谓治法五条者此也。熟此五法，而融会贯通，其于治疫也，何难之有？（《论疫》）

【按语】本论概括瘟疫“来路两条，去路三条，治法五条”，涵盖了瘟疫的感染途径，邪之去路和常用治法。所谓“疫有在天者，有在人者”，实继承了吴又可《温疫论》戾气“有天受，有传染”的观点；所谓“去路三条”，是中医祛邪即“放邪出路”的具体措施；所谓“治法五条”，乃治疫的常用五种治法。至于论中所列香苏散、普济消毒饮、神术散、人参败毒散、黄龙汤、四顺清凉饮诸方，均为治疫的常用方剂，值得重视。

疫论已见首卷，分来路两条，去路三条，治法五条，详且尽矣。大法，天行之气，从经络入，其证头痛发热，宜微散，香苏散散之。病气传染，从口鼻入，其证呕恶胸满，宜解秽，神术散和之。若两路之邪，归并于里，腹胀满闷，谵语发狂，唇焦口渴者，治疫清凉散清之。便闭不通者，加大黄下之。其清凉散内，人中黄一味，乃退热之要药，解秽之灵丹，医家缺而不备，安能取效？复有虚人患疫，或病人变虚，或妄治变虚者，须用人参、白术、当归等药加入清凉药内，以扶助正气。如或病气渐退，正气大虚，更宜补益正气为主。夫发散、解秽、清中、攻下四法外，而以补法驾驭其间，此收效万全之策也。

予尝用麦冬、生地各一两，加人参二三钱，以救津液。又尝用人参汤送下加味枳术丸，以治虚人郁热、便闭之证，病气退而元气安。遂恃为囊中活法，谨告同志，各自存神。又有头面肿大，名曰大头瘟者，颈项粗肿，名曰虾蟆瘟者，古方普济消毒饮并主之。但头肿之极，须用针砭，若医者不究其理，患者畏而不行，多致溃裂腐烂而难救。若颈肿之极，须用橘红淡盐汤吐去其痰，再用前方倍甘、桔主之，须宜早治，不可忽也。（《疫疠》）

【按语】本论是对《医学心悟·论疫》篇的补充，其中介绍自己“尝用麦冬、生地各一两，加人参二三钱，以救津液。又尝用人参汤送下加味枳术丸，以治虚人郁热便闭之症”，可资参考。另外还提出大头瘟、虾蟆瘟之重证，可配合针砭、盐汤探吐等法，亦可供借鉴。

《洄溪医案》

（清代徐大椿）

雍正十年，昆山瘟疫大行，因上年海啸，近海流民数万，皆死于昆，埋之城下，至夏暑蒸尸气，触之成病，死者数千人。汪翁天成亦染此证，身热神昏，闷乱烦躁，脉数无定。余以清凉芳烈，如鲜菖蒲、泽兰叶、薄荷、青蒿、芦根、茅根等药，兼用辟邪解毒丸散进之，渐知人事。因自述其昏晕时所历之境，虽言之凿凿，终虚妄不足载也。余始至昆时，惧应酬不令人知，会翁已愈，余将归矣。不妨施济，语出而求治者二十七家，检其所服，皆香燥升提之药，与证相反。余仍用前法疗之，归后有叶生为记姓氏，愈者二十四，死者止三人，又皆为他医所误者，因知死者皆枉。凡治病不可不知运气之转移，去岁因水湿得病，湿甚之极，必兼燥化，《内经》言之甚明，况因证用药，变化随机，岂可执定往年所治祛风逐湿之方，而以治瘟邪燥火之证耶？

雄按：风湿之邪，一经化热，即宜清解，温升之药，咸在禁例。喻氏论疫，主以解毒韪矣，而独表彰败毒散一方，不知此方虽名败毒，而群集升散之品，凡温邪燥火之证，犯之即死，用者审之。（《瘟疫》）

【按语】瘟疫因感邪不一，加之运气之转移，未可以一法一方概而治之，必须遵循“辨证求因，审因论治”和“因时、因地、因人制宜”的原则，确立治法处方，庶几合辙。如人参败毒散一方，药偏温升，宜于风湿之邪，若施于热疫，速其殆也。又如古有治疫名方“圣散子”（详名方篇），经苏东坡推荐后，有些医生不加辨证地滥用于疫病，造成流弊，枉死者不可数计。殊不知是方药性偏于温热，适宜于寒疫，若误投于热疫，不啻火上加薪，不死何待！读此节《洄溪医案》及王士雄按语，当须识此。

《瘟毒病论》

（清代邵登瀛）

疫症当兼运气施治，如东垣制普济消毒饮，以疗大头瘟法是矣。泰和间，民多疫疠，初则憎寒，壮热，体重，次传头面肿盛，目不能开，上喘，咽喉不利，舌干口燥，俗云大头伤寒。东垣曰：身半以上，天之气也。邪热客于心肺之间，上攻头面而为肿耳。用普济消毒饮，全活甚众。时人皆曰天方，谓天仙所制也。(《疫兼运气》)

【按语】疫病的发生和流行与运气的关系，古今医家有持肯定的，也有持否定的，但气象因素对疾病的影响，是无可厚非的事实，现代气象医学的兴起，充分表明人们对这一问题的重视。

有人对余霖制清瘟败毒饮与运气的相关性进行了探讨，发现余氏行医30年间，疫病流行年份15年。综合主运与司天，此15年疫病流行，凡有“火”的干支年份共9个，占60%。且从当年运气情况来看，确为暑热流行，如甲寅年土运之年而“时久无雨，暑气盛行”(见《浙江中医杂志》2005年第12期513页)。

四时不正之气，感而致病，初不名疫也。因病致死，病气尸气，混合不正之气，斯为疫矣。以故鸡瘟死鸡，猪瘟死猪，牛马瘟死牛马，推之于人，何独不然？所以饥馑兵荒之际，疫疠盛行，大率春夏之交为甚。盖温暑热湿之气，交结互蒸，人在其中，无隙可避，病者当之，魄汗淋漓，一人病气，足充一室，况于连床并榻，沿门阖境，共酿之气，益以出户，尸虫载道，腐墐燔柴掩席，委壑投崖，种种恶秽，上混苍天清净之气，下败水土物产之气，人受之者，亲上亲下，病从其类，有必然之势。(《瘟疫所因》)

【按语】现代医学认为，传染病的流行过程须具备三个基本环节，即传染源、传播途径和易感人群。古人对此虽未明确指出，但已认识到这些问题，如本节内容即有所体现。如传染源为感受“温暑热湿之气，交结互蒸”(吴又可称其为“疠气”)；传播途径为“种种恶秽，上混苍天清净之气，下败水土物产之气”(环境污染)，使人口鼻受邪；易感人群系“饥馑兵荒”，致抗病能力降低。可与本书引《治疫全书》内容互参。

人之鼻气通于天，故阳中雾露之邪者为清邪，从鼻息而上入于阳，入则发热头痛，项强颈挛，正与俗称大头瘟、虾蟆瘟之说符也。人之口气通于地，故阴中水土之邪者，为饮食浊味从口舌而下入于阴，入则其人必先内栗，足膝逆冷，便溺妄出，清便下重，脐筑湫痛，正与俗称绞肠瘟、软脚瘟之说符也。然从鼻从口所入之邪，必先注中焦，以次分布上下，故中焦受邪，则胃中为浊，营卫不通，血凝不流，其酿变即现中焦，俗称瓜瓤瘟、疙瘩瘟等症，则又阳毒、痈脓、阴毒、遍身青紫之类也。此三焦定位之邪也。甚者三焦邪溷为一，内外不通，藏气熏蒸，上焦怫郁，则口糜龈蚀。卫气先通者，因热作使，游行经络脏腑，则为痈脓，营气先通者，因召客邪，嚏出声嗢咽塞，热壅不行，则下血如豚肝，然以营卫渐通，故非危候。若上焦之阳，下焦之阴，两不相接，则脾气于中，难以独运，斯五液注下，下焦不阖，而命难全矣。(《疫邪中三焦》)

【按语】本论概述疫邪的两个感染途径，即鼻与口；并阐述疫邪三焦传变情况，主要病证与临床表现及预后，对临床有一定的指导意义。

伤寒邪在外廓，故一表即散；疫邪行在中道，故表之不散。伤寒邪入胃府，则腹满便坚，故可攻下；疫邪在三焦，散漫不收，下之复合。治法未病前预饮芳香正气药，则邪不能入，此为上也。邪既入则以逐秽为第一义。上焦如雾，升而逐之，兼以解毒；中焦如沤，疏而逐之，兼以解毒；下焦如渎，决而逐之，兼以解毒。营卫既通，乘势追拔，勿使潜滋。

疫邪从口鼻直犯脏腑，正气闭塞，邪气充斥，顷刻不救，苦寒伤胃，温补助邪，如人中黄之类，方为合法也。丹溪人中黄丸，补、降、散三法并施，《明医杂著》清热解毒汤，内外兼治，乃古治疫之大略。吴又可论寻常所有疫疠，喻嘉言论天地不正之大疫，各极快畅，不可执一。要知疫有伤气、伤血、伤胃之殊，故见证不同，治亦稍异。若入藏者，则必不知人而死矣。大法以证为则，毋专以脉为据也。《素问》曰：不相染者，正气存内，邪不可干也。(《治疫病与伤寒异》)

【按语】伤寒与疫病，感邪不一，所谓“伤寒邪在外廓，故一表即散”，乃指风寒客于太阳之表，宜于解表散邪，如麻桂之类；“疫邪行在中道，故表之不散”，是指疫病初起邪在半表半里之膜原，非表散所能奏效，宜于达原饮宣透膜原。此伤寒、疫病初起治法之不同处。

对于疫病的预防，文中指出“未病前预服芳香正气药”，乃芳香辟秽之药，如藿香正气散等。现代有报道用枇杷叶煎汤代茶饮预防流行性感冒，亦取芳香辟秽之效。“邪既入则以逐秽为第一义”，则取法于喻嘉言，突出了逐秽解毒以祛邪，诚不磨之论。

人中黄丸、清热解毒汤系治疫的传世名方，详名方篇。

大头瘟者，其湿热伤高巅，必多汗气蒸，初憎寒壮热，体重，头面肿甚，目不能开，上喘，咽喉不利，舌干口燥，不速治，十死八九，宜普济饮。如大便硬，加酒蒸大黄；若额面焮赤而肿，脉数者，属阳明，本方加石膏，内实加大黄；若发于耳之上下前后，并额角旁红肿者，此少阳也，本方加柴胡、花粉，便实亦加大黄；若发于头脑项下，并耳后赤肿者，此太阳也，荆防败毒散加芩、连，甚者砭针刺之。

虾蟆瘟者，喉痹失音，颈筋胀大，腹胀如虾蟆者是也。宜荆防败毒散，加金汁尤妙。

瓜瓤瘟者，胸高胁起，呕血如汁者是也。宜生犀饮。

疙瘩瘟者，遍身红肿，发块如瘤，旦发夕死者是也。三棱针刺入委中三分出血，及服人中黄散。

绞肠瘟者，腹鸣干呕，水泻不通者是也。探吐之，宜双解散。

软脚瘟者，便泻清白，足肿难移者是也，即湿温。宜苍术白虎汤。

杨梅瘟者，遍身紫块，忽然发出霉疮者是也。清热解毒汤下人中黄丸，并刺块出血。（《疫病名状》）

【按语】古医籍中疫病名状繁多，随着岁月的流逝，有些疫病如瓜瓤瘟、疙瘩瘟等，已很难见到，但新的疫病如现代医学称的艾滋病、严重急性呼吸综合征（severe acute respiratory syndrome，SARS，曾称传染性非典型肺炎）、人禽流感等，却又冒了出来，说明防治疫病仍是摆在我们面前的重要任务。

古人治疫，全以解毒为要。尝考古方，以解毒、消毒、败毒名，及以人中黄、生犀、大青、青黛、元参、黄连立方者，凡几十首，皆解毒之品。可见感时邪天地之常气，故无毒；疫病感天地之厉气，故有大毒。盖疫起兵荒之后，道路死亡无虚日，以致千百一冢，埋藏不深，因天之风雨不时，地之湿浊蒸动，遂致死气、尸气、浊气、秽气，随地气上升，混入苍天清净之气，而天地生物之气，变为杀厉之气，无形无臭，从口鼻而入，直犯脏腑，正气闭塞，邪气充斥，顷刻云亡。故天下秽恶之气，至疫为毒极矣。善治者，分三焦、伤气、伤血、伤胃之殊，随机解逐。大抵毒轻者愈，毒化者亦愈，毒重者危，毒陷者死。何谓毒陷？即周禹载云：入藏者不知人而死也。乾隆乙亥冬，吴中大荒，途多饿莩，尸气绵亘，至丙子君相司令之际，遂起大疫，沿门阖境，死者以累万计，予手历是病，故将经验，笔之于下。（《疫重解毒》）

【按语】疫病治法，重在解毒，喻嘉言对此有明确论述，如谓“上焦如雾，升而逐之，兼以解毒；中焦如沤，疏而逐之，兼以解毒；下焦如渎，决而逐之，兼以解毒”是也。治疫名方如普济消毒饮、清瘟解毒汤、荆防败毒散、人中黄丸、清瘟败毒饮等，均以解毒、消毒、败毒立法，足以证之。

吴又可云：疫邪传外，自汗而解；疫邪传里，下之而解。又云：疫邪留于气分，解以战汗；留于血分，解以发斑。皆为寻常疫病毒轻者言之也。若丙子年之疫，初起无不微有自汗，汗出不解，继无不发斑，斑透不解，又无不下之，下之亦不即解，最后而得战汗、狂汗、自汗乃稍解。然余邪达表，尚发白痧如痦，一病而全备诸症何哉？予细推之，是年之疫，乃毒气深重之大疫，不可以常法拘也。始无不自汗者，以手少阳三焦，是动则自汗出，气所生病也。气者属阳，阳主开泄，火邪侵入，扰乱阴气，则自汗出，故不解；继而气血两伤，斑见肌表，此毒邪固结，营卫俱剧之症也。以寒凉两清气血，毒虽渐化，营卫尚未通行，故不得汗解。必以大黄通地道，芒硝破坚燥，从营卫所出之源，铲去邪毒之根，斯里气一通，表气亦顺，因而大汗得解。最后尚发白痦者，直达肌表，余邪毕散也。参观之而觉得如此。（《大疫与常疫不同》）

【按语】疫病的病证不一，临床表现亦不相同，究其病因病机，自有差异。这里所说的常疫、大疫，是以邪毒的厚薄、病情的轻重、治疗的难易相对而言的。至于说吴又可所论的“疫”是“寻常疫病毒轻者”，未免与事实不符，值得商榷。

治疫之法，大略与治痘相似。痘初见标，以解肌疏表则毒松而易出。若疫病初起，热格于外，不达于表，凛凛恶寒，或咽痛喉痹，烦躁不宁，斯时不以轻凉解散之方，达之外传，则毒未有不向里者，此疏解之与治痘相似也。及痘既发齐，以清凉解毒，则化成脓浆。若疫病当五六日，陡然大发，火毒炽盛，发斑发狂，使不以气血并清，寒凉解毒之方，则瘟毒不化，渐至津亡液涸，神昏闭陷，此解毒之与治痘相似也。惟大黄抽薪之法，治痘用于火毒初萌之际，而治疫用于斑毒渐化之时，恐下早则斑毒内陷也。惟俟表热渐除，里热未去，斯时一大下之，火毒消散，炎熇顿为清凉，此则先后不同尔。然亦有一起表里俱急，阳邪怫郁者，用凉膈散、双解散治之，内不去硝黄也。（《治疫略同治痘》）

【按语】痘（天花），亦属疫病范畴，其治法自不离轻凉解散、寒凉解毒诸大法，故云“治疫略同治痘”。反过来说“治痘略同治疫”，似更恰当。

疫邪初发，恶寒凛凛，头胀眩晕，耳鸣耳聋，浑浑焞焞，或心中澹澹大动。及邪毒渐张，营卫受伤，外淫于经，则头疼身痛，目锐眦皆痛，壮热自汗，昏迷不爽，日渐加重，不惟不能即瘳，且见证反增，莫之能御。古人云：瘟疫莫治头，良有以也。此时但可疏利，使邪传外，由肌表而出，或斑消，或汗解为顺。（《疫病二三日厌厌聂聂以疏利为主》）

【按语】文中所谓“疏利”，参合后面《达原饮不可用》篇，是指疏通窍道，使邪从外泄的方药。该文作者推崇凉膈散、通圣散两方，对吴又可达原饮提出非议，虽有其独到见解一面，但以此否认达原饮似欠妥当，要之上述三方，全在辨证而施耳。

疫病首尾一于为热，达原饮中草果、槟榔以辛烈之猛破膜原之伏，每至津液愈耗，热结愈固，邪无由化，因而闭陷者，屡矣。予所用疏利法门，亦从又可之论悟入。其论云：诸窍乃人身之户牖也。邪自窍而入，未有不由窍而出。经曰：未入于府者，可汗而已；已入于府者，可下而已。总是导引其邪从门户出，可为治疫之大纲，舍此皆治标云尔。此段议论甚确，惜未立方耳。因思古之长于治火者，莫如守真氏，其立通圣散、凉膈散二方，通治表里三焦俱实，大有微妙。通圣散中防风、荆芥，解表药也，疫邪之浮越于经者，得之由汗而泄；薄荷、连翘，清上药也，疫邪之上蒸高巅者，得之由鼻而泄；大黄、芒硝，通利药也，疫毒之在于肠胃者，得之由后而泄；滑石、山栀，水道药也，疫毒之在于决渎者，得之由溺而泄。热淫于膈，肺胃受邪，石膏、桔梗清肺胃也，而连翘、黄芩又所以祛诸经之游火也。其凉膈中，上则薄荷、黄芩，从肺主卫者，散而解之；中则连翘、山栀，从心主营者，清而解之；下则芒硝、大黄，从胃与大肠下而解之，庶几燎原之场，顷刻为清虚之府，正所谓驱而逐之，由窍出也。予借用二方投之，无汗者得汗，或发斑疹，邪从外解，不从内陷矣。（《达原饮不可用》）

【按语】见前《疫病二三日厌厌聂聂以疏利为主》篇。

毒之重者，五六日火毒大发，口秽气喷如火，目赤如鸠眼，大渴引饮，狂烦谵语，此时当以解毒为主。审其在气分，舌黄焦干，或黑苔芒刺，呕吐呃逆，胸膈痞闷，心下胀满，腹中痛，或燥结便秘，热结傍流者，清解以白虎汤、竹叶石膏汤、竹茹汤、栀豉汤、泻心汤、陷胸汤等方，驱逐以三承气汤、三黄石膏汤、茵陈蒿汤等方，俾气分之毒，化浊为清，则脉之洪数者，转为和平，邪气溃散，卫气渐通，或战汗，或自汗，或斑疹。审其舌绛神昏，唇紫齿燥，烦燥发斑者，伤血分也，以犀角地黄汤、犀角大青汤、竹叶地黄汤、黑膏、紫雪等方治之。如昏闭者，必用牛黄清心丸、至宝丹，加入犀、羚、金汁、人中黄、连翘、元参、鲜生地等汤剂中，以清营分之热，则毒气溃散，而斑消汗解。(《疫病五六日陡然大发以驱逐解为主》)

【按语】吴又可《温疫论》有"客邪贵乎早逐"的名论，强调逐邪为治疫第一要义。喻嘉言治疫重在解毒，并贯穿于上、中、下三焦病证之始终。本论继承吴、喻诸医家的经验，提出治疫以驱逐解为主，诚得治疫之要领。论中主张须分邪在气分、血分而治，并提示相应的方剂，很有实用价值。

有初起舌苔焦黄，一二日即干黑芒刺，脉二阳搏，胸满痞塞，手扬足掷，气喷如火，此疫邪直犯胃府，不下则危。即有斑亦不能发出，必以承气下之，内毒既疏，外斑自透，不待发散，多有自汗而解者。又有一起舌紫无苔，烦躁闷瞀，坐起不安，此证最凶，其死多在二三日间，此疫邪直犯包络入脏之症也。清之、开之、攻之，终不免于死。最后一遇此证，以《拔萃》犀角地黄汤投之，得下而幸免，以内有大黄泄毒于营分也。因信周禹载云：疫病之治，大法以症为则，毋专以脉为据也。(《疫病以症为则》)

【按语】中医诊法，强调望、闻、问、切四诊合参，不可偏执一端。鉴于疫病外在症状比较明显，而脉多有与症不相对应之象，如《温疫论·脉厥》尝谓："温疫得里证，神色不败，言动自如，别无怪证，忽然六脉如丝，微细而软，甚至于无，或两手俱无，或一手先伏，察其人不应有此脉，今有此脉者，皆缘应下失下，内结壅闭，营气逆于内，不能达于四末，此脉厥也。"此乃阳证而见"阴脉"假象也。若凭脉而投以温补之剂，祸不旋踵。本节以"疫病以症为则"为题，告诫"毋专以脉为据"，对临床不无启发。

凡发斑在四肢，胸项稀疏者，虽色红紫，其毒尚轻。俗见稀少，患其不透，不知毒原有限，营卫尚通，以犀角大青消斑诸方，对证投治，无不毒化斑消，渐得战汗而愈也。如胸背周身稠密如痦，其毒必重。屡见斑发无毫缝者，即勉投黑膏、紫雪、金汁、人中黄等，如水投石，热反炽，神渐蒙，口秽难近，营卫不行而死矣。又有日夜烦躁，斑见隐处，色青紫，而腰以上反无者，

此毒陷三阴，必死之症也。(《发斑轻重》)

【按语】有关斑疹的色泽、形状、分布等与病情轻重、预后吉凶的关系，叶天士《温热论》和余师愚《疫疹一得》论之甚详，当参合本书名论篇相关内容。

凡疫病战汗，近在一七，远在二七，甚至三七，其及期而或战，或不战者，所关全在谷气精气，请援古证今以明之。《内经》温论云：人所以汗出，皆在于谷，谷生于精。此段论温独创谷气精气之旨。盖谷气化为精，精气胜乃为汗，身中之至宝者也。予见病温之人，右脉搏大，愈按愈劲，不为指挠，狂烦大热如火，口秽喷人，欲得水饮，未尝不白虎清之，承气下之。然药自药，病自病，不减分毫而死，何也？因思温论云：二阳搏，其温死不治。虽未入阴，不过十日死。二阳，手足阳明也。金土刚燥，亢熯阴绝，胃谷肠精，水谷将绝，乃致肠胃如焚矣。以是知疫邪伤胃而死者，胃烂而绝谷也。又见左脉洪搏，下溢入尺者，病至一七外，忽然昏不知人，遗尿，喘息，口开，俨似类中，此时以犀地清之则愈陷，以参附挽之则抱薪救火，坐而待毙，何也？因思疫论云：入藏者，不知人而死。又仲景云：少阴息高者死。正指精气虚之人，邪陷入藏，昏昏如梦，根本已拨故息高，舌本已强故不语也。知乎此，则胃谷肾精，一脏一腑，可不慎乎？予于毒归胃府之症，早用承气下之，以驱热存津。如发斑者，以白虎、竹叶、石膏、犀角、大青、紫雪辈清之；虚者人参化斑救之，而以芦根汁、银花露、蔗浆、白金汁、清米饮任意和服，不令胃汁乏竭，致变亡阳绝谷而死。又于少阴不足之人，以黄连阿胶合犀、地，清滋并行，以复脉汤去姜、桂，换北沙参、蔗浆以保下泉之竭，甚则用三才以救垂绝之元阴，不令精气亏涸，邪乘虚陷，致变直视、谵语、遗尿、喘息等绝症，皆见而死，则虽至二七、三七之期，仍得战汗而愈也。如遇阳明邪实，吸引肾水而竭，精神殆尽，邪火独存者，勉以陶氏黄龙汤下之，十中亦救一二，所挽回者多矣。(《疫重战汗根本在胃谷肾精》)

【按语】肾为先天之根，胃为后天之本。本节指出胃之谷气和肾之精气是瘟疫得以战汗邪解之资本。若胃谷肾精消亡，则汗源竭绝，正不胜邪，病多危殆。于是强调治疫当重胃肾，如胃热者宜清之，胃实者宜下之，胃液不足者宜甘寒养阴，少阴热灼肾阴耗伤者宜清滋并行等等。要在顾护胃气肾精，使正气充足，抗邪有力，庶保无忧。

《临证指南医案》

（清代叶桂）

疫疠一症，都从口鼻而入，直行中道，流布三焦，非比伤寒六经，可表可下。夫疫为秽浊之气，古人所以饮芳香，采兰草，以袭芬芳之气者，重涤秽也。及其传变，上行极而下，下行极而上，是以邪在上焦者，为喉哑，为口糜。若逆传膻中者，为神昏舌绛，为喉痛丹疹。今观先生立方，清解之中，必佐芳香宣窍逐秽，如犀角、菖蒲、银花、郁金等类，兼进至宝丹，从表透里，以有灵之物，内通心窍，搜剔幽隐，通者通，镇者镇。若邪入营中，三焦相混，热愈结，邪愈深者，理宜咸苦大制之法，仍恐性速直走在下，故用玄参、金银花露、金汁、瓜蒌皮，轻扬理上，所谓仿古法而不泥其法者也。考是症，惟张景岳、喻嘉言、吴又可论之最详。然宗张、喻二氏，恐有遗邪留患。若宗吴氏，又恐邪去正伤。惟在临证权衡，无盛盛，无虚虚，而遗人夭殃，方不愧为司命矣。邹滋九

【按语】叶天士是温病学派的代表人物，他治疫亦有丰富经验，究其学术渊源，是深受喻嘉言、吴又可的影响。喻氏治温（疫）尝谓："上焦如雾，升而逐之，兼以解毒；中焦如沤，疏而逐之，兼以解毒；下焦如渎，决而逐之，兼以解毒。"其解毒之法，于上、中、下三焦之病证，一以贯之。吴又可治疫强调逐邪为第一要义，认为"客邪贵乎早逐"，"邪不去则病不瘳"，且善用大黄之类攻下药物。细究叶氏治疫的立法处方，诚如本论所指出的："清解之中，必佐芳香宣窍逐秽"，显然是继承了喻、吴等氏的观点而有所发展。

《叶氏医效秘传》

（清代叶桂）

瘟疫者，浑身壮热，惛惛不爽，沿门阖境，递相传染，盛于春夏之间者是也。虽因时气而得，然所感者，皆由恶毒异气而成，非若春寒、夏凉、秋热、冬温之类也。夫天地间之气，升于春，浮于夏，不无有恶毒者在焉，人在

其中莫知也，若正气虚者，遂致传染。或病者身热，其气蒸蒸浮越于外，若正气虚者，亦致传染。然感天地之邪者，在春夏间；感病人之邪者，无分春夏者也。是以狱中，此病四时无间，最易传染。其不染者，由正气内实，邪不能感也。然感是邪者，从口鼻而入也。由是正被邪侵，怫郁烦扰，而病作矣。虽因天地之邪，实自内出者也。故感受之因，异伤寒，异温暑，异非时感冒之寒疫。其治法亦异也，故丹溪用人中黄丸，补、散、降三法并施，《明医杂著》用清热解毒汤，内外兼施。斯二者，乃治瘟疫之大法也。大率当辟邪散气，扶助正气为主。若与长幼相似之时行混论，则非矣。今人多以温病、热病名时行，又以温毒为瘟疫，谬之甚矣。噫！非造道之元，乌能识此？（《附：瘟疫》）

【按语】本论首先指出瘟疫的病原是“恶毒异气”，非“春寒夏凉秋热冬温”四时反常之气，这显然受吴又可《温疫论》的影响，吴氏尝谓：“病疫之由，昔以为非其时有其气，春应温而反大寒，夏应热而反大凉，秋应凉而反大热，冬应寒而反大温，得非时之气，长幼之病相似以为疫。余论则不然。夫寒热温凉，乃四时之常，因风雨阴晴，稍为损益，假令秋热必多晴，春寒因多雨，较之亦天地之常事，未必多疫也”。叶氏继承了吴又可有关疫病的病因观，无疑是正确的。

其次，叶氏对瘟疫的发病，强调正气即机体的抗病能力所起的主导作用，所谓“正气内实，邪不能感也。”即承袭了《黄帝内经》“正气存内，邪不可干”和“邪之所凑，其气必虚”的发病学观点，即使从今天的医学观点来看，也是比较科学的，对疫病的预防仍有重要指导意义。

其三，对瘟疫病邪的感染途径，叶氏指出“然感是邪者，从口鼻而入也”。这与吴又可《温疫论》“凡人口鼻之气，通乎天气，本气充满，邪不易入，本气适逢亏欠，呼吸之间，外邪因而乘之”的“口鼻受邪论”颇为一致，是对《伤寒论》邪由表（主要指太阳经）而入理论的发展，也与现代诸多急性传染病的感染途径相吻合。

最后，叶氏对瘟疫病的治疗，提出“辟邪散气，扶助正气”之大法，很有临床实用价值，如近年治疗流行性出血热，不少医家主张在本病发热期应用祛邪解毒的同时，若早用、重用养阴生津之品，可使患者的低血压和少尿期时间缩短，变证、险证减少，且无留邪之弊。

《金匮翼》

（清代尤怡）

瘟疫之病，近代诸家，多与温病同论，以其声称之同，与病形之似也。然而瘟疫者，天地之疠气也，最为恶毒，感之而病者，往往致死，其甚者，致于灭门。若冬春间之温病，苟调治得理，则未必致死，亦必不传染多人，故其方法，宜应别论。且也岁运有太过不及之殊，天时有恒雨恒旸之异，是以疫疠之行，亦有表里寒温热湿之分，其可以一概论哉。约而言之，计有三门：若其表里俱病，而盛于表者，则用东垣普济消毒之法；若其病不在表，又不在里，而独行中道者，则用吴又可达原饮之法；若其表热既盛，里证复急，治表治里，救疗不及者，则用陶尚文三黄石膏汤之法。此瘟疫入手法门也。亦有邪气独盛于表，而里无热证者，则活人败毒散之治也；亦有寒湿独行，而病在肌皮胸膈者，则东坡圣散子之证也。合前三法，共为五法。以余所见，则未有不兼里者；而有寒湿而无蓄热，亦十中未得其一二也。然而，法不可不备，惟用之者得其当耳。因并录五方（注：即上述普济消毒饮、达原饮、三黄石膏汤、败毒散、圣散子，均详见名方篇）于下，以见瘟疫之端如此。其病稍久，或六七日，或十余日，热深不解者，则同伤寒、温热治之。（《瘟疫大法》）

【按语】本论首先从病原、传染性和病情轻重上扼要说明温病与瘟疫之区别，提示两者治法有异。尤氏认为瘟疫虽系感受疠气，但证情亦有表里寒温热湿之分，故治疗不能一概而论，并提出五种治法及代表方剂，即表里俱备而盛于表者用普济消毒饮；病不在表，又不在里而直行中道者用达原饮；表里俱热者用三黄石膏汤；邪盛于表而里无热证者用败毒散；寒湿客于肌表者用圣散子。此五法五方，确是治疗瘟疫的大法，临床务必识此，勿令误也。

《续名医类案》

（清代魏之琇）

王宇泰曰：圣散子方，因东坡先生作序，由是天下神之。宋末辛未年，永嘉瘟疫，服此方被害者不可胜纪。余阅叶石林《避暑录》云：宣和间此药盛行于京师，太学生信之尤笃，杀人无数，医顿废之。昔坡翁谪居黄州时，其地濒江多湿，而黄之居人所感者，或因中湿而病，或因雨水浸淫而得，所以服此药而多效，是以通行于世，遗祸于无穷也。弘治癸丑年，吴中疫疠大作，吴邑令孙盘，令医人修合圣散子，遍地街衢，并以其方刊行，病者服之，十无一生，率皆狂躁昏瞀而卒。噫！孙公之意，本以活人，殊不知圣散子方中，有附子、良姜、吴茱萸、豆蔻、麻黄、藿香等剂，皆性味燥热，反助火邪，不死何待？若不辨阴阳二证，一概施治，杀人利于刀剑，有能广此说以告人，亦仁者之一端也。（《疫》）

【按语】圣散子乃治疫之名方，因其药味偏于温燥，故寒疫宜之。此方苏东坡甚为看重，并大力推荐，于是风行天下。有些医生不辨药性，不分寒热，一概施于疫病，以致造成流弊，服该药而死者不可胜计。本论以黄州与吴中两地气候不同，水土不一，因此流行之疫病病邪性质有异，故此方用彼则效，活人无算；用此则不效，反以害人。充分说明治病明辨阴阳，因地制宜的重要性。

《杂病源流犀烛》

（清代沈金鳌）

瘟疫原由症治

《三因》曰：凡时行病者，冬应寒反暖，春发瘟疫，其症发热。腰痛强急，脚缩不伸，胻中欲折，目中生花，或淅淅憎寒，复热；春合温反凉，夏发燥疫，其症身体战掉，不能自禁，或内热口干，舌破咽塞，声嘶；夏合热反寒，秋发寒疫，其症头重颈直，皮肉强痹，或蕴而结核，起于咽喉颈项之间，布热毒于皮肤分肉之中；秋合凉反阴雨，冬发湿疫，其证乍寒乍热，损伤肺气，暴嗽呕逆，或体热发斑，喘咳引气。《入门》曰：疫疾，如有鬼疠相似，故曰疫疠。又曰：春发瘟疫，宜葛根解肌汤。夏发燥疫，宜调中汤；秋发寒疫，宜苍术白虎汤；冬发湿疫，宜甘桔汤。表症，宜荆防败毒散；半表里症，宜小柴胡汤；里症，宜大柴胡汤。宜补、宜散、宜降，用人中黄丸治之。《医鉴》曰：感四时不治之气，使人痰涎壅盛，烦热头疼身痛，憎寒壮热，项强睛疼，或饮食如常，起居如旧，甚至声哑，或眼赤口疮，腮肿喉痹，咳嗽稠粘喷嚏。

《正传》曰：瘟病初证未端的，先以败毒散治之，看归在何经，随经施治。又曰：九味羌活汤治瘟疫，初感一二日间服之，大效。又曰：凡治温疫，切不可作伤寒证治，而大汗大下，但当从乎中治，而用少阳、阳明二经药，少阳小柴胡汤，阳明升麻葛根汤，即二方加减以治之可也。

瘟疫论

喻嘉言曰：人之鼻气通于天，故阳中雾露之邪者为清邪，从鼻息而上入于阳，入则发热头痛，项强筋挛，正与俗称大头瘟、蛤蟆瘟符也；人之口气通于地，故阴中水土之邪者，为饮食浊味，从口舌而下入于阴，入则其人必先内栗，足膝逆冷，便溺妄出，清便下重，脐筑湫痛，正与俗称绞肠瘟、软脚瘟符也。然从鼻从口所入之邪必先注中焦，以次分布上下，故中焦受邪，因而不治，中焦不治，则胃中为浊，营卫不通，血凝不流，其酿变即现中焦，俗称瓜瓤瘟、疙瘩瘟等，则又阳毒痈脓，阴毒遍身青紫之类是也。此三焦定位之邪也。若三焦邪混为一，内外不通，脏气熏蒸，上焦怫郁，则口烂龈肿。卫气前通者，因热作使，游行经络脏腑，则为痈脓；营气前通者，因召客邪，嚏出、声哑、咽塞，热壅不行，则下血如豚肝。然以营卫渐通，故非危候。若上焦之阳，下焦之阴，两不相接，则脾气于中难以独运，斯五液注下，下焦不合，病难全矣。治法，未病前预饮芳香正气药，则邪不能入，此为上也。宜屠苏饮、太仓公辟瘟丹、七物赤散。邪既入，则以逐秽为第一义。上焦如雾升而逐之，兼以解毒；中焦如沤，疏而逐之，兼以解毒；下焦如渎，决而逐之，兼以解毒。营卫既通，乘势追拔，勿使潜滋延蔓可也。

大头瘟症治

王海藏曰：大抵足阳明邪火太盛为实，少阳相火为炽，湿热为肿，木盛为通，多在少阳，或在阳明。阳明为邪，首大肿。少阳为邪，出于耳之前后。《精义》曰：大头瘟初发状如伤寒，五七日之间，乃能杀人。又曰：大头瘟，俗谓之时毒，常搐通气散于鼻中，取十余嚏作效。若搐药不嚏，不治。如嚏出脓血，治之易愈。每日用嚏药三五次，以泄毒，此是良法。左右看病之人，亦日用搐药，必不传染。又曰：经三四日不解，宜荆防解毒散。七八日大小便通利，头面肿起高赤，宜托里消毒散，兼针砭出血，泄其毒气。十日外，不治自愈。若五日以前，精神昏乱，咽喉闭塞，语音不出，头面大肿，食不知味者，必死。丹溪曰：大头瘟，此热气在高巅之上，切勿用降药。《入门》曰：大头瘟治法，当先缓而后急。先缓者，邪见于无形之处，至高之分，当用缓缓徐徐服之，寒药则用酒浸酒炒皆是也。后急者，邪气入于中有形质之所，此为客邪，故须急急去之。又曰：服药俱仰卧，使药气上行。又曰：东垣普济消毒饮子最妙，人中黄丸亦妙。

瘟疫热病不治症

《灵枢》曰：此症不可治者有九：一汗不出，大颧发赤，哕者死；二泄而腹满甚者死；三目不明，热不已者死；四老人小儿，热而腹满者死；五汗不出，呕而下血者死；七咳而衄，汗不出，出不至足者死；八髓热者死；九热而痉者死。痉者，股折瘛疭齿噤龂也。(《瘟疫源流》)

【按语】本论引证了不少文献，对瘟疫的感染途径、病因病机、临床表现、疫病种类和治法方药等作了扼要的叙述，使人得窥瘟疫学说源流的涯略，尤其是引录喻嘉言治疫“以逐秽为第一义。上焦如雾，升而逐之，兼以解毒；中焦如沤，疏而逐之，兼以解毒；下焦如渎，决而逐之，兼以解毒。”对临床更有重要指导意义，有关喻氏的论述及其评议，详见本书辑录《尚论篇》。论中所说“未病前预饮芳香正气药，则邪不能入”，对疫病的预防性治疗颇有启示，如藿香正气散、辟瘟丹等防治疫病，古往今来，恒多用之。

此外，对于瘟疫病的预后，引录《灵枢》的有关条文，亦很有参考价值，值得深入观察和研究，以期寻求有效的救治方法，以提高临床疗效，降低病死率。

《伤寒论纲目》

(清代沈金鳌)

吴绶曰：寒疫，乃天之暴寒为病也。凡四时之中，天令或有暴风寒之作，人感之而即病者，名曰寒疫。其证与正伤寒同，但暴寒为轻耳。治法：若初作头痛憎寒拘急，或呕逆恶心，中脘痞闷，或饮食停滞不化，或腹中作痛，未发热者，藿香正气散，加减一二味主之。已发热者，十味芎苏散汗之。若身痛骨节疼而发热者，人参羌活散加葱白、葛根、生姜汗之，或神术汤亦汗。若自汗者，不宜再汗，九味羌活汤。若热不解，或变别证，宜从正伤寒条内治之。

朱肱曰：仲景云，冬温之毒，与伤寒大异。盖伤寒者，伤寒气而作；冬温者，感温气而作。寒疫者暴寒折人，非触冒之遇，其治法不同，所施温凉寒热之剂亦异，不可拘以日数，发汗吐下，随证施治。要之治热以寒，温而行之；治温以清，冷而行之；治寒以热，凉而行之；治清以温，热而行之；以平为期，不可以过，此为大法。

王肯堂曰：时疫者，乃天行暴厉之气流行，凡四时之令不正者，乃有此气行也，若人感之，则长幼相似而病，又互相传染，其作与伤寒相似，然伤寒因寒而得，此乃疫气，不可与寒同论也，法当辟散疫气，扶正气为主。若多日不解，邪热传变何证，宜从伤寒变证条内选用。惟发散药则不同，凡发散汤剂，藿香正气散、芎芷香苏散、人参败毒散、十味芎苏散、十神汤，皆可用。

韩祗和曰：春应温而清气折之，责邪在肝，或身热头疼，目眩呕吐，长幼率相似，升麻葛根汤、解肌汤，四时通用败毒散；夏应暑而寒气折之，责邪在心，或身热头痛，腹满自利，长幼率相似，射干汤、半夏甘桂汤；秋应凉而大热折之，责邪在肺，湿热相搏，民多病瘅，喘咳，金沸草散、白虎加苍术汤，病瘅发黄，茵陈五苓散；冬应寒而大温折之，责邪在肾，宜萎蕤汤。(《寒疫时疫论》)

【**按语**】所引诸家之论，涉及寒疫和时疫的病因和治法，其中不少方剂，诸如藿香正气散、神术汤、人参败毒散、升麻葛根汤、十神汤、白虎加苍术汤等，均是治疫名方，惜乎有的方剂现代已很少应用，需要进一步继承和发扬。

《重订通俗伤寒论》

(清代俞根初原著；徐荣斋重订)

伤寒兼疫(一名时行伤寒，通称寒疫)

【**因**】春应温而反寒，夏应热而反凉，感而为病，长幼率皆相似，互相传染。其所以传染者，由寒气中或夹厉风，或夹秽湿，病虽与伤寒相类，而因则同中有异。

【**证**】初起头疼身痛，憎寒壮热，无汗不渴，胸痞恶心，或气逆作呕，或肢懈腹痛，舌苔白薄，甚或淡灰薄腻。若传里后，亦有口渴便闭，耳聋神昏者，舌胎由白而黄，由黄而黑。

【**脉**】左略紧，右弦缓。

【**治**】春分后夹厉风而发，头疼形寒独甚者，苏羌达表汤加鲜葱白(三钱)、淡香豉(四钱),辛温发表,秋分前夹秽湿而发,身痛肢懈独甚者,藿香正气汤加葱豉,辛淡芳透,均加紫金片以解毒。如有变证,可仿正伤寒传变例治之。

【秀按】时行寒疫,俞君区别夹厉风、夹秽湿两因,按时求原,对证立方,确有见地。若其人素体阳虚,外寒直中阴经,陡然吐利腹痛,肢冷筋吊者,则为时行中寒,应仿阴证伤寒例治之。以予所验,寒疫多发于四五六七四个月,若天时晴少雨多,湿令大行,每多伤寒兼湿之证,藿香正气汤加葱、豉、紫金片,汗利兼行,辟秽解毒,确是对病真方。若寒夹厉风,邪气独盛于表,而里无伏热者,则活人败毒散,每用三四钱,葱豉汤泡服,亦奏肤功。即圣散子治寒疫,其功亦著。

【廉勘】春应温而反寒,夏应热而反凉,感此非时之寒为寒疫。秋应凉而反热,冬应寒而反温,感此非时之暖为温疫。此皆四时之常疫也,通称时疫。近世寒疫少,瘟疫多,医者尤宜注意。前哲吴坤安曰:治时疫当分天时寒暄燥湿,病者虚实劳逸,因证制宜,不可执泥。如久旱天时多燥,温疫流行,宜清火解毒,忌用燥剂;久雨天时多湿,民多寒疫,或兼吐泻,宜燥湿散寒,忌用润剂。此治时疫之正法也。(《伤寒兼证》)

【按语】本论对寒疫的因、证、脉、治条分缕析地作了阐述,提纲挈领,朗若列眉,读后确能得其要领,启发颇多。何秀山、何廉臣所加的按语,尤有发挥,很切合临床实用。

文中提及治寒疫的方剂如苏羌达表汤、藿香正气散、活人败毒散、圣散子等,甚为对证,可参“名方篇”。

大头伤寒(一名大头瘟,俗称大头风,通称风温时毒)

【因】风温将发,更感时毒,乃天行之疠气,感其气而发者,故名大头天行病。又系风毒,故名大头风。状如伤寒,故名大头伤寒。病多互相传染,长幼相似,故通称大头瘟。多发于春冬两季,间有暑风夹湿热气蒸,亦多发此病。人体手足六经,惟三阳与厥阴诸经,皆上头面清窍,必先辨其为太阳时毒,少阳时毒,阳明时毒,厥阴时毒,三阳同受时毒,少厥并受时毒,分际斯清。

【证】太阳时毒,初起头项强痛,身热体重,憎寒恶风,继即头脑项下胀大,并耳后赤肿。少阳时毒,一起即寒热往来,口苦咽干,胸胁满闷,隐隐见疹,两耳上下前后硬肿而痛,两额角傍亦皆红肿,甚或咽喉不利,喉肿而痹;阳明时毒,一起即壮热气喘,口干舌燥,咽痛喉肿,额上面部焮赤而肿,或发疱疮，斑点隐隐，目肿难开；厥阴时毒，一起即头痛吐涎，巅顶尤疼，寒热类疟，一身筋挛，手足微厥，面青目赤，耳聋颊肿，腮颐亦皆肿硬而疼，胸满呕逆，甚则状如惊痫，时发瘈疭，上为喉痹，下便脓血；若三阳同受时毒，则头面耳目鼻与咽喉，皆发红肿热痛；少厥并受时毒，则巅顶及两耳上下前后，尤为焮赤肿疼，呕吐酸苦，或兼吐蛔，甚则两胁剧疼，疼甚则厥，厥后发痉。其舌苔，在太阳，苔虽薄白，舌色反红，或白薄而燥刺，边尖俱红；少阳则红多白少，或夹灰黄杂色，甚或白如积粉，边沿色红而紫；阳明则舌苔正黄，黄而薄腻，甚或深黄厚腻，间夹灰黑，或老黄焦黑，多起芒刺；三阳同受，多舌赤苔黄，或夹灰点黑刺；少厥并受，更多舌色紫红，甚或焦紫起刺。

【脉】左浮弦而盛者，太阳经受时毒也；左浮弦搏数者，少阳经受时毒也；右不甚浮，按之洪盛搏数，右大于左者，阳明经受时毒也；左右浮沉俱盛，按之弦洪搏数者，三阳经同受时毒也；左浮弦搏数，右洪盛滑数者，少厥两经并受时毒也。此即东垣所谓大头伤寒，风毒邪热客于心肺之间，上攻头面为肿是也。然经谓风气通于肝，肝脉直上巅顶，往往少阳火旺，搏动肝风，风助火势，火假风威，外风引起内风，而为死生反掌之危候也。

【治】法当内外并治。治之速，十全七八，不速治，十死八九。内治以辛凉发散，宣气解毒为主，轻则葱豉桔梗汤加牛蒡、银花、大青（各三钱），蝉蜕（钱半），先用三豆汤（生绿豆一两、大黑豆六钱、杜赤豆四钱、青荷叶一圈）代水煎药；重则用通圣消毒散加减（荆芥、防风、川芎、白芷各一钱，银花、连翘、牛蒡、薄荷、焦栀、滑石各二钱，风化硝、酒炒生锦纹、苦桔梗、生甘草各五分，先用犀角尖一钱，大青叶五钱，鲜葱白三枚，淡香豉四钱，活水芦笋二两，鲜紫背浮萍三钱，用腊雪水煎汤代水，重则日服二剂，夜服一剂，药须开水略煎），疏风解表以宣上，上焦宣化，热毒尚盛，便结溺涩者，继与解毒承气汤，三焦分消以逐毒，毒去热减，终与清燥养营汤加鲜茅根一两，西洋参二钱，清养气液以善后。若少厥并受，时毒大盛，风火交煽，痉厥兼臻者，速与羚角钩藤汤加犀角汁二瓢，金汁二两，童便一杯冲，紫雪五分至八分，泻火熄风以消毒，继与七鲜育阴汤清滋津液以善后。外治以细针遍刺肿处（用绣花极细引针三十六支，用绵扎成圆大空灵一支，医必预备应用），先放紫血，继放黄涎，泄出血毒以消肿，即用清凉救苦散（芙蓉叶、二桑叶、白芷、白及、白蔹、生军、川连、川柏、腰黄、乳香、没药、杜赤豆、草河车、制月石各二钱，共为末，蜜水调，肿处频扫之），涂敷肿处以退火。咽痛喉痹者，急用生桐油和皂荚末少许，白鹅翎蘸以扫喉，探吐痰涎以开痹，继吹加味冰硼散以退肿，终用土牛膝汁二瓢和开水一碗，调入制月石二钱，紫雪二分，俟其烊化，频频含漱以祛腐。总之此毒先肿鼻，次肿耳，从耳至头上，络脑后，结块则止，不散必成脓，故必内外兼治，始能消散。切忌骤用苦寒，如东垣普济消毒饮之芩、连并用，亦禁浪用辛热，如节庵荆防败毒散之羌独二活，贻误颇多，学者慎毋拘守成方也。

【秀按】元泰和二年四月，民多疫病，初觉憎寒壮热体重，次传头面肿甚，目不能开，咽喉不利，气逆上喘，口燥舌干，俗云大头伤寒，染之多不救。医以承气汤加蓝根，屡下莫能愈。东垣遂创制一方，名普济消毒饮，施其方，全活甚众。方下自诠谓身半以上，天之气也。疫毒既客于心肺之间，上攻头面为肿，故用芩、连各五钱，苦寒泻心肺之火；元参二钱，连翘、马勃、鼠黏子、板蓝根各一钱，苦辛平清火散肿消毒；僵蚕七分，清痰利膈；甘草二钱以缓之，桔梗三分以载之，升麻七分升气于右，柴胡五分升气于左；气虚而滞者，用人参二钱以补虚，佐陈皮二钱以疏气；便闭者加酒煨大黄。共为细末，半用汤调，时时服之；半用蜜丸噙化，以适其病所。其方意服法均巧，宜乎刻石以传世。厥后罗谦甫仿制一方，名既济解毒汤，只多一味当归，少元参、马勃、牛蒡、板蓝根四味，与李方大同小异。惟遵《难经》畜则肿热，以注射之之法于肿上，约正十余刺，血出紫黑如露珠状，顷时肿痛消散，足为后学师范，洵堪效法，故俞君内外并治，奏功愈捷。

【廉勘】普济消毒饮，吴鞠通去升、柴、芩、连，加银花一味，新定用量以治内（银花、连翘、元参、桔梗各一两，板蓝根、僵蚕、生甘草各五钱，荆芥、薄荷各三钱，牛蒡子六钱，马勃四钱。共为粗末，轻服六钱，重服八钱，鲜芦根汤煎去渣，约二时一服）；外用水仙膏（水仙花根剥去老赤皮与根须，入小石臼内捣如膏，敷肿处，中留一孔，出热气，干则易之，以皮上生黍米大小黄疮为度）、三黄二香散（川连、川柏、生大黄各一两，乳香、没药各五钱。共研细末，初用陈茶汁调敷，干则易之，继用香油调敷，以泻火定痛）以治外。神昏谵语者，先与安宫牛黄丸、紫雪丹之属，继以清宫汤（元参心、连心麦冬各三钱，竹叶卷心、连翘心、犀角磨汁各二钱，莲子心五分。热痰盛加竹沥、梨汁各五匙；咳痰不清加瓜蒌皮钱半；热毒盛加金汁一两，人中黄钱半；渐欲神昏加银花三钱，荷叶二钱，鲜石菖蒲一钱）。程钟龄谓风火郁热成大头瘟，初起宜以加味甘桔汤（甘、桔、荆、薄、蒡、贝、柴胡、丹皮）清散之，散而不去，则用普济消毒饮以清之。若肿势极盛，兼用砭法。观此二说，治法尚稳，但不及俞法之约而赅，效力速。

【荣斋按】本节俞氏在因、证、脉各论中，一再提及三阳时毒，厥阴时毒，三阳同受时毒，少厥并受时毒等，而论治则仅分内治、外治两法，内治以辛凉发散、分消清泄为提纲，而不肯定于三阳、厥阴用药，这是他对证处方，灵活运用的法则。在此，我认为治疗大头伤寒，应注重病因及证候，不必从三阳、厥阴中兜圈子。陈实功《外科正宗》写出看法与治法两条，平铺直叙，可取作参考。至于病名，《病源论》《千金翼》《外台秘要》都叫做“丹毒。”他们认为：初发于鼻梁，或鼻旁颊部之皮肤，由鼻而颊，由颊而眼睑而耳翼，以及颜面全部，再蔓延至颏部，至发际而止，此谓“颜面丹毒”。有发部亦为所侵袭，全头皆遭患者谓之“头部丹毒”。现在我们所谓“大头瘟”，刘河间谓之“大头”，东垣谓之“大头天行”，朱丹溪谓之“大头病”，李梴、喻嘉言、沈金鳌亦皆称“大头瘟”，陈实功谓之“时毒”。其实皆是头部丹毒，有证可凭，这里不多说了。

【又按】吴坤安《伤寒指掌》说：初起憎寒壮热体重，次传头面大肿，目不能闭，或咽喉不利，俗名“大头伤寒”是也。治法不宜峻药，峻则药过其病，所谓“上热未除，中寒复起”，其死尤速，当少与时时呷之，方用酒制芩连、人中黄以解毒，荆、防、薄荷以去风，连翘、天虫、桔梗、牛蒡以散结。头痛恶寒无汗加二活以散寒。（《伤寒兼证》）

【按语】以俞根初为代表的绍派伤寒，将瘟疫归于广义伤寒的范畴，大头瘟一病亦不例外。本论对大头瘟的因、证、脉、治予以详尽的论述，尤其是对本病的病位，俞氏提出有太阳、少阳、阳明和厥阴之分，同时又有三阳同受，少厥并受之别。但徐荣斋则认为“治疗大头伤寒，应注重病因及症状，不必从三阳、厥阴中兜圈子。”事实上俞氏在议论本病治法时，并没有过分强调分经论治，惟主张应内外并治，所用方药，突出辛凉发散，宣气解毒，甚合本病的病因病机。俞根初、何秀山、何廉臣、徐荣斋四医家，在论中交相辉映，互有发挥，将大头瘟的因、证、脉、治阐发深透，特别是荟萃和展示了治疗本病的名方名药，诸如普济消毒饮、三黄二香散、水仙膏以及俞氏的经验方等，足资临床选用和参考。

疫疟

关于疫疟，俞、何原作，俱失重心。由于绍兴在那个年代里，没发生过疫疟，两先生又不肯无中生有，捏造治验，所以说理比较零乱些。现在我把一九三四年江苏省如皋县中医公会巡回诊疗队工作报告，摘录于下，以充实治例。因如皋县及其附近地区，在这一年秋季，曾发生过大流行性的疫疟。根据报告上说：照保甲调查，各区染疫者多至五六万人，一甲内，最少有半数以上之住户，患此疫疟，每保中死亡者约计三十人，总共已达五千人以上。报告者为实地参加巡回诊疗工作的黄星楼先生。他说：致疫原因：入夏气候太凉，大暑中霪雨不止，华氏寒暑表最高不出九十度以上，虽盛夏朝暮犹着夹衣。迨立秋后，天气忽暖，寒暑表常达百度，夜静又恒降至八十度左右，寒暖不时，病根因兹潜伏，加以近月余来，天干少雨，气候异常亢燥，伏邪乘机暴发，宜乎斯证之猛且烈也。

疫病症状：始则憎寒战栗，继则壮热无汗，或热后微汗，间日轻重，热退不清，头痛脑胀，肢节酸麻，胸膈痞满，饮食减少，面色黄滞，舌苔白腻，间有吐泻。久延失治，则发斑疹，出白痦，或昏热头汗，或谵语发狂，或舌黑便难，或下血吐蛔，甚则面赤足冷，夜热神糊，气喘呃逆，烦躁瘛疭等现象。

病名考证：前贤论疫，以喻嘉言、张石顽、吴又可、雷少逸诸家为最详，兹择要节录于后：喻氏谓四时不正之气，感之者因而致病，初不名疫也，因病致死，病气尸气，混和不正之气，斯为疫矣！又云温暑热湿之气，交结互蒸，人在其中，无隙可避，焉能幸免？张氏谓疫邪皆由湿热郁蒸而发，人触之者，皆从口鼻流入膜原，而至阳明之经，阳明居太阳之里，少阳之表，为三阳之中道，邪犯膜原，当从和解，兼以逐秽。吴氏谓疟二三发，或七八发后，忽然昼夜发热，烦渴不恶寒，舌苔生刺，心腹痞满，饮食不进，此疫疟也。雷氏谓疫疟之为病，因天时寒热不正，邪气乘虚而袭膜原，欲出表而不能透达，欲陷里而未得空隙，故作寒热往来，或一日二三次，或一次，无定期；寒轻热重，口渴有汗，右脉多胜于左，沿门阖境，长幼相似，此疫疟也。证诸各家论说，验之当前症状，斯名疫疟。

处方撮要：疫邪初发，宜藿香正气散；兼湿热者，宜甘露消毒丹；神昏闷乱者，宜清芬辟疫汤；湿重郁闷者，宜开郁通络饮；兼湿温者，宜三仁汤；先寒后热者，宜小柴胡汤；寒热便秘者，宜大柴胡汤；热多寒少者，宜白虎加桂枝汤；瘟疫瘴疟，宜解毒万病丹；夹痰者宜常山饮，夹食者宜清脾饮。此数方，不过略举其例。他如兼温热者，仍须以温热门中诸法治之。（《疫疟·徐荣斋按》）

【按语】《通俗伤寒论·伤寒兼证·伤寒兼疟·疫疟》篇，俞根初、何秀山之论述，徐荣斋氏认为俱失重心，允为至当之评。以上仅录徐氏之按语，因所述内容来自临床第一线，颇切实用。所谓“疫疟”，乃是指引起大范围流行之疟疾，在旧社会，由于卫生条件差和缺乏预防措施等原因，常导致疫疟肆虐，死亡不可胜计，文中所录一九三四年如皋县本病大流行，即是实例。疫情报告中对致疫原因，疫病症状，处方撮要分条加以叙述，对临床有一定的借鉴作用，特别所列几个方剂，堪称审因投剂，对症下药，值得效法。现代治疗疟疾，中医药已有很大进展，如青蒿素的研制成功，给抗疟药锦上添花，为世人所瞩目。对古代文献中记述的不少治疟名方，如截疟七宝饮、达原饮、清脾饮、雷氏宣透膜原法等，皆有待深入研究，加以发扬。

《伤寒温疫条辨》

（清代杨璿）

汉张仲景，著《卒病伤寒论》十六卷，当世兆民，赖以生全。至晋代不过两朝相隔，其《卒病论》六卷，已不可复睹，即《伤寒论》十卷，想亦劫火之余，仅得之读者之口授，其中不无残阙失次，赖有三百九十七法，一百一十三方之名目，可为校正，而温病失传。王叔和搜讨成书，附以己意，指为伏寒，插入异气，似近理而弥乱真，其序例有曰：冬时严寒杀厉之气，中而即病者为伤寒，中而不即病，寒毒藏于肌肤，至春变为温病，至夏变为暑病。成无己注云：先夏至为温病，后夏至为暑病，温暑之病，本于伤寒而得之，由斯以谈温病与伤寒同一根源也，又何怪乎后人治温病，皆以伤寒方论治之也，殊不知温病另为一种，非寒毒藏至春夏变也。自叔和即病不即病之论定，而后世名家方附会之不暇，谁敢辨之乎？余为拨片云之翳，以著白昼之光。夫严寒中人，顷刻即变，轻则感冒，重则伤寒，非若春夏秋风暑湿燥所伤之可缓也。即感冒一证之最轻者，尚尔头痛身痛，发热恶寒，四肢拘急，鼻塞痰喘，当即为病，不能容隐，今为严寒杀厉所中，反能藏伏，过时而变，谁其信之？更问何等中而即病，何等中而不即病？何等中而即病者，头痛如破，身痛如杖，恶寒项强，发热如炙，或喘或呕，烦躁不宁，甚则发痉，六脉如弦，浮紧洪数，传变不可胜言矣，失治乃至伤生；何等中而不即病者，感则一毫不觉，既而挨至春夏，当其已中之后，未发之前，神气声色不变，饮食起居如常，其已发之证，热更烈于伤寒。况风寒侵入，未有不由肌表而入，所伤皆同荣卫，所中均系严寒，一者何其灵敏，感而遂通，一者何其痴呆，寂然不动，一本而枝殊，同源而流异，此必无之事。历来名家，无不奉之为祖，所谓千古疑城，莫此难破。然而孰得孰失，何去何从，芸夫牧竖，亦能辨之。再问何等寒毒藏于肌肤？夫肌为肌表，肤为皮之浅者，其间一毫一窍，无非荣卫经行所摄之地，即偶尔脱衣换帽，所冒些小风寒，当时而嚏，尚不能稽留，何况严寒杀厉之气，且藏于皮肤最浅之处，反能容忍至春，更历春至夏发耶？此固不待辨而自诎矣。乃又曰：须知毒烈之气，留在何经，而发何病，前后不答，非故自相矛盾，其意实欲为异气四变，作开山祖师也。后人孰知其为一场懵懂乎？予岂好辩哉，予不得已也。凡治伤寒大法，要在表里分明，未入于腑者，邪在表也，可汗而已；已入于腑者，邪在里也，可下而已。若夫温病，果系寒毒藏于肌肤，延至春夏，犹发于表，用药不离辛温，邪气还从汗解，令后世治温病者，仍执肌肤在表之寒毒，一投发散，非徒无益，而又害之。且夫世之凶厉大病，死生人在反掌间者，尽属温病，发于冬月正伤寒者，千百一二，而方书混同立论，毫无分别，总由王叔和序《伤寒论》于散亡之余，将温病一门失于编入，指为伏寒异气，妄立温疟、风温、温毒、温疫四变，插入《伤寒论》中，混而为一，其证治非徒大坏而将泯焉。后之学者，殆自是而无所寻逐也已。余于此道中已三折其肱矣，兼以阅历之久，实见得根源所出。伤寒得天地之常气，风寒外感，自气分而传入血分；温病得天地之杂气，邪毒内入，由血分而发出气分。一彼一此，乃风马牛不相及也。何以言之？常气者，风寒暑湿燥火，天地四时错行之六气也；杂气者，非风、非寒、非暑、非湿、非燥、非火，天地间另为一种偶荒旱潦疵疠烟瘴之毒气也。故常气受病在表浅而易，杂气受病在里深而难。就令如《序例》所云：寒毒藏于肌肤，至春夏变为温病、暑病，亦寒毒之自变为温、自变为暑耳，还是冬来常气，亦犹冬伤于寒，春必病温之说，于杂气何欤？千古流弊，只缘人不知疵疠旱潦之杂气而为温病，遂与伤寒视而为一病，不分两治，余故不辞谫陋，条分缕析，将温病与伤寒辨明各有病原，各有脉息，各有证候，各有治法，各有方论，令医家早为曲突徙薪之计，庶不至焦头烂额耳。（《温病与伤寒根源辨》）

【按语】本篇从批驳王叔和“伏寒化温”的观点着手，阐述伤寒与温病在病原上的不同，从而从根本上澄清了寒温之异。王叔和《伤寒例》有云冬时伤于寒邪，“中而即病者，名曰伤寒。不即病者，寒毒藏于肌肤，至春变为温病，至夏变为暑病。”又云：“辛苦之人，春夏多温热病者，皆由冬时触寒所致”。后世医家多宗王氏之说，将温病的病因，归咎于“伏寒化温”，虽病证与伤寒不同，但感邪则一，所谓“同源而异流”也。杨栗山则大不以为然，他继承了吴有性“杂气”致疫的学说，结合自己的经验体会，从理论到实践上，力辟王叔和“伏寒化温”之非，其理由是：寒为杀厉之气，其中人也，“顷刻即变，轻则感冒，重则伤寒”，不可能久伏而不现症状者；又肌肤为人身之浅表，其间一毫一窍，皆营卫运行之地，纵“冒些小风寒，当时而嚏”，岂可容忍严寒杀厉之气久伏而不发！基于上述，他断言“寒毒藏于肌肤，至春变为温病，至夏变为暑病”是不可能的事，从根本上摒弃了温病是“伏寒化温”的病因观。另一方面，他又极力推崇吴有性的杂气致疫学说，作为温病的病因，以别于伤寒，明确指出：“伤寒得天地之常气，风寒外感，自气分传入血分；温病得天地之杂气，邪毒内入，由血分而发出气分，一彼一此，乃风马牛不相及也”。并解释说：“常气者，风寒暑湿燥火，天地四时错行之六气；杂气者，非风、非寒、非湿、非暑、非燥、非火，天地间另为一种偶荒旱潦疵疠烟瘴之毒气也”。由此可见，杨氏将感受四时不正之六气（一般称“六淫”）引起的疾病与感受杂气而致的“温病”，严格区分开来，两者有着本质的不同。我们理解，前者当指与时令节气变化有关的外感热病，如伤寒、风温、春温、暑温、秋燥、湿温之类；后者实质上是指具有强烈或较强传染性的“瘟疫”，这一点，只要我们纵观杨氏对温病病因、证候和治法的阐述，其意自明。所以《伤寒温疫条辨》中所说的“温病”，是有其特定含义的，我们不能以通常的“温病”目之。

正因为温病（指瘟疫，下同）的病源与伤寒不同，所以杨氏强调要辨明两者“各有病原，各有脉息，各有治法，各有方论”，这样才能使“云壤之别”的疾病泾渭分明，以免误治。

值得指出，本篇的观点是本诸吴又可《温疫论》，其内容亦有出自《温疫论·伤寒例正误》等篇者，说明杨氏的学术观点深受吴氏的影响。

读仲景书，一字一句，都有精义，后人之千方万论，再不能出其范围，余又何辨乎？盖仍本之仲景矣。《伤寒论》曰：凡伤寒之为病，多从风寒得之，始因表中风寒，入里则不消矣，未有温覆而当不消散者。成氏注：风寒初客于皮肤，便投汤药，温覆发散而当，则无不消散之邪，此论伤寒治法也。其用药自是麻黄、桂枝、大小青龙一派。《伤寒论》曰：凡治温病，可刺五十九穴。成氏注：以泻诸经之温热，谓泻诸阳之热逆，泻胸中之热，泻胃中之热，泻四肢之热，泻五脏之热也，此论温病治法也。若用药当是白虎、泻心、大柴胡、三承气一派。末又曰：此以前是伤寒、温病证候也。详仲景两条治法，于伤寒则用温覆消散，于温病则用刺穴泻热，温病与伤寒异治，判若冰炭，如此信乎仲景治温病必别有方论，呜呼！历年久远，兵燹散亡，王叔和指为伏寒，插入异气，后之名公，尊信附会，沿习耳闻，遂将温病为伤寒，混同论治，或以白虎、承气治伤寒，或以麻黄、桂枝治温病，或以为麻黄、桂枝今时难用，或以为温病春用麻黄、桂枝，须加黄芩，夏用麻黄、桂枝，须加石膏，或于温病知用白虎、泻心、承气，而不敢用麻黄、桂枝、青龙者，但昧于所以然之故，温病与伤寒异治处，总未洞晰。惟王氏《溯洄》，著有"伤寒立法考""温病热病说"，其治法较若列眉，千年长夜，忽遇灯炬，何幸如之。惜其不知温病中于杂气，而于严寒中而不即病者，至春夏变为温暑之谬说，一样糊涂，以为证治与伤寒异，病原与伤寒同，而未免小视轻忽之也。刘氏《直格》以伤寒为杂病，以温病为大病，特制双解散、凉膈散、三黄石膏汤为治温病主方，其见高出千古，深得长沙不传之秘，惜其不知温病中于杂气，而于伤寒未传阴证，温病从无阴证之治法，无所发明，庸工不能解其理，不善用其方，而猥以寒凉摈斥之也。诸家混淆不清，而二公亦千虑之失也。余于此道中，抱膝长吟，细玩《伤寒论·平脉篇》曰：清邪中上焦，浊邪中下焦，阴中于邪等语，始翻然顿悟曰：此非伤寒外感常气所有事，乃杂气由口鼻入三焦，怫郁内炽，温病之所由来也。因此以辨温病与伤寒异，辨治温病与治伤寒异为大关键。故多采王、刘二公之论，并《缵论》《绪论》《温疫论》《尚论篇》及诸前辈方论，但有一条一段不悖于是者，无不零星凑合，以发挥仲景伤寒温覆消散、温病刺穴泻热之意，或去其所太过，或补其所不及，或衍其所未畅，实多苦心云。(《温病与伤寒治法辨》)

【按语】本篇以温病与伤寒病源、病机之异，指出治法有别。伤寒是风寒外袭，初起邪在肌表，故《伤寒论》昭示当用温覆发散之法，如麻黄、桂枝、大小青龙等剂；而温病是感受杂气，邪"由口鼻入三焦，怫郁内炽"，初起即见里热炽盛之候，故不宜温覆发散。《伤寒论·伤寒例》云："凡治温病，可刺五十九穴。"此法源于《素问·热论篇》和《灵枢·热病》，旨在通过刺五十九穴，以达到泻诸经之热，即泻诸阳之热，泻胸中之热，泻胃中之热，泻四肢之热，泻五脏之热(详《黄帝内经》上述两篇)。杨氏认为，《伤寒论·伤寒例》所提示的刺穴泻热的方法，是治疗温病的基本法则，于伤寒初起用温覆消散之法，大相径庭，谓其"温病与伤寒异治，判若冰炭。"奈何医者"总未洞晰"原委，"遂将温病为伤寒，混同论治"，贻害匪浅。元末明初时期，王安道著《医经溯洄集》，强调温病病机是“怫热自内达外”，治法当“清里热”为主；刘河间以双解散、凉膈散、三黄石膏汤等，为治温病之主方，意在清热泻火。杨氏对王、刘二氏的论点和经验，评价甚高，谓其“千年长夜，忽遇灯炬”，“其见高出千古，深得长沙不传之秘”。而杨氏的学术思想，正是受王、刘二氏的深刻影响，这点只要我们纵观《伤寒温疫条辨》，自可明白。

要之，“辨温病与伤寒异，辨治温病与治伤寒异”，这是大关键，也是《伤寒温疫条辨》全书的宗旨。

凡邪所客，有行邪，有伏邪，故治法有难有易，取效有迟有速。行邪如冬月正伤寒，风寒为病，自外之内，有循经而传者，有越经而传者，有传一二经而止者，有传尽六经不罢者，有始终只在一经而不传者，有从阳经传阴经为热证者，亦有变为寒证者，有直中阴经为寒证者，正如行人经由某地，本无根蒂，因其漂浮之势。病形虽乱，若果在经，一汗而解；若果在胃，一下而愈；若果属寒，一于温补；若果传变无常，随经治之。有证可凭，药到便能获效，所谓得天地之常气，风寒外感自气分传入血分者是也。先伏而后行者，温病也，无形无声者难言矣。毒雾之来也无端，烟瘴之出也无时。湿热熏蒸之恶秽无穷无数，兼以饿殍在野，胔骼之掩埋不厚，甚有死尸连床，魄汗之淋漓自充，遂使一切不正之气，升降流行于上下之间，人在气交中，无可逃避，虽童男室女，以无漏之体，富贵丰亨，以幽闲之志，且不能不共相残染，而辛苦之人可知矣，而贫乏困顿之人，又岂顾问哉！语云：大兵之后，必有大荒，大荒之后，必有大疫。此天地之气数也，谁能外之？疵疠旱潦之灾，禽兽往往不免，而况人乎？所谓得天地之杂气，邪热内郁，由血分发出气分者是也。当其初病之时，不唯不能即疗其病，而病势日日加重，病家见病反增，即欲更医，医家不解其故，亦自惊疑，竟不知先时蕴蓄，邪微则病微，邪甚则病甚，病之轻重非关于医，人之死生全赖药石。故谚有之曰：伤寒莫治头，劳病莫治尾。若果是伤寒，初受肌表不过浮邪在经，一汗可解，何难之有？不知盖指温病而言也。要其所以难者，总因古今医家积习相沿，俱以温病为伤寒，俱以伤寒方治温病，致令温魂疫魄，含冤地下，诚能分晰明白，看成两样脉证，两样治法，识得常气杂气，表里寒热，再详气分血分，内外轻重，自迎刃而解，何至杀人耶？虽曰温病怪证奇出，如飚举蜂涌，势不可遏，其实不过专主上中下焦，毒火深重，非若伤寒外感，传变无常，用药且无多方，见效捷如影响，按法治之，自无殒命之理。至于死而复苏，病后调理，实实虚虚之间，用药却宜斟酌妙算，不能预定，凡此但可为知者道也。若夫久病枯槁，酒色耗竭，耆老风烛，已入四损不可正治之条，又不可同年而语。（《行邪伏邪辨》）

【按语】本篇讨论了伤寒与温病在病因、病机、病位、传变和治法上的不同点，并强调传染性是温病的主要特点。首先应该指出，本篇所说的行邪伏邪，实则出自吴有性《温疫论·行邪伏邪之别》篇。杨氏承袭吴氏的观点，以行邪、伏邪为名，阐发伤寒与温病有以下几个方面的不同：在病因上，再次指出伤寒是“风寒外感”，“得天地之常气”；温病乃感受“毒雾”“烟瘴”“湿热熏蒸之恶秽”等不正之气，所谓“得天地之杂气”是也。温病具有强烈的传染性，与伤寒有别。杨氏谓：“一切不正之气，升降流行于上下之间，人在气交中，无可逃避，虽童男室女，以无漏之体，富贵丰亨，以幽闲之志，且不能不共相残染，而辛苦之人可知矣，而贫乏困顿之人，又岂顾问哉！”明确地指出了“杂气”流行之时，无论男女老幼，富贵贫贱，极易感染致病。强调温病之传染性，已昭然若揭。在病机上，伤寒“自气分传入血分”，即由表入里，一般先见太阳表证，待病邪内传，才出现里证；温病则“邪热内郁，由血分发出气分”，即怫热自内达外，故初起往往即见里炽热盛之证候，与伤寒初起的临床表现显然有别。在病邪传变上，伤寒邪由肌表而入，其传变，有循经传，有越经传，有直中阴经等种种不同，“正如行人经由某地，本无根蒂”，故称其为“行邪”；而温病邪“从口鼻而入，伏郁中焦，流布上下”（《伤寒温疫条辨·六经证治辨》），“专主上中下焦，……非若伤寒外感，传变无常”，故其邪自内达外，故以“伏邪”名之。但吴、杨二氏所说的“伏邪”，与冬寒内伏，至春夏而发的“伏邪”（又称“伏气”），概念完全不同。正因为伤寒与温病在病邪传变上有上述差异，所以伤寒以六经定位，温病则以三焦定位，此传变和病位之不同处。在治法上，着重指出伤寒“若果在经，一汗而解；若果在胃，一下而愈；若果属寒，一于温补；若果传变无常，随经治之”。而温病则另有治法，告诫切勿“以伤寒方治温病，致令温魂疫魄，含冤地下”。言之谆谆，发人深省。总之，医者当于伤寒、温病“分晰明白，看成两样脉证，两样治法，识得常气杂气，表里寒热，再详气分血分，内外轻重，自迎刃而解，何至杀人耶？”这是本篇的中心思想。

伤寒，冬月感冒风寒之常气而发之病名也；温病，四时触受天地疵疠旱潦之杂气而发之病名也。根源歧出，枝分派别，病态之异，判若霄壤。窃验得凶厉大病，死生人在数日间者，尽属温病，而发于正伤寒者，未尝多见。萧万舆《轩岐救正》曰：其值严冬得正伤寒者，二十年来，于千人中仅见两人，故伤寒实非大病，而温病方为大病也。从来伤寒诸籍，能辨温病与伤寒之异治者，止见刘河间、王安道两公，而病源之所以异处，亦未道出汁浆。余宗其说而阐发之，著为《寒温条辨》。若论里证，或清、或攻、或消、或补，后一节治法，温病与伤寒，虽曰不同，亦无大异，惟初病解表前一节治法，大有天渊之别。盖伤寒感冒风寒之常气，自外而传于内，又在冬月，非辛温之药，何以开腠理而逐寒邪，此麻黄、桂枝、大青龙之所以可用也。若温病得于天地之杂气，怫热在里，由内而达于外，故不恶寒而作渴，此内之郁热为重，外感为轻，兼有无外感而内之郁热自发者，又多发在春夏，若用辛温解表，是为抱薪投火，轻者必重，重者必死。惟用辛凉苦寒，如升降、双解之剂，以开导其里热，里热除而表证自解矣。亦有先见表证，而后见里证者，盖怫热自内达外，热郁腠理之时，若不用辛凉解散，则热邪不得外泄，遂还里而成可攻之证，非如伤寒从表而传里也。病之轻者，神解散、清化汤之类；病之重者，芳香饮、加味凉膈散之类，如升降散、增损双解散尤为对证之药。故伤寒不见里证，一发汗而外邪即解，温病虽有表证，一发汗而内邪愈炽，此麻黄、桂枝、大青龙后人用以治伤寒未有不生者，用以治温病未有不死者。此前一节治法，所谓大有天渊之别也。举世不醒，误人甚众，故特表而出之，以告天下之治温病等于伤寒者。（《发表为第一关节辨》）

【按语】本篇着重辨别伤寒与温病初起治法之不同。伤寒初起，寒邪客于肌表，卫阳被遏，故宜辛温解表，开腠发汗，即所谓“温覆消散”之法，汗出则风寒随之而解；温病乃“怫热在里，由内而达于外”，初起即见发热不恶寒、口渴、尿黄等热炽盛之象，纵有表证，多是里热浮越于外所致，故当清泄里热为治，杨氏主张用升降散、双解散辛凉苦寒之剂以开导其里热，里热除而表证自解，反对用麻桂之类辛温解表，诚得治温之要。盖升降散由白僵蚕、蝉蜕、广姜黄、川大黄等组成，功擅升清降浊，宣泄郁热，主治温病表里三焦大热。杨氏盛赞本方功效卓越。其他治温之方（神解散、清化汤、芳香饮、大小清凉散、大小复苏饮、增损三黄石膏汤、增损大柴胡汤、增损双解散、加味凉膈散、加味六一顺气汤、增损普济消毒饮、解毒承气汤），均以此方为基础加减化裁而成，故称其为治温之总方。又双解散乃刘河间方，由防风、荆芥、薄荷、麻黄、当归、川芎、白芍、白术、连翘、栀子、大黄、芒硝、桔梗、黄芩、石膏、滑石、甘草组成，能清表里三焦之邪热，主治温病表里实热，力宏而效速，亦为杨氏所推崇。

杨氏云："伤寒不见里证，一发汗而外邪即解；温病虽有表证，一发汗而内邪愈炽"，这里针对伤寒与温病初起病因机之不同而确立的治疗大法，临床务必掌握。至于寒邪化热入里，出现实热之证，则与温病的治法大致相同。所以杨氏特别强调前一节治法，两者大有天渊之别，洵为阅历有得之语。

春温、夏暑、秋凉、冬寒，此四时错行之序，即非其时有其气，亦属天地之常，而杂气非其类也。杂气者，非温、非暑、非凉、非寒，乃天地间另一种疵疠旱潦之毒气，多起于兵荒之岁，乐岁亦有之。在方隅有盛衰，在四季有多寡，此温病之所由来也。叔和《序例》有云：春应温而反大寒，夏应暑而反大凉，秋应凉而反大热，冬应寒而反大温，非其时有其气，一岁之中，长幼之病多相似者，此则时行之气也。观于此言，嘴里说得是时气，心里却当作温病，由是而天下后世之言温病者，胥准诸此，而温病之实失焉矣，而时气病之实亦失焉矣。总缘人不知疵疠旱潦之杂气而为温病，抑不知时行之气宜热而冷，宜冷而热，虽损益于其间，及其所感之病，岂能外乎四时之本气。假令春分后，天气应暖，偶因风雨交集，不能温暖而反大寒，所感之病轻为感冒，重为伤寒，但春寒之气终不若隆冬杀厉之气，投剂不无轻重之分，此为应至而不至；如秋分后，适多风雨，暴寒之气先至，所感之病，大约与春寒仿佛，深秋之寒亦不若隆冬杀厉之气为重，此为应至而不至，即冬月严寒倍常，是为至而太过，所感乃真伤寒耳。设温暖倍常，是为至而不及，所感伤寒多合病并病耳，即冬温也。假令夏月，时多风雨，炎威少息，为至而不及，时多亢旱，铄石流金，为至而太过，不及亦病，太过亦病，一时霍乱吐泻疟痢咳嗽等项，不过因暑温而已。又若春秋俱行夏令，天地暴烈，人感受之，内外大热，舌苔口裂，腹胁胀满，头痛身痛，状类伤寒而实非伤寒，状类温病而实非温病，此即诸家所谓风温、暑温、湿温、秋温是也，与冬温差近。凡此四时不节之时气病，即风寒暑湿燥火之六气病，所感终不离其本源，正叔和《序例》所云云者是也，于杂气所中之温病，终何与焉？误以温病为时气病者，又宁不涣然冰释哉！（《温病非时行之气辨》）

【按语】本篇指出温病的病因非时行之气，从而进一步确立杂气致疫的学说。王叔和认为疫病是由于感受非时之气而引起。《伤寒论·伤寒例》有云："凡时行得，春时应暖而反大寒，夏时应热而反大凉，秋时应凉而反大热，冬时应寒而反大温，此非其时而有其气，是以一岁之中，长幼之病多相似者，此则时行之气也。”这种非时之气致疫的观点，相沿千百年，似成定论。迨至明末，吴有性起而攻之，他在《温疫论·伤寒例正误》中大非其说，旨在为戾气（或称作杂气、疠气）致疫学说扫清障碍。杨氏承袭有性旨意，他不仅不遗余力地批驳王叔和“伏寒化温”的论述，同时也极力反对王氏“非时之气”致疫的观点。他认为四时气候的太过和不及，确能致人为病，如风温、暑温、湿温、秋温之类，但究其病源，仍不外乎“四时错行之气”，属“常气”致病范围，所以他称这些病证为“四时不节之时气病，即风寒暑湿燥火之六气病”；而温病的病因，“乃天地间另为一种疵疠旱潦之毒气”（杂气），与“非时之气”有本质的不同。由是观之，杨氏不仅指出了温病与伤寒病因迥异，而且与非时之气所致的其他外感热病，在病源上亦有本质的不同，从而进一步确立了杂气致疫的学说。

《松峰说疫》

（清代刘奎）

传曰：疫者民皆疾也。又曰：疫，疠也，中去声人如磨砺伤物也。夫曰民皆疾而不言何疾，则疾之所该也广矣。盖受天地之疠气，城市、乡井以及山陬海澨所患皆同，如徭役之役，故以疫名耳。其病千变万化，约言之则有三焉：一曰瘟疫。夫瘟者，热之始，热者，温之终，始终属热症。初得之即发热，自汗而渴，不恶寒。其表里分传也。在表则现三阳经症，入里则现三阴经症，入府则有应下之症。其愈也，总以汗解，而患者多在热时。其与伤寒不同者，初不因感寒而得，疠气自口鼻入，始终一于为热。热者，温之终，故名之曰瘟疫耳。二曰寒疫。不论春夏秋冬，天气忽热，众人毛窍方开，倏而暴寒，被冷气所逼，即头痛、身热、脊强。感于风者有汗，感于寒者无汗，此病亦与太阳伤寒伤风相似，但系天作之孽，众人所病皆同，且间有冬月而发疹者，故亦得以疫称焉。其治法则有发散、解肌之殊，其轻者或喘嗽气壅，或鼻塞声重，虽不治，亦自愈。又有病发于夏秋之间，其症亦与瘟疫相似，而不受凉药，未能一汗即解，缠绵多日而始愈者，此皆所谓寒疫也。三曰杂疫。其症则千奇百怪，其病则寒热皆有，除诸瘟、诸挣、诸痧瘴等暴怪之病外，如疟痢、泄泻、胀满、呕吐、喘嗽、厥痉、诸痛、诸见血、诸痈肿、淋浊、霍乱等疾，众人所患皆同者，皆有疠气以行乎其间，故往往有以平素治法治之不应，必洞悉三才之蕴而深究脉症之微者，细心入理，一一体察，方能奏效，较之瘟疫更难揣摩。盖治瘟疫尚有一定之法，而治杂疫竟无一定之方也。且其病有寒者，有热者，有上寒而下热者，有上热而下寒者，有表寒而里热者，有表热而里寒者，种种变态，不可枚举。世有瘟疫之名，而未解其义，亦知寒疫之说，而未得其情，至于杂疫，往往皆视为本病，而不知为疫者多矣。故特表而出之。(《论治·疫病有三种论》)

【按语】本论对瘟疫的含义作了解释，特别是结合临床实际，将千变万化的疫病分为瘟疫(温疫)、寒疫和杂疫三大类，堪称发前人所未发，于临床大有裨益。尤其是对杂疫的概念，涵盖病症的多样性和复杂性，作了精要的说明，并强调指出“治瘟疫(温疫)尚有一定之法，而治杂疫竟无一定之方也”，确能发人深省，多有启示。

夫古之黄连解毒、三黄、凉膈、泻心等剂，非古人之好用凉药也，以其所秉者厚，故用之无寒中之患，而获败火之功。今人所秉者薄，既不逮古，而又兼之以凿丧，若用大苦大寒之剂，其何以当之？况瘟疫之火，因邪而生，邪散而火自退矣。若用大寒之剂，直折其火，未有驱邪之能，而先受寒凉之祸。受寒则表里凝滞，欲求其邪之解也难矣。总之，如黄连、黄柏、龙胆草、苦参大苦大寒等药，皆当慎用。以有生地、二冬、元参、丹皮、栀子、黄芩、银花、犀角、茅根、竹沥、童便、葛根、石膏、人中黄辈加减出入，足以泻火而有余矣。如果有真知灼见，非黄连等药不可，少者分计，多者钱计而止，不可多用。(《治瘟疫慎用古方大寒剂论》)

【按语】本论基于古人秉厚，今人秉薄，以及疫火因邪而生，邪散火自退的认识，提出治疗瘟疫当慎用大寒之剂，诸如黄连解毒、三黄、凉膈、泻心等方，药如黄连、黄柏、龙胆草、苦参之属。联系现代临床实际，这种观点有其合理一面，因为当今有些医生，只要西医诊断为感染性疾患，往往不究患者体质，不讲病情属性，不分病势发展阶段，贸然用大剂寒凉之药，意欲抑制和消灭病原体，结果常适得其反，既伤人身生生之气，又冰伏邪热，这种不加辨证的滥用妄用苦寒之剂，自然不可取。但另一方面，论中所举的大寒方剂和药物，若辨证正确，投剂恰当，对疫病的治疗，效果是不容否定的。“有是证即用是药”，此之谓也。所以我们不能拘泥于论中的观点。

或曰大苦大寒之剂既在禁例，而治瘟疫顾用三承气、白虎何也？答曰：石膏虽大寒，但阴中有阳，其性虽凉而能散，辛能出汗解肌，最逐温暑烦热，生津止渴；甘能缓脾，善袪肺与三焦之火，而尤为阳明经之要药。凡阳狂、斑黄、火逼血升、热深、便秘等症，皆其所宜。唯当或煅或生，视病之轻重而用之耳。大黄虽大寒有毒，然能推陈致新，走而不守，瘟疫阳狂、斑黄、谵语、燥结、血郁，非此不除，生恐峻猛，熟用为佳。至于芒硝，虽属劫剂，但本草尚称其有却热疫之长，而软坚破结非此不可，但较诸石膏、大黄，用之便当审慎矣。夫以大黄、石膏之功能，彰彰若是，较之只有寒凉凝滞之性者，其宜否不大相迳庭也哉！此治瘟疫者之所不可阙也欤。（《用大黄石膏芒硝论》）

【按语】上节提出治疫慎用大寒之剂，本节则根据药性和功效，认为石膏、大黄、芒硝乃治疗瘟疫之良药，较之只有寒凉凝滞之性者，大相径庭。细译此论，实则继承了吴又可《温疫论》的观点，吴氏在该书"服寒剂反热"等篇中，告诫不能妄用芩、连、知、柏之属，认为此类药性守而不走，易使病邪壅郁不达，而对大黄则推崇备至，以其能推陈致新，走而不守，故为逐邪之佳品。

杂病用药品过多或无大害，即如健脾者多用白术固已，再加山药可也，再加扁豆亦可也，再加莲肉、枣肉亦无不可也。即如补肾者多用熟地固已，再加枸杞可也，再加菟丝亦可也，再加苁蓉、首乌、芡实、杜仲亦无不可也。补药固不厌多，即杂症药品过繁，亦为害尚浅，觉其不善，速为减去，或可挽回，而瘟疫不能也。即如葛根治瘟疫药中至和平之品，若邪在太阳，加之太早，反足以引邪入阳明矣。又如葛根与白芷均属阳明散剂，而白芷温散，葛根凉散。白芷散阳明风寒之邪，葛根散阳明瘟热之邪。若瘟邪之在阳明，用葛根而再用白芷，必然掣肘，恐不似他症用药繁多之帖然无事矣。所以瘟疫用药，按其脉症，真知其邪在某经，或表或里，并病合病，单刀直入，批隙导窾，多不过五六味而止。至于分两之重轻，则在临时看其人之老少虚实，病之浅深进退而酌用之，所以书内记载之方，大半止有炮制而无分两，欲以变通者，俟诸人耳。（《立方用药论》）

【按语】本论提出了治疗瘟疫药物宜精专，单刀直入，效果尤能发挥，不赞同配伍繁多，杂药乱投。这一观点，实受吴又可《温疫论》的启发。吴氏尝谓"一病只有一药之到病已，不烦君臣佐使品味加减之劳"。诚然，临床用药宜讲究精专，尤应提倡单捷小剂，这不仅治疗疫病如斯，其他疾病无不皆然。

吴又可书中，有舍病治药之论，此第知其一耳。而抑知瘟疫之有所因者，更非一说之所能尽也。盖有因食、因酒、因痰、因惊、因郁、因气、因思水不与、因饮水过多、因过服凉药、因误服温补、因服诸药错误、因信巫祝耽搁，种种因由，未可更仆，皆当暂舍其所患之瘟，而求其弊，以治其因也。食宜消之，酒宜解之，痰宜化之，惊宜镇之，郁宜开之，气宜顺之，水宜行之，寒宜温之，热宜凉之，再佐以治瘟疫之药始得，非全抛而舍之之谓也。更有兼食、兼饮、兼痰、兼水等症，而卒难得汗者，治法略同。但又当以治瘟疫为主，而治兼之药佐之矣。总之，务要寒热温凉之不差，脏腑经络之不惑，方可以起死人而肉白骨也。是亦在乎神而明之者。（《舍病治因论》）

【按语】罹患瘟疫，因护理失宜，或误服药物造成弊害，或兼夹他邪致疫病难解，甚则增剧，临床遇此等情况，须审其证，辨其因，求其弊，区别主次而治，或治弊兼以治疫，或治疫兼以治弊，或治疫佐以兼治他邪之药，神而明之，存乎人也。

瘟疫愈后，调养之方，往往不讲，而抑知此乃后一段工夫，所关甚巨也。即如过饱者曰食复，恼怒者曰气复，疲于筋力者曰劳复，伤于色欲者曰女劳复，载在经书，世皆知之，尚有时而触犯。此外，人所最易忽者，犹有三焉，不在诸复之条者也。虽已愈多日，而气血苟不充足，犯之随有酿成终身之患者焉。一曰淫欲，凡人房事，必撮周身之精华以泄，气血未充，七日未能来复，欲事频数，势必积损成劳，尫羸损寿。一曰劳顿，或远行或作苦，疲弊筋力，当时不觉，将来肢体解㑊，未老先衰，其苦有莫可名言者。一曰忍饥，愈后凡有觉饿，必得稍食，万毋强耐，过时反不欲食，强食亦不能化，是饥时既伤于前，强食又伤于后，中州败而肺金损，则劳嗽，脾胃之病成矣。三者人多忽之，故不可不谨。（《瘟疫统治八法·善后》）

【按语】疫病初愈，将养失宜，而致病变复发者，临床并不鲜见，前贤对此早有“食复”“劳复”“女劳复”等记述。本论补充“淫欲”“劳顿”“忍饥”致病后变作虚损、早衰、劳嗽等疾，亦属经验之谈，当引起临床重视。

《疫疹一得》

（清代余霖）

伤寒初起，先发热而后恶寒，疫症初起，先恶寒而后发热，一两日后，但热而不恶寒，此寒热同而先后异也。有似太阳阳明者，然太阳阳明，头痛不至如破，而疫则头痛如劈，沉不能举。伤寒无汗，而疫则下身无汗，上身有汗，惟头汗更盛。头为诸阳之首，火性炎上，毒火盘踞于内，五液受其煎熬，热气上腾，如笼上熏蒸之露，故头汗独多。此又痛虽同而汗独异也。有似少阳而呕者，有似太阴自利者。少阳而呕，胁必痛，耳必聋；疫症之呕，胁不痛，耳不聋，因内有伏毒，邪火干胃，毒气上冲，频频而作。太阴自利者，腹必满；疫证自利者，腹不满。大肠为传送之官，热注大肠，有下恶垢者，有傍流清水者，有日及数十度者，此又证异而病同也。种种分别是疫，奈何犹执伤寒治哉！（《论疫与伤寒似同而异》）

【按语】本篇针对疫症的几个主要症状，从病因病机、临床表现等方面，与伤寒的六经病证作了某些比较和鉴别。疫症的临床表现，有些见证颇似伤寒病，但两者病因病性截然不同，故证候实有似同实异之处。伤寒是风寒病邪外袭，由表入里，初起邪客于表，所见太阳证多发热恶寒而无汗，必俟表邪传里化热，熏蒸阳明，始但热不寒而周身汗出；疫症为热毒之邪由口鼻而入，病势凶骤，化热化燥极为迅速，故发病后很快出现壮热、头痛、头汗独盛等症，且头痛剧烈，其痛如破如劈。五液受其煎熬，其汗如蒸笼之热气上腾，头汗独多，自与伤寒之邪外袭，无汗头项强痛等证有所不同。至于呕吐自利，伤寒少阳证所见呕吐，每伴有寒热往来，胸胁苦满等见证；太阴下利，多见清稀而少臭味的粪便，且有腹满；而疫症为“伏毒”在内，“邪火干胃”，故呕吐频频而作，并无胁痛，其热毒下注大肠，下多恶垢臭秽，次数频多。正如《素问·至真要大论》所说：“诸逆冲上，皆属于火”“诸呕吐酸，暴注下迫，皆属于热。”余氏抓住热（暑）毒疫症的独特见症，辨识精辟细致，与伤寒泾渭自明。正因为疫症与伤寒似同而实异，故余霖强调不能执伤寒法以治疫症，对临床颇有启示。

疫疹之有于汉后者，可悟运气之使然也。但未经岐黄断论，后人纷纷，但仿伤寒类推其治。即仲景所谓春变温、夏变热、秋变湿，亦略而不察，且立言附和，有云瘟疫伤寒、瘟疹伤寒、斑疹伤寒，甚至热病伤寒。抑知既曰伤寒，何以有瘟、有斑、有疹、有热，认症既讹，故立言亦谬，是以肆行发表攻里，多至不救。至河间清热解毒之论出，有高人之见，异人之识，其旨既微，其意甚远，后人未广其说，而反以为偏。《冯氏锦囊》亦云斑疹不可妄为发表，此所谓大中至正之论，惜未畅明其旨，后人何所适从。吴又可注（疑“著”字）《瘟疫论》，辨伤寒温疫甚晰，如头痛发热恶寒，不可认为伤寒表证，强发其汗，徒伤表气；热不退，又不可下，徒损胃气。斯语已得其奥妙，奈何以瘟毒从鼻口而入，不传于胃而传于膜原，此论似有语病。至用达原、三消、诸承气，犹有附会表里之意。惟熊恁昭热疫之验，首用败毒散去其爪牙，继用桔梗汤，同为舟楫之剂，治胸膈，及六经邪热，以手足少阳，俱下膈络胸中，三之气，气同相火，游行一身之表，膈与六经，乃至高之分，此药浮载，亦至高之剂，施于无形之中，随高下而退胸膈及六经之热，确系妙法。予今采用其法，减去硝黄，此疫乃无形之毒，难以当其猛烈，重用石膏直入戊己，先捣其窝巢之害，而十二经之患自易平矣，无不屡试屡验。（《疫疹穷源》）

【按语】仲景《伤寒论》虽未明言疫疹，但六经证治，纲目井然，发表、清里、攻下诸法备载。若审其临床见症，辨别表里寒温，类推于瘟疫病的施治，不无裨益。然瘟疫多系热毒之邪壅盛于里，与伤寒寒邪客表，判然有别，故解表之法，断非所宜，辛温发汗，尤难取法。余氏推崇河间清热解毒之论，有高人之见，异人之识，赞同冯楚瞻斑疹不可妄为发表，为大中至正之论，引述吴又可瘟疫不可强发其汗，徒伤表气，热不退，又不可下，徒伤胃气，为深得治疫之奥妙，可称畅发前贤微蕴而撷其精要者。然则熊恁昭治疫，首用败毒散，方中有羌活、独活、川芎、柴胡诸类辛温升散之品，显然针对初起兼夹风寒湿之表邪而设，使之不与里热勾结为患，以孤其嚣张之势，故称“去其爪牙”，当非治疫正法。继用桔梗汤加减以治之，尚合病机。盖桔梗汤即清心凉膈散，方用凉膈散去硝黄加桔梗，其中连翘、竹叶、薄荷、桔梗、甘草升散上焦气分邪热，山栀、黄芩苦寒泻火，重用石膏以清肺胃之热。从本方作用来看，用治暑热盘踞上中二焦气分，有上升下行，热降清升而疹自松透之功。但若邪热表里俱盛而气血两燔，吐衄发斑，则药力似嫌薄弱，宜投余氏所拟的清瘟败毒饮，大寒解毒之剂，方克有济。

疹出于胃，古人言热毒未入于胃而下之，热乘虚入胃，故发斑；热毒已入于胃，不即下之，热不得泄，亦发斑。此指误下失下而言。夫时行疫疹，未经表下，如热不一日而即发，有迟至四五日而仍不透者，其发愈迟，其毒愈重。一病即发，以其胃本不虚，偶染邪气，不能入胃，犹之墙垣高大，门户紧密，虽有小人，无从而入，此吴又可所谓达于膜原者也。至有迟到四五日而仍不透者，非胃虚受毒已深，即发表攻里过当。胃为十二经之海，上下十二经，都朝宗于胃，胃能敷布十二经，营养百骸，毫发之间，靡所不贯。毒既入胃，势必亦敷布于十二经，戕害百骸。使不有以杀其炎炎之势，则百骸受其煎熬，不危何待。瘟即曰毒，其为火也明矣。且五行各一其性，惟火有二，曰君曰相，内阴外阳，主乎动者也。火之为病，其害甚大，土遇之而赤，金遇之而熔，木遇之而燃，水不胜火则涸，故《易》曰：燥万物者莫熯乎火，古人所谓元气之贼也。以是知火者疹之根，疹者火之苗也。如欲其苗之外透，非滋润其根，何能畅茂，一经表散，燔灼火焰，如火得风，其焰不愈炽乎？焰愈炽，苗愈遏矣。疹之因表而死者，比比然也。其有表而不死者，乃麻疹、风疹、暑疹之类。有谓疹可治而斑难医，人或即以疫疹为斑耳。夫斑亦何不治之有哉，但有不敢用此法耳。（《疫疹案》）

【按语】本篇主要论述热疫发斑疹的病因病机和治疗原则。余氏云：“疹出于胃”，这里所说的“疹”，是泛指“斑疹”而言。疹何以出于胃？余氏阐发说：“胃为十二经之海，上下十二经都朝宗于胃，胃能敷布于十二经，营养百骸，毫发之间，靡所不贯。毒既入胃，势必敷布于十二经，戕害百骸。”是知疫疹的病位主要在胃。余氏又说：“瘟即曰毒，其为火也明矣”，“火者疹之根，疹者火之苗也”，清楚地指出了疫疹的病因是“火”。由是观之，火毒之邪犯胃，迫于血分而外发肌肤，是热疫发疹之病理症结所在，这与一般外感风温或风热夹毒，邪在肺卫而发麻疹、风疹之类，其病因病机迥然有别，临床须加鉴别。

疫疹既是热毒之邪壅盛胃腑所致，所以治疗须以清胃火、解热毒为法，“以杀其炎炎之势”。根据我们的临床经验，化斑汤加紫草、大青叶之类亦甚合拍。余氏强调指出：热疫发疹，切忌表散，“一经表散，燔灼火焰，如火得风，其焰不愈炽乎？焰愈炽，苗愈遏矣。”并告诫说：“疹之因表而死者，比比然也”。所作比喻，确切而生动，这与麻疹、风疹之初起宜于表散者，大相径庭，不可同日而语。

斑疹之色泽、形态和分布情况与证情之轻重关系至密，这点他篇已另有所述。本篇余氏认为发疹之迟早，也与邪毒之轻重有关，为判断证情轻重的重要标志之一。指出："其发愈迟，其毒愈重。"这是因为"一病即发，以其胃本不虚，偶染邪气，不能入胃，犹之墙垣高大，门户紧密，虽有小人，无从而入"，相反，"迟至四五日而仍不透者，非胃虚受毒已深，即发表攻里过当"，确为经验之谈。

至论大者为斑，小者为疹。赤者胃热极，五死一生；紫黑者胃烂，九死一生。予断生死，则又不在斑之大小紫黑，总以其形之松浮紧束为凭耳。如斑一出，松活浮于表面，红如朱点纸，黑如墨涂肤，此毒之松活外现者，虽紫黑成片可生；一出虽小如粟，紧束有根，如履底透针，如矢贯的，此毒之有根锢结者，纵不紫黑亦死。苟能细心审量，神明于松浮紧束之间，决生死于临证之顷，始信予言之不谬也。(《论伤寒无斑疹》)

【按语】斑疹是温热病热毒入侵营、血分的一种常见症状。一般说来，大者为斑，小者为疹。叶天士在《温热论》中论述"点大而在皮肤之上者为斑；或云头隐隐，或琐碎小粒者为疹"，区别较为清楚。而斑疹的色泽又是识别邪热轻重的一个重要标志。一般认为红者为热，赤或紫者为热毒较盛，故称"胃热极，五死一生"；若见紫黑色，当为热毒已至极重阶段，所以说"紫黑者胃烂，九死一生"。诚然，斑疹的色泽为热毒深浅的一种外在表现，但并不是绝对唯一的标准，根据余氏的临床经验，不能拘泥于色泽一个方面来判断吉凶顺逆，更重要的，须审察斑疹的"松浮"与"紧束"。所谓松浮，即松活浮洒于皮面，无论斑色如何，或红如朱点纸，或黑如墨涂肤，均为邪毒易于外透，正气能御邪外泄之象，纵使色黑成片之毒重者，亦为可治。反之，如果紧束有根，如履底透针，如矢贯的，当为邪毒痼结不易透达，虽不紫黑，亦为危重之证。可称为阅历有得之见，很有临床参考价值。当然，还应结合全身其他证候加以综合分析，才能对病变发展趋向和预后吉凶，作出全面、准确的判断。此节当与以下二节互参，其意更明。

松浮：松而且浮，洒于皮面，或红或紫，或赤或黑，此毒之外现者，即照本方治之，虽有恶证，百无一失。

紧束有根：疹出紧束有根，如从肉里钻出，其色青紫，宛如浮萍之背，多见于胸背，此胃热将烂之色，即宜大清胃热兼凉其血，务使松活色退，方可挽回，稍存疑惧，即不能救。(《疫疹之形》)

【按语】此节进一步论述斑疹松浮紧束与预后和治法的关系。前论斑疹不在大小紫黑，总以松浮紧束为凭，即前“红如朱点纸，黑如墨涂肤，此毒之松活外现”之意，为毒能外泄，故不足虑；若“如从肉里钻出”，即前“如履底透针，如矢贯的”之意，乃邪毒闭伏痼结不易外出之象，所以病多危重。若见青紫如紫背浮萍者，不仅为热毒深重之象，亦为气血不得流畅所致。

至于图治之法，余氏在“疫疹诸方”中对斑疹松浮者，用清瘟败毒饮加大青叶、玄参清热凉血解毒；对斑疹紧束有根者，用清瘟败毒饮加石膏、生地、犀角、玄参、桃仁、紫草、川连、红花、连翘、归尾大清胃热，兼以凉血。妙在配合活血之品，以助气血流畅，俾邪毒外泄，斑疹得以松透而色退，方可转危为安。

红活：血之体本红，血得其畅，则红而活，荣而润，敷布洋溢，是疹之佳境也。

淡红：淡红有美有疵，色淡而润，此色之上者也。若淡而不荣，或有娇而艳，干而滞，血之最热者。

深红：深红者，较淡红而稍重，亦血热之象，一凉血即转淡红。

艳红：色艳如胭脂，此血热极之象，较深红而愈恶，必大用凉血始转深红，再凉之而淡红矣。

紫赤：紫赤，类鸡冠花而更艳，较艳红而火更盛，不急凉之，必至变黑。

红白砂：细碎宛如粟米，红者谓之红砂，白者谓之白砂，疹后多有此症，乃余毒尽透，最美之境，愈后脱皮。若初病未认是疫，后十日半月而出者，烦躁作渴，大热不退，毒发于颔者，死不可救。（《疫疹之色》）

【按语】本节进一步论述了斑疹的色泽与病情善恶之关系及其治法。斑疹的形色，随邪热轻重而有所变化，邪热愈轻，则其色愈浅；邪热愈甚，则其色泽愈深。故深红较淡红为稍重，色紫者热更甚，色黑者火毒最重。治疗总以凉血为主，使血分热毒清解，可使疹色由深红转为淡红。而疹色紫黑为热毒最甚，尤须重用凉血解毒佐活血之药急治之。更值得注意的是，余氏进一步提出了斑疹色泽之荣润与干滞的辨识，如说：“色淡而润，此色之上者也”，若“淡而不荣，……干而滞，血之最热者也”。要之，凡润泽有神，为气血尚活；而干晦无泽，当为热毒痼结而津液受灼，气血不甚流畅使然，故称“血之最热者”。

至于斑疹之后所见细碎粟米状疹子，色红者为血分余毒外透，称为红砂，色白为气分之余毒外透，称为白砂，均为余毒尽泄之外候，其后多脱皮而趋痊愈。

综观以上有关斑疹色泽、形态、分布等情况的论述，足见余氏对瘟疫发斑疹的辨证极为细致，经验十分丰富，若非久经临证体验，断难悟出。叶天士《外感温热篇》对斑疹的阐述亦甚精辟，如能合而参之，相互对照，则启发尤为多矣。

乾隆戊子年，吾邑疫疹流行，一人得病，传染一家，轻者十生八九，重者十存一二，合境之内，大率如斯。初起之时，先恶寒而后发热，头痛如劈，腰如被杖，腹如搅肠，呕泄兼作，大小同病，万人一辙。有作三阳治者，有作两感治者，有作霍乱治者。迨至两日，恶候蜂起，种种危症，难以枚举。如此而死者，不可胜计。此天时之疠气，人竟不可避者也。原夫至此之由，总不外乎气运。人身一小天地，天地有如是之疠气，人即有如是之疠疾。缘戊子岁少阴君火司天，大运主之，五、六月间，又少阴君火，加以少阳相火，小运主之，二之气与三之气合行其令，人身中只有一水，焉能胜烈火之亢哉？医者不按运气，固执古方，百无一效。或有疑而商之者，彼即朗诵陈言，援以自证。要之执伤寒之法以治疫，焉有不死者乎？是人之死，不死于病而死于药，不死于药而竟死于执古方者之药也。予因运气，而悟疫症乃胃受外来之淫热，非石膏不足以取效耳！且医者意也，石膏者寒水也，以寒胜热以水克火，每每投之百发百中。五月间余亦染疫，凡邀治者，不能亲身诊视，叩其症状，录受其方，互相传送，活人甚众。癸丑京师多疫，即汪副宪、冯鸿胪亦以予方传送，服他药不效者，俱皆霍然。故笔之于书，名曰清瘟败毒饮，随症加减，详列于后，并付治验。（《论疫疹因乎气运》）

【按语】中医运气学说导源于《素问》运气七篇大论，其对医学的影响，历代医家看法不一，特别是对运气与疫病发生与流行的关系，更是众说纷纭，难以定论。但不可否认的是，中医提倡“天人相应”的整体观念，治病强调“必先岁气，无伐天和”，主张因地、因时、因人制宜，显然将地理环境、自然气候等因素视作与疾病的发生发展、辨证治疗密切相关，这当然包括某年某时运气情况对环境气候的影响及其与疾病辨治的关系。例如1954、1957、1963年在河北石家庄、北京、广州三地均有流行性乙型脑炎的流行，按运气之理辨证论治而获满意疗效，说明运气学说有一定的合理性和实践意义，未可轻易摒弃，有值得深入研究之价值，尤其在推测疫病的发生流行以及采取防治措施上，作用似不能低估。

疫疹之脉未有不数者。有浮大而数者，有沉细而数者，有不浮不沉而数者，有按之若隐若现者，此《灵枢》所谓阳毒伏匿之象也。诊其脉即知其病之吉凶，浮大而数者，其毒发扬，一经表热，病自霍然；沉细而数者，其毒已深，大剂清解，犹易扑灭；至于若隐若现或全伏者，其毒重矣，其症险矣。此脉得于初起者间有，得于七八日者颇多。何也？医者初认为寒，重用发表，先亏其阳，表则不散，继之以下，又亏其阴。殊不知伤寒五六日不解，法在当下，尤必审其脉之有力者宜之；疫症者，四时不正之疠气。夫疠气乃无形之毒，胃虚者感而受之，病形颇似大实，而脉象细数无力，若以无形之疠气，而当硝黄之猛烈，邪毒焉有不乘虚而入耶？弱怯之人，不为阳脱，即为阴脱；气血稍能驾御者，必至脉转沉伏，变证蜂起，或四肢逆冷，或神昏谵语，或郁冒直视，或遗尿旁流，甚至舌卷囊缩，循衣摸床，种种恶证，颇类伤寒。医者不悟引邪入内，阳极似阴而曰变成阴证，妄投参桂，死如服毒，遍身青紫，鼻口流血。如未服热药者，即用大剂败毒饮，重加石膏，或可挽回。予因历救多人，故表而出之。（《论疫疹之脉不宜表下》）

【按语】本篇论述疫症之脉以及据脉而分析病机，判断病情轻重，确立相应的治法。余氏所论疫疹，为火毒热疫，火为阳邪，故其脉未有不数者，即“数”是疫症的主脉。邪热外泄则脉多见浮大而数，为正气能胜邪热，投以凉散表热之剂，热毒易于解散，病自得愈。如邪气盛而正气不能胜邪，则邪热深伏于里，则脉多见沉细而数，故须大剂清热解毒，方可“杀其炎炎之势”。若细数之脉，又若隐若现者，则邪毒郁伏必深，邪热鸱张，正气不能胜邪，当属险逆重症，故称“其毒重矣，其症险矣”。多因误汗误下，虚其正气，邪毒内陷所致，是以厥逆神昏，舌卷囊缩，循衣摸床等诸种恶候迭起，乃阳极似阴之象，亦即“热深厥深”之谓也，断不可误认阴证，而投以温药参桂之类，速其危殆。所以余氏谆谆告诫切忌表下，明言必用大剂清瘟败毒饮大寒解毒之剂，且重加石膏以大清其热，或可挽救。

这里我们还可发现，余氏所谓“疫症者，四时不正之疠气”，这种观点，显然是受吴又可的影响，但在治疗立法上，两者却有明显不同，吴氏治疫强调攻下，主张“急证急攻”，善用大黄之类攻下泄热药物；而余氏治疫，着重清热解毒，以重用石膏见长。由是观之，两氏所论述的瘟疫，在病因病性上是有所不同的。我们认为，吴氏所指的“瘟疫”，乃湿热夹秽浊为患，属有形之疫邪；而余氏所说的“疫疹”，系无形之暑热致病，故立法用药各有侧重，这点必须明确。

疫疹初起，六脉细数沉伏，面颜青惨，昏愦如迷，四肢逆冷，头汗如雨，其痛如劈，腹内扰肠，欲吐不吐，欲泄不泄，男则仰卧，女则覆卧，摇头鼓颔，百般不足，此为闷疫，毙不终朝矣。如欲挽回于万一，非大剂清瘟不可。医家即或敢用，病家决不敢服。与其束手待毙，不如含药而亡。虽然，难矣哉！（《疫疹不治之症》）

【按语】本篇提出的闷疫，是最危重的暴发型热疫之证，病势十分险恶，故称为“疫疹不治之症”。疫邪过重，郁遏于里，正气不能达邪外出，初起即现面色青惨，四肢逆冷，昏愦如迷，而脉沉伏细数，实为热深厥深、阳极似阴之逆症恶候，当察脉识症，不可误认为阴寒。头痛如劈，亦是热毒上窜所致；腹内扰肠，是腹内绞痛的描述；且欲吐不吐，欲泄不泄，更是毒不得泄，类似方书所称“绞肠痧痧”之急暴险症。摇头鼓颔者，如《素问·至真要大论》所说“诸噤鼓栗，如丧神守，皆属于火”，亦为火毒内闭，不得外泄之象。此等见症，死亡率极高。余氏针对暑热疫毒的病因，提出大剂清瘟败毒饮以挽万一，但汪曰桢认为是方“有遏抑而无宣泄，决不可用”，亦不无道理。我们认为此症亟须配合宣闭通窍方药如玉枢丹之类，更宜急刺委中出血，泄其营分之热毒，如是则奏效或可更捷。

娠妇有病，安胎为先，所谓有病以末治之也。独至于疫则又不然，何也？母之于胎，一气相连，母病即胎病，母安则胎安。夫胎赖血以养，母病热疫之证，热即毒火也，毒火蕴于血中，是母之血，亦为毒血矣，毒血尚可养胎乎？不急有以治其血中之毒，而拘拘以安胎为事，母先危矣，胎能安乎？人亦知胎热则动，胎凉则安，母病毒火最重之证，胎自热矣，极力清解凉血，使母病一解，而胎不必安自无不安矣。至于产后，以及病中适逢经来，当以类推。若以产后经期，药禁寒凉，则误人性命只数日间耳。急则治其标者，此之谓也。（《妊妇疫疹》）

【按语】本节论述了娠妇病疫的治疗原则。余氏认为胎儿在母腹之中，赖母体气血以养。母病热疫，血分之热毒，势必影响胎儿，不治疫毒，徒事安胎，非但胎不能保而母病亦转危重，其结果必致母子皆受其害。若急以清热解毒凉血以治其疫，则血中之毒可清而胎亦自安。故知妊娠病疫，必以治疫为先，若主次不分，标本不辨，反投温补以“安胎”，必致增其火毒之势，祸不旋踵矣。

余氏此论，与吴又可《温疫论·妊娠时疫》的观点是相一致的。吴氏亦强调妊娠病疫，以祛除疫邪为要务，邪去则胎自安，如说：“孕妇时疫，设应用三承气汤，须随证施治……慎毋惑于参术安胎之说。……若应下之证，反用补剂，邪火壅郁，热毒愈炽，胎愈不安，转气传血，胞胎何赖？……惟用承气，逐去其邪，火毒消散，炎熇顿为清凉，气回而胎自固”。于此不难看出，余氏治疫，亦受吴氏逐邪祛毒为先的学术思想所影响。

《温病条辨》

（清代吴瑭）

按温病死状百端，大纲不越五条，在上焦有二：一曰肺之化源绝者死；二曰心神内闭，内闭外脱者死。在中焦亦有二：一曰阳明太实，土克水者死；二曰脾郁发黄，黄极则诸窍为闭，秽浊塞窍者死。在下焦则无非热邪深入，消铄津液，涸尽而死也。（《上焦篇》）

【按语】温病和瘟疫往往发病急骤，发展迅速，变证百出，险象丛生，因此及时明确诊断，特别是对凶险证候及其病机有清醒的认识，把握和判断其转归和预后，临床至关重要。本论明确提出了“温病死证五大纲”，这是吴氏得之临床的卓越见解，是对温病危重病证预后的高度概括，对今天诊治感染性疾病，特别是包括严重急性呼吸综合征、禽流感等急性传染病，仍有着重要的借鉴作用。

盖上焦为心肺所居。肺主气，司呼吸，主肃降，为水之上源，治节一身。一般说来，温邪犯肺，出现肺卫症状，多在温病的早期阶段，病情较为轻浅，但肺脏病变，亦有极危重者，如风温初起，若痰热壅盛上焦，肺窍阻塞，以致宣发和肃降功能俱衰，可出现呼吸窘迫，鼻翼扇动，口唇青紫等危候，如不及时救治，预后相当恶劣；又如暑热上受，肺金受灼，甚者津气俱耗，水之上源枯竭，可出现口干舌燥，汗出不止，少气不足以息，或呼吸节律不规则，甚则呼吸暂停，面色灰白，精神萎靡，神识昏迷，脉象散大等濒危之证，此等即吴氏所说的“肺之化源绝”“乃温病第一死法也”。联系现代临床，诸如大叶性肺炎、流行性乙型脑炎以及前些年暴发和流行的严重急性呼吸综合征等，病情危重者，均可出现呼吸衰竭，这与上述“肺之化源绝”，颇相吻合。再者，上焦温病，有邪陷心包，心神内闭者，其证神昏谵语，或昏愦不语，已属极重极险之候，若病势继续发展，出现四肢厥逆，冷汗淋漓，脉微欲绝，乃阳气散亡，即吴氏所说的“内闭外脱”之死证，近似现代医学所称的“心功能衰竭”或“循环衰竭”。

中焦为脾胃所居。温病传变至中焦阶段，常见胃腑实热或湿热困脾等证。若阳明燥热太盛，既耗胃津，又夺肾液，甚则导致胃津肾液消亡殆尽，出现身热面赤，腹满便秘，咽燥唇裂，神昏肢厥，舌苔焦黑，舌质干瘪，脉象沉实或沉涩等险恶症状，若处理不当，可危及生命，故吴氏称“阳明太实，土克水者死”。此等证，按现代医学分析，多为严重水盐代谢和电解质紊乱，病情多属危重。至于“脾郁发黄，黄极则诸窍为闭，秽浊塞窍”，乃黄疸病中的极重之证。《巢氏病源》尝云：“脾胃有热，谷气郁蒸，因为热毒所加，故卒然发黄，心满气喘，命在顷刻”，即是此类病证，古谓之“急黄”是也。患者大多发病急骤，变化迅速，症见高热烦躁，全身深黄，二便俱闭，腹满气急，恶心呕吐，甚则昏迷谵妄，或吐衄便血，预后十分恶劣，现代医学重症肝炎中的急性重型肝炎，每见这些证候；又重度黄疸型肝炎，若误治失治，亦可发展为“黄极则诸窍内闭，秽浊塞窍”的病理变化，值得高度重视。

下焦系肝、肾之领地。温邪深入下焦，肾液被灼，甚则真阴枯涸，元气衰败，症见精神萎靡，或神识迷糊，循衣摸床，撮空理线，肌肤干燥，身形羸瘦，咽干口燥，舌质干枯而绛，脉象沉细而数，多为温病之晚期阶段，呈现全身衰竭状态，此即吴氏所称：“在下焦则无非热邪深入，消铄津液，涸尽而死”的证候。联系现代临床，如流行性出血热少尿期肾功能衰竭和艾滋病晚期等，可出现上述病理征象。

成书于二百多年前的《温病条辨》，能归纳和总结出如此精辟的“温病五大死证”论点，确是难能可贵的，令人叹为观止。从今天的医疗条件来看，吴氏所说的“五大死证”，未必皆属不治，经过积极抢救，大多患者是可以化险为夷、转危为安的。即就中医本身来说，现代对外感热病急症和危重症的诊治，已积累了不少新成果、新经验，如救治呼吸和循环衰竭，参麦注射液、参附注射液等新产品、新剂型的应用，确能明显提高临床疗效。已故著名老中医潘澄濂研究员在治疗流行性乙型脑炎呼吸衰竭时，曾倡用六神丸之宣闭，辅以生脉散之益气敛阴，确能使一些垂危患者转危为安。对“心神内闭”之危重病证，近年采用醒脑静、清开灵注射液，较传统的“三宝”（安宫牛黄丸、至宝丹、紫雪丹）有使用方便、见效快、疗效高等优点。对“脾郁发黄，黄极则诸窍为闭，秽浊塞窍”的危重病证，近年在治疗重症肝炎特别是重度黄疸肝炎中，各地根据关幼波教授“治黄需活血，血行黄易却”的经验，重用活血化瘀药物如大黄、赤芍等，疗效有明显改观。如简氏介绍用赤黄汤剂（赤芍 60g，大黄 30g，金钱草 30g，茵陈 15g，川朴 12g，枳壳 12g，当归 9g，甘草 9g）治疗重度黄疸型肝炎 61 例，结果治愈 58 例，占 95.1%；显效 2 例，占 3.3%；无效 1 例，占 1.6%，总有效率为 98.4%。（《福建中医药》1989 年 2 期 29 页）至于吴氏所说的“在下焦则无非热邪深入，消铄津液，涸尽而死”，联系现代临床，如流行性出血热少尿期肾功能衰竭，中医认为多系热毒深入下焦，消铄肾液，真阴枯涸，肾元无以化气生津，尿源竭绝使然，故不少医家主张早用、重用益气养阴滋肾法，挽救了不少危重患者。如宋氏以生地 30g，鲜芦根 30g，知母 10g，黄柏 10g，麦冬 10g，丹参 12g，丹皮 12g，玄参 15g 为基本方，配服清热解毒散，治疗流行性出血热少尿期 104 例，结果治愈 99 例，死亡 5 例，死亡率为 4.8%，较以前单用西药治疗死亡率（20%）有明显下降。（《陕西中医》1988 年 11 期 501 页）更值得指出的是，现代采用中西医结合的方法治疗急症和危重病症，取中西医两者之长，优势互补，疗效相得益彰，使不少本属吴氏所说的“温病五大死证”范围的患者，得以挽狂澜于既倒，获得新生。随着现代医疗条件的改善和技术水准的提高，吴氏当时认为的“死证”，也就理所当然地变为“活证”了。因此，对于吴氏上述观点，我们既要充分肯定其重要学术价值和实践意义，又要联系现代临床实际，辩证地、灵活地去看待。

最后需要说明的是，吴氏提出的“温病五大死证”，即使在今天，仍属于急性热病危重症的范畴，治疗颇为棘手，预后不容乐观，因此如何进一步提高临床疗效，降低病死率，这是摆在广大中西医务人员面前的迫切任务，吴氏上述观点的现实意义即在于此，未可低估。

世多言寒疫者，究其病状，则憎寒壮热，头痛骨节烦疼，虽发热而不甚渴，时行则里巷之中，病俱相类，若役使者然，非若温病之不甚头痛骨痛而渴甚，故名曰寒疫耳。盖六气寒水司天在泉，或五运寒水太过之岁，或六气中加临之客气为寒水，不论四时，或有是证。其未化热而恶寒之时，则用辛温解肌；既化热之后，如风温证者，则用辛凉清热，无二理也。（《杂说·寒疫论》）

【按语】吴鞠通《温病条辨》虽为温病（含温疫）而设，但在《杂说》篇中专列《寒疫论》一节，对寒疫的证候、传染性及与运气的关系和治法作了扼要的论述，对临床颇有启示。至于寒疫脉因证治和理法方药的详细文献，可参阅本书其他医家有关论说，方能得其全貌。

《吴鞠通医案》

（清代吴瑭）

温疫者，厉气流行而兼秽浊，户户皆然，如役所使也。是症也，悉从口鼻而入，先病手太阴，而后延布三焦。治法一以护阴、清热、逐秽为主。然法者，规矩也。规矩不能使人巧，巧用在人也。今于其证中之有证者，先生则法中之有法。病见极重之证，方施至重之方，然未尝有一毫护此失彼之弊。如案中王、赵、史、刘数姓之疴，非先生胸中定见，法施奇绝，安望其生耶？真乃运用之妙，存乎一心，岂庸手所能乎！至于精微妙旨，善读者细玩案中，自知其妙，予不敢再加妄论也。舒配璜。（《温疫》）

【按语】本论是对吴鞠通治疗疫病医案的评议，指出其“治法一以护阴、清热、逐秽为主”，值得取法。同时论中又强调“然法者，规矩也。规矩不能使人巧，巧用在人也。”鉴于瘟疫来势凶猛，症情变化迅速，常不能以一定之法、一定之方所能应对，故临证须通权达变，灵活对待。例如我们在20世纪60年代从事流行性乙型脑炎临床研究时，发现不少患者一日之中，病情可有很大变化，按卫气营血辨证，一日可出现卫气同病，气营两燔，甚或血分证等数种证候类型，这在治疗上，就需要“数日之法，一日行之”（吴又可语），方能适应病情的剧变，未可按部就班的一日一法一方来治疗，所谓“运用之妙，存乎一心”也。

《治疫全书》

（清代熊立品）

时疫一症，总是气候相传，乃细察其传染之由，其故不一，或由山岚瘴气横冲直犯，或因黄沙毒雾漫野迷空，或沟渠积秽多般，或土壤藏污过甚。天气严肃则收敛闭藏，及其时令暄暖燥暴郁蒸，则飞腾发越。风者，天地嘘吸之气，随风散漫，遍及方隅。人在气交之中，七孔空虚，口鼻为最，其气凭空而来，乘虚而入，受其毒者，发为疫病。发作之后，叫苦烦冤，颠连无状，病者在床，侍者在侧，父母顾问，妻小扶持，饲水奉汤，浣衣涤垢，日复一日，秽气熏蒸，此难保其病气之不相传染者，一也。再如其人既遭时疫，非治莫痊，治之得法，固可安然，若投剂少差，或延挨失治，不免于死。斯时燔柴卷席，殓骨瘗棺，臭味溢于房帏，秽气绵于第宅，触冒之者，因而致病，此难保其尸气之不相传染者，一也。又如一人患病，旁议纷纭，或说鬼称神，求符请咒，延巫数辈，摆设铺张，通宵达旦，锣鼓喧闹，灯火辉煌，病家既忧戚不遑，神疲力倦，旁人惟荤酒是恋，伤食冒寒，每见连夜禳求劳神伤食后，而次日家人邻戚辄致病起，此难保其病人之病，必不致渐相传染者，又其一也。谚有之曰：伤寒无鬼，气候相传。又曰：祸福无门，唯人自召。其所以阖境延门，无论老少强弱，而病如一般者，皆因其不识向避，并不能出以小心之故也。兹特略为指出，凡遇此等，尚其慎重而谨防之。（《采录从前个医书脉症方法·温疫辨症九条》）

【按语】成书于二百多年前的《治疫全书》，在继承前人学术经验的基础上，对疫病的发生和流行，提出了较为深刻的观点，其内容与现代医学认为传染源、传播途径和易感人群是传染病流行过程三个环节的理论有类似之处，的确难能可贵。

《疫痧草》

（清代陈耕道）

辨论疫痧名义

痧，方书名麻疹，浙人呼为瘄子，其病轻，自古无专书也。至石顽《医通》始有麻疹一种，其书曰：麻疹者，手足太阴阳明蕴热所致，迩来麻疹变幻百出，其危有甚于痘者，书中诸论极详。至烂喉之说，疫毒之名，未之加也。而近年发痧，大半烂喉，且复重险，何也？感疫毒也。感疫轻则喉烂轻而痧亦轻，感疫重则喉烂重而痧亦重，重者最易传染，往往一家，连毙数口，可谓险而又险也。

辨论疫痧治法

烂喉疫痧，以喉为主，喉烂浅者疫邪轻，喉烂深者疫邪重。疫邪轻者易治，重者难痊。医者当视其喉，喉烂宜浅不宜深也。观其神，神气宜清不宜昏也。按其脉，脉宜浮数有神不宜沉细无力也。察其痧，痧宜颗粒分明而缓达透表，不宜赤如红纸而急现隐约也。合而论之，以定吉凶。

辨论疫邪所干脏腑

烂喉疫痧，疫毒自口鼻吸入，干于肺胃，盛者直陷心包。口鼻之气通于天，天有郁蒸之气，霾雾之施，人自口鼻吸入，着于肺胃，肺主咽喉，故疫痧多见烂喉也。至于神昏，其疫毒已陷心包，如暑气之归心矣。

辨论疫毒感染

疫痧之毒，有感发，有传染，天有郁蒸之气，霾雾之施，其人正气适亏，口鼻吸受其毒而发者为感发；家有疫痧，人吸受病人之毒而发者为传染，所自虽殊，其毒则一也。

辨论疫痧正阴不足

发痧有正虚，有阴虚，正阴虚而疫毒盛，诚为危疾也。正虚疫盛者，灼热，无汗，喉烂，神昏，痧隐成片，而脉细如丝，软如绵，正气欲脱，疫邪直干脏腑矣。阴虚疫盛者，无汗，灼热，神昏，喉烂，痧隐成片，而舌绛且光，短且强，阴液燥涸，疫火灼伤脏腑矣。二者毙甚速，正虚之毙尤速也。正阴者，人之赖以为生也。正阴实而疫毒盛，毒火炎炎，迅如雷电，阴液为之涸，正气为之败，犹属不治，而况正阴素亏乎？而况正阴俱亏乎？

辨论疫气所结

疫，厉气也。厉气何自而结，结于天应寒而反大热，天应热而反大寒，或大寒之后继以大热，大热之后继以霾雾，大热之后继以大寒，大寒之后继以淫雨，或河水泛而气秽，或疾风触而气毒，或天久阴而郁热，或天盛暑而湿蒸，此疫气之所由结也。然此特于有象求之，天之布疫也。象无可拟，或布一方，或布一家，有感有不感者，数也。

辨论避疫气

疫之来也，无从而避也。避疫之说，不过尽人事以听天尔。凡入疫家视病，宜饱不宜饥，宜暂不宜久，宜日午不宜早晚，宜远坐不宜近对，即诊脉看喉，亦不宜与病者正对，宜存气少言，夜勿宿于病者之家，鼻中可塞辟疫之品。以上之法，皆有象之避也。至于无形之感触，数也，无从而避之也。一日群医在疫家诊病，一医年最老，主人问曰：疫之传染于人，人所知也。而医者日至疫家，必有避忌之法，或曰：视疫病也，宜饱不宜饥。或曰：诊疫脉也，坐宜偏不宜对。或曰：医至疫家不一，然所至之家，俱暂而不久，一诊之后，议论定方，未必即在疫病之房。其感气浅，所以传染少也。老者默然。主人叩之，曰：诸公之说俱是，然余之言，异乎诸子之说。疫邪，厉气也。厉气不胜正气，医者至疫家，诊脉定方，殚心竭虑，必求危病得安而后快，是正气也。在我有正气，在外之厉气，何自而干之乎？余闻其言，心甚敬服，而笔之于书。

辨论疫邪所由来

疫痧之发，昔日少而近日多，昔日轻而近日重，重者死，而死者多，不可不考其所由来也。其所由有四：疫毒厉干脏腑，气禀薄易吸受，种痘甚行，胎毒未清，起居不调，疫毒易干。疫气今昔之所同有也，然往昔疫邪，未闻发痧，往昔发痧，未闻烂喉。疫痧者，疫毒直干肺脏而喉烂，气秽盛者直陷心包而神昏不救，瞬息之间，命遂夭殂，毒气传染，枉死甚众，疫疠之重，良可哀也。然人之气禀厚，正气旺，精神强固，气血充和，呼吸之间，疫毒无自而干，即或气禀薄，正气弱，而能寡嗜欲，节饮食，调寒暖，以慎起居，使脏气和谐，精神清畅，疫毒虽厉，究亦邪不胜正，否则疫毒之干，诚易易也。痘是借温热之邪，以发先天之毒，邪盛毒重，十毙五六，时痘缠绵，盈村累巷，而种痘之法，俟其温热不蕴积之时，发其先天一二分之毒，种之得法，十不失一，简便灵妙，无逾于此。种痘之法，是假人巧，以息危疾，而疫痧之行，又因人巧，而致危症。自出之痘，胎毒轻则痘轻，胎毒重则痘重，先天之毒，必尽达乃已。而种痘者，胎毒虽重，不过发其一二，其馀胎毒，仍蕴而未发也。毒未发而疫毒干之，则二毒混淆，若火燎原，津液为之涸，脏腑为之腐，得其疾者，危殆不救，疫痧之行，非因人巧而致危症乎？然因疫痧而诋种痘，则又非也。胎毒虽盛，气禀虽薄，疫疠虽重，而能寡嗜欲，节饮食，调寒暖，消疫痧之患于无形者，亦未尝无之，所谓人定可以胜天也。即或寡嗜欲，节饮食，调寒暖，而终不免为疫痧传染者，天也，人不得而知之矣。

辨论发痧有疫无疫

疫痧烂喉，原是温热之证，其证无疫者轻，有疫者险。无疫者，病虽重而死者少。究其由，无疫而发痧，无疫而烂喉，则温热之邪，仅在经络，疏而达之，故易松解。若触毒而发痧烂喉，一时俱见，则温热之毒，深藏脏腑，故病重。病重者，重用疏达，而痧反隐，神反昏，喉烂反盛者，往往有之，何也？温热之邪，自肌表感冒，温热之毒，自口鼻吸入。肌表感冒者，邪在经络，疏以达之，得汗即松；口鼻吸入者，毒在脏腑，疏以达之，所以反险也。

辨论疫邪所干脏腑不同伤寒

伤寒传遍六经，而疫痧之邪，不传遍于六经也。其感冒疫邪在肺胃，甚者直陷心包，如呕恶、呃逆、舌绛、口渴、牙关拘急等象，是邪据阳明，而阳明病象见也。如鼻煽、鼻煤、喉烂、气秽、失音、齁齁等象，是邪犯太阴，而太阴之病象见也。如神烦、神昏、鼾睡、谵语等象，是邪干心包，而心包之病象见也。肺胃在身半之上，主乎口鼻，疫邪自口鼻而入，故其邪多据于肺胃；而心包与肺胃相近，宜乎陷心包之径捷也。其余他脏，或火盛而波及，未必疫邪据此矣。

辨论疫邪迅速一感即发

疫之为病，一感即发，未发之前，安然无恙也。既发之后，迅若雷电也。医者全在视其感疫之轻重，观其正阴之虚实。正阴虚而感疫重，一发即多犯象；感疫轻而正阴实，其发自有顺机。其犯象也，其顺机也，亦必身热痧见，而后定之。不能因弟发痧，而决兄不发也；亦不能因兄发痧，而决弟之必发也。亦有兄发痧，而预使弟服药，盍因弟发痧，而使兄他居之为妙乎？他居之而亦发痧者，数也，人不得而知之矣。若论如伤寒之有伏邪而后发，何以病疫之家，兄发而弟亦发，此发而彼亦发，天然之巧，伏邪人聚于一家乎？若论感疫，久之而后发，何以朝见兄病夕即弟病，更有亲来视病而即染病乎？总之医者，在乎视其感疫之轻重，观其正阴之虚实，而定其病势之顺险，其险其顺，能于一发之时，决而无误，斯为老眼。

辨论治疫痧法不同治伤寒

疫痧之火，迅如雷电，身热一发，便见烂喉，神呆，痧隐肌赤，不分颗粒，其毒火炎炎，灼伤脏腑，在片刻间尔，安能如伤寒之传变六经，绵延日久哉？其治法，必如伤寒之疏达既透，而后清之化之，则恐十死八九矣。治疫痧者，在疫火未肆之前，而先化其火，则其火渐化，其病渐松。在疫火既肆之后，而后化其火，吾恐化之无益矣。汗虽无，身灼热，痧虽隐，无颗粒，脉虽郁，喉已腐，舌虽垢，神已烦，疏不兼清每多凶，达而兼化每多吉，必如伤寒证之疏达既透，而后清之化之，岂非十死八九哉？故以治疫痧之法，治伤寒不可，以治伤寒之法，治疫痧亦不可。然善治疫痧者，必善治伤寒；善治伤寒者，必善治疫痧；善治疫痧伤寒者，亦必善治杂症。神而明之，存乎其人也。善治疫痧伤寒杂证者，推其理而齐家治国，何莫非扩而充之之道哉？范子曰：不为良相，即为良医。此之谓也。

辨论疫痧愈后宜谨慎调摄

痧后调摄，最宜谨慎，调摄不善，岂特痧后虚痨，种种恶证，随其所犯而乘之。曾见食坚硬而腹胀死，食生冷而水肿死，如此之类，不可胜记。疫痧之证，毒火内炽，津液为之涸，脏腑为之伤，其后病愈未久，或火虽退而正气甚虚，或正既虚而余火未净，偶有所犯，则邪火复炽，正如摧粪墙，折朽木，往往有直干脏腑而立毙者。夫疫痧恶证，其愈甚难，痧后不慎，其毙甚易，思既愈而复毙之可畏，自必谨慎调摄已。

辨论时痧见象治法

时痧，次于疫痧也。身乍热而痧细隐约，无汗脉郁，喉烂神烦者，疫痧也；身发热而咳嗽神清，有汗喉不腐，数日后痧点乃见，三三五五，零星散布，又数日，咳盛脉大，或兼便溏，痧形转大转多，大块云密，肌肤赤焮，此为大块时痧，次于细小疫痧也。夫大块痧，未必必无疫，必不死也。细小痧，未必必有疫，必死也。痧虽细小而热不盛，神不昏，脉有胃气，喉不腐烂，无疫毒之伏，非必死之症。痧虽大块，而热不止，神不清，津液干涸，正气败坏，即无疫毒之伏，亦为必死之症。然大块之痧，无疫者多，死者少；细小之痧，有疫者多，死者众。细小之痧，热不盛，喉不腐者，俗名为风痧，非疫痧也，不以此例也。大块之痧，亦如疫痧之易于传人，而死者少，余故以时痧目之。疫痧治法已悉此，特以时痧之见象治法言。时痧者，风温时邪在经络，无疫毒干脏之患，身热而有汗，咳嗽而神安，其发也迟，始则三五散布，继则赤焮云密，自发至退，常十馀日，兼有便溏，火下泄也，喉不腐烂，缘无疫也。痧足而便溏止，身热退，胃气开，病将愈矣。其治法也，身热咳嗽，痧点未达者，疏解兼以开肺，继则痧点渐透达而未足，或兼泄泻，仍用疏解，不必止泄，痧足而泄自止也。痧虽未足，目赤、神烦、舌绛、脉数，散药加犀，达而兼清。痧透已足，赤焮云密，脉象数大，舌绛神烦，清火养液，在所必需。痧足渐回，热退胃开，而咳嗽未止，轻清理肺，其病自愈。痧发早回，而燥热不退，神机呆倦，腹痛胸满，鼻煽气促，液涸舌干，正虚脉乱，此等恶象，犯之多危，勿谓大块时痧，必不死者。（《辨论章》）

【按语】《疫痧草》是论述烂喉疫痧（相当于现代医学的猩红热）的专著。是书《辨论章》对本病的病因、病机、感染途径、病变部位、主要症状、诊断（含鉴别诊断）和辨证、预后判断、治疗和预防方法、病后调理和将息等，均作了精要和原则性的阐述，是全书的纲要。成书于二百多年前《疫痧草》，对急性传染病猩红热，能有如此深刻的认识，的确难能可贵，这也从一个侧面说明中医学在急性传染病的防治上有着丰富的实践经验，很值得发掘、继承和发扬。

《医学实在易》

（清代陈念祖）

瘟疫症来路两条：一条自经络而入，辨症治法，与感冒无异，宜服人参败毒散，温覆以取微汗，俾其从经络入者，仍从经络出也；一条从口鼻而入，一人之病，传染一家以及一乡一邑。其症发热头痛，口渴胸满，时吐黄涎，宜藿香正气散，大旨在辛香解秽四字，俾其从口鼻入者，仍从口鼻出也。过此不愈，则传入于里。大热、大渴、自汗者，宜白虎汤以清之；谵语、大便闭者，宜三一承气汤以下之。若表里之邪俱实，不汗不便者，宜用防风通圣散，汗下之法，一剂并行而不悖。若过七日，为一经已尽，病仍不愈，及病人素禀不足者，宜间用六味地黄汤、四物加人参、元参之类以补之，与伤寒治法略同。但此症七日，得大汗战汗则生，无汗则死。如汗出不至足，俟七日再汗之，生死以汗为主，故列于表症。（《表证症》）

【按语】本论简述瘟疫的感染途径和治法。所谓“从经络入”和“口鼻而入”者，实则继承了《伤寒论》邪从表入（太阳经）和叶天士“温邪上受，首先犯肺”理论。所列治表治里诸方，如人参败毒散、藿香正气散、白虎汤、承气汤、防风通圣散等，确是治疫的常用方剂。文中所说“得大汗战汗则生，无汗则死”“生死以汗为主”，也是传承了吴又可《温疫论》“疫邪留于气分，解以战汗”“战而不汗者危”“厥回汗出者生，厥不回汗不出者死”等名论。

至于"此症七日""俟七日"的日数，当不必拘泥。

《文十六卷》

（清代陆懋修）

《说文》：疫，民皆病也。从疒，役省声。小徐《系传》：若应役然。《释名》：疫，役也。言有鬼行疫也。《一切经音义》注引《字林》：疫，病流行也。此即《内经》刺法论所谓：五疫之至，皆相染易，无问大小，病状相似。亦即仲景原文所谓：一岁之中，长幼之病多相似者是也。惟其大小长幼罔不相似，故曰皆病；惟其皆病，若应役然，故谓之疫。仲景为后汉人，请即以后汉言之。安帝元和己未，会稽大疫。延光乙丑，京师大疫。张衡上封事，谓民都病死，死有灭户，人人恐惧，朝廷焦思，以为至忧。此非长幼相似，病不独在一人者乎？仲景当灵献时，遭疫者六：建宁之辛亥，熹平之癸丑，光和之己未、壬戌，中平之乙丑，建安之丁酉，皆有疫。而以丁酉之疫为最。曹植尝言曰：是年疠气流行，家家有僵尸之痛，室室有号泣之哀。或阖门而殪，或覆族而丧。罹此者，悉被褐茹藿之子，荆户蓬室之人耳。若夫殿处鼎食之家，重貂累蓐之门，若是者，鲜焉。此乃阴阳失位，寒暑错时，是故生疫。仲景所值有疫之年如此。此六年外，岂无温病而为一人所独者？一人独病，即不是皆病之疫。近人于无疫之年所遇温病，概名为疫，几若一人独病之温，世间更无此病者然。然则此病其安往乎？其在宋、元时，则不名为疫，而名曰瘟。苏公"雪夜诗"云：稍压冬瘟聊得健。盖以俗传有雪压瘟疫之语。此亦指皆病之瘟言之也。近如喻嘉言所谓鸡瘟死鸡，猪瘟死猪，牛马瘟死牛马。吴又可所谓大头瘟、瓜瓤瘟、虾蟆瘟、疙瘩瘟、绞肠瘟、软脚瘟；刘松峰所谓葡萄瘟、鸬鹚瘟、龙须瘟、虾子瘟、芋艿瘟。又有所谓椅子翻、扁担翻、王瓜翻；所谓鹁鸽挣、乌鸦挣、兔儿挣、狐狸挣、猿猴挣者。瘟也，翻也，挣也，皆疫也。即所谓皆病之疫也。陈素中谓：凶暴大病，死生人在数日间。戴天章谓：中人人病，中物物伤。试察厕间粪气与凶地尸气，自能辨之。杨栗山谓：毒雾之来也无端，烟瘴之出也无时。饿殍在道，胔骼之掩埋不厚，死尸连床，魄汗之淋漓自充。凡为疵疠旱潦之气，禽兽草木往往不免。即此诸说，且不仅为长幼相似，直有比屋连村，一家而毙数人者矣。不独死生在几日间，且有朝发夕死，夕发朝死，尤急则顷刻而死者矣。如是者，即古人之所谓疫。如是者，即近人之所谓瘟。或数十年而一见，或数十年亦不一见。试问病家其与年年常有之温，一人独病之温有何干涉？若年年常有之温，何至朝廷亦为之焦思，如张平子之所言乎？若一人独病之温，何至阖门覆族，家家痛，室室哀，如陈思王之所言乎？著作家或意本在温，而迹其所指，则皆瘟疫。或其书竟名瘟疫，而味其所言，则仍是温。生其后者，不且迷于所向而无可适从哉！余特将凡言瘟疫之大异于寻常温热者罗列于上，以告病家，冀病家先识此为瘟疫，而将寻常温热之病，别而出之。庶知温热之治，仍可取用《伤寒论》中之方，而头头是道矣。（《瘟疫病说一》）

【按语】本论首先说明瘟疫之定义，即对何谓瘟疫病，从其广泛传染性和流行性上作了界定。再则对温、瘟两字的含义予以澄清，即前者是指非传染性（所谓“一人独病”）的寻常温病；后者系指能引起广泛传染和流行的瘟疫。当然，从临床实际来看，传统属于温病范畴的疾病，如风温、春温、暑温、冬温之类，也可能有一定的传染性，只不过不像瘟疫病那样能引起广泛流行而已，这点必须明确。

余即明瘟之与疫，不过为古今异名，则疫即是瘟，瘟即是疫，而与温热之温全不相涉者，概可明矣。乃更有谓“温”“瘟”为古今字，不可以“温”“瘟”为两字者，则吴又可之《温疫论》也。盖又可欲谓温、瘟为一病，故谓不可以“温”“瘟”为两字。夫疫有两种，一为温之疫，一为寒之疫。若既论疫，则疫之温者宜寒，疫之寒者宜温，各有治法。又可之书，只说疫之有温，本未及疫之有寒。且但说疫中之温，本不说不疫之温，其义自在。若必欲以“温”“瘟”为一字，则疫之寒者既不可称寒温，岂疫之温者独可称为温温乎？其后周禹载之分温热暑疫，王孟英之集温热湿疫，非不欲明疫之外自有温热，然皆平列四证，则又不知温热暑湿皆就一人之病言，疫则必以病之传染言，如其温热暑湿之四证而并为一时所传染，则温为温疫，热为热疫，暑湿为暑湿之疫。且当与寒病之有传染者，皆以疫名若之何？其可平列乎？凡著书者，但说温疫，不说寒疫，故并果为有疫之年，而其疫之或为寒、或为温者，亦令人罔知所措也。（《瘟疫病说二》）

【按语】本论进一步说明温、瘟两字之实质含义和实际应用之不同点，同时又明确指出瘟疫有寒、温之分，即瘟疫病包括寒疫与温疫两大类，认为吴又可的《温疫论》，其实只论述了温疫，而未及寒疫，这种评说，是比较中肯的。的确，在不少医者心目中，瘟疫多与“温疫”等同，似乎世上只有温热性质的瘟疫，而无寒疫存在，这实际上是一种误解，殊不知仲景《伤寒论》自序所说的使其家族“犹未十稔，其死亡者，三分有二”，究其罪魁祸首，即是寒疫。由此可见，陆九芝将瘟疫分寒、温两大类，是很有道理的。

疫之称谓，不可不明。疫之治法，亦不可不讲。《内经》：五疫之至，各随其所值之年，由伏而发。其治尽于木郁达之，火郁发之，土郁夺之，金郁泄之，水郁折之五法。盖治疫独讲太少之五运，与夫主客之六气，就寒温两面而言，却是温疫多而寒疫少。故五运之有木火土金水也，半寒而半温也。六气之有湿寒、寒湿、风火、火风、燥火、火燥也。温又多于寒也。然正不得以温多于寒，而遂置寒疫于不问也。周禹载于温独说春温，而于疫又独说温疫，则既不解温之无寒，又不解疫之有寒故耳。黄坤载则知有寒疫矣，然于温疫则云无内热。无内热何以谓之温乎？于寒疫则反用石膏，用石膏何以谓之寒乎？喻嘉言论疫专主三焦，颇得治疫之法。坤载之于疫，偏说手足六经。夫疫之小者不分经络，疫之大者顷刻变生，尚何六经传遍之有？只是仲景六经之药，不外温清两法，以之分治两疫，亦为甚合。大抵以温而疫，则论中芩、连、栀、柏之统于膏、黄者可用也；以寒而疫，则论中吴萸、蜀椒之统于姜、附者可用也。余独举运气一方冠其首，而又举普济消毒饮之治温疫者以概清法，举圣散子之治寒疫者以概温法，而禹载之惑可解，坤载之混可别。及嘉言治温而用姜、附，即鞠通本之而用桂枝者，皆可删。总而言之，不传染而有热无寒者是曰温，传染而有寒有热者是为疫。不得以治寒疫者治温疫，更不得以治寒疫者治温病也。此温热、瘟疫所以必严其界，而温疫、寒疫所以亦不可偏举也。（《瘟疫病说三》）

【按语】本论论疫之治法，当分寒疫、温疫两大类，分别投以寒、热之剂，告诫切勿以热治热，以寒治寒，并强调治寒、温两疫，均可从仲景《伤寒论》中取法，如说：“大抵以温而疫，则论中芩、连、栀、柏统于膏、黄者可用也；以寒而疫，则论中吴萸、蜀椒之统于姜、附可用也。”九芝之尊崇《伤寒》，于此亦可见一斑。至于论中“不传染而有热无寒者是曰温，传染而有寒有热者是为疫。不得以治寒疫者治温疫，更不得以治寒疫者治温病也。”乃是陆氏论疫、论温的吃紧句，堪称总结性的论断，未可草率读过。

《医林改错》

（清代王清任）

上吐下泻转筋一症，古人立名曰霍乱。宋朝太医院立方，名曰局方，立藿香正气散以治之。以邪气伤正气之病，反用攻发正气之药，岂不愧太医之名。至我朝道光元年，岁次辛巳，瘟毒流行，病吐泻转筋者数省，京都尤甚，伤人过多，贫不能葬埋者，国家发帑施棺，月余之间，费数十万金。彼时业医者，有用参、术、姜、附见效者，便言阴寒；有用芩、连、栀、柏见效者，则云毒火。余曰：非也。不分男妇老少，众人同病，乃瘟毒也。或曰：既是瘟毒，姜、附热，芩、连凉，皆有见效者，何也？余曰：芩、连效在初病人壮毒盛时，姜、附效在毒败人弱气衰时。又曰：有芩、连、姜、附服之不效，而反有害者，何也？余曰：试看针刺而愈者，所流尽是黑紫血，岂不是瘟毒烧炼？瘟毒自口鼻入气管，由气管达于血管，将气血凝结，壅塞津门，水不得出，故上吐下泻。初得，用针刺其胳膊肘里弯处血管，流紫黑血，毒随血出而愈。或曰：所刺是何穴？请明白指示。余曰：余虽善针，不必论，是穴名曰尺泽。人气管周身贯通，血管周身亦贯通，尺泽左右四、五根血管，刺之皆出血，皆可愈，尺泽上下，刺之亦可愈。总之，用针所刺而愈，皆风火气有余之证；不足之证，愈针愈坏。此针灸家隐讳而不肯言也。仓促之时，用针刺，取其捷便也。一面针刺，一面以解毒活血汤治之，活其血，解其毒，未有不一药而愈者。但此症得之最速，伤元气最快，一半日可伤生。若吐泻一两时后，或半日后，一见腿抽，便是腿上气少，一见胳膊抽，便是胳膊上气少。如见眼胞塌陷，汗出如水，肢冷如冰，漫言凉药有害，即余所立解毒活血汤，亦有过无功。此时无论舌干口燥，大渴饮冷，一时饮水数碗，放心用姜附回阳汤，一付可夺命。此法非浅医所能知也。

解毒活血汤

连翘二钱　葛根二钱　柴胡三钱　当归二钱　生地五钱　赤芍三钱　桃仁八钱（研）　红花五钱　枳壳一钱　甘草二钱　水煎服。（《瘟毒吐泻转筋说》）

【按语】盖霍乱之病名，甚是古老，其意是指清浊混淆，变乱于肠胃之间，引起剧烈上吐下泻的症状，即挥霍撩乱之谓也。细究中医“霍乱”之病，从现代医学观点来看，非尽指真性霍乱，其中也包括急性胃肠炎之类疾病。真性霍乱，系公元1821年传入我国，王清任《医林改错》，乃成书于1830年，真性霍乱已传入我国。从本论所述霍乱病因为“瘟毒”，其流行特点是“不分男妇老少，众人同病”，并于道光元年（1821年）引起大流行，“京都尤甚”，死者不可胜计，可见是属真性霍乱无疑。对其治法，王氏提倡针药并施，针刺以尺泽放血为主，药用活血解毒汤，旨在“活其血，解其毒”，据称“未有不一药而愈者”。从今天医学观点来看，王氏针药并施的方法，特别是主张活血解毒，确有改善微循环，促进毒素排泄的作用，这是王氏在治疗霍乱上的创造性贡献，其功不可泯灭。

《重楼玉钥》

（清代郑梅涧）

喉间起白如腐一证，其害甚速。乾隆四十年前无是证，即有亦少。自廿年来患此者甚多，惟小儿尤甚，且多传染，一经误治，遂至不救，虽属疫气为患，究医者之过也。按白腐一证，即所谓白缠喉是也。诸书皆未论及，惟《医学心悟》言之，至于论治之法，亦未详备。缘此证发于肺肾，凡本质不足者，或遇燥气流行，或多食辛热之物，感触而发。初起者发热，或不发热，鼻干唇燥，或咳或不咳，鼻通者轻，鼻塞者重，音声清亮气息调匀易治。若音哑气急，即属不治。近有好奇之辈，一遇此症，即用象牙片动手于喉中，妄刮其白，益伤其喉，更速其死，岂不哀哉！余与既均三弟疗治以来，未尝误及一人，生者甚众。经治之法，不外肺肾，总要养阴清肺，兼辛凉而散为主。

养阴清肺汤

大生地二钱　麦冬一钱二分　生甘草五分　元参钱半　贝母八分，去心　丹皮八分　薄荷五分　炒白芍八分

不用引

质虚，加大熟地，或生熟地并用；热甚，加连翘，去白芍；燥甚，加天冬、茯苓。

如有内热及发热，不必投表药，照方服去，其热自除。（《又论喉间发白

治法及所忌诸药》）

【按语】《重楼玉钥》是喉科专著。本论对白喉的传染性，病位“发于肺肾”，主要临床表现等作了扼要的论述，尤其是指出“总要养阴清肺，兼辛凉而散为主”的治疗方法，并创制养阴清肺汤治疗本病，经临床实践证实，效果显著，堪称传世名方，详参名方篇。

《类证治裁》

（清代林珮琴）

论治

疫为时行疠气，有大疫，有常疫。大疫沿门阖境，多发于兵荒之后，不数见；常疫则一隅数家，一家数人，症多相似，春夏秋三时皆有之，而夏秋为甚。其疠邪之来，皆从湿土郁蒸而发，触之成病，其后更相传染，必由口鼻吸受，流入募原。募原乃阳明胃络，在夹脊前肠胃后，去表不远，附近于胃，为表里之分界。从鼻吸入，故头额晕胀，背微畏寒；从口吸入，故呕恶满闷，脐痛下利，足膝逆冷。邪出募原，故壮热，有汗不解，必俟表气入内，精气达外，大发战汗，然后脉静身凉，亦有自汗而解者。但以出表为顺，陷里为逆。从表解者，战汗自汗发斑，从里陷者，胸腹痞痛，便秘，热结傍流，协热下利，呕恶谵语，舌黄黑刺。疫证脉，不沉不浮而数，然必右盛于左，以湿土之邪，多犯阳明胃经也。募原亦附胃。阳明居太阳之里，少阳之外，为三阳经之中道。伤寒之邪，自表传里；温热之邪，自里达表；疫疠之邪，自阳明中道，随表里虚实而发，不循经传也。邪伏中道，必表里分解，然不能一发便尽，故有得汗热除，二三日复热如前者；有得下里和，二三日复见表证者；有表和复见里证者；有表里偏胜者；有表里分传者。吴氏《温疫论》谓疫有九传，综其变也。总由伏邪既溃，传变不一，故屡夺屡发也。疫症治法，外解如香豉、葱白、连翘、薄荷之属。内清如山栀、芩、连、人中黄、滑石之属。下夺如芒硝、大黄之属。且疫为秽浊之邪，若熏蒸热痰，蒙蔽心胞，则神识渐昏，必用芳香宣逐，清血络以防结闭，如犀角、菖蒲、银花、郁金、佩兰之属。烦渴多汗，用石膏、知母。斑发咽痛，用犀角、牛蒡、生地。衄血下血，用山栀、犀角、丹皮。发热自利，用葛根、芩、连。胸膈痞满，用瓜蒌、枳、桔。呕吐呃逆，用藿香、竹茹。邪混三焦，热结血分，宜大制咸苦，用元参、金银花露、金汁之属。而人中黄、香豉尤为时疫之专药。香豉，黑豆所盦，得湿热之气，酿成败秽之质，能引内邪从巨阳蒸汗而解。人中黄，甘草所制，渍以滓秽，专解肠腑恶毒，从下而泄，得同气相求之妙。以其总解温热时行内外热毒也。盖疫为燥热毒疠，从无辛温发散之例，一切风燥辛热，皆不可犯。至于大疫，又宜斟酌司天岁气方向，不拘一辙也。其发于外者，有大头、捻颈、瓜瓤、杨梅、疙瘩、绞肠、软脚等证，亦条列治法，备查用焉。此证宜与温热同参。

伤寒时疫辨

吴又可曰：伤寒必有感冒之因，然后头疼身痛，发热恶寒；时疫原无感冒之因，忽觉凛凛，以后但恶热，不恶寒。伤寒不传染，时疫多传染。伤寒邪从毛窍入，时疫邪从口鼻入。伤寒感而即发，时疫感久乃发。伤寒投剂，一汗而解；时疫发散，有汗不解。伤寒汗解在前，时疫汗解在后。伤寒投剂，可使立汗；时疫俟其内溃，乃得自汗战汗。疫邪始匿募原，根深蒂固，发时与营卫交并，客邪经由之处，营卫无不受伤，故曰溃，然不溃则不能传，不传则邪不出，邪不出则疾不瘳。伤寒发斑则病笃，时疫发斑则病衰。伤寒感邪在经，以经传经；时疫感邪在内，内溢于经，经不自传。伤寒感发甚暴，时疫却淹缠加重。伤寒必先发表，时疫必先疏利。种种不同，所同者，伤寒时疫皆能传胃，故同用承气汤导邪以出也。然疫症下后，多有未能顿解者，由于表里分传，一半向外传，邪留肌肉，一半向里传，邪留胃腑，留胃故里气结，表气因而不通，于是肌肉之邪，不能即达肌表，下后里气通，表气亦顺，向郁肌肉，乃或斑或汗，脱然而愈，伤寒下后无是矣。

［疫症］初起三日，葱豉汤加童便热服。汗之，不汗，少顷更服，以汗出热除为度。三服不解而脉浮，尚属表证，用白虎汤。见里证，用承气汤、解毒汤。表里不分，用凉膈散、双解散加减。汗下后，复见表证，再与白虎汤。复见里证，更与承气汤。表里热结，用三黄石膏汤、栀豉汤。汗之。有汗下三四次而热退者，有热退后忽复壮热，用再汗再下而愈者。若脉证皆虚，用清热解毒汤、人中黄丸。调之，非如伤寒有下早变证之虑，亦非温热不可频下之比，总当以热除邪尽为度。惟下元虚者，非六味生料补其真阴，不能化其余热，纂《张氏医通》。初发邪伏募原，营卫交阻，凛寒发热，甚则厥逆，迨阳郁而通，厥回而中外皆热，不可发汗，宜透其邪，用达原饮。轻者舌苔白而薄，脉不数，可从汗解。重者舌苔如粉，舌根先黄，延及中央，邪渐入胃，须下之，达原饮加大黄。若脉长洪而数，大汗而渴，此邪适离募原，欲表未表也，白虎汤。舌黄兼里证，邪已入胃，大小承气汤。凡舌苔白，邪在募原，不可下；苔黄，邪

在胃，宜下，黑而芒刺，急下；目赤咽干，气喷如火，扬手掷足，脉沉数，下之，俱承气汤。凡失下，循衣摸床，撮空肉惕，目不了了，邪热愈甚，元气将脱者，宜陶氏黄龙汤。既下，急用生脉散加归、芍。痰滞胸膈，瓜贝养荣汤。斑不透，仍热，举斑汤。屡汗而液枯，人参白虎汤。表证多，里证少，达原饮加大黄、枳实。里证多，表证少，大柴胡汤。燥结便秘，热结旁流，日久失下，自利黑水。协热下利，潮热便作泄泻。俱承气汤。疫兼痢者危，槟榔顺气汤。热结下焦，小便不利，导赤散。热瘀发黄，茵陈蒿汤。血蓄膀胱，夜热谵语，桃仁承气汤。妇人病疫，经水适来，邪入血海，热随血下，自愈。小柴胡汤加赤芍、丹皮、生地黄。如结胸状者，血因邪结也，宜刺期门穴。经水适断，血室乍空，邪乘虚入，难治，柴胡养荣汤。新产亡血，柴胡养荣汤。孕妇病疫，随症施治，以安胎保胎为主，亦有宜用承气汤者。用之，反得母子俱全，慎勿生疑制肘也。纂吴氏《温疫论》。

［大头瘟］湿热伤巅，肿大如斗，赤瘤无头，或结核有根，令人多汗气蒸，天行疠气，染之多死，乃邪热客于心肺，上攻头面而为肿也。初则憎寒壮热，体重，头面痛，目不能开，上喘，咽喉不利，甚则堵塞不能饮食，舌干口燥，恍惚不安，不速治，十死八九。人中黄丸、普济消毒饮子。便硬，加酒大黄一二钱，缓服，或沈氏头瘟汤。若溃脓，必染人，若发于面部，焮赤肿痛，属阳明。普济消毒饮子加石膏。发于耳前后、额角旁，红肿，属少阳。普济消毒饮子加柴胡、天花粉。发于脑顶后，并耳后赤热肿痛，属太阳。荆防败毒散去人参，加芩、连。

［捻颈瘟］喉痹失音，项大腹胀如虾蟆状，亦名虾蟆瘟。荆防败毒散。

［瓜瓤瘟］胸高胁起，呕血如汁，生犀饮。便结加大黄；渴加花粉；虚加盐水炒人参；表热去苍术，加桂枝、黄连；便脓血，倍黄土，加黄柏；便滑，以人中黄代金汁。

［杨梅瘟］遍身紫块，忽然发出霉疮。清热解毒汤，下人中黄丸，并宜刺块出血。

［疙瘩瘟］发块如瘤，遍身流走，旦发夕死。急用三棱针刺入委中三分，出血，服人中黄散。

［绞肠瘟］肠鸣干呕，水泄不通，类绞肠痧。急宜探吐，服双解散。

［软脚瘟］便清泄白，足肿难移。此即湿温证，宜苍术白虎汤。（《疫症》）

【按语】本论分论治、伤寒时疫辨二节，对疫症的证治以及与伤寒的辨别，作了详细的叙述，特别是吸取了吴又可瘟疫观与叶天士温热观的特长，将两者融会贯通，指出疫证的治法应与温热合参，如对疫疠秽浊之邪蒙蔽心胞用芳香宣透，清营凉血的犀角、菖蒲、金银花、郁金之属；治瘟疫发斑用犀角、牛蒡、生地；衄血、下血用山栀、犀角、丹皮之类，均融合温病学派的用药经验。此外，还兼取历代治疫效方，如《外台秘要》的三黄石膏汤、《太平惠民和剂局方》的凉膈散、刘河间的双解散、李东垣的普济消毒饮子、朱丹溪的人中黄丸、《外科理例》的荆防败毒散等等。总之本论堪称荟萃历代有关疫症理、法、方、药的精粹，尤其是辑录了治疫名家吴又可的有关论述，不失是疫病的名论，当仔细品味，不可草草读过。

《随息居重订霍乱论》

（清代王士雄）

上海特海陬一邑耳，二十年来，屡遭兵燹，乃沧海渐变桑田，外国之经营日广，苏省又以为会垣，而江浙之幸免于难者，率迁于此，各省商舶群集，帆樯林立，踵接肩摩，居然一大都会矣。然人烟繁萃，地气愈热，室庐稠密，秽气愈盛，附郭之河，藏垢纳污，水皆恶浊不堪。今夏余避地来游，适霍乱臭毒番痧诸证盛行，而臭毒二字，切中此地病因。（《病情》）

【按语】本节以“臭毒”概括霍乱病因，叙述自然环境对霍乱发病的影响。“臭毒”，在王孟英以前的医著中，多指中土湿滞、秽气内贼一类病证，如《张氏医通》说：“脾胃喜香燥而恶臭滞，若素多湿滞而犯臭气，则正气郁遏，腹痛乃作，或上连头额俱痛，或下连腰腿俱痛，……与生黄豆嚼之，觉香甜者，是臭毒也。”而王氏所说的“臭毒”，是指自然界一种臭秽恶浊之气，他以当时上海人烟繁萃，秽气特重，水质恶浊，而致霍乱盛行的实例，阐述了自然环境对“臭毒”生成的影响，及其在霍乱发病中所起的重要作用。

针对臭毒病因，王氏提出了许多预防措施，现简述其大要：

1. 祛热气　王氏尝云，卜居最宜审慎，住房不论大小，必要开爽通气，扫除洁净，设不得已而居市廛湫隘之区，亦可人工斡旋几分，稍留余地，以为活路，毋使略无退步，以致霉时受湿，暑令受热，平日受秽。

2. 除秽浊　①凡患者所吐泻之物，随时扫除干净，毋使熏触病者与旁人；②每交夏令，室中焚大黄、茵陈，食井中投白矾、雄精，水缸内置石菖蒲、降香；③枇杷叶煎汤，代茗常服，川椒研末涂鼻孔。

3. 净水质　人烟稠密之区，疫疠时行，地气既热，秽气亦盛，必湖池广而水清，井泉多而甘洌，可借以消弭几分，免成燎原之势。平日即宜留意，或疏濬河道，毋使积污，或广凿井泉，毋使饮浊。

王氏在霍乱的预防上，重视杜绝“臭毒”滋生和蔓延，同时也强调自身的保养，以增强机体的自身防御功能。如《守险篇》云：“饥饱劳逸，皆能致疾，而饱暖尤为酿病之媒。……人身之气，贵乎周流无滞，则浊降清升，虽感客邪，亦潜消默化，而不能留著为病，惟过饱则胃气壅塞，脾运艰迟，偶吸外邪，遂无出路，因而为痧胀成霍乱者最多。故夏令不但膏粱宜摒，虽饭食且然，况无故喜服参药，妄食腻滞之物，如龙眼、莲子，以图补益，而窒塞气机哉。”主张忌酒，节食，戒油腻，禁蛮补，薄衣被。这不独为霍乱的预防要法，也是防病养生的重要手段，医者病者，乃至平人，宜乎共勉。

《治温阐要》

（清代汝琴舫）

瘟疫者，浑身壮热，昏昏不爽，沿门阖境，递相传染，盛于春夏之间者是也。虽因时气而得，然所感者，皆由恶毒异气而成，非若春寒、夏凉、秋热、冬温之类也。是以狱中此病四时无间，最易传染。《西山记》曰：近秽气，伤正气。孙真人曰：乘马夜行，当沐浴更衣，方可近小儿，使不闻马毒气，不然则多天吊急惊也。钱仲阳曰：步粪秽之履，毋近婴儿。亦此意也。其感受之因，异伤寒，异温暑，异非时感冒；其治法亦异。丹溪用人中黄丸，补、散、降三法并行；《明医杂著》用清热解毒汤，内外兼施，斯二者乃治瘟疫之大法也。大率当辟邪扶正为主。近叶氏立甘露消毒丹、神犀丹二方，亦颇可法。（《瘟疫》）

【按语】本论对瘟疫的病因，亦不赞同“非其时而有其气”的观点，强调“恶毒异气”乃疫病之原，这与吴又可的“疠气”“杂气”病因观是相一致的。文中所引诸家治法和方剂，如人中黄丸、清热解毒汤、甘露消毒丹、神犀丹等方，确是治疫良方，详见名方篇。

《时病论》

（清代雷丰）

温者，温热也；瘟者，瘟疫也；其音同而其病实属不同。又可《瘟疫论》中，谓后人省氵加疒为瘟，瘟即温也。鞠通《温病条辨》统风温、温热、温疫、温毒、冬温为一例。两家皆以温瘟为一病。殊不知温热本四时之常气，瘟疫乃天地之厉气，岂可同年而语哉！夫四时有温热，非瘟疫之可比。如春令之春温、风温，夏令之温病、热病，长夏之暑温，夏末秋初之湿温，冬令之冬温，以上诸温，是书皆已备述，可弗重赘。而鞠通先生之书，其实为治诸温病而设也。至于瘟疫之病，自唐宋以来，皆未详细辩论。迨至明末年间，正值凶荒交迫，处处瘟疫，惨不堪言，吴又可先生所以著《温疫论》一书。所谓邪从口鼻而入，则其所客，内不在脏腑，外不在经络，舍于伏脊之内，去表不远，附近于胃，乃表里之分界，是为半表半里，即《针经》所谓横连膜原是也。其初起先憎寒而后发热，日后但热而无憎寒。初得之二、三日，其脉不浮不沉而数，头痛身疼，昼夜发热，日晡益甚者，宜达原饮治之。咸丰八载，至同治纪元，粤匪窜扰吾衢，大兵之后，继以凶年，沿门阖境，尽患瘟疫，其时丰父子诊治用方，皆宗又可之法也。更有头面、颈项、颊腮并肿者，为大头瘟。发块如瘤，遍身流走者，为疙瘩瘟。胸高胁起，呕汁如血者，为瓜瓤瘟。喉痛颈大，寒热便秘者，为虾蟆瘟（一名捻颈瘟）。两腮肿胀，憎寒恶热者，为鸬鹚瘟。遍身紫块，发出霉疮者，为杨梅瘟。小儿邪郁皮肤，结成大小青紫斑点者，为葡萄瘟。此皆瘟疫之证，与温病因时之证之药，相去径庭，决不能温、瘟混同而论也。因忆又可著书，正崇祯离乱之凶年；鞠通立论，际乾嘉升平之盛世；一为瘟疫，一为温热，时不同而病亦异。由是观之，温病之书，不能治瘟疫；瘟疫之书，不能治温病。故凡春温、风温、温病、暑温、湿温、冬温，字必从氵。瘟疫、大头、疙瘩、瓜瓤、虾蟆、鸬鹚、杨梅、葡萄等瘟，字又从疒。温、瘟两字，判然不同，而况病乎！知我者，幸弗以丰言为河汉也。（《温瘟不同论》）

【按语】本篇指出温病与瘟疫之不同。雷丰认为，温病与瘟疫是有区别的。在病因上，“温热本四时之常气，瘟疫乃天地之厉气”，所谓“四时之常气”，即春之温，夏之暑，秋之湿或燥，冬之寒，其发病均与时令之气有关；

而瘟疫乃感受厉气所致。并强调瘟疫有“沿门阖境”广泛传染和流行的特点，多发于“凶荒交迫”之年，显然与温病有别。雷氏上述看法，是继承了周扬俊、陆九芝等医家的观点。周扬俊尝谓：“一人受之则谓之温，一方受之则谓之疫。”其间辨别的关键是在于“传染不传染耳。”当然，温病并非绝对不传染，只不过传染性较之瘟疫为弱，这点亦须明确。由此可见，温、瘟不分的观点是不够妥当的，雷氏的批评不无道理。

至于雷氏所说的“温病之书，不能治瘟疫；瘟疫之书，不能治温病”，未免失之于偏。事实上，瘟疫专著如吴又可的《温疫论》，其中不少理、法、方、药是同样适合温病的，如达原饮之治邪客膜原证，不仅瘟疫宜之，温病中的湿温、伏暑等证，亦常用之；反之，温病专著如叶天士的《外感温热篇》，其诊察方法（如辨舌、验齿、察斑疹、白㾦等）、辨证纲领和治疗法则，对瘟疫的诊治，同样有着指导作用。因此，我们在实际运用时，不能将温病与瘟疫的著作截然分割，应该相互参考，融会贯通。

《血证论》

（清代唐宗海）

暑者，湿热合气之谓也。热蒸则湿动，湿郁则热遏，湿热合化，是为暑气，《月令》所谓“土润溽暑”，此之谓矣。热甚则心烦口渴，脉数溺赤；湿甚则泄痢肿满，喘急闭闷。病状不一，总系热湿二气而已。血家阴虚，湿热之邪尤易感受，宜统以大清凉饮治之。湿甚者再加防己，虽不能尽暑之治法，然本此方以推广之，可以得变通之妙。

又有阴暑，实非暑也，乃夏月伏阴内动之寒证，毋循名而失实。疫者，四时不正恶戾臭秽之气，触人为病，病气又能传染，是名曰疫。沉冬则无，夏秋常有。其气触人皆从口鼻而入，内伏脏腑之中。发作则壮热头痛，变疟动痢，狂躁肿急，不一其形。虽有外证，不得发表，但解其里，则表气自和，清瘟败毒饮加酒大黄治之。血家阴虚，疫邪易发，故并言之。另有瘟疫专书，详明者多，宜细查阅，此第举其大意耳。（《暑疫》）

【按语】本论首述暑邪乃湿热合气，因此其致病具有湿热的性质，临床表现有热重或湿重的不同类型。血家阴分本虚，湿热之邪尤易感受，这是说明人体体质即个体差异与病邪易感性的关系。明确暑邪的特性，则有利于对“暑疫”的病因病机、临床证候和治疗方法的理解。据临床所见，发于夏秋季节的急性传染病，诸如流行性乙型脑炎、急性细菌性痢疾、疟疾等，究其病因，多与感受暑邪（湿热合气）有密切关系。论中提出治疗暑疫的主方清瘟败毒饮，乃余师愚《疫疹一得》治疫的基本方，盖后世医家多认为余氏所论之疫，是属于“暑热”性质的疫病，可见用本方治疗“暑疫”是比较适应的，现代的临床实践也证明了这一点，可与名方篇“清瘟败毒饮”互参。

《霍乱燃犀说》

（清代许起）

于戏！霍乱而死者可胜痛哉！夫霍乱危急证也，霍乱而转筋则证之尤危尤急者也。人一病之，生者少而死者多，大抵皆不死于霍乱而死于治霍乱之医药者耳。僻处穷乡，赤贫如洗，偶病霍乱，犹有活者，以无医药之害，或仅藉外治饮水，反不致十死八九矣。夫医药之害，岂易言哉！今之为医者，大半食古不化，指鹿为马，好为大言以欺人，开口《伤寒论》，动手四逆汤，鲁莽灭裂，似是而非。又有读书不成，商贾无资，徒游于庸恶陋劣之门，以讹传讹，自以为是，不识人命攸关，峻药妄投，轻病转重，重者转为不治。而一遇霍乱，不问是寒是热，无不以丁、附、姜、桂香燥温热之药，服之而不死者，鲜矣。病家亦以为如此温热而犹不能生，直霍乱者之命数耳。特未知医药之害，甚于霍乱，遂致孤人之子，寡人之妻，而人家并不咎诸医药，而为医者能不动心乎？且是证也，每于夏秋之间，甚则流行似疫，阖境皆然，而莫甚于去年，往往有灭门之染，谓非暑湿热三气之所酿，兼之医药之害，抑何至于斯极乎？余目击病霍乱，而医者之丁、附、姜、桂服之，无不含冤而毙，每一念及，辄为心痛，兹姑缕述前人名论，如是则是寒是热，朗若列眉，俾家置一编，庶几人人尽知霍乱之原，由胸中早已澈底澄清，则断不听医之模糊影响之谈，而被丁、附、姜、桂之害也，因名之曰《霍乱燃犀说》。（《自序》）

【按语】《霍乱燃犀说》系晚清许起所撰，成书于公元1888年。自从1821年霍乱传入我国后，曾引起多次大流行，危害甚剧。许氏在本书序言中，对本病的病因，流行季节，特别是由于误治造成的严重后果等，作了深刻的论述，强调要辨证论治，不能囿于《伤寒论》，动辄投以丁、附、姜、桂等温热之药，鲁莽灭裂，酿成大害。这些论述，对临床确有指导作用。

《读医随笔》

（清代周学海）

近日时疫之病，有所谓喉痧者，初起脉俱沉细，三部以两尺为甚，两尺又以左手为甚，其初至数尚清，应指有力，一二日后渐见躁疾，模糊伏匿，按之即散。旧谓瘟病邪从中道，起于阳明，其脉右大于左。窃谓此乃热浊之毒气熏蒸肺胃，脉形必是缓长洪大，浑浑不清，为气浊而中焦湿热也。近时病情，乃邪伏少阴，或冬暖不寒，阳气不潜，阴精消散；或膏粱无节，脾胃浊热下流，克伤肾水；或房室无度，阴精下夺，至春阳气欲升，阴精不能载阳上达。故虚阳之已升者，中道而止于咽喉，不能达于大表也。其毒气之未能全升者，下陷于肾中，熏蒸燔灼，阴尽而死。所谓逆冬气则少阴不藏，肾气独沉也。治法，尝拟用猪肤汤、麻辛附子汤，二方并用，减麻黄，附子改用生者，并重加党参，以达其毒，毒散阴可存矣。世每泥于喉症发于肺胃之成法，用苦寒清降，以清肺胃，故热毒愈无由达也。张石顽曰：伤寒以尺寸俱沉为少阴；少阴一经，死证最多，为其邪气深入，正气无由自振也。若夫春夏温病热病，而见沉小微弱短涩者，此伏热之毒滞于少阴，不能撑出阳分，所以身大热而足不热者，皆不救也。惟沉而实，见阳明腑实证者，急以承气下之，不可拘于阳证阴脉例也。凡时行疫疠，而见沉脉，均为毒邪内陷，设无下证，万无生理。此论可谓详矣。至谓脉沉无下证必死者，为其不可下也，下之亦必死。然则于万死之中，而求一生，宜何道之从？曰：不从下夺，而从上提，重填其阴，以举其阳，庶有几乎！何者？此人金水并虚，木火并实，实者散之，虚者滋之，金复则自上而挈之，水复则自下而托之，如此而不生，可告无罪矣。近有自负明医，专用桂、附、椒、姜，燥阴耗血，谬称托邪外出，引火归原，应手辄毙。其罪与用苦寒清上者等。（《瘟疫脉沉》）

【按语】沉为肾脉，瘟疫若见沉小微弱之脉，多系肾元下虚，疫毒内陷，滞于少阴，不能托出阳分，为正不胜邪的恶候。古人云："伤寒偏死下虚人”，瘟疫何独不然。此等证的治疗，在伤寒古有成法，多以麻黄附子细辛汤为主方；在瘟疫，当用何法？我们认为应仿《温病条辨》“热邪深入，或在少阴……，宜复脉”。可采用加减复脉汤合黑膏（生地、豆豉），以扶正托邪，似较合适。

名方篇

加减败毒散

【文献出处】《寿世保元·瘟疫》

【原文摘录】众人病一般者，天行时疫也，其证头面肿大，咽喉不利，舌干口燥，憎寒壮热，时气流传，不问四时瘟疫，通用此方。

防风一钱五分　荆芥二钱　羌活二钱　独活二钱　前胡二钱　升麻五分　干葛一钱　赤芍二钱　桔梗八分　川芎一钱五分　白芷二钱　薄荷八分　牛蒡子三钱　甘草八分　柴胡八分

上锉，姜、葱煎，热服，出汗。

【按语】本方由《外科理例》荆防败毒散化裁而成，实导源于《小儿药证直诀》人参败毒散。在古医籍中，以败毒散类方治疗疫病记述甚多，如《济阳纲目》以荆防败毒散（人参、茯苓、甘草、桔梗、川芎、枳壳、柴胡、前胡、羌活、独活、防风、荆芥）"治时毒肿痛发热，左手脉浮数"。《杂病源流犀烛》以荆防败毒散治捻头瘟；《济世全书》用加减败毒散（组方与《寿世保元》同）"治天行瘟疫，头面肿盛，咽喉不利，舌干口燥，憎寒壮热，时气流传。"此外，《太平惠民和剂局方》《三因方》《元戎拾遗》《赤水玄珠》《万病回春》《疫疹一得》等均有败毒散治瘟疫、时气的记载。足见本方广泛应用于疫病，尤适应于邪在肌表者。

【现代应用】

1. 细菌性痢疾　黄氏报道用人参败毒散为主加黄连、山栀、秦皮等治疗3例急性菌痢，均1剂而寒热大减；2~4剂下痢次数明显减少，腹中安和。（《浙江中医学院学报》1994年第5期8页）

2. 病毒性肝炎　黄氏用人参败毒散治疗急性病毒性肝炎152例。基本方：人参（党参代）、茯苓、枳壳、桔梗、柴胡、前胡、川芎、羌活、独活、甘草各9g，薄荷3g，生姜3片。加减法：黄疸型加茵陈、金钱草各30g，秦艽9g；无黄疸型加蒲公英、败酱草各30g；热感加黄芩、栀子各9g；呕吐加半夏、竹茹各9g；胸闷加全瓜蒌30g；腹胀加厚朴、大腹皮各9g；腹泻加苍术9g，黄连6g；大便燥结加大黄3~9g；口舌干燥减羌活、独活为3~6g，加天花粉9g。每日1剂，分2次煎服，4周1个疗程。结果：临床治愈139例

(91.4%)，无效（包括中途更医）13 例（8.6%）。乙型肝炎表面抗原（HBsAg）阳性阴转 34 例，占检出的 29%。一般服药 28 剂，最多 42 剂，平均 31.9 剂。（《国医论坛》1992 年第 5 期 27 页）

3. 流行性感冒　患者王某，男，68 岁。患流感 1 周，经输液、抗感冒西药效果不显，现证见恶寒发热，体温 39.4℃，咳嗽，身酸痛，乏力。予人参败毒散 2 剂，水煎温服，痊愈。（《安徽中医临床杂志》2003 年第 2 期 154 页）

何氏报道其近 20 年来，每遇流感盛行，出现外寒束内热，类似大青龙汤证者，投以人参败毒散加石膏辄效。（《新中医》1987 年第 5 期 1 页）

4. 登革热　何氏报道用本方治愈登革热 200 例。其初起卫气同病，表寒盛而里热炽者用人参败毒散加减：太子参、柴胡、茯苓、葛根各 15g，前胡、羌活、独活、枳壳、桔梗各 10g，石膏 45g，甘草 5g。该方确能顿挫病势，缩短病程。若初起即四肢发疹而痒者，去参加防风、荆芥。（《新中医》1987 年第 5 期 1 页）

5. 流行性腮腺炎　焦氏报道采用荆防败毒散为主，随证加减治疗腮腺炎 106 例，处方：荆芥 6g，防风 6g，羌活 4.5g，独活 4.5g，川芎 3g，枳壳 4.5g，桔梗 6g，甘草 4.5g，云苓 6g，柴胡 4.5g，前胡 6g（成人量）。用水煎服，1 日 2 次，小儿酌减。加减法：喉头、扁桃体肿大潮红灼痛，加牛蒡子、射干；若睾丸肿痛加川楝、小茴。获得满意疗效。（《江西中医药》1960 年第 11 期 32 页）

6. 水痘　朱氏报道采用荆防败毒散加减治疗水痘 38 例，收到较理想效果。处方：荆芥、防风各 12g，羌活、独活、柴胡各 10g，升麻 6g，葛根 12g，薄荷（后下）10g，甘草 3g。1 天 1 剂，煎汁分 2 次服，疗程 1~2 周。结果：治疗 1~2 周后，38 例中痊愈 37 例，未愈 1 例，总有效率 97.4%。（《浙江中西医结合杂志》2005 年第 4 期 258 页）

7. 新型冠状病毒感染　吴氏报道采用人参败毒散加减治疗脾肺气虚、寒湿郁肺型新型冠状病毒感染 28 例。处方：党参 15g，茯苓 15g，枳壳 10g，柴胡 10g，桔梗 10g，前胡 10g，羌活 15g，独活 15g，川芎 10g，甘草 3g。风甚表重者加荆芥 10g，防风 15g，白芷 10g；湿甚者加桂枝 10g，白术 15g；气虚者加黄芪 15g；风热者加蒲公英 15g，连翘 12g，野菊花 10g，黄芩 10g。每天 1 剂，水煎 300ml，分早晚饭后 30 分钟温服。治疗效果颇佳。（《湖南中医杂志》2022 年第 10 期 4~7，21 页）

刘氏等以纸片法药物敏感试验对加味荆防败毒散 16 味中药水煎剂进

行的实验结果表明，14 味中药对金黄色葡萄球菌有抑菌作用，但仅有 3 味或 1 味对大肠埃希氏菌或铜绿假单胞菌有抑菌能力。这些中药间多数能测出对金黄色葡萄球菌的协同抑菌作用。但其强度似和所用中药味数的多寡呈负相关。它们和某些抗菌药物间亦可观察到抑菌作用的协同效果。（《贵州医药》1996 年第 2 期 76~78 页）

杏 苏 散

【文献出处】《温病条辨·上焦篇》

【原文摘录】燥伤本脏，头微痛，恶寒，咳嗽稀痰，鼻塞，嗌塞，脉弦，无汗，杏苏散主之。

本脏者，肺胃也。《经》有嗌塞而咳之明文，故上焦之病自此始。燥伤皮毛，故头微痛、恶寒也，微痛者，不似伤寒之痛甚也。阳明之脉，上行头角，故头亦痛也。咳嗽稀痰者，肺恶寒，故人谓燥为小寒也；肺为燥气所搏，不能通调水道，故寒饮停而咳也。鼻塞者，鼻为肺窍，嗌塞者，嗌为肺系也。脉弦者，寒兼饮也。无汗者，凉搏皮毛也……杏苏散乃时人统治四时伤风咳嗽通用之方，本论前于风温门中已驳之矣；若伤燥凉之咳，治以苦温，佐以甘辛，正为合拍。若受重寒夹饮之咳，则有青龙；若伤春风，与燥已化火无痰之证，则仍从桑菊饮、桑杏汤例。

杏苏散方

苏叶　半夏　茯苓　前胡　苦桔梗　枳壳　甘草　生姜　大枣（去核）　橘皮　杏仁

【按语】燥分温燥、凉燥两大类，吴鞠通分别制桑杏汤、杏苏散以治。杏苏散功能温散风寒，宣肺化痰，主治上文所说的头微痛，恶寒，咳嗽稀痰，鼻塞等症。但我们认为，本方因其以辛温解散为主，故凡风寒外感而见上述诸证者，均可随证用之，当不局限于凉燥之证。

【现代应用】

小儿上呼吸道感染　李氏等介绍以中医辨证分型治疗小儿上呼吸道感染，对其中证属风寒型，症见低热无汗，鼻流清涕，咽痒，咳嗽，痰清稀，舌苔薄白，指纹透过风关，脉浮或浮紧者，药用杏苏散加减：杏仁 5g，苏叶

10g，桔梗10g，荆芥5g，前胡10g，柴胡10g，甘草3g。如外感风寒兼湿，全身烦热疼痛者，加白术、茯苓。经治210例，结果显效（服药1~2天内退热，症状基本消失）194例，无效16例。（《中医研究》1990年第3期35~36页）

圣 散 子

【文献出处】《太平惠民和剂局方·卷之二治伤寒》

【原文摘录】治伤寒、时行疫疠风温、湿温，一切不问阴阳两感，表里未辨，或外热内寒，或内热外寒。头项腰脊拘急疼痛，发热恶寒，肢节疼重，呕逆喘咳，鼻塞声重，及食饮生冷，伤在胃脘，胸膈满闷，腹胁胀痛，心下结痞，手足逆冷，肠鸣泄泻，水谷不消，时自汗出，小便不利，并宜服之。

厚朴去粗皮，姜汁炙　白术　防风去芦头　吴茱萸汤洗七次　泽泻　附子炮裂，去皮脐　藁本去土　高良姜　猪苓去皮　藿香去枝土　苍术　麻黄去根节　细辛去苗　芍药　独活去芦　半夏汤洗七次，姜汁制　茯苓去皮　柴胡去芦　枳壳去瓤，麸炒。各半两　甘草炙，一两　草豆蔻仁十个，去皮　石菖蒲半两

上为粗散，每服四钱，水一盏半，煎取一盏，去滓，热服，不计时候。取遍身微汗即愈。时气不和，空腹饮之，以辟邪疫。

【按语】圣散子是古代治疫的著名方剂。据文献记载，苏东坡曾为此方作序，极力推荐其效，并编入《苏沈良方》，于是是方名声大振，天下通行。殊不知苏公谪黄州，尚在六十三甲子，湿土运中，是以方必大效。至五十岁后，又值六十四甲子，相火之运，故至辛未，永嘉瘟疫，被害者不可胜数。究其有效有不效之原因，实由于本方药味多为辛温之品，功擅散寒祛湿，故宜于寒疫明矣，若误投热疫，不啻火上加油，必致偾事。由是推断，上文所说的辛未永嘉瘟疫，服本方致死者不可胜计，此必是年流行的是热性瘟疫，故非独不效，而反大害也。足见执一方治瘟疫，是违反辨证施治原则的。历史的经验值得总结，我们当引以为鉴。

现代应用本方治疗急性传染病的报道，殊难发现，是否运气有异，抑或对本方知之甚少，还是现代已有更有效的方剂？的确难以回答。我们认为，借鉴古人的经验，如果疫病辨证属风寒湿类型的，以本方化裁治之，当有良效，不妨试用。

神 术 散

【文献出处】《太平惠民和剂局方·卷之二治伤寒》

【原文摘录】治四时瘟疫，头痛项强，发热憎寒，身体疼痛，及伤风，鼻塞声重，咳嗽头昏，并皆治之。

苍术米泔浸一宿，切焙，五两　藁本去土　香白芷　细辛去叶土　羌活去芦　川芎　甘草炙。各一两

上为细末，每服三钱，水一盏，生姜三片，葱白三寸，煎七分，温服，不拘时。如觉伤风鼻塞，只用葱茶调下。

【按语】本方早载于《杨氏家藏方》，主治四时瘟疫，头痛项强，发热憎寒，身体疼痛，及伤风鼻塞声重，咳嗽头昏。《张氏医通》释其方义曰："风能胜湿……苍术专主木邪乘土，故能治外内诸邪；风木之邪内干土脏，故用羌、藁、芷、辛等风药，兼川芎以引入血分，甘草以调和胃气，胃气敷布有权，泄利下血自止。盖汗即血之液，夺其汗则血中之湿热邪气悉从外泄，而无内滞之患矣。"我们认为，本方药味偏于辛温，功在祛散风寒湿邪，故宜于寒疫。

【现代应用】

小儿上呼吸道感染　李氏等报道以本方治疗小儿上呼吸道感染合并腹泻 90 例，并以常规抗生素治疗 70 例设为对照。方药组成：苍术、白芷、羌活、苏叶、连翘、酒炒黄芩各 6g，生甘草 3g。葱白 3g、生姜 3 片为引子。煎汤浓缩取汁 300ml，4 岁以下每次服 30ml，5 岁以上每次服 50ml，均为每天分 6 次服。热重者加金银花、薄荷；涕泪多者白芷加至 9g；咽干咽痛加白僵蚕 5g，蝉蜕 5g；食滞不化加六神曲、莱菔子各 5g。结果：治疗组显效 45 例（50%），有效 43 例（47.8%），总有效率 97.8%；对照组显效 15 例（21.4%），有效 40 例（57.1%），总有效率 78.6%，两者有显著性差异。（《交通医学》1994 年第 1 期 197 页）

现代药理研究表明，以感染甲型 H1N1 流感病毒的狗肾传代细胞为载体，观察不同剂量的加味神术散（苍术 20g，羌活、白芷、金银花、野菊花、藿香各 10g，甘草 5g，冰片 0.3g）对流感病毒的作用，结果显示，加味神术散可

明显抑制甲型H1N1流感病毒在狗肾传代细胞中的增殖，具有抗甲型H1N1流感病毒作用。（《中西医结合研究》2020年第4期237~241页）

太无神术散

【文献出处】《济阳纲目·瘴疠》

【原文摘录】专治山岚瘴气之妙剂也。

陈皮二钱 苍术 厚朴各一钱 甘草 菖蒲各五分 藿香二分

上作一服，加生姜三片、枣一枚，水煎服。

一方无菖蒲，有香附一钱，名神术散气散。

赵氏曰：此方出《心印绀珠》，其功效前人评之详矣。但未病者，宜服补中益气加苍术等剂，使外邪不能入可也。

《医方考》释其方义曰："山岚瘴气，谓山谷间瘴雾，湿土敦阜之气也。湿气蒸腾，由鼻而入，呼吸传变，邪正分争，阴胜则憎寒，阳胜则壮热，流于百节，则一身尽痛。是方也，用苍术之燥，以克制其瘴雾之邪；用厚朴之苦，以平其敦阜之气；菖蒲、藿香，辛香物也，能匡正而辟邪；甘草、陈皮，调脾物也，能补中而泄气。《内经》曰：谷气通于脾。故山谷之气，感则坏人脾。太无此方，但用理脾之剂，而解瘴毒之妙自在其中，使非深得经旨，不能主此方也。其高识若此，诚不愧为丹溪之师矣。"

【按语】本方是由《太平惠民和剂局方》平胃散加味而成，功擅理气祛湿，辟秽化浊，感受山岚瘴气而病者，投之颇为对证。勿以其药平和而忽之也。文中引赵氏所谓"但未病者，宜服补中益气加苍术等剂，使外邪不能入可也"，从现代观点来看，是通过服扶正固本药物，增强人体免疫力，以抵御外邪乘虚而入。亦即《黄帝内经》"正气存内，邪不可干"之意。

笔者经验，本方对流行性感冒（胃肠型）中医辨证属寒湿型，证见头痛身疼，发热恶寒，脘痞呕恶，纳差，大便溏泄，舌苔白腻或厚腻，脉象濡缓者，效果颇佳。

香 苏 散

【文献出处】《太平惠民和剂局方·卷之二治伤寒》

【原文摘录】治四时瘟疫伤寒。

香附子炒香，去毛　紫苏叶各四两　甘草炙，一两　陈皮二两，不去白

上为粗末，每服三钱，水一盏，煎七分，去滓热服，不拘时候，日三服。若作细末，只服二钱，入盐点服。尝有白发老人授此方与一富人家，其家合施，当大疫，城中病者皆愈。其后疫鬼问富人，富人以实告，鬼曰：此老教三人矣。稽颡而退。

【按语】香苏散疏解风寒，理气和中，是治疗外感风寒，内有气滞，形寒身热，头痛无汗，胸脘痞闷，不思饮食，舌苔薄白的常用方剂，无论伤寒、瘟疫而见上述病机和症候者，均宜用之。《医方集解》分析其方义说："此手太阴药也。紫苏疏表气而散外寒，香附行里气而消内壅，橘红能兼行表里以佐之，甘草和中，亦能解表为使也"。可谓得其本方之奥义。我们认为，是方药物虽仅四味，但配伍十分合理，且药性平和，作用显著，故临床广为采用。

又《管见大全良方》载芎芷香苏散（香附、紫苏、陈皮、川芎、白芷、甘草）"治四时瘟疫伤寒，发热，头痛项强，百节酸疼，又疗伤风咳嗽，声重，鼻流清涕，腰背拘急，阴阳未分，并皆治之"，即是由本方加川芎、白芷而成。

【现代应用】

1. 痢疾　吴氏用香苏散治愈痢疾 1 例。患者男，39 岁。症见恶寒发热，周身酸痛，大便次数多，黏液状，脘腹胀闷，下腹部有轻度压痛，舌淡红，苔薄白腻，脉弦数略滑。大便常规：黏液状，白细胞（+），红细胞（+），脓细胞（+）。此为内有积滞，复感外热，内外互结，蓄积于肠，阻滞气机，传导失司所致，治宜理气导滞、清热疏解，处方：香附 10g，全紫苏 10g，陈皮 5g，甘草 3g，防风 10g，金银花 10g。进 3 剂。药后恶寒发热罢，但觉口苦，里急后重，肛门灼热，舌淡红，苔薄腻，脉弦滑数，于前方全紫苏改为苏梗 10g，加白头翁 10g，黄连 5g，再进 3 剂。用上药后好转，但觉胃纳较差，舌淡红苔薄白，脉弦滑略数，将前方去金银花，用白头翁，加法半夏 10g，谷麦芽

各10g。进3剂。药后症状基本消失，为善其后，原方加太子参12g，再进3剂。（《广东医学》1996年第6期405页）

2. 流行性感冒　麦氏等介绍以香苏散加味（苏叶12g，香附10g，陈皮6g，甘草5g）治疗四时感冒（包括流行性感冒）168例，结果1~3剂治愈者116例，6剂治愈者38例，9剂治愈者12例，无效2例，总有效率为98.8%。（《实用中医药杂志》2001年第7期18~19页）

3. 急性鼻炎　王氏报道用本方加味治疗急性鼻炎1例。患者甲，男，40岁。主诉：感冒两天。自觉身困乏力，鼻塞，鼻痒，喷嚏时作，涕泪皆出，服用氨咖黄敏胶囊治疗两天，效果不佳。诊见：舌淡红，苔薄白，两脉浮数。诊断：感冒（急性鼻炎），风邪袭肺证。治则：疏风散邪，宣肺开窍。方用香苏散加味。处方：川芎10g，苍术10g，白芷10g，香附12g，紫苏叶12g，陈皮6g，生甘草6g。二剂，每日一剂，水煎分两次温服。后复查，基本痊愈，唯时有流涕。（《中医临床研究》2012年第12期53页）

散 瘟 汤

【**文献出处**】《辨证录·瘟疫门》

【**原文摘录**】世有城市之中，乡村镇店之处，传染瘟疫，多至死亡。其症必头痛眩晕，胸膈膨胀，口吐黄痰，鼻流浊水，或身发红斑，或发如焦黑，或呕涎如红血，或腹大如圆箕，或舌烂头大，或胁痛心疼，种种不一，象形而名，人以为天灾流行，谁知皆人事召之也。此症虽奇奇怪怪，不可执一而论，然皆火热之毒不宣，郁而成之耳。盖火性炎上，郁则火气不伸，拂抑其性，蕴藏于腹中，所以火闭作热，热闭成毒，其由来者，非一日也。治法自宜大泻其火毒，以快泄其郁闷之气。第泻火之药，未有不大寒者也，不先用表散之味，遽用寒凉，火转闭塞而不得达，适所以害之也。故必须于散中用泻，则疫去如扫耳。

荆芥三钱　石膏五钱　玄参一两　天花粉三钱　生甘草一钱　黄芩二钱　陈皮一钱　麦芽二钱　神曲三钱　茯苓五钱

水煎服。一剂病轻，二剂病又轻，三剂痊愈。

【**按语**】陈士铎自析方义曰：“此方泻肺胃之火者，以瘟疫之热，多是两经之火也。用荆芥以助石膏、黄芩，泻火而又散火也，火散则热发于外矣，火泻则毒化于内矣。火解毒消，瘟神疫鬼何能作祟哉”。于此可知，本方宜于瘟疫辨证为热毒郁而不宣而见上述诸证者。至于方用陈皮、麦芽、神曲，乃取运中消食之功，俾宿食消而热无所附，邪易透也。

值得强调指出的是，陈士铎治疫注重泻火，特别是泻肺胃两经之火，而泻火之法，又于清中寓散，俾热达于外而邪从肌表而解，符合《黄帝内经》“火郁发之”之旨，这就是本方组方的特点，亦即“散瘟汤”方名的寓意所在。陈氏这一学术观点，对于今天治疗疫病的立法处方，不无启发和指导作用。

九味羌活汤

（又名羌活冲和汤）

【文献出处】《济阳纲目·瘟疫》

【原文摘录】治瘟疫初感一二日间，憎寒壮热，头疼身痛，口渴，服之取汗而愈，其效如神。

羌活　防风　苍术各一钱半　甘草　川芎　白芷　生地黄　黄芩各一钱　细辛五分

上加生姜三片、葱白三根，水煎，温服，食后。取微汗为度，如无汗，啖稀热粥助之。此药非独治三时暴寒，春可治温，夏可治热，秋可治湿，治杂病，亦有神效也。

【按语】九味羌活汤原出《此事难知》，谓其“不独解利伤寒，治杂病有神”。因其有发汗祛湿，兼清里热的作用，后世医家多以此方治疗外感风寒湿邪，恶寒发热，肌表无汗，头痛项强，肢体酸楚疼痛，口苦而渴等症。其应用于治疗疫病，古代文献多有记载，如《保命歌括》尝云本方“治瘟疫初感一二日间，服之取汗，其效如神”。《医方考》亦载：“触冒四时不正之气，而成时气病，憎寒壮热，头痛身痛，口渴，人人相似者，此方（即本方）主之”。我们认为，从本方的组成和作用来看，宜适合于疫病邪偏肌表，兼有内热之证。观金元以前的解表方剂，多用羌活、防风、独活、川芎、柴胡、白芷、细辛之类，辛温疏解药物，若为温邪为患，则加用石膏、黄芩等品。但明清以降，随着温病学说的发展，对温邪外感，善用金银花、连翘、桑叶、菊花、薄荷、竹叶之类辛凉解表之剂，这固然是学术进步的表现，但不能忽视羌、独、防、芷、细辛之类药物在治疗外感病（含瘟疫）中的独特疗效，特别是在发汗退热，缓解头痛全身酸痛等方面效果尤著，诸如本方和荆防败毒散、柴葛解肌汤、神术散等，均值得进一步开发研究。

【现代应用】

流行性感冒　患者李某，男，35岁。恶寒发热、头身痛2天（T38.4℃），时有微汗出，四肢酸重，清涕，喉痒，口苦，纳呆，小便微黄，舌苔白干，脉浮有力。治以九味羌活汤加减：羌活5g，防风15g，细辛6g，白芷12g，川芎10g，苍术12g，黄芩12g，荆芥10g，金银花15g，连翘15g，牛蒡子15g，甘草6g。2剂而愈。（《湖北中医杂志》1987年第2期10页）

现代药理研究表明，本方对实验大鼠耳肿胀及足趾肿胀等炎性水肿均有明显抑制作用，提示本方具有良好的抗炎作用。（《中成药》1992年第2期25~26页）

银　翘　散

【文献出处】《温病条辨·上焦篇》

【原文摘录】太阴风温、温热、瘟疫、冬温，初起……但热不恶寒而渴者，辛凉平剂银翘散主之。

辛凉平剂银翘散方

连翘一两　银花一两　苦桔梗六钱　薄荷六钱　竹叶四钱　生甘草五钱　芥穗四钱　淡豆豉五钱　牛蒡子六钱

上杵为散，每服六钱，鲜苇根汤煎，香气大出，即取服，勿过煮。肺药取轻清，过煮则味厚而入中焦矣。病重者，约二时一服，日三服，夜一服；轻者三时一服，日二服，夜一服；病不解者，作再服。盖肺位最高，药过重，则过病所，少用又有病重药轻之患，故从普济消毒饮时时轻扬法。今人亦间有用辛凉法者，多不见效，盖病大药轻之故。一不见效，随改弦易辙，转去转远，即不更张，缓缓延至数日后，必成中下焦证矣。胸膈闷者，加藿香三钱，郁金三钱，护膻中；渴甚者，加花粉；项肿咽痛者，加马勃、元参；衄者，去芥穗、豆豉，加白茅根三钱，侧柏炭三钱，栀子炭三钱；咳者，加杏仁利肺气；二、三日病犹在肺，热渐入里，加细生地、麦冬保津液；再不解，或小便短者，加知母、黄芩、栀子之苦寒，与麦、地之甘寒，合化阴气，而治热淫所胜。

【按语】银翘散是辛凉解表的代表方剂之一，广泛适用于温病瘟疫邪在肺卫而见发热无汗，或有汗不畅，微恶风寒，口渴，鼻塞流涕，头痛，咽喉赤痛，浑身酸疼，舌苔薄白或薄黄，边尖质红，脉象浮数等症。对其方义，吴鞠通自注曰："本方谨遵《内经》'风淫于内，治以辛凉，佐以苦甘；热淫于内，治以咸寒，佐以甘苦'之训（王安道《溯洄集》亦有温暑当用辛凉不当用辛温之论，谓仲景之书，为即病之伤寒而设，并未尝为不即病之温暑而设。张凤逵集治暑方，亦有暑病首用辛凉，继用甘寒，再用酸泄酸敛，不必用下之论。皆先得我心者）。又宗喻嘉言芳香逐秽之说，用东垣清心凉膈散，辛凉苦甘。病初起，且去入里之黄芩，勿犯中焦；加银花辛凉，芥穗芳香，散热解毒；牛蒡子辛平润肺，解热散结，除风利咽，皆手太阴药也。合而论之，经谓'冬不藏精，春必病温'，又谓'藏于精者，春不病温'，又谓'病温虚甚死'，可见病温者，精气先虚。此方之妙，预护其虚，纯然清肃上焦，不犯中下，无开门揖盗之弊，有轻以去实之能，用之得法，自然奏效，此叶氏立法，所以迥出诸家也"。

【现代应用】

1. 流行性感冒　刘氏报道用银翘散治疗流行性感冒45例，用药后绝大部分患者均在2天内退热，随之症状改善而归痊愈。其中35例在服药后1天退热，11例在2天内退热，仅3例在3天退热。（《中级医刊》1957年第3期48页）

2. 水痘　梁氏等用银翘散加减治疗水痘42例，处方：金银花10g，连翘7g，荆芥穗5g，淡竹叶5g，薄荷（后下）5g，板蓝根10g，蝉蜕3g，薏苡仁10g，车前子（布包）5g，生甘草3g。每日1剂，水煎分3~4次服，3天为1疗程。经治1个疗程痊愈27例，2个疗程痊愈13例，仅2例因合并皮肤感染改用其他疗法，治愈率为95.24%。（《北京中医药大学学报》1998年第6期65页）

杨氏以本方加减治疗水痘120例，均愈。（《江西中医药》2004年第6期35页）

3. 流行性乙型脑炎　王氏用银翘散治疗流行性乙型脑炎初期，经治8例，均告痊愈。（《福建中医药》1960年第6期11页）

商氏等辨证治疗本病，初期邪在气分，治以辛凉解表，清气泄热，方用银翘散加减，经治60例，结果治愈56例，留有后遗症2例，死于呼吸衰竭2

例。(《陕西中医》2002 年第 9 期 772 页)

4. 麻疹 用银翘散加减治疗麻疹初期 55 例,平均退热时间为(7.0±0.24)天,而用一般药物治疗的 101 例为(8.41±0.22)天。说明银翘散不仅退热快,且能使透疹过程顺利,其他症状的缓解消失也较快。(《中医争鸣》1958 年第 3 期 9 页)

林氏等在发疹前期及出疹期用本方加减,恢复期用沙参麦冬汤加减,治疗成人麻疹 18 例,结果痊愈 17 例,好转 1 例。(《广州中医药大学学报》2002 年第 3 期 224 页)

5. 钩端螺旋体病 柳氏报道用银翘散加减治疗钩端螺旋体病,中医辨证属风热者,经治 31 例,结果痊愈 25 例,有效 2 例,无效 3 例,死亡 1 例。(《福建中医药》1964 年第 2 期 1 页)

6. 严重急性呼吸综合征(SARS) 李氏介绍,本病早期邪在卫分或卫气同病,以透邪为主,方用银翘散加减,效果满意。(《湖南中医杂志》2003 年第 5 期 2 页)

7. 流行性出血热 杜氏介绍以加味银翘散(金银花 15g,连翘 15g,黄芩 15g,板蓝根 20g,豆豉 10g,牛蒡子 10 克 g,荆芥 6g,薄荷 6g,桔梗 6g,芦根 30g,竹叶 10g,生甘草 5g)治疗本病 40 例,多尿加黄芪、桑螵蛸,呕咖啡样液体加仙鹤草,热退后去荆芥、豆豉、薄荷,腹胀甚加大腹皮、木香。水煎服,每日 1 剂,分早晚服,10 天为 1 疗程。结果全部治愈出院,退热平均天数为 3.42 天,住院平均天数为 15.17 天。(《上海中医药杂志》1996 年第 9 期 11 页)

8. 新型冠状病毒感染 戴氏报道用本方联合三仁汤加减治疗新型冠状病毒感染普通型湿毒郁肺证 20 例。组方:蒲公英、芦根、薏苡仁各 30g,金银花、连翘各 15g,柴胡、黄芩、杏仁、白豆蔻、桔梗、藿香各 10g。早晚各 1 次,温服,共 7 天。结论:采用本方联合三仁汤加减治疗能够改善新型冠状病毒感染普通型湿毒郁肺证患者临床症状,缩短体温复常时间,提高病毒核酸转阴率。(《安徽中医药大学学报》2020 年第 5 期 1~4 页)

现代药理研究表明,本方有良好的抑菌和抗病毒作用。如卢氏等运用试管稀释法测定银翘散体外抗菌作用,结果证实本方对乙型溶血性链球菌、肺炎链球菌、金黄色葡萄球菌、绿脓假单胞菌、大肠埃希菌有较强的抑制作用。(《湖南中医学院学报》2004 年第 4 期 910 页)

余氏等探讨加减银翘散的药理作用,结果表明本方具有抑菌、镇痛作

用。(《中医药研究》2002 年第 3 期 3839 页)

杨氏等报道银翘散可改善流感病毒引起的小鼠肺炎症状、延长生命力、对甲型流感病毒感染小鼠有死亡保护作用，对病毒性感冒有较好的疗效。(《中国热带医学》2005 年第 7 期 1423 页)

唐氏等对本方的改进剂型“银翘滴鼻剂”的药理研究表明，其有良好的解毒、镇痛、消肿及抗病毒作用。(《湖南中医杂志》1999 年第 2 期 51~52 页)

肖氏对银翘散煎剂与颗粒剂药效学作用进行比较研究，结果表明本方不同剂型对小鼠耳廓肿胀、大鼠足趾肿胀均有抑制作用，对致热家兔有解热作用，对小鼠鸡红细胞免疫的血清溶血素形成有促进作用。(《中药材》2002 年第 2 期 114~115 页)

刘氏等比较银翘散颗粒剂、袋泡剂、汤剂和丸剂的药理作用，结果表明四者均能明显提高大鼠汗腺空泡发生率、抑制三联菌苗所致家兔发热，抑制右旋糖酐所致大鼠足肿胀，并减少醋酸所致小鼠扭体次数。(《中药药理与临床》1999 年第 6 期 2~3 页)

潘氏等观察银翘散浓缩袋泡剂的抗炎、抗菌和抗病毒作用，结果显示其对流感、登革热、合疱和单疱等病毒有抑制作用，对金黄色葡萄球菌、乙型溶血性链球菌、甲型链球菌、肺炎球菌、卡他球菌、白喉杆菌等均有抑制作用。(《广东药学》2003 年第 1 期 43~47 页)

桑　菊　饮

【文献出处】《温病条辨·上焦篇》

【原文摘录】太阴风温，但咳，身不甚热，微渴者，辛凉轻剂桑菊饮主之。

咳，热伤肺络也。身不甚热，病不重也。渴而微，热不甚也。恐病轻药重，故另立轻剂方。

辛凉轻剂桑菊饮方

杏仁二钱　连翘一钱五分　薄荷八分　桑叶二钱五分　菊花一钱　苦梗二钱　甘草八分　苇根二钱

水二杯，煮取一杯，日二服。二、三日不解，气粗似喘，燥在气分者，加石膏、知母；舌绛暮热，甚燥，邪初入营，加元参二钱、犀角一钱；在血分者，去薄荷、苇根，加麦冬、细生地、玉竹、丹皮各二钱；肺热甚加黄芩；渴者加花粉。

【按语】吴鞠通曰："此辛甘化风、辛凉微苦之方也。盖肺为清虚之脏，微苦则降，辛凉则平，立此方所以避辛温也。今世佥用杏苏散通治四时咳嗽，不知杏苏散辛温，只宜风寒，不宜风温，且有不分表里之弊。此方独取桑叶、菊花者，桑得箕星之精，箕好风，风气通于肝，故桑叶善平肝风；春乃肝令而主风，木旺金衰之候，故抑其有余，桑叶芳香有细毛，横纹最多，故亦走肺络，而宣肺气。菊花晚成，芳香味甘，能补金水二脏，故用之以补其不足。风温咳嗽，虽系小病，常见误用辛温重剂销铄肺液，致久嗽成劳者不一而足。圣人不忽于细，必谨于微，医者于此等处，尤当加意也"。

对其方义，《中医方剂临床手册》发挥说："由于本方的解表药用得较少，未用荆芥、豆豉，而仅用桑叶、薄荷，故只能疏散较轻的风热之邪，发汗透表作用较银翘散为差，在清热药中，也仅用连翘而未用双花，其清热作用也较弱，但在宣肺药中以桔梗、生甘草与杏仁相配伍，其宣肺作用就较银翘散为佳。因此，本方是辛凉解表轻剂，多用于外感风热初起，恶寒发热等表证较轻，而咳嗽、鼻塞等肺气不宣证候较明显的患者。"

由上可见，本方是属辛凉轻解之剂，宜用于风热侵犯肺卫，以咳嗽为主症者。

【现代应用】

1. 流行性感冒　熊氏用桑菊饮加减治疗流行性感冒证属风热者，经治100例，效果满意。（《湖南医药杂志》1994年第6期41页）

2. 麻疹　刘氏治疗麻疹顺证疹前期，采用桑菊饮化裁（桑叶、菊花、杏仁各6g，金银花9g，连翘、牛蒡子各8g，淡竹叶、荷叶各4.5g，蝉蜕3g），效果较好。（《江西中医药》1982年第2期17页）

3. 流行性乙型脑炎　王氏用中医辨证治疗流行性乙型脑炎8例，初期选用桑菊饮加减（桑叶12g，菊花12g，竹叶9g，连翘9g，芦根9g，薄荷6g，杏仁6g，桔梗6g，蝉蜕6g），均告痊愈。（《福建中医药》1960年第6期11页）

4. 水痘　孙氏报道用桑菊饮加减治疗水痘，处方：桑叶10g，菊花6g，牛蒡子10g，杏仁6g，赤芍10g，板蓝根10g，金银花10g，连翘10g，生薏苡仁 10g，车前草 10g，芦根 3g。水煎服，每日 1 帖，3 天为 1 疗程，同时外用水痘酊（金黄散 30g，百部酒 100ml）。经治 50 例，1 个疗程痊愈 43 例，好转 6 例，无效 1 例，痊愈率 86%。（《淮海医药》1996 年第 2 期 18 页）

5. 钩端螺旋体病　朱氏用桑菊饮加减治疗本病辨证暑湿型属卫分，症见畏寒发热，头痛头胀，周身酸痛，少汗或无汗，稍有咳嗽，舌苔薄白，脉浮微数者，疗效较好。（《上海中医药杂志》1988 年第 3 期 16 页）

6. 新型冠状病毒感染　刘氏等报道用桑菊饮加减治疗风热犯肺证新型冠状病毒感染，选择风热犯肺证新冠肺炎确诊患者 30 例，随机分对照组和治疗组各 15 例，对照组给予西药治疗，治疗组在对照组西药治疗基础上给予桑菊饮加减干预。处方：桑叶 20g，菊花 6g，炒苦杏仁 20g，桔梗 10g，连翘 15g，金银花 15g，薄荷 6g，川贝母 15g，知母 6g，生甘草 6g，芦根 10g，薏苡仁 10g，焦三仙（焦神曲、焦山楂、焦麦芽）各 10g。兼湿重者酌情加苍术 12g、草果 6g；喘者加炙麻黄 10g、生石膏 15g。每日 1 剂，水煎分 3 次服，每次 1 袋。治疗 10 天后，治疗组核酸转阴率比对照组高，为 66.7%。结论：西药联合桑菊饮加减治疗风热犯肺证新冠肺炎能有效改善患者临床症状。（《现代中西医结合杂志》2021 年第 22 期 2395~2399 页）

现代实验研究证实，桑菊饮水煎剂能抑制蛋清性大鼠足跖炎症，明显增加大鼠肾上腺中胆固醇含量，以及升高大鼠血浆中醛固酮和皮质醇的水平，能明显降低大鼠肾上腺中维生素 C 的含量。（《中药药理与临床》1994 年第 3 期 4 页）

麻杏石甘汤

【文献出处】《伤寒论·辨太阳病脉症并治》

【原文摘录】发汗后，不可更行桂枝汤，汗出而喘，无大热者，可与麻黄杏仁甘草石膏汤。

麻黄四两，去节　杏仁五十个，去皮尖　甘草二两，炙　石膏半斤，碎，绵裹

上四味，以水七升，煮麻黄，减二升，去上沫，内诸药，煮取二升，去滓，温服一升。

【按语】尤在泾说：（麻杏石甘汤）“以麻黄、杏仁之辛而入肺者，利肺气，

散邪气。甘草之甘平，石膏之甘辛而寒者，益肺气，除热气。而桂枝不可更行矣。盖肺中之邪，非麻黄、杏仁不能发，而寒郁之热，非石膏不能除，甘草不特救肺气之困，抑以缓石膏之悍也”。《伤寒论》(湖北中医学院编)分析本方的方义曰：“麻黄配石膏，清热透邪，宣肺定喘，并且石膏用量多于麻黄，监制麻黄辛温之性，使本方变成辛凉之剂。杏仁能宣降肺气而治喘咳，甘草调和诸药”。由是观之，本方药味虽简，但配伍严密，功能清热透邪，宣肺定喘，是治疗邪热壅肺而见发热喘咳的传世名方。

【现代应用】

1. 流行性感冒　上海中医学院附属第五门诊部治疗本病379例，其中对发热恶寒，咳喘而渴者用本方主治，其他证型分别以不同中药方剂辨证论治，疗效满意。(《上海中医药杂志》1959年第1期21页)

2. 猩红热(烂喉痧)　前年三月间，朱锡基家一女婢病发热，请诊治。予轻剂透发，次日热更甚，未见疹点。续与透发，三日病加剧，群指谓猩红热，当急送传染病医院受治。锡基之房东尤恐惧，怂恿最力。锡基不能决，请予毅然用方。予允之。细察病者痧已发而不畅，咽喉肿痛，有白腐意，喘声大作，呼吸困难不堪，咯痰不出，身热胸闷，目不能张视，烦躁不得眠，此实烂喉痧之危候。当与：净麻黄一钱半，生石膏五钱，光杏仁四钱，生草一钱，略加芦根、竹茹、蝉衣、蚤休等透发清热化痰之品。服后即得安睡，痧齐发而明，喉痛渐除。续与调理，三日痊愈。事后婢女叩谢曰：前我病剧之时，服药(指本方)之后，凉爽万分，不知如何快适云。(《经方实验录》第26~27页，上海科技出版社，1979年)

3. 白喉　杨少仙用本方治疗本病，症见两侧扁桃体肿大，表面有伪膜，呼吸急促，鼻翼煽动，喉间痰鸣者，先以利喉散内服，继之麻杏石甘汤加味，并用银翘散等治疗，共治疗本病217例，治愈202例，总有效率为93%。(《中医杂志》1960年第1期3页)

4. 百日咳　黄氏报道用本方加桔梗、百部、款冬、白前、瓜蒌、川贝、黄芩、栀子各1.5~3g，治愈百日咳2例。(《福建中医药》1964年第5期42页)

湖南益阳欧江岔公社卫生院以本方加百部、葶苈、大枣、甘草、饴糖制成糖浆，治疗百日咳228例，结果痊愈195例(85.53%)，好转25例(10.96%)，未愈8例(3.51%)。(《江西中医药》1960年第10期25页)

5. 麻疹　周氏报道用本方治疗麻疹1例，患儿陈某某，男，4岁。发麻疹3天，因重感风邪，致麻疹不透，出现壮热烦渴，气急咳喘。诊见面青，鼻翼煽动，高热，体温 39.4℃，四肢欠温。指纹青紫，舌红苔薄黄。证属麻毒内陷，肺热炽盛，气血闭阻。治宜清肺泄热，疏表透疹。方用麻杏石甘汤加味：麻黄、陈皮各 2g，生石膏 10g，杏仁、荆芥、葛根、连翘、淡竹叶、生山楂各 4g，炙甘草 5g，金银花、象贝各 6g，2 剂，每日 1 剂，水煎分 4 次热服。二诊：药后患儿汗出，疹已透，咳喘已松，但烦躁口渴仍在。上方去荆芥、葛根，加鲜石斛 5g，再进 3 剂，而热退疹回咳停，继以饮食调理而康复。(《浙江中医杂志》2000 年第 6 期 261 页)

6. 严重急性呼吸综合征(SARS)　苗氏报道用本方治疗严重急性呼吸综合征 1 例。刘某某，男，20 岁。高热不退 3 天，体温最高 40℃，不恶寒，无汗，咳嗽，痰少，胸闷痛，周身乏力，无周身酸痛，二便调，舌红苔薄黄腻，脉滑数。治以本方宣肺清热，处方：麻黄 10g，生石膏 30g，杏仁 10g，甘草 10g，紫苏叶 10g，黄芩 10g，制半夏 12g，桑皮 15g。4 天后热退，但胸痛明显，咳嗽及呼吸时右胸胁痛，干咳少痰，舌红、苔薄黄腻，脉滑有力，治以小陷胸汤清热化痰。6 剂后胸痛消失，咳嗽轻，口干，舌红、苔薄黄，脉滑，以竹叶石膏汤继清余热。后痊愈出院。(《中医杂志》2003 年第 7 期 494+521 页)

7. 新型冠状病毒感染　邓氏报道用本方治疗新型冠状病毒感染重型 1 例，患者薛某某，男，62 岁。出现咳嗽、咳痰、咽痛，呼吸气促，口干不欲饮，纳食不佳，大便干结，小便黄，舌胖大，苔黄厚腻，脉弦滑。证属湿热壅肺证，治以清热利湿、宣肺化痰，方以麻杏石甘汤加减，药用：生麻黄 20g，杏仁 12g，生石膏 45g，生甘草 10g，生白术 20g，泽泻 20g，桑白皮 20g，法半夏 12g，苏子 15 g，浙贝母 30g，鱼腥草 30g，枇杷叶 20g，葶苈子 15g，焦三仙各 15g。3 剂，每日 1 剂，分 3 次服用。服药后症状明显好转。(《辽宁中医杂志》2021 年第 9 期 48~50 页)

现代药理研究表明，麻杏石甘汤有抗菌、抗病毒和增强机体免疫功能作用。本方可减少细菌菌体蛋白的合成，破坏细菌超微结构，抑制细菌病毒生长，其中对金黄色葡萄球菌、绿脓杆菌有明显的抗菌作用。(《药物研究》2005 年第 4 期 32~33 页)

麻杏石甘汤体外证明对鸡胚陕西 61-1 流感病毒有抑制作用，并能提高小鼠腹腔巨噬细胞的吞噬率，促进淋巴细胞转化。(《湖北中医杂志》1993 年第 3 期 48 页)

实验研究还表明，麻杏石甘汤对伤寒 - 副伤寒三联菌苗所致家兔体温升高有显著降低作用，对小鼠肺炎所致的肺指数升高无明显影响，但能明显地降低鼠肺炎病毒所致小鼠的死亡率，提示本方对小鼠肺炎病毒不是直接抑制作用，而通过其他途径而产生作用。（《中成药》1996年第12期32~33页）

清燥救肺汤

【文献出处】《温病条辨·上焦篇》

【原文摘录】诸气膹郁，诸痿喘呕之因于燥者，喻氏清燥救肺汤主之。

喻氏云：诸气膹郁之属于肺者，属于肺之燥也，而古今治气郁之方，用辛香行气，绝无一方治肺之燥者。诸痿喘呕之属于上者，亦属于肺之燥也，而古今治法以痿呕属阳明，以喘属肺，是则呕与痿属之中下，而惟喘属之上矣，所以千百方中亦无一方及于肺之燥也。即喘之属于肺者，非表即下，非行气即泻气，间有一、二用润剂者，又不得其肯綮。总之，《内经》六气，脱误秋伤于燥一气，指长夏之湿为秋之燥。后人不敢更端其说，置此一气于不理，即或明知理燥，而用药夹杂，如弋获飞虫，茫无定法示人也。今拟此方，命名清燥救肺汤，大约以胃气为主，胃土为肺金之母也。其天门冬虽能保肺，然味苦而气滞，恐反伤胃阻痰，故不用也，其知母能滋肾水、清肺金，亦以苦而不用。至如苦寒降火正治之药，尤在所忌，盖肺金自至于燥，所存阴气不过一线耳，倘更以苦寒下其气，伤其胃，其人尚有生理乎？诚仿此增损，以救肺燥变生诸证，如沃焦救焚，不厌其频，庶克有济耳。

清燥救肺汤方（辛凉甘润法）

石膏二钱五分　甘草一钱　霜桑叶三钱　人参七分　杏仁（泥）七分　胡麻仁（炒研）一钱　阿胶八分　麦冬（不去心）二钱　枇杷叶（去净毛，炙）六分

水一碗，煮六分，频频二、三次温服。痰多加贝母、瓜蒌；血枯加生地黄；热甚加犀角、羚羊角，或加牛黄。

【按语】清燥救肺汤乃喻嘉言所创制，载《医门法律》，主治燥气伤肺而致咳喘等症，以补《黄帝内经》秋伤于燥一气之脱漏。《成方便读》阐发方义说：“此必六淫火邪，外伤于肺，而肺之津液素亏，为火刑逼，是以见诸气膹郁，诸痿喘呕之象。然外来之火，非徒用清降可愈，《经》有火郁发之之说，

故以桑叶之轻宣肌表者，以解外来之邪，且此物得金气而柔润不凋，取之为君；石膏甘寒色白，直清肺部之火，禀西方清肃之气，以治其主病；肺与大肠为表里，火逼津枯，肺燥则大肠亦燥，故以杏仁、麻仁降肺而润肠；阿胶、麦冬，以保肺之津液；人参、甘草以补肺之母气；枇杷叶苦平降气，除热消痰，使金令得以下行，则膹郁喘呕之证皆可痊矣。”本方功能清燥润肺，不仅适用于秋伤于燥而致咳喘的时令病，凡肺金燥热引起的咳喘诸症，无论发于何季，也不论内伤、外感，均可随证化裁治之。

【现代应用】

1. 钩端螺旋体病　李氏报道已故著名老中医米伯让辨证治疗钩端螺旋体病657例，其中温燥证用清燥救肺汤加味，药用桑叶、枇杷叶、杏仁、火麻仁、阿胶、沙参各9g，麦冬24g，生地、元参各30g，瓜蒌、贝母各12g，生石膏30~60g，取得了满意的疗效。（《光明中医》1989年第1期5页）

2. 流行性感冒　笔者临床经验，本方对发生于秋季的流行性感冒，症见发热，咳嗽，痰出不爽，胸膺作痛，口干咽燥，舌质偏红，苔薄少津，中医辨证系燥热伤肺，清肃失司，病属温燥者，随证加入金银花、连翘、川贝母、鱼腥草、冬瓜仁、蒲公英等，人参用北沙参，投之每有良效。

3. 百日咳　李氏报道用清燥救肺汤加减治疗小儿百日咳。组成：桑白皮9g，生石膏15g，党参6g，炙枇杷叶7g，黄芩5g，麦门冬7g，杏仁7g，川贝母7g，桔梗7g，炙百部7g，厚朴7g，甘草3g。加减：咳喘重，加炙麻黄5g；病史大于一月，咳痰不利，加僵蚕5g，桃仁5g；咳血，加茅根炭7g；食纳差，加鸡内金5g。通过对60例小儿百日咳的临床观察，在应用抗生素的同时，治疗组加用清燥救肺汤加减口服，可以有效缓解痉咳期的症状，明显缩短疗程，临床疗效肯定。（甘肃中医2010年第5期41~42页）

五 积 散

【文献出处】《太平惠民和剂局方·卷之二治伤寒》

【原文摘录】……伤寒时疫，头痛体疼，恶风发热，项背强痛，（五积散）入葱白三寸，豉七粒同煎。

白芷　川芎　甘草炙　茯苓去皮　当归去芦　肉桂去粗皮　芍药　半

夏汤洗七次。各三两　陈皮去白　枳壳去瓤，炒　麻黄去根节。各六两　苍术米泔浸，去皮，二十四两　干姜爁，四两　桔梗去芦头，十二两　厚朴去粗皮，四两

上除肉桂、枳壳二味，别为粗末外，一十三味同为粗末，慢火炒令色转，摊冷，次入桂、枳壳末令匀，每服三钱，水一盏半，入生姜三片，煎至一中盏，去滓，稍热服。

【按语】所谓“五积”，乃指寒、湿、气、血、痰五积而言。《医方集解》析其方义说：“此阴阳表里通用之剂也。麻黄、桂枝所以解表散寒；甘草、芍药所以和中止痛；苍术、厚朴平胃土而祛湿；陈皮、半夏行逆气而除痰；芎、归、姜、芷入血分而祛寒湿；枳壳、桔梗利胸膈而清寒热；茯苓泻热利水、宁心益脾。所以为解表温中除湿之剂，去痰消痞调经之方也”。本方临床应用较为广泛，因其药偏于辛温解散，用以治疗疫病，当以寒疫为宜，诚如《世医得效方》所说：“夏合热，寒气折之，秋发寒疫大效。”

【现代应用】

急性肝炎：田氏报道曾治一例急性肝炎，患者汤某某，男，17岁。发热恶寒，汗出身疼，呕吐泄泻，右胁扪之有质软积块，固着不移，胀多于痛；苔白腻，脉弦大。曾由某医院诊断为急性肝炎。经用护肝等药物治疗无效。辨证属积聚气滞，拟五积散加减：藿香、苍术、陈皮各5g，当归、川芎、白芷、枳壳、桔梗、干姜、桂枝各6g，白芍、厚朴、茯苓、甘草、泽泻、猪苓各12g。服药2剂，发热恶寒即除，呕吐亦止，疼痛减轻。再服2剂，他症悉除，唯右胁积块仍在。续服六君子汤调脾胃促健运。（《上海中医药杂志》1982年第10期31页）

升麻葛根汤

【文献出处】《太平惠民和剂局方·卷之二治伤寒》。

【原文摘录】治大人小儿时气瘟疫，头痛发热，肢体烦疼，及疮疹已发及未发，疑贰之间，并宜服之。

升麻　白芍药　甘草炙。各十两　葛根十五两

上为粗末，每服三钱，用水一盏半，煎取一中盏，去滓，稍热服，不计时候，日二、三服，以病气去身清凉为度。小儿量力服之。

【按语】升麻葛根汤治瘟疫，古医籍中多有记载，如《阎氏小儿方论》称

其治伤寒、瘟疫、风热，壮热头痛，肢体痛，疮疹已发未发；《世医得效方》谓本方治伤寒时疫，头痛，憎寒壮热，肢体痛，发热恶寒，鼻干不得睡，小儿大人疮疹已发未发，皆可服，兼治寒暄不时，人多疾疫，乍暖脱衣，及暴热之，次忽变阴寒，身体疼痛，头重如石，及解伤酒膈热，口疮咽疼。《济阳纲目》亦称其治大人小儿时气瘟疫，头痛，无汗恶寒，及疮疹发斑。足见其是治疫的传世名方。对其方义，《医方集解》释之曰："此足阳明药也，阳明多气多血，寒邪伤人，则血气为之壅滞，辛能达表，轻可去实，故以升葛辛轻之品，发散阳明表邪。阳邪盛则阴气虚，故用芍药敛阴和血，又用甘草调其卫气也。升麻、甘草升阳解毒，故又治时疫"。因本方功能解肌透疹，和营解毒，故对发疹性的疫病如麻疹等，用之颇为适合。

【现代应用】

1. 麻疹　赵氏用本方加减（升麻、白芍、泽泻、金银花、桔梗各 9g，葛根、芫荽各 15g，滑石、浙贝母各 12g，山药 18g，牛蒡子、麻黄各 6g，荆芥穗、炙甘草各 4.5g，鲜芦根 30g，水煎服，每日 2 次，治疗麻疹感受风寒并发肠炎，取得较好的疗效。（《上海中医药杂志》1983 年第 6 期 17 页）

2. 细菌性痢疾　杨氏用本方加味（葛根 12g，升麻、赤芍各 9g，甘草 5g，热重者加黄连 9g，金银花 20g；湿重者加广藿香 15g，苍术 9g；腹痛剧者加木香；纳谷不香者加焦山楂 30g，剂量根据病情灵活应用，水煎服，每日 1 剂）治疗急性细菌性痢疾 50 例，结果 3 天以内治愈者 19 例，4~6 天治愈者 27 例，1 周以内好转者 3 例，无效者 1 例。（《四川中医》1987 年第 7 期 19 页）

值得指出的是，在古代治疫名方中，有不少方剂如神效清震汤、神授太乙散、香葛汤等均以升麻葛根汤化裁或与其他方剂组合而成，在现代急性传染病临床上多有应用，可见其在疫病治疗上的重要价值。

代赈普济散

【文献出处】《吴鞠通医案·温毒》

【原文摘录】主治温毒，喉痹，项肿，发疹，发斑，温痘，牙痛，杨梅疮毒，上焦一切风热，皮毛痱疮等症。如病极重者，昼夜服十二包。至轻者服四包，量病增减。如喉痹滴水不下咽者，噙一大口，仰面浸患处，少时有稀痰吐出，再噙再吐，四五次喉即开。服药后如大便频数，甚至十数次者，勿畏也，毒尽则愈。如服三五次，大便尚坚结不通者，每包可加酒炒大黄五六分或一钱。

苦桔梗十两 牛蒡子八两 炒黄芩六两 人中黄四两 荆芥穗八两 银花一两 蝉蜕(去足)六两 马勃四两 板蓝根四两 薄荷四两 元参十两 大青叶六两 炒黑生大黄四两 连心连翘十两 僵蚕六两 射干四两

上药为细末，每包五钱。小儿减半，去渣服。

此方用东垣普济消毒饮，去直升少阳、阳明之升麻、柴胡，直走下焦之黄连，合化清气之培赈散，改名代赈普济散。大意化清气，降浊气，秽毒自开也。方名代赈者，凶荒之后，必有瘟疫，凶荒者赈之以谷，瘟疫者，赈之以药，使贫者、病者，皆得食赈，故方名代赈也。

【按语】是方功擅辛凉宣透，清热解毒，清利咽喉，吴氏常用于温毒、瘟疫，恒多取效。特别是对于烂喉痧（猩红热）、发颐（流行性腮腺炎）、乳蛾（急性扁桃体炎）、白喉以及风热感冒等病症，尤为适宜。但本方由于出自医案著作，并非方书，故未能引起后世足够的重视。我们认为本方配伍合理，其解毒作用较之普济消毒饮、银翘散更强，而且方中如板蓝根、大青叶等药物，现代药理研究证实有较好的抗病毒作用，因此本方似更适合于病毒性感染疾患，极具开发价值。

柴葛解肌汤

【文献出处】《医学心悟·太阳经证》

【原文摘录】治春温夏热之病，其证发热头痛，与正伤寒同，但不恶寒而口渴，与正伤寒异耳。本方主之。

柴胡一钱二分 葛根一钱五分 赤芍一钱 甘草五分 黄芩一钱五分 知母一钱 贝母一钱 生地二钱 丹皮一钱五分

水煎服。

心烦加淡竹叶十片，谵语加石膏三钱。

【按语】本方功能解肌清热，善治外感温邪或疫毒，症见发热头痛，不恶寒而口渴。临床实践证明，本方发汗退热作用较强，故对外感高热，邪在肌表，兼有内热者，用之每多奏效。现代实验研究表明，本方有显著的解热效果，对于内毒素所致家兔发热，给药后4小时，对照组家兔仍处明显发热状态，体温无下降趋势，但给药组家兔体温下降0.9℃。（《中国中西医结合杂志》1985年第6期378页）本方配伍合理，临床和实验研究均证实具有明显的解热作用，值得进一步开发研究。

【现代应用】

1. 流行性感冒　杨氏报道以本方加味：柴胡10g，葛根30g，羌活10g，桔梗12g，生石膏30g（高热加大剂量），黄芩12g，白芍10g，白芷12g，连翘30g，防风10g，陈皮10g，甘草10g，生姜6g，大枣10g，治疗流行性感冒101例，并以病毒唑等治疗105例进行对照，以服药后24小时、48小时、72小时内完全退热和临床症状改善者分别判断为显效、有效和无效。结果治疗组显效88例占87%，有效9例占9%，无效4例占4%；对照组显效18例占17%，有效39例占37%，无效48例占46%。经统计学检测，$P<0.01$，有显著性差异。（《中国中医急症》2000年第3期132页）

刘氏介绍用柴葛解肌汤治疗流感高热100例，方用柴胡15g，葛根20g，甘草6g，黄芩13g，羌活10g，白芷10g，白芍15g，桔梗10g，生石膏30g。若体温超过39.5℃，可加金银花30g，板蓝根15g；若身体痛重无汗者加细辛3g，荆芥6g，片姜黄15g；若咽痛加山豆根10g，连翘10g；若咳嗽者加桑皮15g，杏仁13g。每剂药水煎2次，每次服用100ml左右，每4小时服1次，至体温恢复正常为止。以48小时内体温恢复正常者为治愈，72小时内体温恢复正常为显效，96小时内体温恢复正常者为有效。结果治愈80例，显效12例，有效8例。其中60例服药24小时体温恢复正常，总显效率92%。（《中医药研究》2001年第3期33页）

王氏介绍以本方化裁治疗流感高热42例，结果速效（24小时内体温恢复正常，症状消失，不再发热）19例，显效（24~48小时内体温恢复正常，症状消失）11例，有效（48~72小时内体温基本正常，主要症状消失）8例，总有效率90.47%。（《光明中医》1997年第5期16~17页）

2. 流行性腮腺炎　侯氏报道以柴葛解肌汤加减治疗小儿流行性腮腺炎30例，处方：柴胡6g，葛根15g，黄芩6g，白芍6g，桔梗6g，羌活3g，白芷3g，生石膏15g，板蓝根15g，天花粉9g，夏枯草9g，甘草3g，每天1剂，水煎服。头煎和复煎汁混合后，分多次服。结果显效25例，有效3例，无效2例，总有效率93%。（《中药材》2001年第9期697页）

3. 登革热　杨氏用中医药辨治登革热与登革出血热102例，其中证属卫气同病型，症见恶寒发热，头痛，肌骨关节痛，尿黄少，舌边红，苔微厚白或黄，脉浮数者，方用柴葛解肌汤合银翘散加减治疗（柴胡、黄芩、羌活、白芷、香薷、青蒿各10g，连翘、野菊花各20g，芦根、葛根各30g，生石膏60g），结果显效39例（38.2%），有效57例（55.9%），无效6例（5.9%），优于对照组（西药对症治疗）。（《中国中医急症》1994年第3期110~111页）

陈氏介绍运用中西医结合治疗登革热37例，对证属卫气同病者用柴葛解肌汤加减（金银花12g，连翘10g，柴胡10g，竹叶10g，黄芩10g，青蒿10g，甘草6g，香薷6g，扁豆10g，葛根10g），每日1剂，共服57天，取得较好疗效。（《广东医学》1998年第6期471~472页）

4. 麻疹　李氏报道用本方加减方：麻黄20g，桂枝20g，柴胡15g，葛根15g，桔梗12g，白术9g，白芍9g，黄芩6g，甘草6g，治疗风寒郁表型急性感染性荨麻疹30例，并予以西药抗感染及抗过敏疗法治疗30例进行对照。结果：愈显率治疗组为83.33%（25/30），对照组为70.00%（21/30），痊愈时间治疗组为（3.86±1.21）d，对照组为（5.00±1.50）d，差异有统计学意义（$P<0.05$）。（《湖南中医杂志》2023年第8期15~17，27页）

5. 新型冠状病毒感染　赵氏报道感染新型冠状病毒后一部分患者恶寒发热不明显，伴有心烦不眠，眼眶痛，鼻干咽干痛等症状。考虑为邪在肌表，是太阳经证未解，传入阳明经，故使用本方为主方治疗，组成：柴胡6g，葛根9g，白芍6g，石膏5g，黄芩6g，白芷3g，羌活3g，甘草3g，大枣3枚，生姜3片。5剂。每日1剂，早晚分服。服药后患者症状好转。（《医学研究与教育》2023年第4期41~44页）

现代药理研究表明，本方对乙型溶血性链球菌、肺炎链球菌、金黄色葡萄球菌、绿脓假单胞菌均有杀伤作用。（《湖南中医学院学报》2004年第4期9~11页）

神效清震汤

【文献出处】《鲁府禁方·福集·瘟疫》

【原文摘录】专治天行瘟疫，头面肿盛，咽喉不利，舌干口燥，憎寒壮热，时气流传，亲戚不相访问，染之多不救。若依此方服之，无不应验。

羌活一钱　荆芥　牛蒡子　防风　葛根　柴胡　赤芍　独活　白芷　前胡　川芎各八分　升麻　甘草各六分　薄荷七分

姜、葱煎，出汗。

【按语】本方与荆防败毒散组方和作用相似。喻嘉言治温尝谓："上焦如雾，升而逐之，兼以解毒"。从时代来看，此方出自喻氏之前，但其制方法度与喻氏上述名论颇相符合。方中以羌活、荆芥、防风、独活、白芷、川芎等一派升散之品逐邪于上；并以柴胡、升麻等解毒之品兼而用之。共奏祛风解毒，利咽消肿之效，故适用于大头瘟、时行感冒等病证。

发人深思的是，后世治疗大头瘟大多应用东垣的普济消毒饮化裁，重在清热解毒，这对热毒而致者自然合拍，然本病亦有属于风淫于上，而热毒不甚者，此方似更合辙。

五　瘟　丹

【文献出处】《济阳纲目·瘟疫》

【原文摘录】治四时瘟疫流行，伤寒发热，并热疟热病。

黄连属火，戊癸之年为君　黄柏属水，丙辛之年为君　黄芩属金，乙庚之年为君　甘草属土，甲己之年为君　山栀属木，丁壬之年为君　香附紫苏以上各一两，以值年药为君者倍一两

上七味皆生用，于冬至日置为末，用锦纹大黄三两浓煎汤，去柤，熬成膏，和前药为丸如弹子大，朱砂、雄黄末为衣，再贴金箔，每服一丸，冷水磨服。

【按语】五瘟丹，《韩氏医通》《伤暑全书》《万病回春》等书均有载，谓其治疗天行瘟疫，可见本方是古代治疗瘟疫的名方。观其组方，实由黄连解毒汤（《外台秘要》引崔氏方）与香苏散（《太平惠民和剂局方》）合化而成，功能清热解毒，疏解理气。此方之配伍，君药随运气更迭而变，多用一倍，足见其对瘟疫流行及其病性与运气关系之重视。方中配以香附、紫苏，使之兼有理气解散之力，且使苦寒之品无冰伏之弊。尤其值得指出的是，方中以大黄煎汤熬膏与他药共制成丸，其大黄清热解毒、泻下

逐邪之力不容忽视。所以本方既能清热于内，又能导邪外出，堪称治疫良方。

黄星垣等曾提出“邪毒致热”说，认为温病（含瘟疫）毒寓于邪，毒随邪入，热由毒生，毒不去则热不除，变必生，治须紧紧抓住解毒一环，并贯穿于治疗的全过程。这个观点的提出，使清热解毒法在急性传染病上的应用，愈来愈引起人们的关注。基于此，我们认为古方五瘟丹治疗急性传染病，可以说大有可为，值得高度重视和深入研究。

人中黄丸

【文献出处】《济阳纲目·瘟疫》

【原文摘录】治疫毒。

大黄　黄芩　黄连　人参　桔梗　苍术　防风　滑石　香附　人中黄各等分

上为细末，神曲糊为丸，每服五七十丸。气虚，煎四君子汤下；血虚，煎四物汤下；痰多，煎二陈汤下；热甚者，加童便。

造人中黄法：冬月以竹一段，刮去青，留底一节，余节打通，以大甘草纳竹筒内，以木塞其上窍，以有节一头插于粪缸中，浸一月取出，晒干听用，名曰人中黄，大治疫毒。

【按语】人中黄丸出自《丹溪心法》，是朱氏治疫“宜补、宜散、宜降”法则在制方上的具体运用，对后世影响深远。如《杂病源流犀烛》等书亦引用本方治疗瘟疫。方中人参为补；大黄、滑石为降；防风、桔梗为散。余如黄芩、黄连、人中黄功擅清热解毒；苍术化湿；香附理气。诸药配伍，共奏清热解毒，理气化湿，扶助正气之功效。

本方治疫在古代知名度较高，其制方法度曾被医家引为楷模，遗憾的是现代应用者难得一见，辜负好方，甚为可惜。我们认为，以本方组成来看，充分体现了中医祛邪的特色，即“给邪以出路”的治疗法则，方中既有防风、桔梗之宣散，使邪从汗解；又有滑石之渗利，俾邪随小便而出；更有大黄之泻下，导邪由大便而泄，以冀疫毒表里上下分消，病可向愈。再者，本方扶正与祛邪并施，从现代医学观点来看，人参之类补气药物，确能提高机体的免疫力，这在传染病的防治上有着重要作用。基于上述，本方在治疗急性传染病上充满生命力，值得推广应用，使之发挥应有的作用。

大青龙加黄芩汤

【文献出处】《济阳纲目·瘟疫》

【原文摘录】治寒疫头疼，身热无汗，恶风烦躁者，此方主之。

麻黄去节，六两　桂枝洗净　甘草各二两　杏仁去皮尖，四十枚　黄芩七钱　生姜三两　石膏如鸡子大　大枣十二枚

上每服五钱，水煎，温服取汗。

【按语】本方由《伤寒论》大青龙汤加黄芩而成。盖大青龙汤主治外有风寒，兼有里热，症见发热恶寒，身疼痛，不汗出而烦躁，脉浮紧者。加黄芩，乃增强其清热除烦之力。《医方考》释其方义曰："表有风寒，故见太阳证头疼身热，无汗恶风。里有湿热，故见烦躁。麻黄、桂枝、甘草、杏仁、生姜、大枣，辛甘物也，辛以解风寒，甘以调营卫。石膏、黄芩，寒苦物也，寒以清温热，苦以治烦躁"。人称《伤寒论》方是群方之祖，由祖方化裁而成的方剂层出不穷，从而扩大了经方的应用范围，本方即是其例。

现代应用本方治疗急性传染病的报道罕见，但从其组方来看，对于寒疫兼有里热者，颇为适宜，这种病机在流行性感冒中常可见到，不妨使用。

神授太乙散

【文献出处】《是斋百一选方·卷七》

【原文摘录】治四时气令不正，瘟疫妄行，人多疾病，此药不问阴阳两感，风寒湿痹，并皆治之。

川升麻　白芍药　紫苏叶　香附子　干葛　香白芷　陈皮　川芎　青皮　甘草

上等分为粗末，每服三大钱，水一盏半，生姜三片，煎至八分，去滓，通口服，不以时候，连进二服。如发热头痛，加连须葱白三寸同煎；如中满气噎，加枳壳数片。产妇、婴儿、老人，皆可服之。以此导引经络，不致变动，其效如神。阳公库岁施此药。

【按语】本方由升麻葛根汤与香苏散合化而成，功能发汗退热，理气解毒，调和胃肠，故适宜于感受四时不正之气而引起的瘟疫。由于药性偏于温燥，尤宜于风寒夹湿型疫病，热疫则非所宜。本方与《太平惠民和剂局方》“十神汤”药味基本相同，惟青皮易麻黄，主治悉同。十神汤亦属治疫名方，《世医得效方》《保命歌括》《医镜》《济阳纲目》等书均有载述。又本方与《朱氏集验方》记载的解四时伤寒、疫疠、风温、湿温的“双解散”（人参、白术、茯苓、升麻、干葛、白芍、甘草、陈皮、香附、苏叶）组方亦类同，惟后者增加了人参、白术、茯苓等扶正固本药物，可以互参。

防风通圣散

【文献出处】《济阳纲目·大头瘟》

【原文摘录】虾蟆瘟属风热，此方加减用之。

防风　川芎　当归　芍药　大黄　芒硝　连翘　薄荷　麻黄各五钱　桔梗　石膏　黄芩各一两　荆芥穗　白术　山栀各二两半　滑石三两　甘草二两

上锉，每服一两，加生姜三片，水煎服。

【按语】本方原出刘河间《宣明论方》。《医方考》对其方义分析甚为精辟：“是方也，用防风、麻黄泄热于皮毛；用石膏、黄芩、连翘、桔梗泄热于肺胃；用荆芥、薄荷、川芎泄热于七窍；用大黄、芒硝、滑石、栀子泄热于二阴；所以各道分消其势也。乃当归、白芍者，用之于和血；而白术、甘草者，用之以调中尔。”《温疫论》作者吴又可治疫十分强调祛邪，尝谓“客邪贵乎早逐”“邪不去则病不瘳”。盖祛邪之法，无非发表、清热、涌吐、泻下、解毒、渗利诸法而已，旨在使病邪通过人体窍道而排泄体外，所谓“给邪以出路”，殆即此意。观防风通圣散的组方，乃融解表、清热、泻下、渗利于一方，使表里上下之邪由窍道而出，实为放邪出路的经世良方，临床尤适合于治疗包括瘟疫在内的外感病，当然不止于大头瘟。

【现代应用】

1. 麻疹肺炎　患者江某，男，4岁。发热5日，伴喘咳。证见：咳甚剧，息高气促，鼻煽，烦躁，口渴喜冷饮，小便赤，大便4日未解，耳颈部疹点初见而稀疏，其面红，眼睑红赤，白睛充血，流泪。舌红绛，苔薄黄，两颊粘膜红疹显露，指纹紫红，脉滑数。血常规：白细胞计数 21×10^9/L，中性粒细胞百分比82%，淋巴细胞百分比18%。体温39℃，诊为“麻疹肺炎”。药用：防风、荆芥、薄荷（后煎）、当归、赤芍、杏仁、黄芩各3g，麻黄、蝉蜕、甘草、桔梗、川芎各2g，连翘6g，栀子、大黄各4g，石膏、滑石各12g，牛蒡子5g。水煎分3次服。1剂尽，大便通，肺气宣，麻疹自头面至胸背均布，疹点匀净。共服2剂，疹布四肢，纳佳，二便调。血象转阴，体温正常，后以甘凉养阴之剂以善后。（《陕西中医》1985年第8期353页）

2. 细菌性痢疾　患者李某某，男，27岁。3日前因腹胀、全身不适，服藿香正气丸不效。昨日又加发热恶寒，浑身酸楚，腹痛剧烈，解红色黏液便。今日症见壮热形寒，呈急性痛苦病容，腹胀痛拒按，大便纯下脓血黏液，里急后重，每次量少，昼夜无度，小便短赤，头痛烦躁，浑身酸楚，肌肤灼热，无汗口渴，舌红苔黄腻厚，脉洪滑数（体温41℃）。血常规：白细胞计数 15.6×10^9/L，中性粒细胞百分比88%，淋巴细胞百分比12%。便常规：红细胞（+++）、白细胞（+++），脓细胞（0~3）个 /HP。此时行疫邪，疫毒壅盛胃肠，充斥表里，拟防风通圣散加减：荆芥10g，防风12g，大黄10g（后下），玄明粉10g（冲），枳实12g，白芍15g，川芎6g，当归10g，桔梗6g，薄荷6g（后下），石膏20g，滑石18g，甘草3g，黄芩10g，黄连6g。2剂，水煎分成4服，每6小时1服。剂尽，大便量增，脓血减少夹黄色稀便，肛门无窘迫坠胀感，浑身漐然汗出，寒热已罢，头清身爽，苔薄黄，脉缓滑。改投枳实导滞加减以清胃肠余垢，不日便常规、血常规正常。（《江西中医药》1990年第2期18页）

3. 带状疱疹　夏氏报道一少女右眼皮附近突然出现高粱大小的红色疱疹且簇起成群，如珠似带，灼热刺痛，上下眼皮红肿，无法睁开，不断流泪，用防风通圣散去麻黄，加龙胆草、大青叶，服用3剂后，疱疹开始结痂脱落，刺痛减轻，续服3剂痊愈。（《明通医药》1997年256期27~28页）

升 降 散

【文献出处】《伤寒温疫条辨·医方辨》

【原文摘录】温病亦杂气中之一也。表里三焦大热，其证不可名状者，此方主之。

白僵蚕酒炒，二钱　全蝉蜕去土，一钱　广姜黄去皮，三钱　川大黄生，四钱

上为细末，合研匀，病轻者，分四次服，每服重一钱八分二厘五毫，用黄酒一盅，蜂蜜五钱，调匀冷服，中病即止；病重者，分三次服，每服重二钱四分三厘三毫，黄酒盅半，蜜七钱五分，调匀冷服；最重者，分二次服，每服重三钱六分五厘，黄酒二盅，蜜一两，调匀冷服。胎产亦不忌。炼蜜丸，名太极丸，服法同前，轻重分服，用蜜酒调匀送下。

【按语】本方《济阳纲目》《万病回春》名内府仙方，主治肿项大头病、虾蟆瘟病。杨栗山《伤寒温疫条辨》力荐本方治疗瘟疫，并以是方为基础，衍化出治瘟十五方。盖治瘟十五方，贯穿着宣、清、通三大治则，根据病邪之浅深，证情之轻重，选而用之。其中“轻则清之”者凡八方（神解散、清化汤、芳香饮、大清凉散、小清凉散、大复苏饮、小复苏饮、增损三黄石膏汤）；“重则泻之”者凡六方（增损大柴胡汤、增损双解散、加味凉膈散、加味六一顺气汤、增损普济消毒饮、解毒承气汤）。“轻则清之”之方，常用于治疗气分无形热炽，故佐以石膏、知母、金银花、桔梗等清气泄热之品；“重则泻之”之剂，则多用于有形热结，故配以大黄、芒硝、枳实、厚朴攻里泄下解毒之属。诸方之主升降散，方中“以僵蚕为君，蝉蜕为臣，姜黄为佐，大黄为使，米酒为引，蜂蜜为导”。杨氏认为，“僵蚕味辛苦，气薄，喜燥恶湿，得天地清化之气，轻浮而升阳中之阳”，功能清热解郁，胜风除湿，化痰散结，解毒定惊，“辟一切怫郁之邪气”；蝉蜕“气寒无毒，味咸且甘，为清虚之品”能祛风而胜湿““涤热而解毒”，擅解外感风热，有定惊镇痉，透托瘾疹之功；“姜黄气味辛苦，大寒无毒”“祛邪伐恶，行气散郁”“建功辟疫”；“大黄味苦，大寒无毒，上下通行”，推陈致新，安和五脏，有荡涤肠胃，攻积导滞，泄热解毒之力；“米酒性大热，味辛苦而甘，上行头面，下达足膝，外周毛孔，内通脏腑经络，驱逐邪气，无处不到”，有和血养气，伐邪辟恶之效；“蜂蜜，甘平无毒，其性

大凉”,“清热润燥而自散温毒”。诸药合同,辛味宣透疏散,寒凉清泄郁热,升降并施,共奏宣泄三焦邪热,行气解散,升清降浊之效,用治瘟疫郁热为主之证,“升清可以解表,降浊可以清里,则阴阳和而内外彻矣”。杨氏在瘟疫流行之际,屡用此方,救人甚众。后世运用此方治疗温病瘟疫收效亦佳,至今仍俱有较高的实用价值。

兹录杨氏治瘟十五方如下:

1. 升降散(见上)

2. 增损大柴胡汤

温病热郁腠理,以辛凉解散,不至还里而成可攻之证,此方主之,乃内外双解之剂也。

柴胡四钱 薄荷二钱 陈皮一钱 黄芩二钱 黄连一钱 黄柏一钱 栀子一钱 白芍一钱 枳实一钱 大黄二钱 广姜黄七分 白僵蚕酒炒,三钱 全蝉蜕十个 呕加生姜二钱

水煎去渣,入冷黄酒一两、蜜五钱,和匀冷服。

3. 增损双解散

温病主方。温毒流注,无所不至,上干则头痛目眩耳聋;下流则腰痛足肿;注于皮肤则斑疹、疮疡;壅于肠胃则毒利脓血;伤于阳明则腮腺肿痛;结于太阴则腹满呕吐;结于少阴则喉痹咽痛;结于厥阴则舌卷囊缩。此方解散阴阳内外之毒,无所不至矣。

白僵蚕酒炒,三钱 全蝉蜕十二枚 广姜黄七分 防风一钱 薄荷叶一钱 荆芥穗一钱 当归一钱 白芍一钱 黄连一钱 连翘去心,一钱 栀子一钱 黄芩二钱 桔梗二钱 石膏六钱 滑石三钱 甘草一钱 大黄酒浸,二钱 芒硝二钱

水煎去渣,冲芒硝,入蜜三匙、黄酒半酒杯,和匀冷服。

4. 加味凉膈散

温病主方。余治温病,双解、凉膈愈者不计其数。若病大头、瓜瓤等温,危在旦夕,数年来以二方救治者,屈指以算百十余人,真神方也,其共珍之。

白僵蚕酒炒,三钱 蝉蜕全,十二枚 广姜黄七分 黄连二钱 黄芩二钱 栀子二钱 连翘去心 薄荷 大黄 芒硝各三钱 甘草一钱 竹叶三十片

水煎去渣,冲芒硝,入蜜酒冷服。若欲下之,量加硝黄,胸中热加麦冬,心下痞加枳实,呕渴加石膏,小便赤数加滑石,满加枳实、厚朴。

5. 增损三黄石膏汤

温病主方。表里三焦大热，五心烦热，两目如火，鼻干面赤，舌黄唇焦，身如涂朱，燥渴引饮，神昏谵语，服之皆愈。

石膏八钱　白僵蚕酒炒，三钱　蝉蜕十个　薄荷二钱　豆豉三钱　黄连　黄柏盐水微炒　黄芩　栀子　知母各二钱

水煎去渣，入米酒、蜜，冷服。腹胀疼或燥结加大黄。

6. 神解散

温病初觉，憎寒体重，壮热头痛，四肢无力，遍身酸痛，口苦咽干，胸腹满闷者，此方主之。

白僵蚕酒炒，一钱　蝉蜕五个　神曲三钱　金银花二钱　生地二钱　木通　车前子炒、研　黄芩酒炒　黄连　黄柏盐水炒　桔梗各一钱

水煎去渣，入冷黄酒半小杯、蜜三匙，和匀冷服。

7. 清化汤

温病壮热，憎寒体重，舌燥口干，上气喘吸，咽喉不利，头面卒肿，目不能开者，此方主之。

白僵蚕酒炒，三钱　蝉蜕十个　金银花二钱　泽兰叶二钱　广皮八分　黄芩二钱　黄连　炒山栀　连翘去心　龙胆草酒炒　元参　桔梗各一钱　白附子炮　甘草各五分

大便实，加酒大黄四钱，咽痛加牛蒡子炒研，一钱，头面不肿去白附子。

水煎去渣，入蜜酒冷服。

8. 大清凉散

温病表里三焦大热，胸满胁痛，耳聋目赤，口鼻出血，唇干舌燥，口苦自汗，咽喉肿痛，谵语狂乱者，此方主之。

白僵蚕酒炒，三钱　蝉蜕全，十二个　全蝎去毒，三个　当归　生地酒洗　金银花　泽兰各二钱　泽泻　木通　车前子炒研　黄连姜汁炒　黄芩　栀子炒黑　五味子　麦冬去心　龙胆草酒炒　丹皮　知母各一钱　甘草生，五分

水煎去渣，入蜂蜜三匙，冷米酒半小杯，童便半小杯，和匀冷服。

9. 小清凉散

温病壮热烦躁，头沉面赤，咽喉不利，或唇口颊腮肿者，此方主之。

白僵蚕炒，三钱　蝉蜕十个　银花　泽兰　当归　生地各二钱　石膏五钱　黄连　黄芩　栀子酒炒　牡丹皮　紫草各一钱

水煎去渣，入蜜酒、童便冷服。

10. 加味六一顺气汤

温病主方，治同前证。

白僵蚕酒炒，三钱　蝉蜕十个　大黄酒浸，四钱　芒硝二钱五分　柴胡三钱　黄连　黄芩　白芍　甘草生。各一钱　厚朴一钱五分　枳实一钱

水煎去渣，冲芒硝，入蜜酒和匀冷服。

11. 大复苏饮

温病表里大热，或误服温补和解药，以致神昏不语，形如醉人，或哭笑无常，或手舞足蹈，或谵语骂人，不省人事，目不能闭者，名越经证，及误服表药而大汗不止者，名亡阳证，并此方主之。

白僵蚕三钱　蝉蜕十个　当归三钱　生地二钱　人参　茯神　麦冬　天麻　犀角磅，磨汁，入汤和服　丹皮　栀子炒黑　黄连酒炒　黄芩酒炒　知母　甘草生。各一钱　滑石二钱

水煎去渣，入冷黄酒、蜜、犀角汁，和匀冷服。

12. 小复苏饮

温病大热，或误服发汗解肌药，以致谵语发狂，昏迷不省，燥热便秘，或饱食而复者，并此方主之。

白僵蚕三钱　蝉蜕十个　神曲三钱　生地三钱　木通　车前子炒。各二钱　黄芩　黄柏　栀子炒黑　黄连　知母　桔梗　牡丹皮各一钱

水煎去渣，入蜜三匙、黄酒半小杯、小便半小杯，和匀冷服。

13. 增损普济消毒饮

元参三钱　黄连二钱　黄芩三钱　连翘去心　栀子酒炒　牛蒡子炒，研　蓝根如无以青黛代之　桔梗各二钱　陈皮　甘草生。各一钱　全蝉蜕十二个　白僵蚕酒炒　大黄酒浸。各三钱

水煎去渣，入蜜酒、童便冷服。

14. 解毒承气汤

温病三焦大热，痞满燥实，谵语狂乱不识人，热结傍流，循衣摸床，舌卷囊缩，及瓜瓤、疙瘩瘟，上为痈脓，下血如豚肝等证，厥逆，脉沉伏者，此方主之。

白僵蚕酒炒，三钱　蝉蜕全，十个　黄连一钱　黄芩一钱　黄柏一钱　栀子一钱　枳实麸炒，二钱五分　厚朴姜汁炒，五钱　大黄酒洗，五钱　芒硝三钱，另冲入

水煎服。

15. 芳香饮

温病多头痛，身痛，心痛胁痛，呕吐黄痰，口流浊水，涎如红汁，腹如圆

箕，手足搐搦，身发斑疹，头肿，舌烂，咽喉痹塞等证，此虽怪怪奇奇，不可名状，皆因肺胃火毒不宣，郁而成之耳。治法急宜大清大泻之，但有气血损伤之人，遽用大寒大苦之剂，恐火转闭塞而不达，是害之也，此方主之。其名芳香者，以古人元旦，汲清泉以饮芳香之药，重涤秽也。

元参一两　白茯苓五钱　石膏五钱　蝉蜕全，十二个　白僵蚕酒炒，三钱　荆芥三钱　天花粉三钱　神曲炒，三钱　苦参三钱　黄芩二钱　陈皮一钱　甘草一钱

水煎去渣，入蜜酒冷服。

【现代应用】

1. 流行性腮腺炎　吴氏介绍，用本方加味（僵蚕 4~6g，蝉蜕 3~6g，姜黄 3~5g，大黄 3~8g，金银花 10~30g，连翘 10~15g，元参 10~15g，柴胡 4~8g，黄芩 8~12g，治疗流行性腮腺炎 350 例，并外敷青硝膏（青黛 5g，芒硝 15g），结果除合并睾丸炎 2 例、脑膜炎 1 例住院治疗外，其余皆在门诊上治疗而收效。治疗 2~5 天热退者 193 例，6~10 天热退者 148 例，10 天以上者 9 例。腮腺肿消多在 7~10 天。（《湖北中医杂志》1989 年第 1 期 15 页）

用加味升降散（僵蚕、防风、荆芥、蝉蜕各 12g，姜黄 6g，大黄 9g，蒲公英 18g）治疗 126 例流行性腮腺炎，都在短期内治愈，其中 1 日退热者 68 例，2 日退热者 56 例，3 日退热者 1 例，均于热退后 1~3 日腮腺部位肿胀消失。（《湖北中医杂志》1986 年第 3 期 15 页）

颜氏用本方加味（炒僵蚕 20g，蝉蜕 12g，姜黄 6g，大黄 9g，黄芩 9g，石膏 15g，共研细末，黄酒调匀，每日 2 次冷服）治疗流行性腮腺炎 30 例，结果 24 例痊愈，5 例好转，1 例无效。（《浙江中医杂志》1997 年第 2 期 83 页）

2. 流行性感冒　蒋氏等报道以本方加味（名升降解毒汤）治疗流行性感冒 92 例，基本方：僵蚕 12g，蝉蜕 12g，姜黄 15g，熟大黄 6~12g，鱼腥草 30g，虎杖 6~12g，板蓝根 30g，贯众 12g，百部 30g，紫菀 12g，甘草 3g。每剂水煎 2 次，共取汁 500~600ml，分为 3 份，每 8 小时服 1 份，小儿剂量酌减，疗程为 3 天。结果痊愈 75 例（81.5%），基本治愈 8 例（8.7%），有效 6 例（6.5%），无效 3 例（3.3%），总有效率为 96.7%。服药后 8 小时内体温恢复正常者 62 例（67.4%）。（《中医杂志》2000 年第 2 期 119 页）

杜氏等以本方加板蓝根、贯众等为基本方治疗流行性感冒 56 例，结果除 1 例外均痊愈，发热患者平均退热天数 2.3 天，平均治愈天数 3.2 天。（《北京中医》1999 年第 3 期 33 页）

3. 严重急性呼吸综合征（SARS） 广东省中医院用中医药治疗SARS的过程中，早期根据患者临床表现分为两型，都用本方加减治疗，如湿热阻遏型用升降散合三仁汤加减，表寒里热夹湿型用升降散合麻杏石甘汤加减。经治103例SARS患者，结果治愈96例（93.2%），死亡7例（6.8%），治疗后退热时间为6.72±3.95天，热退后无反复。（《中国中西医结合杂志》2003年第6期409~411页）

4. 流行性出血热 姜氏等介绍在治疗本病发热期内温毒兼痧郁于太阳营分，用本方合双解散加减，急以散痧透表，活血解毒，外用刮痧法，内外结合治疗3~5日，可缩短少尿期、休克期的病程，或不出现少尿、休克的症状。（《长春中医学院学报》1997年第3期25页）

5. 猩红热 郑氏等用本方加生地、丹皮、玄参、金银花、连翘、生甘草、青黛，治疗疫疠毒燔气营之猩红热1例，收效良好。（《中国中医急症》1997年第4期168~169页）

薛氏用本方合银翘散加减治疗猩红热1例，服药6剂病告愈。（《江苏中医》1981年第4期21~22页）

李氏用本方合利咽汤（金银花、连翘、牛蒡子、马勃、桔梗、射干、薄荷、甘草）治疗猩红热1例，服药5剂病痊愈。（《河北中医》1990年第2期11~12页）

6. 流行性乙型脑炎 张氏报道用本方加味治疗流行性乙型脑炎1例。患儿5岁，症见高热5天，伴头痛、恶心呕吐，体温41℃，脉搏142次/min，呼吸34次/min，血压102/70mmHg，胸背部可见散在针尖大小出血点，双目上视，时而抽搐，处方：僵蚕10g，蝉蜕5g，佩兰5g，金银花10g，钩藤10g，六一散15g，黄连5g，水煎服，每2小时服1次，每日1剂。服2剂后身热减退，神志清楚，手足发热，无汗，再以益气养阴调理善后而痊愈。《湖南中医杂志》1988年第3期21页）

7. 结核性渗出性胸膜炎 董氏报道用本方加味治疗结核性渗出性胸膜炎50例。对照组采用常规激素治疗，治疗组在常规激素治疗的基础上联合升降散加味。组成：僵蚕10g，姜黄10g，蝉衣10g，百部10g，大黄9g，茯苓12g。可随症略有加减。两组临床疗效比较，治疗组与对照组总有效率分别为86%和64%。两者有显著差异，升降散加味治疗结核性渗出性胸膜炎有较好疗效，能明显改善患者症状。（《中国中医药现代远程教育》2014年第2期29页）

现代实验研究表明，升降散具有较好的免疫调节及抗病毒作用。如马氏等观察本方对免疫功能及Ⅰ型、Ⅳ型变态反应的影响，结果表明本方对小鼠免疫器官重量无明显影响，但对炭粒清除速率有抑制趋势，能显著抑制机体血清溶血素的形成，明显抑制绵羊红细胞——迟发型超敏反应（SRBC-DTH）、磷酸肝酣——迟发型超敏反应（PC-DTH），说明其对非特异性免疫、体液免疫及细胞免疫都有一定的抑制作用。（《中成药》1998 年第 6 期 29 页）

刘氏等设计了升降散水煎剂对流感病毒感染鸡胚、小鼠治疗作用实验，结果表明本方具有非常显著的抑制流感病毒在鸡胚内增殖的作用，可显著降低接种病毒的鸡胚血凝效价，其抗流感病毒效果优于病毒唑，差异具有显著性。升降散水煎液还可促进小鼠刚果红的吞噬，增强巨噬细胞的吞噬能力，提高小鼠的非特异性免疫力。实验中可显著提高 $CD8^+$ 活性而表现 $CD4^+$ 的降低，有助于小鼠肺病变的减轻和恢复，使小鼠肺炎症减轻，使免疫系统归于平衡。（《山东中医药大学学报》2001 年第 1 期 43 页）

李氏研究本方在体外抗甲型流感病毒的作用及对病毒血凝滴度的影响，结果表明其能有效地抑制流感病毒在细胞内复制，明显降低受感染小鼠肺组织病毒血凝滴度。（《中医药学刊》2003 年第 2 期 217~219 页）

在以感染流感病毒的小鼠作为动物模型，研究升降散的体内抗甲型流感病毒作用的实验中，发现本方各剂量组均能不同程度地降低肺指数，且呈正的量效关系。（《实用中医内科杂志》2004 年第 1 期 29 页）

南氏设计了升降散药血清对流感病毒感染鸡胚的作用实验和升降散散剂对流感病毒感染小鼠作用的实验。结果表明：升降散药血清能抑制流感病毒在鸡胚内增殖，并能减轻肺病变，说明本方具有明显抗病毒作用。（《中国中医药信息杂志》2005 年第 6 期 33 页）

瞿氏报道本方能显著抑制二甲苯所致小鼠耳廓肿胀、醋酸所致小鼠毛细血管通透性增高和角叉菜胶、蛋清所致大鼠足跖肿胀，明显降低炎性组织中前列腺素 E_2 的含量，但对大鼠棉球肉芽肿无明显抑制作用。（《中成药》1996 年第 4 期 28~30 页）

南氏用大肠杆菌内毒素致家兔发热，观察升降散散剂的解热及排痰作用，结果发现，本方可缩短发热家兔高温持续时间，显著降低高热高峰值（ΔT）以及体温反应指数（TRI），能更好地促进动物气管段酚红的排泄，为治疗呼吸道感染性疾病提供了实验依据。（《吉林中医药》2005 年第 4 期 51~53 页）

柴胡升麻汤

【文献出处】《太平惠民和剂局方·治伤寒》

【原文摘录】 治时行瘟疫，壮热恶风，头痛体疼，鼻塞咽干，心胸烦满，寒热往来，痰盛咳嗽，涕唾稠粘。

柴胡去芦　前胡去芦　干葛　石膏煅　赤芍药　各十两　升麻五两　荆芥去梗，七两半　桑白皮　黄芩去粗皮。各六两半

上㕮咀，每服三大钱，水一盏半，生姜三片，豉十余粒，同煎一盏，去滓，稍热服，不拘时，小儿更量大小加减。

【按语】 本方功能发汗退热，清肺化痰，主治瘟疫、时气，邪伤肺卫，兼有里热者。既往本方在外感热病中甚少应用，辜负好方，颇为可惜，很值得扩大临床应用，特别是对于疫病出现上述症状者，不妨选用。

香　葛　汤

【文献出处】《济阳纲目·瘟疫》

【原文摘录】 治四时感冒不正之气，头痛身疼项强，寒热呕恶，痰嗽，腹痛泄泻，不问阴阳两感，风寒温瘴，并宜服之。

升麻　葛根　芍药　紫苏　香附　陈皮去白　苍术制　薄荷各一两　川芎　白芷　甘草各半两

上㕮咀，每服五钱，水一盏半、生姜三片煎，热服，不拘时。

【按语】 本方早见于《世医得效方》，其药味和主治与《济阳纲目》所载基本相同。观其组方，实为升麻葛根汤与香苏散合化，功能解表散寒，理气化湿，故善治四时感冒不正之气，尤适合于外感风寒湿邪所致的病症，其病位在于肌表和肺胃，对现代医学所称的流行性感冒（胃肠型），或中医诊断为“寒疫”者颇为相宜。

值得指出，现代应用本方治疗急性传染病的报道虽属罕见，但未可轻

视之，有待进一步推广应用和深入研究。

治疫清凉散

【文献出处】《医学心悟·疫疠》

【原文摘录】两路之邪（见名论篇引本书）归并于里，腹胀满闷，谵语发狂，唇焦口渴者。

秦艽　赤芍　知母　贝母　连翘各一钱　荷叶七分　丹参五钱　柴胡一钱五分　人中黄二钱

水煎服。

【按语】《证因方论集要》曰："人中黄甘寒入胃，能解五脏实热；柴胡、秦艽撤寒热邪气；知母、贝母存津液以杜劫灼；丹参、赤芍和营；连翘泻火；荷叶升发胃气"。可谓深得程氏制方之奥义。我们认为，方中人中黄为清热解毒之妙品，朱丹溪治疫之人中黄丸，即是以本品为主药；用丹参、赤芍颇有深意，是取其活血凉血之功。从现代医学观点来分析，急性传染病常可出现DIC（弥散性血管内凝血）病理变化，特别当中医辨证属于邪入营血而见斑疹、神昏等征象时，此种病理变化更为多见，叶天士即提出"入血就恐耗血动血，直须凉血散血"，寓意甚深。

总之，本方熔解表、清热、活血于一体，尤突出清热解毒，故对温热疫毒所致的瘟疫辨证属表里同病者颇为适宜，值得进一步观察和研究。

清　解　汤

【文献出处】《医学衷中参西录·治温病方》

【原文摘录】温病初得，头疼，周身骨节酸疼，肌肤壮热，背微恶寒，无汗，脉浮滑者。

薄荷叶四钱　蝉退三钱，去足土　生石膏六钱，捣细　甘草一钱五分

【按语】本方系近代汇通学派医家张锡纯创制，张氏学验俱丰，富有创

新，对温病瘟疫的诊治颇有研究。他在分析本方方义时说："薄荷气味近于冰片，最善透窍。其力内至脏腑筋骨，外至腠理皮毛，皆能透达，故能治温病中之筋骨作疼者。若谓其气质清轻，但能发皮肤之汗，则浅之乎视薄荷矣。蝉蜕去足者，去其前之两大足也。此足甚刚硬，有开破之力，若用之退目翳消疮疡，带此足更佳。若用之发汗，则宜去之，盖不欲其于发表中，寓开破之力也。蝉蜕性微凉、味淡，原非辛散之品，而能发汗者，因其以皮达皮也，此乃发汗中之妙药，有身弱不任发表者，用之最佳。且温病恒有兼瘾疹者，蝉蜕尤善托瘾疹外出也。石膏性微寒，《神农本草经》原有明文。虽系石药，实为平和之品。且其质甚重，六钱不过一大撮耳。其凉力，不过与知母三钱等。而其清火之力则倍之，因其凉而能散也。尝观后世治温之方，至阳明府实之时，始敢用石膏五六钱，岂能知石膏者哉！然必须生用方妥，煅者用至一两，即足偾事……又此方所主之证，或兼背微恶寒，乃热郁于中，不能外达之征，非真恶寒也。白虎汤证中，亦恒有如此者，用石膏透达其热，则不恶寒矣。"此外，张氏还创制凉解汤（薄荷叶三钱，蝉蜕去足土，二钱，生石膏捣细，一两，甘草一钱五分），主治温病表里俱觉发热，脉洪而兼浮者，寒解汤（生石膏捣细，一两，知母八钱，连翘一钱五分，蝉蜕去足土，一钱五分），主治周身壮热，心中烦而且渴，舌上苔白欲黄，其脉洪滑，或头犹觉疼，周身犹有拘束之意者。观上述三方（清解汤方、凉解汤方药味相同而剂量有异），俱能清解邪热，但作用强度有异，故有清解、凉解、寒解之别，适应证亦有不同，是效法《温病条辨》辛凉轻剂桑菊饮、辛凉平剂银翘散、辛凉重剂白虎汤之意，鼎足而三，足见其制方之严密和精细。

【现代应用】

1. 小儿外感发热　张氏用清解汤（薄荷叶 12g，蝉蜕 9g，生石膏 18g，甘草 3g，日 1 剂，水煎分 4~5 次服）加减治疗小儿外感发热，共治疗 538 例，结果痊愈 419 例，好转 82 例，无效 37 例（后改用其他药物治疗），总有效率 93.1%。（《实用中西医结合临床》2003 年第 5 期 50~51 页）

2. 病毒性脑膜炎　刘氏运用清解汤加味治疗小儿病毒性脑膜炎 15 例，药用薄荷、金银花各 20g，生石膏、生地、党参各 30g，蝉蜕、滑石、葛根、玄参、菖蒲各 15g，甘草 10g。抽搐加钩藤、桑枝、白僵蚕各 15g；便秘加枳壳、大黄各 10g；项强神昏、烦躁不安加川连 5g，葛根 20g；头痛剧烈加白芷 15g，茅根、茵陈各 30g。结果均获痊愈。本组退热时间平均 3.5 日，头痛、呕吐、项强消失时间平均 4.5 日，疗程平均 6 日。（《北京中医》1991 年第 4

期16页）

3. 流行性腮腺炎　王氏介绍以本方加金银花治疗流行性腮腺炎引起的高热25例，结果痊愈11例，显效9例，有效3例，无效2例。（《吉林中医药》1998年第4期11页）

4. 白喉　徐氏报道用清解汤治疗白喉初期（发起期），症见微恶寒后，发热或不发热，或咳或不咳，头晕痛，鼻塞，唇燥口干，喉痛，扁桃体红肿，甚或紫黑色，体温39℃左右，脉搏浮滑而数，全身疲乏。同时局部吹以吹喉散，不过一二日可愈。（《福建中医药》1960年第2期21~23页）

白 虎 汤

【文献出处】《温疫论·热邪散漫》

【原文摘录】温疫脉长洪而数，大渴复大汗，通身发热，宜白虎汤。

白虎汤

石膏一两　知母五钱　甘草五钱　炒米一撮

加姜煎服。

【按语】白虎汤原出《伤寒论》，是治阳明热盛而见身大热，口大渴，大汗，脉洪大（阳明经证）的主方。据此吴又可将本方移治于瘟疫有上述见症者，并发挥说："白虎汤辛凉发散之剂，清肃肌表气分药也。盖毒邪已溃，中结渐开，邪气分离膜原，尚未出表，然内外之气已通，故多汗脉长洪而数。白虎辛凉解散，服之或战汗，或自汗而解。"有清一代，温病学派医家更是广泛采用本方治疗温病瘟疫，如吴鞠通《温病条辨·上焦篇》将白虎汤列为辛凉重剂，主治"太阴温病，脉浮洪，舌黄，渴甚，大汗，面赤恶热者"。俞根初《通俗伤寒论》的新加白虎汤，即是在白虎汤的基础上，加薄荷、鲜荷叶、益元散、竹叶、桑枝而成，增强了辛凉透表解暑的作用，故最宜于卫气兼病的暑温之证。此外，《伤寒论》还有白虎加人参汤治伤寒表证已解，热盛于里，津气两伤，烦渴不解，脉洪大者；又治夏季暑温，身热而渴，汗出恶寒者。吴鞠通《温病条辨》用以治疗"太阴温病，脉浮大而芤，汗大出，微喘，甚至鼻孔煽者"。又《类证活人书》苍术白虎汤治湿温多汗，身重足冷。凡此，都是从白虎汤衍化而来，古往今来，广泛用于热病的治疗，获效多多。

【现代应用】

1. 流行性乙型脑炎　陈氏报道用大剂白虎汤加葛根、竹叶、菊花、芦根等，以直清脑热为首要，治疗流行性乙型脑炎发病初期，症见头痛，呕吐，头项强，舌苔无显著变化，脉象略数或浮数，热度在 38℃以上。经治 8 例，均告痊愈。(《福建中医药》1960 年第 6 期 11 页)

杜氏报道以本方加减治疗本病 67 例，处方：生石膏 10~30g，知母 8~15g，金银花 10~15g，竹叶 8~12g，麦冬 8~15g，玄参 8~15g，生甘草 9g。抽搐者加全蝎、钩藤、羚羊角、僵蚕等；神昏痰多者加竹沥、天竺黄；壮热神昏者可配合安宫牛黄丸、紫雪丹等，每日 1 剂，分 2 次服。结果痊愈 63 例(94%)，有效 2 例(3%)，死亡 2 例(3%)。(《河南中医药学刊》1995 年第 4 期 54~55 页)

潘氏用银翘白虎汤加减(金银花、连翘、知母、黄芩、山栀各 9g，生石膏 60g，大青叶 20g，板蓝根 15g)治疗流行性乙型脑炎 27 例，结果 23 例治愈，2 例好转，2 例死亡。(《江西中医药》1994 年第 4 期 39 页)

舒氏用加味白虎汤治疗 78 例流行性乙型脑炎患者，基本方用生石膏、知母、大青叶、板蓝根、黄连、青蒿、粳米、甘草。每日 1~2 剂，5 天为 1 疗程，结果治愈 69 例，好转 4 例，死亡 5 例。(《湖南中医学报》1993 年第 1 期 34 页)

冯氏用本方治疗流行性乙型脑炎早期暑入阳明高热患者 37 例，平均退热时间 3.6 天，有效率 92.5%。(《陕西中医》1993 年第 3 期 105 页)

2. 流行性出血热　李氏用本方加金银花、板蓝根、连翘、丹参、益母草、白茅根、大黄炭，治疗流行性出血热 47 例，结果 34 例越过低血压休克期、少尿期，直接进入多尿剂，13 例出现轻微低血压休克期和少尿期症状，安全进入多尿期，从发病到进入多尿期为 4~8 天。(《陕西中医学院学报》1986 年第 4 期 19 页)

陕西省中医药研究院附属医院根据少尿期肺胃热炽、热结阴亏的特点，用本方合增液承气汤加白茅根，治疗少尿期患者 125 例，除 2 例因做透析而停服中药，余 123 例安全度过少尿期。(《陕西中医》1987 年第 1 期 9 页)

3. 恙虫病　唐氏以本方合新加香薷饮加减(石膏、知母、青蒿、柴胡、香薷、金银花、连翘等)，治疗恙虫病初起，症见高热，烦躁，心悸，口干兼见恶寒等表证者。经治 8 例，结果痊愈 7 例，死亡 1 例。(《广州中医药大学学报》1999 年第 1 期 63~65 页)

4. 肠伤寒或副伤寒　蒋氏提出治疗肠伤寒或副伤寒，如初期诊断出即投120~180g石膏的白虎汤，日服1剂，尽剂病减，连服四、五天愈。在高热稽留尚未下利者，用量如上，连服5天以上病可大减，约1周至9天愈。倘失治下利者，连服5天以上可利止病减，约10天至两周愈。如失治而下利肠出血，神昏谵语或发斑者，及舌苔干黑、齿干唇缩、循衣摸床者，倘患者尚口渴能饮，舌质尚红，投以白虎汤重剂，石膏量180~240g，连服5天以上有效，治10天或两旬愈。但肠已穿孔，舌质褐蓝，渴不知饮及不知咽药者，白虎汤不中与也。（《广东中医》1963年第3期30页）

5. 麻疹　蒋氏提出治疗麻疹，在见点初期，如高热喘咳烦躁者，用白虎汤去知母、粳米，加葛根、升麻、紫草、桔梗等各3~6g，石膏用30~60g，或去粳米加贝母、竹茹，气弱者更加西洋参，如此施治，极少后遗症。（《广东中医》1963年第3期30页）

谭氏介绍以本方加减治疗80例暑令麻疹，全部治愈。透疹期加蝉衣、浮萍、芫荽、牛蒡子；发疹期加黄连、银花；暑夹湿者加香薷、藿香、青蒿、荷叶；阴虚津干者加三鲜汤（鲜生地、沙参、石斛）；在见点初期如高热、喘咳、烦躁，本方去知母、粳米，加葛根、升麻、紫草、桔梗，或去粳米加贝母、竹茹，气弱者加西洋参，如此施治收效良好，极少后遗症。（《湖南医药杂志》1980年第3期54页）

陈氏认为暑令麻疹多热证，须清阳明邪热，用本方加蝉衣、浮萍各3g，大力子4.5g，芫荽子9g为主方治疗，待疹出齐则以本方加黄芩、黄连各9g，遇夹暑病例加香薷、青蒿、佩兰祛暑之品，取得良好疗效。（《中华儿科杂志》1964年第4期288页）

金氏认为运用本方治疗麻疹第三阶段（疹后期）证属热毒蕴肺，症见发热，口干唇燥，鼻煽气促，舌绛苔黄，脉数等，效果较好。（《哈尔滨中医药》1960年第5期17~20页）

6. 流行性感冒　王氏以改良白虎汤（石膏30g，知母9g，炙甘草3g，黄芪、党参各20g，灵芝、连翘、金银花、白茅根、板蓝根、葛根各15g，生地、大黄、薄荷各10g）治疗流行性感冒91例，结果治愈66例，占72.53%；显效14例，占15.38%；有效9例，占9.89%；无效2例，占2.20%，总有效率97.80%。（《实用中医药杂志》2005年第8期465页）

7. 钩端螺旋体病　江氏用本方为基础方（生石膏、知母、金银花、连翘、板蓝根、鲜荷叶、生地、沙参、麦冬、六一散），舌苔黄腻者加藿香、蔻仁；

口渴喜饮者加石斛、花粉、元参；头痛如劈者加羌活、川芎、白芷；壮热不退者加服紫雪丹，治疗钩端螺旋体病23例，全部治愈。（《湖北中医杂志》2000年第2期28页）

8. 疟疾　谭氏介绍治疗之病证属温疟，热多寒少，或但热不寒，汗出，骨痛，口渴引饮，便结溲赤，舌红苔黄，脉数等阳明热盛者，可用本方配合何人饮化裁。即本方去粳米、甘草，加苡米、台党参、常山、首乌、当归、陈皮、神曲，症发前6小时服药，2剂即取效。治愈病例观察半年未见复发。（《湖南医药杂志》1980年第3期54页）

汪氏治疟疾神志昏迷者用本方加犀角（锉成细末冲服）。连进2剂，热退神清。（《新中医药》1953年第6期105页）

9. 莱姆病　黄氏报道用白虎汤加减治疗莱姆病39例，并予青霉素静滴治疗，治疗后中西医结合组治愈率及总有效率分别71.43%和85.71%，均优于西医组，两组临床症状及体征消失时间比较：中西医结合组明显短于西医组，差异有非常显著性（$P<0.001$）。（《实用预防医学》2005年第2期236~237页）

现代药理研究表明，白虎汤可诱导热休克大鼠肝、脾组织中热休克蛋白70（HSP70）表达的增加，从而提高细胞的耐受力，避免细胞组织的损伤。（《广州中医药大学学报》2004年第1期37~39页）

陈氏报道白虎汤除能降低家兔温病气分证体温外，还可改善微循环、降低血液的黏滞度、降低血小板的聚集率、减少凝血酶原时间、改善纤溶酶原的活性、抑制微血栓的形成，均有显著的作用，并可提高机体的白细胞水平，有不同程度的抑菌抗炎作用。（《浙江中医学院学报》1994年第6期30~31页）

化 斑 汤

【文献出处】《温病条辨·上焦篇》

【原文摘录】太阴温病，不可发汗，发汗而汗不出者，必发斑疹，汗出过多者，必神昏谵语。发斑者，化斑汤主之。

温病忌汗者，病由口鼻而入，邪不在足太阳之表，故不得伤太阳经也。

时医不知而误发之，若其人热甚血燥，不能蒸汗，温邪郁于肌表血分，故必发斑疹也。若其人表疏，一发而汗出不止，汗为心液，误汗亡阳，心阳伤而神明乱，中无所主，故神昏。心液伤而心血虚，心以阴为体，心阴不能济阳，则心阳独亢，心主言，故谵语不休也。且手经逆传，世罕知之，手太阴病不解，本有必传手厥阴心包之理，况又伤其气血乎！

化斑汤方

石膏一两　知母四钱　生甘草三钱　元参三钱　犀角二钱　白粳米一合

水八杯，煮取三杯，日三服，渣再煮一钟，夜一服。

【按语】对其方义，吴鞠通自注曰："此热淫于内，治以咸寒，佐以苦甘法也。前人悉用白虎汤作化斑汤者，以其为阳明证也。阳明主肌肉，斑家遍体皆赤，自内而外，故以石膏清肺胃之热，知母清金保肺而治阳明独胜之热，甘草清热解毒和中，粳米清胃热而保胃液，白粳米阳明燥金之岁谷也。本论独加元参、犀角者，以斑色正赤，木火太过，其变最速，但用白虎燥金之品，清肃上焦，恐不胜任，故加元参启肾经之气，上交于肺，庶水天一气，上下循环，不致泉源暴绝也；犀角咸寒，禀水木火相生之气，为灵异之兽，具阳刚之体，主治百毒蛊疰，邪鬼瘴气，取其咸寒，救肾水，以济心火，托斑外出，而又败毒辟瘟也；再病至发斑，不独在气分矣，故加二味凉血之品。"我们认为，本方是由白虎汤加元参、犀角而成，其作用既清气分，又凉血分，故宜于温病瘟疫气血两燔而见发斑、高热口渴、神昏谵语等症。

【现代应用】

1. 流行性结膜炎　邓氏用本方化裁治疗流行性结膜炎属肺胃热盛型者，疗效满意。处方：生石膏 30g，玄参 15g，生地 15g，知母 10g，金银花 10g，丹皮 10g，大黄 10g，大青叶 15g，菊花 15g，赤芍 10g，甘草 3g。水煎，分 2 次温服，每日 1 剂。(《辽宁中医杂志》1989 年第 6 期 30 页)

2. 登革热与登革出血热　李氏介绍以本方加减治愈登革热 1 例。患者黄某，女，48 岁，于 4 天前骤然恶寒发热，伴头痛，周身肌肉，骨节疼痛，曾在某单位保健室治疗，用药如"先锋霉素"静脉滴注等，但疗效不显。4 日后因各症加重，口渴心烦，四肢皮肤发斑，遂来门诊，观其神清，面目红赤，倦怠乏力，舌红，苔微黄腻，脉滑数。体查：T38℃，P90 次 /min，BP98/72mmHg。急病容，颜面潮红，四肢皮肤可见散在性紫红色斑点，无瘙痒。颌下可扪及 2 颗花生米大淋巴结，无压痛。结膜充血，巩膜无黄染，咽充血，扁桃体不大。中医辨为暑湿夹疠(气血两燔)。西医诊为登革热。

拟清气凉血，解毒化斑法，方用化斑汤加减。处方：水牛角 30g，生地、薏苡仁各 20g，牡丹皮、知母、野菊花各 12g，生石膏 40g，川黄连 6g，甘草 5g。每日 1 剂，另用清开灵 20ml 加 5% 葡萄糖 500ml，静脉滴注，每日 2 次。3 天后体温降至正常，皮肤斑点渐退，各症好转，唯觉神疲乏力，纳呆。续以薛氏五叶芦根汤加减调治而愈。（《新中医》1992 年第 6 期 48~50 页）

三黄石膏汤

【文献出处】《金匮翼·瘟疫》

【原文摘录】治瘟疫大热无汗，发狂不识人。

石膏三钱　黄芩　黄连　黄柏各一钱五分　豆豉半合　麻黄一钱　栀子五枚

上作一服，水二盏，煎至一盏三分，连进三五剂而愈。

按：疫邪充斥内外，为头痛身热，为烦渴闷乱，发狂不识人，欲表之则里已急，欲里之则表不退。此方清里解外，合为一方，譬之大军压境，孤城四面受围，虽欲不溃，不可得矣。

【按语】三黄石膏汤又名石膏汤，原出《外台秘要》，历代应用本方治疗瘟疫比比皆是。如《保命歌括》《济阳纲目》《医方考》等书，皆引用之。对其方义，《医方考》释曰：“寒能制热，故用石膏；苦能下热，故用芩、连、栀、柏；佐以麻黄、淡豉之发散者，以温热至深，表里俱实，降之则郁，扬之则越，郁则温热犹存，兼之以发扬，则炎炎之势皆烬矣。此内外分消其势，兵之分击者也。”本方功能发汗、清热、解毒，确是治疗瘟疫的传世名方，很值得进一步应用和研究。

【现代应用】

1. 流行性感冒　游氏用三黄石膏汤治疗流感高热 53 例，均治愈。其治疗方法以三黄石膏汤方：黄连 9g，黄芩 9g，黄柏 9g，栀子 9g，淡豉 9g，麻黄 8g，石膏 40~50g（先煎），生姜 3 片，大枣 3 枚，细茶 10g 治之。每日 1~2 剂，水煎温服。伴咽痛者，以三棱针点刺少商、商阳（双穴）出血 1~2 滴，方加元参 9g，重楼 6g；便秘加大黄 10g。热降后以增液汤方加味（生地、元参、麦冬、石斛、竹叶、冬瓜仁、芦根）保津善后。治疗结果：53 例中，6 小时退热 7 例，占 13.2%（以兼针刺退热最快）；12 小时内热退 9 例，占 17.0%；24 小时内热退 16 例，占 30.2%；36 小时内热退 13 例，占 24.5%；48 小时内热退 6 例，占 11.3%；2 例 48 小时以后退热，全部有效。（《福建中医药》1997 年第 1 期 44 页）

2. 肠伤寒　病者侯某某，男，16 岁。因持续发热 13 天不退，由公社医院转送医院留医。患者精神呆滞，表情淡漠，双耳聋，面红，舌绛，中央厚白苔，脉洪数，体温 39~40℃，腹软脾大，在肋下可扪及，无痛，心肺无异常，住院后即做化验检查，血肥达试验（快速微量法）“O”1∶160 以上，“H”1∶160 以上，诊断为伤寒病，投以中药三黄石膏汤，加元参、花粉、甘草、滑石等，服 8 剂，热已平，渴已消，神清志爽，大病已除，停药休息观察 8 天，至第 9 天患者复再热为 38~39℃之间，似弛张热型，伴有疲乏，不欲食，尿短，便结，其脉数，其舌绛而黄苔，主以三黄石膏汤加石斛、川骨皮、知母、花粉、元参等剂，服 12 剂病愈，休息观察 1 周出院。（《广东中医》1959 年第 8 期 329 页）

3. 重症流行性乙型脑炎　艾氏经验采用三黄石膏汤治疗乙脑重症效佳。其方组成：黄连 6g，黄芩 6g，黄柏 6g，知母 6g，石膏 60g，板蓝根 30g。水煎服，每日 1 剂。神昏不能自服者，上方煎取浓汁频频灌下。并配合中药板蓝根制剂注射液 40~50ml，氢化可的松 50~100ml 加入 5% 葡萄糖注射液中快速静脉滴注，每日 1 次。（《当代千家儿科名医妙方宝典》第 136~137 页，中国医药科技出版社，1994 年）

普济消毒饮子

【文献出处】《杂病源流犀烛·瘟疫源流》

【原文摘录】酒黄连　酒黄芩各五钱　人参三钱　陈皮　桔梗　元参　柴胡　甘草各二钱　牛蒡子　马勃　板蓝根如无，用青黛　连翘各一钱　升麻　僵蚕各五分

共为末，取一半，白汤调和，时时呷之。一半蜜丸，弹子大，每丸，细嚼，白汤送下。或加防风、薄荷、川芎、当归，共锉，取末一两，水煎，分二三次服之亦可。肿甚宜砭刺出血。

泰和二年四月，民多疫疠，初觉憎寒，或发热，或不热身重，次传头面肿

甚，目不能开，上喘，咽喉不利，舌干口燥。俗云：大头天行，染之多死。东垣曰：身半以上，天之气也；身半以下，地之气也。此邪热客于心肺之间，上攻头面，而为肿甚，遂制一方，名曰普济消毒饮子，服之皆愈，人谓之仙方。

【按语】普济消毒饮子出自《东垣试效方》，专治大头瘟，古今应用甚广，疗效显著。查考古籍，援引本方者众多，如《济阳纲目》《证治准绳》《万病回春》《保命歌括》等皆载之。《医方考》对本方的由来和方义，说得甚为清晰："泰和二年四月，民多疫疠，初觉憎寒壮热，体重，次传头面肿盛，目不能开，上喘，咽喉不利，舌干口燥，俗云大头伤寒，诸药杂治，终莫能愈，渐至危笃。东垣曰：身半已上，天之气也，邪热客于心肺之间，上攻头面而为肿尔。乃主是方，为细末，半用汤调，时时呷之，半用蜜丸噙化，活者甚众。时人皆曰天方，遂刻诸石，以传永久。昆谓：芩、连苦寒，用之以泻心肺之火；而连翘、玄参、板蓝根、鼠粘子、马勃、僵蚕，皆清喉利膈之物也；缓以甘草之国老，载以桔梗之舟楫，则诸药浮而不沉；升麻升气于右，柴胡升气于左，清阳升于高巅，则浊邪不得复居其位。经曰：邪之所凑，其气必虚。故用人参以补虚。而陈皮者，所以利其壅滞之气也"。

值得提出的是，吴鞠通《温病条辨》对本方进行化裁，制普济消毒饮去升麻柴胡黄芩黄连方，主治"温毒咽痛喉肿，耳前耳后肿，颊肿，面正赤，或喉不痛，但外肿，甚则耳聋，俗名大头瘟、虾蟆瘟者。"可备一格。

【现代应用】

1. 流行性腮腺炎　唐山市中医门诊部用普济消毒饮加减，治疗流行性腮腺炎40例，其中服药1剂至2剂即痊愈者34例，3至6剂痊愈者6例，一般3至5天即可恢复正常，未见并发症。(《中医内科急症》第6页，山西人民出版社，1984年)

覃氏报道用本方加减治疗流行性腮腺炎80例，并设对照组75例，对照组采双黄连注射液加病毒唑注射液静滴。经治1周，结果：治疗组治愈73例，好转7例，有效率100%；对照组治愈64例，好转8例，无效3例，有效率96%。(《广西中医药》2005年第1期19~20页)

程氏等报道用普济消毒饮加减治疗流行性腮腺炎合并脑膜脑炎57例，重型者每日2剂，昏迷者胃管鼻饲。结果57例均痊愈，服药最少者3剂，最多7剂，平均服药5剂。(《国医论坛》1991年第2期32~33页)

2. 流行性出血热　胡氏用本方治疗435例发热期出血热，对照组435例(用氢化可的松等西药)。临床疗效：治疗组退热时间平均2.5天，对照组 4.5 天。休克发生率治疗组 127 例(29.2%)，越过低血压期者 121 例(27.8%)；对照组发生休克 143 例(32.9%)，越过低血压期者 83 例(19.1%)。少尿发生率治疗组为 42%，越过少尿期 167 例，少尿越期率 38.4%；对照组少尿发生率 59%，越过少尿期 101 例，少尿越期率 23.2%。多尿发生率治疗组 59%，对照组 60%。总病死率治疗组 36 例(8.3%)，对照组 76 例(17.5%)。两组有显著差异。(《陕西中医》1984 年第 3 期 16~17 页)

3. 流行性出血性结膜炎　李氏用本方治疗本病 82 例，并设西药对照组 82 例。结果：中药组治愈 57 例(69.5%)，有效 24 例(29.3%)，无效 1 例(1.2%)。西药组治愈 11 例(13.4%)，有效 26 例(31.7%)，无效 45 例(54.9%)，两组有显著性差异(P<0.05)。(《河北中医》1989 年第 6 期 31~32 页)

4. 传染性单核细胞增多症　钱氏等用本方加减治疗本病 2 例，均为腺肿型，治疗 3 天、6 天后体温正常，8~20 天后痊愈。(《浙江中医杂志》1985 年第 1 期 14 页)

5. 带状疱疹　沈氏用本方加减治疗本病 20 例，16 例 10 天内疱疹干涸结痂，疼痛消退，疱面愈合；4 例老年者病程持续 15 天后痊愈。(《江西中医药》2002 年第 3 期 28 页)

邹氏用本方加减治疗眼部带状疱疹 17 例全部治愈，治疗时间最短 6 天，最长 20 天，平均治疗时间 13 天。(《四川中医》2004 年第 7 期 86 页)

6. 新型冠状病毒感染　赵氏报道用本方治疗新型冠状病毒感染 1 例。王某，女，69 岁。症见干咳，无痰，恶寒无汗，头痛，周身疼痛，咽痛，进食后恶心，腹胀纳食少，大便秘结，舌红、苔黄燥，脉浮数。西医诊断为新型冠状病毒感染(轻症)。中医诊断为感冒，辨证为时邪感冒。治宜清热解毒，疏风散邪。方拟普济消毒饮加减。组成：黄芩 15g，黄连 10g，玄参 10g，甘草 10g，陈皮 10g，柴胡 10g，桔梗 10g，板蓝根 20g，连翘 10g，马勃 6g，牛蒡子 10g，薄荷 3g(后下)，升麻 6g，僵蚕 3g。7 剂，每日 1 剂，早晚分服。二诊热已退，外感诸症皆缓，药效明显。(《医学研究与教育》2023 年第 4 期 41~44 页)

现代实验研究表明，本方对链球菌、金黄色葡萄球菌、白色葡萄球菌及肺炎球菌有较强的抗菌作用，且在高压处理后药效不减，说明此方有确切的抗感染作用。(《陕西中医》2001 年第 1 期 57 页)

沈氏头瘟汤

【文献出处】《杂病源流犀烛·瘟疫源流》

【原文摘录】治大头瘟。

川芎一钱　桔梗　防风　荆芥穗各一钱半　柴胡七分　黄芩　归尾各二钱

此余自制方也。用以治大头瘟初起一两日者，无不愈。阳明邪盛者，加葛根、厚朴各钱半。

【按语】本方以川芎、桔梗、防风、荆芥升散为主，恰合喻嘉言治温"上焦如雾，升而逐之"的法则；柴胡、黄芩清泄少阳邪热，因大头瘟多兼胆经郁热；妙在用当归尾以活血消肿。本方与治大头瘟的名方普济消毒饮比较，组方各有异处，后者清热解毒作用较强，临床当择而用之。

综观古方治大头瘟，有以清热解毒为主者（如普济消毒饮、牛蒡芩连汤），有以升清散邪为主者（如神效清震汤、败毒散和本方），其间病机和证型当有不同，须细加辨证。

十神汤

【文献出处】《太平惠民和剂局方·治伤寒》

【原文摘录】治时令不正，瘟疫妄行，人多疾病，此药不问阴阳两感，或风寒湿痹，皆可服之。

川芎　甘草炙　麻黄去根节　升麻各四两　干葛十四两　赤芍药　白芷　陈皮去瓤　紫苏去粗梗　香附子杵，去毛。各四两

上为细末，每服三大钱，水一盏半，生姜五片，煎至七分，去滓热服，不以时候。如发热头痛加连须葱白三茎；如中满气实加枳壳数片同煎服。虽产妇、婴儿、老人皆可服饵。如伤寒，不分表里证，以此导引经络，不致变动，其功效非浅。

【按语】本方由升麻葛根汤、香苏散合化而成，功擅祛风散寒，理气

和中，化湿解毒，是治疗因感受风寒湿邪而致瘟疫的良方。本方治疗瘟疫流传甚广，如《保命歌括》《济阳纲目》等书均引用之。《医镜》还谓其治大头瘟、虾蟆瘟。从其药味组成来看，似更适合于治疗寒疫。可参见神授太乙散。

【现代应用】

流行性感冒　张氏报道，以十神汤加味（葛根、赤芍、香附各10g，升麻、陈皮、川芎、白芷各6g，紫苏7g，麻黄、甘草各3g）治疗感冒（包括流感）618例，一般最少服1剂，最多4剂，服1剂治愈159例（25.7%），服2剂治愈427例（69.1%），服4剂治愈32例（5.2%）。（《陕西中医》1987年第4期170页）

牛蒡芩连汤

【文献出处】《万病回春·瘟疫》

【原文摘录】治积热在上，头项肿起或面肿，或从耳根上起，俗曰大头瘟，并治烟瘴。

黄芩酒炒，二钱半　黄连酒炒，一钱半　桔梗一钱半　连翘　牛蒡子另研　玄参各一钱　大黄　荆芥　防风　羌活各三分　石膏一钱半　甘草一钱

上锉一剂，生姜一片，水煎，食后细细呷，温服。每一盏做二十次服，常令药在上，勿令饮食在后也。

【按语】本方《济阳纲目》《济世全书》等均有载，亦谓其治“大头瘟”。方中荆芥、防风、羌活散邪于上；黄芩、黄连、石膏、连翘清热解毒；桔梗、玄参、牛蒡子清热利咽；大黄泻热毒从下而出；甘草既能调和诸药，又有清热解毒之功。诸药配伍，共奏疏散风邪，清热解毒之作用。本方较之治大头瘟的名方普济消毒饮有异曲同工之妙，临床不妨使用。

值得指出的是，本方与神效清震汤同治大头瘟，但一则重在清热解毒，一则偏于祛散风邪，其适应证的病因病机和证候类型自有不同，当予以辨别（详见神效清震汤按语）。

元天苦救汤

【文献出处】《辨证录·瘟疫门》

【原文摘录】伯高太师，别号怀真子，传铎元天苦救汤，治前瘟疫亦甚效，并附于后：

苦参五钱　元参一两　天花粉五钱

三味水煎服。服一剂必无性命之忧。

【按语】本方药仅三味，但配伍严密，尤其以苦参为主药，更为巧妙，查古方中以单味苦参治疫的方剂较多，如本书中所录“破棺千金煮汤”即是。方中元参、花粉生津养液，对疫病津液受伤者，颇为适合。堪称是一个简、便、廉、验的单方，有进一步临床观察和深入研究的必要。现代对方中主药苦参的药理研究较多，可参见“破棺千金煮汤”。

二圣救苦丸

【文献出处】《鲁府禁方·瘟疫》

【原文摘录】治伤寒瘟疫，不论传经过经，俱可服。

大黄四两，切片，酒拌蒸　牙皂二两

上为细末，水打稀糊为丸，如绿豆大，每服三五十丸，绿豆煎汤，待冷送下，即汗而愈。众人病一般者，此瘟疫也。即服此药，汗出立已。

【按语】本方龚廷贤在《万病回春》中亦有记述：“万历丙戌春，余寓大梁属瘟疫大作，士民多毙其症，闾巷相染，甚至灭门。其症头疼身痛、憎寒壮热、头面颈项赤肿、咽喉肿痛、昏愦等症，此乃冬应寒而反热，人受不正之气，至春发为瘟疫，至夏发为热病，名曰大头瘟，大热之症也。余发一秘方，名二圣救苦丸，用牙皂以开关窍而发其表，大黄以泻诸火而通其里。一服即汗，一汗即愈，真仙方也。日夜塞户填门，应酬不暇，全活者不能胜数矣。但人禀之稍壮者，百发百中，其虚弱者，余先以人参败毒散，轻者即愈，如未愈，用牛蒡芩连汤可收全效。”此外，本方《济阳纲目》《古今医鉴》等书也有记载，足见其影响之深远。

本方药简力宏，其方义龚氏已作了简要的说明，可资参考。

笔者认为，在疫病的防治上，尤应要重视对古方中简、便、廉、验的单方发掘整理和研究，本方即是其例。惜乎现代应用本方治疗流行性腮腺炎等急性传染病已属罕见，对其疗效，很有必要在古人观察和经验的基础上，予以进一步验证。

黄连解毒汤

【文献出处】《保命歌括·瘟疫》

【原文摘录】治疫病大热不止，干呕，烦热渴，错语呻吟，不得安卧。

净黄连一钱　黄芩　黄柏　山栀仁各二钱

上㕮咀，水一盏半，煎一盏，温服。

【按语】黄连解毒汤原出《外台秘要》引崔氏方。功能泻火解毒，主治三焦热盛，症见大热烦狂，口燥咽干，错语不眠，或吐衄发斑，舌红苔黄，脉数有力。此等症状，在瘟疫病中甚为常见，故为治疫的重要方剂之一。明末清初医家喻嘉言治疗温病（含瘟疫）十分重视解毒，尝谓“上焦如雾，升而逐之，兼以解毒；中焦如沤，疏而逐之，兼以解毒；下焦如渎，决而逐之，兼以解毒。”其解毒之法，于上、中、下三焦之病证，一以贯之。由于本方主要作用在于泻火解毒，因此在治疗瘟疫病证中广为采用，疗效显著。

【现代应用】

1. 麻疹　查氏用本方加金银花、板蓝根、玄明粉各 9g，连翘、生地各 6g，川贝、蝉蜕、白僵蚕各 4.5g，马勃 1.8g，治疗麻疹 1 例，结果服药 1 剂后大便通畅，疹齐色红，知饥纳食，然后继服原方减量，取得良好疗效。（《江西医药》1965 年第 11 期 1091 页）

徐氏辨证治疗麻疹 136 例，均为重、逆、凶、险、危症，其中合并肺炎，症见持续壮热，面容青灰，双目上视，气急喘吼欲绝等征象者，以本方合麻杏石甘汤加减，取得良好效果。（《上海中医药杂志》1960 年第 1 期 14 页）

2. 流行性脑脊髓膜炎　张氏报道以本方治疗流行性脑膜炎 12 例，兼夹新感加金银花、连翘；头痛加石决明、杭白芍、蒺藜、天麻；便秘合承气汤；壮热烦渴加石膏、竹叶、麦冬；痰涎壅盛合涤痰汤；狂乱谵语加紫雪丹或安宫牛黄丸；神志昏迷加菖蒲、远志、鲜竹沥；四肢抽搐加全蝎、僵蚕、钩藤、杭白芍；衄血斑疹加丹皮、生地。结果均服 36 剂获愈，无后遗症。（《福建中医药》1960 年第 6 期 7 页）

龙溪专区医院小儿科用本方加板蓝根、金银花各 15g 为基本方，治疗流行性乙型脑炎 56 例，高热不退加知母；呕吐加竹茹、赭石；抽搐不止予止痉散；谵语、昏迷加安宫牛黄丸、紫雪丹等，并适当配合甘草或糖浆作调味，用量按年龄大小、病情轻重增减，一般 1~2 岁用 1/4 量，3~5 岁用 1/2 量，6~8 岁用 2/3 量，9 岁以上用全量。结果痊愈 51 例，进步 1 例，总有效率为 92.86%。（《福建中医药》1960 年第 6 期 7 页）

3. 细菌性痢疾　患者来某某，男，30 岁，工人。因腹胀、大便脓血、里急后重，曾服合霉素、痢特灵等未见明显好转，大便化验红细胞（+ + +），脓细胞（+ + +），黏液（+ + +），体温 37.8℃。入院后给予合霉素、氯霉素、泼尼松、溴丙胺肽林、痢特灵、泼尼松龙、维生素 C、葡萄糖、穿心莲片、中药等，病情未减，特别是腹痛加重，纳呆，便脓血（昼夜 30 余次），体温 38.8℃，脉洪大，舌尖红而干，苔黄，证属：湿热伤及胃肠日久湿从热化，耗伤津血，治宜清热解毒，益阴止血（西药除补液外，停用他药），方用黄连 9g，黄芩 9g，黄柏 9g，葛根 15g，白头翁 15g，秦皮 12g，生甘草 6g，白芍 12g，木香 6g，连翘 15g，焦山楂 24g，焦地榆 15g。上方昼夜各服 1 剂，诸症减轻，体温下降，继服 2 剂，体温正常，精神食欲转好，大便基本正常出院。（《陕西中医》1980 年第 2 期 27 页）

4. 梅毒　赵氏报道运用本方配合西药常规治疗早期梅毒 53 例，收效良好。（《河南中医》2004 年第 11 期 25 页）

5. 新型冠状病毒感染　杨氏报道运用本方加减治疗新型冠状病毒感染 8 例，处方：苦杏仁 12g，生石膏（先煎）15~30g，黄芩 12g，黄连 9g，葛根 15g，藿香 15g，茵陈 10g，茯苓 24g，甘草 10g，苍术 12g，贯众 12g，虎杖 10g，白蔻仁 10g，桔梗 10g，百部 10g，柴胡 9g，草果 9g，芦根 15g，桑白皮 12g。服药后 1~2 天退热，治疗期间没有 1 例患者病情突然加重，提示本方加减治疗新型冠状病毒感染是有疗效的。（《中医临床研究》2020 第 33 期 34~35 页）

现代药理研究表明，本方对多种细菌有抑制作用，对金黄色葡萄球菌、表皮葡萄球菌、2 型链球菌、变形杆菌、痢疾杆菌、大肠杆菌、伤寒杆菌、甲型链球菌等均有一定抑制作用。(《安徽中医学院学报》2001 年第 5 期 67 页)

本方可诱导热休克大鼠肝、肺组织中热休克蛋白 70(HSP70)表达的增加，从而提高细胞的耐受力，避免细胞组织的损伤。(《广州中医药大学学报》2004 年第 1 期 37~39 页)

张氏介绍黄连解毒汤能提高实热证大鼠 T 细胞亚群和白细胞介素 2(IL-2)活性。(《广西中医学院学报》2002 年第 3 期 89 页)

方氏报道黄连解毒汤含药血清不仅能抑制非致炎状态下中性粒细胞与血管内皮细胞的黏附，而且能抑制致炎因子所诱导的中性粒细胞与血管内皮细胞黏附作用增强，具有良好的抗炎作用。(《中国实验方剂学杂志》2001 年第 2 期 31~33 页)

吴氏报道本方有效部位对培养神经细胞谷氨酸兴奋毒性具有显著的保护作用。(《北京中医药大学学报》2004 年第 3 期 50~52 页)

戴氏对本方体外抗内毒素的实验研究表明，黄连解毒汤不仅通过提高网状内皮系统的吞噬功能，加速内毒素的廓清来发挥作用，而且对细菌毒素可直接中和。(《中国中医基础医学杂志》2000 年第 5 期 31~32 页)

王氏等报道黄连解毒汤能抑制角叉菜胶所致小鼠气囊内白细胞的游出，减少前列腺素 E_2(PGE_2)的生成，显著抑制刀豆凝集素 A(ConA)所致的内毒素血症小鼠脾淋巴细胞的增殖，还可抑制脂多糖诱导小鼠腹腔巨噬细胞生成 IL-1 和 NO。(《中国中药杂志》2000 年第 8 期 493~496 页)

葛根黄芩黄连汤

【文献出处】《伤寒论·辨太阳病脉证并治》

【原文摘录】太阳病，桂枝证，医反下之，利遂不止，脉促者，表未解也，喘而汗出者，葛根黄芩黄连汤主之。

葛根半斤　甘草二两，炙　黄芩三两　黄连三两

上四味，以水八升，先煎葛根，减二升，内诸药，煮取二升，去滓，分温再服。

【按语】本方是治疗热利的经世名方。对其方义，《医方集解》曰：“此足太阳阳明药也。表证尚在，医反误下，邪入阳明之腑，其汗外越，气上奔则喘，下陷则利，故舍桂枝而用葛根，专治阳明之表，加芩、连以清里热，甘草以调胃气，不治利而利自止，不治喘而喘自止矣。又太阳表里两解之变法也。”据历代医家经验，本方对热性下利兼有表证者，颇为适宜。如《方函口诀》谓：“此方治表邪内陷之下利有效。尾洲之医师用于小儿疫痢，屡有效云。余用于小儿之下利，经验亦多。”日人丹波元坚云：“此方移治滞下有表证，而未要攻下者，甚效。”唐容川亦云：“痢证初起而发热恶寒者，乃内有郁热，外感风寒，风能煽热，互相蒸发，是生寒热，宜兼疏其表，故宜葛根黄芩黄连汤”。

【现代应用】

1. 细菌性痢疾　如 83 医院传染病科报道用本方治疗急性菌痢 40 例，总有效率为 72.5%。40 例多为初发而兼表证的患者。方用葛根 9g，黄连、甘草、黄芩各 4.5g，日 1 剂，疗程最短 2 天，最长 12 天，平均退热时间为 27.76 小时；腹痛消失平均 4.51 天；里急后重消失平均 3.47 天；便次恢复正常平均 2.83 天；粪检转阴平均 4 天；大便培养转阴平均 3 天，转阴率 69.3%。（《江苏中医》1960 年第 5 期 33 页）

王氏用葛根芩连汤加减治疗急性菌痢，患儿张某，男，5 岁。两天前因食冰棍两根，次日发热 39℃，汗出烦躁，口渴引饮，下痢脓血，里急后重，腹痛肛灼，大便化验：脓细胞（+++），红、白细胞（++），拟诊急性菌痢。用庆大霉素、复方新诺明治疗 3 天，证情如前，遂送大便培养有福氏痢疾杆菌生长，药敏对庆大霉素、卡那霉素及磺胺类抗生素均耐药。患儿身热灼手，头痛烦躁，神识昏蒙，汗出气喘，频频渴饮，泄利腹痛，舌红苔黄，脉象滑疾。证属疫痢实热内闭之候，停用西药，以解毒泄热佐以清里治之。葛根芩连汤化裁，处方：葛根、连翘、二花、川黄连、白头翁各 9g，佩兰、黄芩、丹皮、青木香、白芍、生甘草各 6g，马齿苋 10g。水煎，每次冲犀角末 1.5g，4 小时服药 1 次，每日 1 剂。上方 3 剂后热退渴止，神志苏醒，血痢减轻，能饮稀粥，再进 3 剂而愈。（《陕西中医》1988 年第 2 期 76 页）

2. 伤寒　夏氏等用葛根芩连汤加减，酌配常规西药，治疗伤寒 40 例，平均退热 4.8 天，较单纯西药治疗 8.6 天，有明显差异。（《浙江中医学院学报》1991 年第 1 期 32 页）

3. 流行性感冒高热　乔氏治疗小儿流行性感冒高热 80 例，方用葛根芩连汤加味：葛根 15g，黄芩、黄连各 9g，滑石 12g，炙甘草、木香、生白芍各 6g。以水 800ml，武火煮开后，改文火煮取 200ml，3 岁以下每次 30ml，4 岁以上每次 50ml，首次加倍，1 日 3 次（口服困难者保留灌肠，量 30~50ml，1 日 2 次）。治疗结果：12 小时内热退至 37℃以下者 61 例，24 小时内热退者 7 例，26 小时热退者 1 例，无效 1 例。（《四川中医》1999 年第 9 期 45 页）

4. 麻疹　患者李孩，疹未发畅，下利而臭，日行 20 余次，舌质绛，而苔白，嘴唇干，目赤，脉数，寐不安，用葛根芩连汤加味（粉甘葛六钱，细川连一钱，怀山药五钱，生甘草三钱，淡黄芩二钱，天花粉六钱，升麻一钱五分）。服后，其利渐稀，痧透有增无减，逐渐调理而安。（《经方实验录》第 29 页，上海科技出版社，1979 年）

5. 严重急性呼吸综合征（SARS）　苗氏报道用本方治疗严重急性呼吸综合征 1 例。辛某某，女，58 岁。发热伴胸闷 3 天，体温最高 39℃，口干苦，右胁背不适，不恶寒，无汗，咳嗽轻，无痰，活动后气短，头晕头痛，失眠，周身乏力，不思饮食，大便稀溏，每日 2 次，舌红、苔黄腻，脉弦滑数。证属少阳痰热，治以本方合蒿芩清胆汤治疗。处方：青蒿 10g，黄芩 10g，制半夏 15g，茯苓 15g，陈皮 10g，枳壳 10g，甘草 6g，杏仁 10g，滑石 20g，葛根 20g，黄连 10g。1 天后热退，但气短略有加重，后转定点医院。（《中医杂志》2003 年第 7 期 494+521 页）

现代药理研究表明，本方具有解热、抗菌、抗病毒和增强机体免疫功能等作用。（《中成药》1992 年第 4 期 38 页）

竹叶石膏汤

【文献出处】《太平惠民和剂局方·治伤寒》

【原文摘录】治伤寒时气，表里俱虚，遍身发热，心胸烦闷，或得汗已解，内无津液，虚羸少气，胸中烦满，气逆欲吐，及诸虚烦热，并宜服之。诸虚烦热，与伤寒相似，但不恶寒，身不疼痛，头亦不痛，脉不紧数，即不可汗下，宜服此药。

人参去芦头　甘草炙。各二两　石膏一斤　半夏汤洗七次，二两半　麦门冬去心，五两半上为粗末，入半夏令匀，每服三钱，水两盏，入青竹叶、生姜各五、六片，煎至一盏半，滤去滓，入粳米百余粒再煎，米熟去米温服，不计时候。

【按语】竹叶石膏汤原出《伤寒论》，主治“伤寒解后，虚羸少气，气逆欲吐”。《注解伤寒论》阐发其方义曰：“辛甘发散而除热，竹叶、石膏、甘草之甘辛以发散余热；甘缓脾而益气，麦门冬、人参、粳米之甘以补不足；辛者，散也，气逆者，欲其散，半夏之辛以散逆气”。因其有清热生津、益气和胃作用，后世多用以治热病后期余热未清，气阴未复者。

【现代应用】

1. 恙虫病　唐氏等报道以本方加减（淡竹叶、石膏、知母、青蒿、法半夏、太子参、天花粉、麦冬等）治疗恙虫病中期，因热势减退而伴有口干，少气懒言，纳呆，舌质红而少苔者，经治 8 例，结果治愈 7 例，死亡 1 例，平均退热时间 2~3 天，体温完全恢复正常 4~5 天。（《广州中医药大学学报》1999 年第 1 期 63~65 页）

2. 流行性出血热　韩氏用本方加减治疗流行性出血热 45 例，基本方：淡竹叶 20g，生石膏 30g，法半夏 9g，党参 10g、麦冬 15g，粳米 10g，甘草 6g。加减：发热期去党参，重用石膏；若有卫分证者，加金银花、连翘清热解毒；口渴者，加天花粉、生地黄、石斛生津养阴。低血压期重用党参或人参，加五味子等；少尿期重用生石膏，加白茅根、玄参、水牛角等；多尿期加生山药、五味子、益智仁、覆盆子、菟丝子、桑螵蛸。结果治愈 30 例（66.67%），显效 14 例（31.11%），无效 1 例（2.22%），有效率为 97.78%。（《河南中医》2003 年第 7 期 9 页）

3. 流行性感冒　陈氏报道对流行性感冒病后余热不退，体疲乏力，胃呆，口干引饮，脉细数者，以本方施治显效。（《上海中医药杂志》1959 年第 1 期 38 页）

4. 麻疹　王氏等采用本方与玉女煎化裁治疗麻疹后期，经治疗 209 例，结果除 1 例抢救无效外，其余全部治愈。（《中医杂志》1959 年第 2 期 24 页）

又据王氏报道用本方随证加减治疗麻疹并发肺炎伴舌炎及口腔溃疡 4 例，结果全部治愈。（《辽宁中医杂志》1980 年第 3 期 22 页）

5. 流行性乙型脑炎　徐氏认为本方是治疗流行性乙型脑炎的有效方剂，适用于中期使用，收效良好。（《广东中医》1958 年第 3 期 6 页）

又福州市流行性乙型脑炎治疗组用本方等治疗流行性乙型脑炎 40 例而获良好疗效。（《福建中医药》1957 年第 2 期 1 页）

6. 肠伤寒　丁氏用本方加丹皮、青蒿、薏苡仁、茯苓各 15g，生地 12g，败酱草、天花粉各 20g，生大黄 3g，治疗肠伤寒 1 例，结果连服 3 剂，大便畅行 3 次，发热下降，再服 3 剂，热净身和而愈。（《贵阳中医学院学报》1989 年 1 期 38 页）

7. 严重急性呼吸综合征（SARS）　苗氏报道用本方治疗严重急性呼吸综合征 1 例。刘某某，男，20 岁。高热不退 3 天，体温最高 40℃，不恶寒，无汗，咳嗽，痰少，胸闷痛，周身乏力，无周身酸痛，二便调，舌红苔薄黄腻，脉滑数。治以麻杏石甘汤宣肺清热，4 天后热退，但胸痛明显，咳嗽及呼吸时右胸胁痛，干咳少痰，舌红、苔薄黄腻，脉滑有力，治以小陷胸汤清热化痰。6 剂后胸痛消失，咳嗽轻，口干，舌红、苔薄黄，脉滑，以本方继清余热。处方：竹叶 10g，生石膏 30g，麦冬 20g，制半夏 10g，甘草 6g，杏仁 10g。后痊愈出院。（《中医杂志》2003 年第 7 期 494+521 页）

现代药理研究表明，竹叶石膏汤对深部念珠菌感染有一定的保护作用，尤其是免疫功能低下时效果更显著。（《广州中医药大学》2005 年第 1 期 49 页）

养阴清肺汤

【文献出处】《重楼玉钥·又论喉间发白治法及所忌诸药》

【原文摘录】（白喉）鼻通者轻，鼻塞者重，音声清亮气息调匀易治。若音哑气急，即属不治。近有好奇之辈，一遇此证，即用象牙片动手于喉中，妄刮其白，益伤其喉，更速其死，岂不哀哉！余与既均三弟疗治以来，未尝误及一人，生者甚众。经治之法，不外肺肾，总要养阴清肺，兼辛凉而散为主。

养阴清肺汤

大生地二钱　麦冬一钱二分　生甘草五分　元参钱半　贝母八分，去心　丹皮八分　薄荷五分　炒白芍八分

不用引。

质虚，加大熟地，或生熟地并用；热甚，加连翘，去白芍；燥甚，加天冬、茯苓。

如有内热及发热，不必投表药，照方服去，其热自除。

【按语】养阴清肺汤是治白喉的传世名方，亦可用于乳蛾等病。盖白喉病变部位虽在咽喉，实与肺肾两脏关系密切。多因肺肾阴虚，感受风热疫毒而成。故本方重在滋养肺肾，兼解风热。具体应用时可根据证情，灵活化裁，尤其是当邪势较盛时，宜增强清热解毒之品，如金银花、板蓝根、野荞麦、野菊花、蒲公英、大青叶等。

【现代应用】

1. 白喉　徐氏报道用养阴清肺汤加减治疗白喉中期（重期），症见发热或不发热，咽干喉痛，吞咽困难，鼻声重，呛咳，喉间起白点成伪膜，体温38℃左右，脉搏如常。同时局部吹以吹喉散，第二日即见喉头滋润，白膜渐见消退，至三四日白膜消退，五六日可以治愈。（《福建中医药》1960 年第 2 期 21~23 页）

赖氏报道用养阴清肺汤加减治疗白喉 28 例，取得较好疗效。（《江西中医药》1959 年第 11 期 13 页）

詹氏报道用养阴清肺汤加减治疗白喉 7 例，取得良好效果，认为患白喉初起发热无其他并发症者，要始终坚持服此方，至愈而止，重者每日 3 剂，轻者每日 2 剂。（《江西中医药》1959 年第 11 期 14 页）

游氏报道用养阴清肺汤加减治疗白喉，加重麦冬的用量（原方的 5 倍），取得较好的疗效。（《福建中医药》1962 年第 6 期 30~31 页）

2. 严重急性呼吸综合征（SARS）　冯氏探讨本方对实验性大鼠纤维化作用，发现本方具有抗大鼠肺纤维化的作用，表明本方可用于治疗 SARS 病所致的肺纤维化。（《中成药》2005 年第 5 期 607~608 页）

3. 支原体肺炎　李氏报道用本方加减治疗支原体肺炎 1 例。金某某，男，8 岁。刻下阵发性刺激性咳嗽，咳少量黏痰，伴声音嘶哑、乏力、发热；检查见面色无华，右肺底可闻湿性啰音，T38.6℃，X 线胸透示肺纹理增加，右肺门较深斑点片状模糊阴影；血白细胞 3.9×10^9/L，淋巴细胞百分率 42.5%。舌红瘦，苔薄干，脉细弦。病属咳嗽（肺炎支原体肺炎）阴虚肺燥证，治从养阴清润止咳，方选养阴清肺汤加味：生地 10g，麦冬 6g，生甘草 2g，玄参 6g，贝母 6g，丹皮 6g，薄荷（后下）3g，炒白芍 10g，枇杷叶 10g，北沙参 10g，川贝母 5g。服 5 剂后，咳减热退。守方去川贝母，继服 5 剂后，诸症消失。（《中医药临床杂志》2010 年第 4 期 353~354 页）

现代实验研究表明，本方有明显的镇咳、祛痰、抗炎及抑菌等作用。

（《中医药研究》1999年第2期25页）

运用本方制成的“养阴清肺糖浆”对0.6%醋酸致痛及热源致痛有明显镇痛作用；对二甲苯所致小鼠耳廓肿胀、大鼠皮下琼脂注射肉芽肿形成及大鼠蛋清性足跖肿胀均有较强的抑制作用；对浓氨水和二氧化硫引咳均能延长咳嗽潜伏期和减少2分钟内咳嗽的次数；能够促进小鼠气管酚红排泌及增加大鼠毛细玻管排痰量；能提高免疫功能低下小鼠的炭粒廓清指数及诱生溶血素能力；而且在体外对金黄色葡萄球菌、甲乙型触性链球菌、肺炎双球菌均有良好的抑制作用。（《中医药研究》1998年第3期42页）

又有人报道本方对白喉杆菌有较高的抑菌和杀菌能力，对白喉杆菌在体外也有很高的“中和”作用，既破坏毒素的毒性，也破坏毒素的抗原性。（《福建中医药》1964年第5期1页）

清瘟败毒饮

【文献出处】《疫疹一得·疫疹诸方》

【原文摘录】清瘟败毒饮：治一切火热，表里俱盛，狂躁烦心，口干咽痛，大热干呕，错语不眠，吐血衄血，热盛发斑，不论始终，以此为主，后附加减。

生石膏大剂六两至八两，中剂二两至四两，小剂八钱至一两二钱　小生地大剂六钱至一两，中剂三钱至五钱，小剂二钱至四钱　乌犀角大剂六钱至八钱，中剂三钱至四钱，小剂二钱至四钱　真川连大剂六钱至四钱，中剂二钱至四钱，小剂一钱至钱半　生栀子　桔梗　黄芩　知母　赤芍　玄参　连翘　竹叶　甘草　丹皮

疫症初起，恶寒发热，头痛如劈，烦躁谵妄，身热肢冷，舌刺唇焦，上呕下泄，六脉沉细而数，即用大剂；沉而数者用中剂；浮大而数者用小剂。如斑一出，即用大青叶，量加升麻四五分，引毒外透，此内化外解、浊降清升之法。治一得一，治十得十。以视升提发表而愈剧者，何不俯取刍荛之一得也。

此十二经泄火之药也。斑疹虽出于胃，亦诸经之火有以助之。重用石膏直入胃经，使其敷布于十二经，退其淫热；佐以黄连、犀角、黄芩泄心肺火于上焦，丹皮、栀子、赤芍泄肝经之火，连翘、玄参解散浮游之火，生地、知母

抑阳扶阴，泄其亢甚之火而救欲绝之水，桔梗、竹叶载药上行；使以甘草和胃也。此皆大寒解毒之剂，故重用石膏，先平甚者，而诸经之火自无不安矣。

【按语】清瘟败毒饮是余霖治疗疫疹的主要方剂，书中所列种种疫疹之症，均以此方加减施治，书后附录危重案例，亦投此方大剂而得转危为安，堪称是他临床治疫得心应手之方，值得后人取法。

本方是由白虎汤、黄连解毒汤、犀角地黄汤（犀角现用水牛角代）等古方加减化裁而成，具有清胃经邪热，泄诸经火毒，凉血以透斑，滋水以折火等综合作用，集苦寒、辛寒、咸寒诸药于一方，熔清热、败毒、滋阴诸法为一炉，故称“大寒解毒”“抑阳扶阴”之剂。非识证明药、深思熟虑、胆识过人者，焉能出此组方。

余氏反复指出“重用石膏，直入胃经”“重用石膏，先平甚者”，突出他用石膏为主的治疫经验。联系他论述“疫乃无形之毒”“胃受外来之淫热”的病因病机，不难看出是针对无形之暑热火毒而设，并非有形之秽浊胶结于胃腑者所宜。

本方清热解毒凉血之功甚宏，但未免多遏抑而少宣泄。联系吴又可《温疫论·妄投寒凉药论》中“疫邪首尾以通行为治，若用黄连，反遭闭塞之害，邪毒何由以泄”的论述，对湿浊内盛者，尤防遏抑之弊，此点，应该有所辨识。诚然，余氏也提到“如斑一出，即用大青叶，量加升麻四五分，引毒外透，此内化外解、浊降清升之法”。因此，在应用本方治疫时，应该看到该方“以寒胜热，以水克火”的妙处，又要注意“引毒外透，内外化解”的原则。尤其有昏迷、痉厥见症时，本方应配合开窍、息风之药，如牛黄、至宝、紫雪之类，其效益彰。

王孟英按曰：“余君治祁某案后云，此方医家不敢用，病家不敢服，甚至药肆不敢卖。有此三不敢，疫症之死于误者，不知凡几。纪文达公于癸丑年曾目击师愚之法，活人无算。而谓其石膏有一剂用至八两，一人服至四斤，因而疑为司天运气所值，未可执为通例。余氏书中，亦罗列运气之说，然则甲子、甲申、戊子、丙午、癸丑、甲寅等年岁运并不同，何以案中治法皆同乎？此司天在泉之不可泥，但察其时之旱潦，见证之宜否为可凭也。道光中归安江笔花，治一时疫发斑，用石膏至十四斤而斑始透，盖深得师愚之法者。”对本方的应用，很有参考。

【现代应用】

1. 钩端螺旋体病　刘氏用清瘟败毒饮化裁治疗钩端螺旋体病 68 例，

基本方：水牛角（代犀角）、生石膏、生地黄、土茯苓、薏苡仁各30g，黄连6g，知母、黄芩、栀子、牡丹皮、赤芍各10g。每日1剂，水煎分2次服，病情危重者每日服2~3剂。结果治愈者65例，其中热重于湿、湿热并重型（流感伤寒型）62例。这表明该方治钩端螺旋体病流感伤寒型的效果显著。（《广西中医药》1987年第3期6页）

2. 流行性出血热　邵氏介绍用加减清瘟败毒饮治疗流行性出血热21例，方以生石膏120g（先煎30分钟），玄参30g，麦冬30g，生地30g，大青叶30g，黄芩15g，丹皮15g，知母15g，生大黄15g，连翘15g，竹叶15g，金银花15g，煎液浓缩，直肠给药，结果体温下降迅速，病情明显改善。（《江西中医药》1986年第4期23页）

郝氏等根据不同病期用清瘟败毒饮Ⅰ、Ⅱ、Ⅲ号口服液，每日2次，治疗流行性出血热120例。定处方清瘟败毒饮Ⅰ号：生石膏60g，生地40g，玄参、黄芩各30g，丹皮、知母各20g，连翘15g，黄连、栀子、竹叶各10g，桔梗5g，甘草10g；发热期伴恶心、呕吐不能进食者给予清瘟败毒饮Ⅱ号：Ⅰ号方加清半夏10g，赭石15g，旋覆花12g，山药100g；发热期过后改服清瘟败毒饮Ⅲ号：生石膏、紫草、丹皮、黄芩、丹参各20g，生地40g，白茅根、玄参各30g。结果：治疗组平均发热天数、多尿天数、血小板恢复正常天数、尿蛋白转阴天数均明显短于对照组（$P<0.01$），并发症发生率低于对照组（$P<0.05$）。（《中国中西医结合杂志》2001年第1期45页）

3. 流行性乙型脑炎　李氏用清瘟败毒饮治疗乙脑45例，方用：生石膏50~100g，生地15~30g，犀角（已禁用，现多用适量水牛角代替）1.5~3g，黄连、竹叶3~9g，栀子、黄芩、知母、玄参、连翘、赤芍、丹皮各6~12g，桔梗、甘草各3~6g。便秘者加大黄，惊厥者加龙胆草、羚羊角，昏迷者酌情选加安宫牛黄丸、紫雪丹。浓煎为150ml，分3次口服或鼻饲，日1剂。结果总有效率为97.78%（44/45），治愈率为91.11%（41/45），死亡率为2.22%（1/45）。疗效明显优于西医组。（《当代医师杂志》1997年第1期48页）

4. 流行性腮腺炎　陈氏以清瘟败毒饮为主治疗流行性腮腺炎合并脑膜脑炎45例，均获痊愈。治疗方法：清瘟败毒饮加减：生石膏50g（先煎），黄芩、夏枯草、马勃各10g，连翘、板蓝根、僵蚕、玄参、青黛（包煎）各15g，牛蒡子、薄荷、桔梗、甘草各5g。呕吐加姜竹茹10g，项强加葛根15g，头重加石决明10~25g，抽搐加钩藤（后下）、羚羊角粉（另煎兑服）各15g。（《四川中医》1989年第3期14页）

5. 登革热　周氏治疗登革热68例，主方用清瘟败毒饮：石膏、水牛角各30~90g，知母9~15g，甘草、黄连各3g，山栀子、桔梗、丹皮、淡竹叶、黄芩各9g，赤芍、玄参、连翘各15g。结果临床治愈64例，有效2例，无效1例。（《新中医》1996年增刊第86页）

6. 麻疹　徐氏用中药抢救麻疹严重病例136例，其中凶证主方以清瘟败毒饮为主，舌绛惊厥者加紫雪丹。药物有：生石膏、生地、犀角（水牛角代）、赤芍、丹皮、知母、川连、黄芩、山栀、玄参、甘草、连翘、竹叶等。效果满意。（《上海中医药杂志》1960年第1期14页）

又徐氏等用本方为主加减治疗麻疹23例，均获满意疗效。（《江苏中医》1966年第1期22页）

7. 严重急性呼吸综合征（SARS）　2003年4月国家中医药管理局组织专家制定了《非典型肺炎中医药防治技术方案（试行）》，对本病中期热毒炽盛证选方为清瘟败毒饮加减，其常用药：生石膏、生地、水牛角、黄连、栀子、黄芩、连翘、知母、牡丹皮、赤芍、玄参、桔梗、生甘草。

8. 流行性脑脊髓膜炎　李振华教授多年来对本病的治疗积累了较为丰富的经验，尤其是20世纪50年代豫西的伊川县、宜阳县、偃师县、三门峡市等地流行性脑脊髓膜炎发生较严重的流行，用中药治疗经西医确诊的70多例患者均全部治愈。其中，病在营血，临床表现：高热不退，项强抽搐，神昏谵语，甚则深度昏迷，口唇干燥，皮疹明显而色暗，舌质绛苔黄缺津，脉数。治法：凉血解毒，息风透窍。处方：清瘟败毒饮加减：犀角（水牛角代）、丹皮、赤芍、玄参、知母、生石膏、黄连、栀子、黄芩、葛根、连翘、全蝎、地龙、僵蚕、甘草。水煎服。配服安宫牛黄丸。（《中国中医药报》2005年3月7日）

9. 流行性感冒　党氏等报道治疗重症流感124例，治疗组64例，处方：生石膏30g，板蓝根20g，柴胡12g，生地12g，知母12g，黄连10g，黄芩10g，桔梗10g，丹皮8g，金银花12g，甘草6g，连翘10g。咽痛加牛蒡子12g，北豆根10g；发热重加生石膏30g；咳嗽重加杏仁12g，枇杷叶10g；头痛加钩藤10g，菊花8g；恶心呕吐加半夏10g，竹茹8g；痰黄稠加瓜蒌皮12g，浙贝母10g；便秘加大黄12g，芒硝12g（熔化）；气虚加党参15g，黄芪12g。治疗结果：64例中服2剂后显效34例（53.1%），服3剂后有效28例（43.8%），服4剂无好转2例（3.1%），总有效率96.9%。疗效较对照组（60例）为优。（《社区中医药》2005年第22期40页）

此外还有报道用清瘟败毒饮加减治疗急性黄疸性肝炎、肠伤寒发热、水痘重症等多种急性传染病，疗效显著。

现代实验研究表明：清瘟败毒饮主要有解热、拮抗血小板凝聚、降低血液黏度、抗炎、镇痛、抗菌、抗病毒、保肝、解毒、强心、利尿等多种药理作用。(《江西中医学院学报》1995 年第 4 期 39 页)

二 黄 汤

【文献出处】《济阳纲目·大头瘟》

【原文摘录】治天行大头疫瘟。

黄芩酒炒　黄连酒炒　生甘草各二两

上锉，每服三钱，水煎，温服，徐徐细呷之。如未退，再加鼠粘子、酒蒸大黄煎，入芒硝，亦细细频与服之，微利为度。肿减后去后三味，只服前药，取邪气已则止。前药各宜加引经药。阳明渴，加石膏；少阳渴，加瓜蒌根；阳明行经，加升麻、葛根、芍药、甘草；太阳行经，加羌活、荆芥、防风。或云头痛，加酒芩；口干，加干葛；身痛，加羌活、桂枝、防风、芍药。

【按语】本方亦见于《医学正传》引东垣方，主治大头天行疫病。盖是方系从《伤寒论》泻心汤加减而成。《医宗金鉴》曰："三黄汤（即泻心汤）用黄芩泻上焦火，黄连泻中焦火，大黄泻下焦火……若夫上焦实火，则以此汤之大黄易甘草，名二黄汤。使芩、连之性，缓缓而下，留连膈上"。《医方考》释其方义曰："头大者，炎上作火之象也，故用芩、连之苦以泻之，甘草之甘以缓之"。本方与治大头瘟的名方普济消毒饮相比，药味较前者简单，实为治疗大头瘟的简、便、廉、验的良方。

【现代应用】

1. 感染性热病　吴氏报道运用本方（黄连、黄芩、生甘草各 50g，败酱草、鱼腥草各 30g）水煎，每日 1 剂，分 3 次服。经治感染性热病 59 例（其中有急性上呼吸道感染 23 例，流行性腮腺炎 2 例，急性菌痢 6 例），结果一个疗程（7 天）后痊愈 36 例（61.0%），显效 15 例（25.4%），好转 7 例（11.9%），无效 1 例（1.7%）。(《中医药学报》2001 年第 5 期 25 页)

2. 病毒性角膜炎　梁氏运用二黄汤加紫外光针治疗本病 127 例，结果痊愈103例，显效20例，好转3例，无效1例，总显效率为96.9%，与对照组（常规西医治疗）的总显效率61.1%相比，有显著性差异。（《职业与健康》2004年第12期155~156页）

现代药理研究表明，本方组成的药物具有广谱抗菌及抗病毒作用，亦有增强机体免疫功能的作用。

清瘟解毒汤

【文献出处】《治疫全书·治疫诸方》

【文献摘录】此方治初起瘟疫，四时伤寒，头痛，憎寒发热，呕吐恶心，咳嗽痰疾，气喘，面红目赤，咽喉肿痛，其效如神。凡遇四时不正之气与瘟疫流行之候，有病者固当服之，无病之人预服一二剂，百病不生。此方乾隆三年奉诏颁发山东满洲官兵，百试百验。

川芎一钱　黄芩一钱　赤芍一钱　连翘一钱，去心　花粉一钱　桔梗一钱　白芷一钱　羌活一钱　葛根一钱　元参一钱　淡竹叶一钱　柴胡一钱五分　生甘草三分

引加生姜三片，水三盅，煎一盅，不拘时服。若审系时疫至三四日胸满，口渴，舌苔焦黄，狂言便秘，可加枳实、酒大黄、川朴微利之，亦表里两解之法也。

【按语】本方功在解表散邪，兼清里热，对疫病辨证为表邪未解，里热已炽者，颇为适合。从现代观点分析，本方退热降温作用当更明显。本方与古方柴葛解肌汤（详见本篇前文）、清热解毒汤（《丹台玉案》方：黄芩、知母、升麻、葛根、石膏、人参、白芍、羌活、黄连、生地、甘草、生姜）均为解表清里之剂，在组方上各有异趣，作用类似。

小柴胡汤

【文献出处】《济阳纲目·瘟疫》

【原文摘录】治瘟疫，内虚发热，胸胁痞闷，及在半表半里，非汗非下之证，此少阳经药也。

柴胡三钱　黄芩二钱　人参　半夏各一钱半　甘草七分

上加生姜三片、枣一枚，水煎，食前服。咳嗽，加五味子；烦渴，加瓜蒌根；胁下痞硬，加枳实；衄血，加生地黄、白茅花；痰盛又喘，加桑白皮、乌梅。

【按语】小柴胡汤系《伤寒论》治疗少阳病证的主方。急性传染病如病毒性肝炎、疟疾等，出现邪在半表半里而见寒热往来，胸胁苦满，心烦喜呕，不欲饮食等症者，并不鲜见，故小柴胡汤在疫病临床上亦较常用。日人龙野一雄等认为本方的适应证不仅用于往来寒热，亦多用于微热，且用于呕、咳、腹中痛、胁下痞硬等的呼吸系或消化系所见的疾病，如伤风、流感、麻疹、支气管炎、肺炎、肺结核、胸膜炎、肺门淋巴结肿胀、脓胸、肋骨结核、肠伤寒、各种急性黄疸以及疟疾、肾盂肾炎、肋间神经痛、小儿原因不明发热等；还用于腮腺炎、中耳炎、乳突炎、扁桃体炎、瘰疬等病症。以上不少病种是属于急性传染病的范畴。

【现代应用】

1. 病毒性肝炎　钱氏报道用加减小柴胡汤（小柴胡汤去人参，依据患者临床不同加药）治疗急性病毒性肝炎 100 例，临床症状均在用药 10 天内消失。肝功能 15 天恢复正常 26 例，20 天恢复正常 45 例，30 天正常 21 例，45 天正常 8 例。（《陕西中医》1989 年第 7 期 30~31 页）

袁氏报道用小柴胡汤加减（柴胡 12g，黄芩 12g，太子参 15g，法半夏 10g，甘草 6g，炒山栀 10g，滑石 15g）治疗病毒性肝炎 307 例，结果临床治愈 268 例（87.30%），好转 32 例（10.42%），无效 7 例（2.28%），另外，29 例 HBsAg 阳性者经治疗后阴转 23 例，阴转率为 79.31%，已阴转者，治疗天数最短为 21 天，最长为 84 天，平均阴转天数为 42 天。（《湖南中医杂志》1989 年第 3 期 5~7 页）

2. 流行性腮腺炎　杨氏应用小柴胡汤加减治疗流行性腮腺炎 47 例。处方：柴胡、法半夏各 5~10g，黄芩 10~15g，夏枯草 10~20g，甘草 5~7g。初起轻症加桔梗、牛蒡子，表证重者加荆芥、防风，风热疫毒之邪壅于上焦加僵蚕、金银花、连翘、玄参，夏秋之间湿热内蕴加藿香、佩兰、僵蚕、淡豆豉、葱白，便秘者加大黄。并发乳腺炎加橘核，伴睾丸炎加荔枝核。结果痊愈 45 例，其中病程 1~4 天者平均服药 4 剂，5~7 天者约 5 剂，>8 天者 10 剂（2 例均并发睾丸炎伴鞘膜积液）；无效 2 例（并发心肌炎与脑膜炎）。治愈率为

95.7%。(《安徽中医学院学报》1995年第2期36~37页)

樊氏等用小柴胡加石膏治疗流行性腮腺炎合并睾丸炎25例，均获痊愈。(《中医杂志》1985年第6期38页)

3. 百日咳　蔡氏采用小柴胡汤加减治疗百日咳28例，治疗1周24例治愈，2例好转，2例无效，总有效率92.9%。(《浙江中医杂志》1995年第9期402页)

4. 疟疾　刘氏报道用小柴胡汤加味(党参9g，柴胡6g，半夏6g，常山9g，条芩4.5g，玉竹6g，草果4.5g，乌梅3枚，葛根9g，干姜3g，甘草3g，大枣3枚)治疗疟疾14例，大部分服药一、二剂即愈，对于一般抗疟疾药治疗失败之新久病例，一般用本方均可见效。(《陕西新医药》1976年第4期60页)

5. 艾滋病　危氏等报道采用中药系列方治疗艾滋病23例。结果：23例均已存活10年以上，一般治疗半年临床症状大部分消失。通过中药治疗2.5年时CD_4与体重明显升高。其中风热在表，有头痛，往来寒热者加用小柴胡汤(片)。(《河南中医学院学报》2005年第3期118页)

6. 流行性感冒　张氏等介绍以柴银汤(小柴胡汤和银翘散化裁)治疗流行性感冒200例，基本方：柴胡、金银花各20g，连翘15g，黄芩、荆芥、蝉衣、半夏、菊花、党参、甘草各10g，生姜3片。加减：高热汗出者加石膏40g；咽干痛加桔梗15g；咳嗽加杏仁、前胡各10g；咳喘者加杏仁、麻黄各10g，石膏30g；痰多加川贝10g；恶心纳差加佩兰15g，白蔻10g；鼻塞流涕者加苍耳子15g；头痛重者加白芷10g；身体酸楚者加羌活15g。用法：水煎2次，取液600ml，混匀，早晚各温服300ml，日1剂。高热汗出重者，可急煎取液500ml，日可服2剂。结果：200例中，3剂治愈者148例，6剂治愈者36例，9剂治愈者12例，无效4例。总有效率为98%。(《陕西中医》2004年第2期174页)

7. 猩红热　展氏报道以本方加减治疗1例猩红热合并泌尿系感染。患者方某，女，11岁。10天前发热，全身出现猩红色疹点。血常规：白细胞计数$17.8\times10^9/L$。在某医院诊断为“猩红热”。静滴青霉素针7天，全身皮肤脱屑。诊见：发热，恶寒，口苦，纳差，胸闷，尿频，尿痛，色黄，尿量基本正常。检查：脉沉细，舌苔薄黄，无杨梅舌，咽(-)，心肺(-)，胸腹背臀部皮肤脱屑、潮红，尿常规：蛋白(-)，白细胞(++)，红细胞3~5个/HP(高倍视野)。诊断：猩红热合并泌尿系感染。治法：和解少阳，利尿通淋。处方：

柴胡、黄芩、石韦、桑白皮各12g，车前草、白茅根各15g，通草、小蓟、半夏、白术各10g，竹叶、甘草各3g，生姜6g，大枣3枚。先予3剂。每日1剂，水煎分服。服用3剂后咳嗽、尿频明显减轻，四肢软弱、乏力有所减轻，余症消失。上方加黄芪10g，继服6剂，症状消失，复查小便常规正常。嘱再服10剂巩固。（《陕西中医》2004年第2期174页）

8. 新型冠状病毒感染　吕氏报道采用本方加减治疗新型冠状病毒感染1例。汪某，男，34岁。诊见阵咳少痰，咽痒，大便质稀，尿赤，舌红、苔白，脉细。诊断：新型冠状病毒感染恢复期。治法和解少阳，清宣肺热；方选小柴胡汤合泻白散加减。处方：柴胡12g，酒黄芩12g，茯苓10g，蜜桑白皮10g，地骨皮10g，苦杏仁10g，炒山药15g，姜半夏6g，生姜6g，大枣6g，党参6g，麸炒白术9g，桔梗12g，甘草6g，蜜百部3g。5剂，日1剂，早晚分服。服用2剂咳嗽即明显好转，现已无咳嗽。（《国医论坛》2023年第6期17~19页）

有人对小柴胡汤的现代药理实验作了综述，归纳该方有保护胃黏膜、改善肝损伤、抗病毒、解除胆汁郁滞、调节免疫、抗过敏等多方面作用，显示了该方广阔的应用和研究前景。（《国医论坛》2001年第1期54页）

蒿芩清胆汤

【文献出处】《通俗伤寒论·六经方药》

【原文摘录】蒿芩清胆汤，和解胆经法。

青蒿脑钱半至二钱　淡竹茹三钱　仙半夏钱半　赤茯苓三钱　青子芩钱半至三钱　生枳壳钱半　陈广皮钱半　碧玉散包，三钱

【按语】本方属于和解之剂，功能清胆、利湿、和胃，主治湿热郁滞少阳，而见寒热如疟，寒轻热重，胸痞作呕，舌红苔白腻，脉濡数等症。何秀山释其方曰："足少阳胆，与手少阳三焦，合为一经，其气化一寄于胆中以化水谷，一发于三焦以行腠理。若受湿遏热郁，则三焦之气机不畅，胆中之相火乃炽，故以蒿、芩、竹茹为君以清泄胆火；胆火炽，必犯胃而液郁为痰，故臣以枳壳、二陈和胃化痰。然必下焦之气机通畅，斯胆中之相火清和，故又佐以碧玉，引相火下泄；使以赤苓，俾湿热下出，均从膀胱而去。此为和解胆

经之良方，凡胸痞作呕，寒热如疟者，投无不效。”何廉臣亦发挥说：“青蒿脑清芬透络，从少阳胆经领邪外出，虽较疏达腠理之柴胡力缓，而辟秽宣络之功，比柴胡为尤胜，故近世喜用青蒿而畏柴胡也。”

【现代应用】

1. 恙虫病　唐氏以本方加减（青蒿、黄芩、竹茹、石膏、滑石、薏苡仁、栀子、枳壳）治疗恙虫病初期，症见高热，烦躁，心悸，口干，纳呆，肢倦，舌红苔黄腻，脉滑细数等；以本方加沙参、知母、太子参、天花粉等品，治疗中期热势减退，伴有口干，少气，懒言，纳呆，舌质红少苔者。经治8例，结果7例痊愈，1例死亡。（《广州中医药大学学报》1999年第1期63~65页）

2. 疟疾　刘氏用本方加生石膏30g，草果9g，治疗疟疾1例，服药1剂后，次日寒热未作，体温37.1~37.7℃，继服2剂，体温恢复正常，后改用竹叶石膏汤善后。（《江西中医药》1983年第6期30页）

3. 流行性出血热　王氏等采用本方加味（柴胡30g，青蒿20g，黄芩20g，枳壳15g，竹茹15g，陈皮10g，半夏10g，茯苓15g，滑石30g，生石膏100g，知母20g，薏苡仁30g），治疗流行性出血热发热期，经治5例，显效3例，有效1例，无效1例。（《河南中医》2001年第5期43页）

4. 严重急性呼吸综合征（SARS）　刘氏等认为，SARS的病机以卫气同病，气机郁滞为基本特征，其病变部位在三焦（肺、脾胃、肠）或膜原，故治疗以本方合升降散加减为主方（青蒿、淡竹茹、杏仁、半夏、厚朴、茯苓、黄芩、枳壳、陈皮、滑石、姜黄、白僵蚕、蝉蜕、川大黄、丹参），并依据患者病情而随证加减。经治67例，结果有效61例，无效6例。其中死亡1例，2例晚期患者中途拒绝治疗，3例因病情需要而改为其他方剂治疗等均列入无效。所有患者平均退热时间为5.2天。（《中国中医药信息杂志》2005年第7期81~82页）

现代药理研究表明，本方能显著抑制大鼠啤酒酵母与2，4-二硝基苯酚所致的体温升高，并能降低小鼠二甲苯性耳肿胀，具有较好的解热与抗炎作用。（《中医药学刊》2005年第3期82页）

在探讨本方对病毒的作用机制时发现，蒿芩清胆汤在浓度为2g/ml（生药量）时对鸡胚无毒副作用，药物浓度在1∶8时对不同的流感病毒均有较强的抑制作用，药物浓度在1∶32时可抑制甲3型流感病毒的繁殖，药物浓度在1∶16时对甲、乙型流感病毒仍有一定的抑制作用。（《中医研究》2005年第5期43页）

在研究本方的体外抗菌、体内抗内毒素的作用时发现，蒿芩清胆汤对金黄色葡萄球菌、大肠埃希菌、铜绿假单胞菌均有抑制作用，其中对铜绿假单胞菌的作用最强，并对内毒素所致的感染性小鼠有明显的抗内毒素作用，可保护动物存活约半数以上，表明本方对某些外感热病有治疗作用。(《中医研究》2004 年第 3 期 18 页)

李氏在研究蒿芩清胆汤的体内免疫作用证实，本方能提高小鼠的巨噬细胞吞噬能力，提高非特异性免疫能力，可升高玫瑰花环形成率和胸腺指数，提高特异性免疫能力，但对脾脏指数无明显影响，说明本方增强特异性免疫主要是通过 T 淋巴细胞发挥作用。(《中医研究》2004 年第 5 期 31 页)

达 原 饮

【文献出处】《温疫论·温疫初起》

【原文摘录】瘟疫初起，先憎寒而后发热，日后但热而无憎寒也。初得之二三日，其脉不浮不沉而数，昼夜发热，日晡益甚，头疼身痛。其时邪在夹脊之前，肠胃之后。虽有头疼身痛，此邪热浮越于经，不可认为伤寒表证，辄用麻黄、桂枝之类强发其汗。此邪不在经，汗之徒伤表气，热亦不减。又不可下，此邪不在里，下之徒伤胃气，其渴愈甚。宜达原饮。

达原饮

槟榔二钱　厚朴一钱　草果仁五分　知母一钱　芍药一钱　黄芩一钱　甘草五分

上用水二盅，煎八分，午后温服。

【按语】达原饮是吴有性治疗瘟疫邪伏膜原的主方。对其方义，吴氏自按曰：槟榔能消能磨，除伏邪，为疏利之药，又除岭南瘴气；厚朴破戾气所结；草果辛烈气雄，除伏邪盘踞。三味协力，直达其巢穴，使邪气溃败，速离膜原，是以为达原也。热伤津液，加知母以滋阴；热伤营气，加白芍以和血；黄芩清燥热之余；甘草为和中之用。

古往今来，本方在疫病临床上应用广泛，颇受医家重视。如清代雷少逸《时病论》创制宣透膜原法（厚朴、槟榔、草果、黄芩、甘草、藿香叶、半夏）治疫疟；刘奎《松峰说疫》拟订除湿达原饮（槟榔、草果仁、厚朴、白芍、甘草、栀子、黄柏、茯苓）治瘟疫兼湿；俞根初《通俗伤寒论》创制柴胡达原饮（柴胡、枳壳、川朴、青皮、炙甘草、黄芩、桔梗、草果、槟榔、荷叶梗）治伤寒兼疟（俗称脾寒疟）。凡此均师法吴有性达原饮而有所化裁。

【现代应用】

1. 病毒感染性发热　有报道治疗中医辨证为湿热郁遏的病毒性感染发热 16 例，以达原饮为基本方，收到了较好的效果。其组方为槟榔 20g，厚朴 10g，草果 9g，知母 15g，白芍 20g，黄芩 15g，甘草 3g。每日 2 剂，每剂煎至 300ml，每 6 小时服 150ml。治疗结果：16 例全部治愈，多数服药 4~6 剂后烧退，2 例 6 天烧退。（《中医杂志》1981 年第 5 期 33 页）

蔡氏报道用抗戾散（蝉衣、僵蚕、姜黄、大黄、槟榔、厚朴、草果、茯苓、知母、升麻）治疗病毒性高热 30 例，结果表明疗效明显优于对照组（阿司匹林）。从抗戾散组成来看，即升降散与达原饮合化。（《中国医药学报》1990 年第 5 期 19 页）

2. 流行性感冒　章氏认为，流行性感冒胃肠型，表现为苔腻、欲呕等症状，治难速效，若寒热有起伏，可予达原饮：厚朴 3g（研细末），煨草果 6g，白芍 9g，酒炒黄芩 6g，槟榔 9g，知母 9g，粉草 3g，姜夏 9g。（《章次公医案》第 10 页，江苏科学技术出版社，1980 年）

3. 斑疹伤寒　李氏等介绍治疗 1 例本病患者，症见恶寒发热，周身酸楚，倦怠嗜卧，四肢乏力，口干不欲饮，胸闷口苦，食少乏味，胸腹部散布紫色疹点，压之褪色，舌淡红，苔白厚腻，脉象弦滑，经西医化验检查确诊为斑疹伤寒，初诊辨证为湿浊阻遏，邪入少阳，治用三仁汤，肌注柴胡注射液未效，病情反而增剧，体温升至 40.3℃。辨证为温毒疫邪伏于膜原，遂改用达原饮加味（厚朴、草果、槟榔、芍药、半夏各 10g，知母、黄芩各 9g，柴胡 12g，甘草 4g，生姜 3 片，大枣 4 枚），并随证增减。服 20 余剂后，诸症平复，化验复查亦渐趋正常。（《陕西中医》1985 年第 3 期 122 页）

4. 严重急性呼吸综合征（SARS）　广东省中医院对本病中期“邪伏膜原”，症见发热恶寒，或有寒热往来，伴有身痛，呕逆，口干苦，纳差，或伴呛咳，气促，舌苔白浊腻或如积粉，脉弦滑数，治以疏达透达膜原湿浊，方选达原饮加减，药用厚朴 6~9g，知母、法半夏、苦杏仁各 10g，草果（后下）1~3g，黄芩 12g，柴胡 15g，生薏苡仁 30g，滑石 20g。收到了满意的效果。（《新中

医》2003 年第 6 期 4 页）

周仲瑛教授对本病“热盛湿蕴证”中湿浊偏甚，邪伏膜原者，主张用达原饮开达膜原，辟秽化浊，清热解毒。（《南京中医药大学学报》2003 年第 5 期 258 页）

此外，已故著名老中医潘澄濂研究员在指导编写《温疫论评注》（人民卫生出版社 1977 年出版）时曾对达原饮的临床应用作了简要介绍，认为本方对伤寒、副伤寒、疟疾、流行性感冒等病，中医辨证为湿热阻遏膜原者，确有较好的效果。

现代实验研究表明，抗戾散（由达原饮合升降散等组成）有抗病毒及诱生干扰素作用。该方具有明显的直接灭活水疱性口炎病毒（VSV）作用；1∶100 浓度为 L_{929} 细胞的无毒限量，此浓度作用细胞 24 小时可有效保护 VSV 的攻击，其病毒抑制滴度为 2 个对数值。该方具有促进新城鸡瘟病毒诱生小鼠干扰素的作用。干扰素滴度（μ/ml）实验组 29.17±0.32 与对照组 28.01±0.22 相比差异显著，$P<0.001$。本实验为抗戾散治疗病毒性传染病提供了依据。（《中西医结合杂志》1988 年第 12 期 731~733 页）

藿香正气散

【文献出处】《太平惠民和剂局方·续添诸局经验秘方》

【原文摘录】治伤寒头疼，憎寒壮热，上喘咳嗽，五劳七伤，八般风痰，五般膈气，心腹冷痛，反胃呕恶，气泻霍乱，脏腑虚鸣，山岚瘴疟，遍身虚肿，妇人产前产后血气刺痛，小儿疳伤，并宜治之。

大腹皮　白芷　紫苏　茯苓去皮。各一两　半夏曲　白术　陈皮去白　厚朴去粗皮，姜汁炙　桔梗各二两　藿香去土，三两　甘草炙，二两半

上为细末，每服二钱，水一盏，姜钱三片，枣一枚，同煎至七分，热服。如欲出汗，衣被盖，再煎并服。

【按语】又《赤水玄珠》载本方“治外感发热头痛，内因痰饮凝结作热。四时疫疠，或中脘痞满，呕逆恶心。霍乱及伤寒头疼，憎寒壮热。”对于本方的方义，《医方考》阐发说：“凡受四时不正之气，憎寒壮热者，此方主之。风寒客于皮毛，理宜解表。四时不正之气由鼻而入，不在表而在里，故不用

大汗以解表，但用芬香利气之品以主之。白芷、紫苏、藿香、陈皮、腹皮、厚朴、桔梗皆气胜者也，故足以正不正之气；白术、茯苓、半夏、甘草，则甘平之品耳，所以培养中气，而树中营之帜者也。”“内伤、外感而成霍乱者，此方主之。内伤者调其中，藿香、白术、茯苓、陈皮、甘草、半夏、厚朴、桔梗、大腹皮皆调中药也，调中则能正气于内矣；外感者疏其表，紫苏、白芷，疏表药也，疏表则能正气于外矣；若使表无风寒，二物亦能发越脾气，故曰正气。”《医方集解》说得更加浅显：“此手太阴足阳明药也。藿香辛温，理气和中，辟恶止呕，兼治表里为君；苏、芷、桔梗，散寒利膈，佐之以发表邪；厚朴、大腹行水消满，橘皮、半夏散逆除痰，佐之以疏里滞；苓、术、甘草益脾去湿，以辅正气为臣、使也。正气通畅，则邪逆自除矣。”由是观之，本方的主要功效在于解表和中，理气祛湿，辟秽化浊。临床广泛应用于由湿浊侵袭肌表或胃肠而引起的病证，诸如瘟疫、时气、湿温、霍乱吐泻、痧证等。

更值得一提的是，吴鞠通《温病条辨》对本方极为推重，由此而衍化出一加减正气散（藿香梗、厚朴、杏仁、茯苓皮、广皮、神曲、麦芽、茵陈、大腹皮）治三焦湿郁，升降失司，脘连腹胀，大便不爽；二加减正气散（藿香梗、广皮、厚朴、茯苓皮、木防己、大豆黄卷、川通草、薏苡仁）治湿郁三焦，脘闷，便溏，身痛，舌白，脉象模糊；三加减正气散（藿香、茯苓皮、厚朴、广皮、杏仁、滑石）治秽湿着里，舌黄脘闷，气机不宣，久则酿热；四加减正气散（藿香梗、厚朴、茯苓、广皮、草果、楂肉、神曲）治疗秽湿着里，邪阻气分，舌白滑，脉右缓；五加减正气散（藿香梗、广皮、茯苓块、厚朴、大腹皮、谷芽、苍术）治疗秽湿着里，脘闷便泄，很值得参考。此外，《感症辑要》所载藿朴夏苓汤（藿香、厚朴、半夏、赤苓、杏仁、苡仁、白蔻仁、猪苓、豆豉、泽泻），实由藿香正气散脱胎而出，其方意均本着“启上闸，开支河，导湿下行以为出路”，多用于湿热证湿重于热者。

【现代应用】

1. 细菌性痢疾　陆氏报道对菌痢初起有表邪兼湿滞者，用本方解表化滞，经治 260 例，治愈 238 例（91.5%），好转 20 例（7.7%），有 2 例转西医治疗（0.8%）。（《中级医刊》1959 年第 7 期 1 页）

2. 急性肝炎　据报道本病治疗方针以“治湿”和“理脾胃”为主，治湿有祛湿、利湿、化湿三法。其中祛湿一法的主方为藿香正气散，适用于湿邪在表，症见恶寒发热，头痛身楚者。经治疗 50 例，结果黄疸消退时间最短者 6 日，最长者 67 日，平均 25 日。（《江苏中医》1960 年第 3 期

14页）

3. 副伤寒　患者王某某，男，20岁。病已10余日，起病怕冷，继之发热恶寒，全身酸痛，纳呆胸闷，体温39℃左右。曾在某医院就医，按副伤寒给予氯霉素等治疗，体温不退，又内服中药，仍发热不减，来门诊求治。患者身热不扬，虽汗出而不多，口渴不欲饮，周身酸楚，头晕目眩，面色微黄，语言轻微，四肢无力，无气以动，动则气喘，脘腹胀满，不思饮食，小便黄，大便干，体温38.5℃，脉濡弱，舌苔白腻。实验室检查：白细胞计数4.5.×10^9/L），中性粒细胞百分比72%，淋巴细胞百分比28%。肥达反应"H"1∶160。证属湿热郁遏气机，阻滞中焦，湿盛于热之候。治宜芳化宣中，淡渗利湿法。处方：藿香正气散加减：藿香12g，川朴9g，半夏9g，茯苓15g，佩兰10g，杏仁9g，苡仁15g，陈皮9g，滑石9g，大豆卷12g，茵陈10g，大腹皮10g。水煎服。服药1剂后出汗，第2天早晨热退，午后复热。再服上方2付。3日后复诊：体温已降至正常，惟头晕身倦，纳差，无力。脉沉细，舌苔薄白。再服原方2剂，诸症均减。5日以后，由于饮食不当，引起胸闷恶心，胃脘堵塞。脉沉细微滑，舌苔薄白。仍以芳化和中，运脾醒胃治之：藿香9g，川朴9g，陈皮9g，云苓10g，白术10g，半夏6g，神曲9g，枳壳6g，苡仁12g，甘草3g。水煎服，3剂后病愈。2个月后随访，未再复发。（《河南中医》1984年第6期41页）

4. 流行性乙型脑炎　著名老中医蒲辅周认为，流行性乙型脑炎中医辨证为升降失司，症见脘连腹胀，大便不爽，则以一加减正气散（藿香梗、厚朴、杏仁、茯苓皮、广皮、神曲、麦芽、绵茵陈、大腹皮）加减。若湿郁三焦，脘闷便溏，身痛舌白，脉象模糊，又需以二加减正气散（藿香梗、广皮、厚朴、茯苓皮、木防己、大豆黄卷、川通草、薏苡仁）加减。若秽湿着里，苔黄脘闷，气机不宣，久则酿热，则选三加减正气散（藿香、茯苓皮、厚朴、广皮、杏仁、滑石）加减。若秽浊着里，邪阻气分，舌白滑，脉右缓，则选用四加减正气散（藿香梗、厚朴、茯苓、广皮、草果、楂肉、神曲）加减。若秽湿着里，脘闷便泄，选用五加减正气散（藿香梗、广皮、茯苓块、厚朴、大腹皮、谷芽、苍术）加减。（《当代名医临证精华·温病专辑》第244页，中医古籍出版社，1988年）

5. 霍乱　夏氏报道1984~1988年采用以本方加减为主要方剂治疗霍乱18例，仅重型并用附子及补充液体与纠正酸碱平衡等综合措施，全部患者均获得治愈，症状消失最快者仅1天，最长者未超过5天，大便

培养转阴率最早为2天，最晚为6天。(《湖北中医杂志》1989年第5期7页)

现代药理研究表明，本方对藤黄八叠球菌、金黄色葡萄球菌、痢疾杆菌及沙门氏菌等8种细菌均有不同程度抗菌作用，对甲乙型副伤寒沙门菌也有明显抑制作用。(《国医论坛》2005年第6期55~56页)

不换金正气散

【文献出处】《太平惠民和剂局方·治伤寒》

【原文摘录】治四时伤寒，瘴疫时气，头疼壮热，腰背拘急，五劳七伤，山岚瘴气。寒热往来，五膈气噎，咳嗽痰涎，行步喘乏，或霍乱吐泻，脏腑虚寒，下痢赤白，并宜服之。

厚朴去皮，姜汁制　藿香去枝土　甘草爁　半夏煮　苍术米泔浸　陈皮去白

上等分为剉散，每服三钱，水一盏半，生姜三片，枣子二枚，煎至八分，去滓，食前稍热服。忌生冷油腻毒物。若四方人不伏水土，宜服之。常服能辟岚气，调和脾胃，美饮食。

【按语】《医方考》释其方义曰："是方也，苍术、厚朴、陈皮、甘草，平胃散也，可以平湿土敦阜之气而消岚瘴；乃半夏之燥，所以醒脾；藿香之芬，所以开胃。方名曰正气者，谓其能正不正之气故尔！"允称至当至精之评。应用本方治疗湿浊或湿重于热性质的瘟疫、瘴疾、时气，效果历验不爽，确是一个"金不换"的妙方、宝方。

【现代应用】

1. 痢疾　痢下赤白黏冻，白多赤少，或纯白冻，伴有腹痛，里急后重，饮食乏味，胃脘饱闷，头痛困重，舌质淡苔白腻，脉濡缓。方药：不换金正气散。药用：藿香、厚朴、苍术、陈皮、半夏、甘草、生姜、大枣。(《高等中医院校教学参考丛书中医内科学》第328页，人民卫生出版社，1988年)

2. 疟疾　寒甚热微或但寒不热，呕吐腹泻，神昏谵语，苔白腻，脉弦。方药：青蒿素合加味不换金正气散。(《高等中医院校教学参考丛书中医内科学》第498页，人民卫生出版社，1988年)

现代药理研究表明，不换金正气散煎剂能明显提高湿阻模型实验大鼠

的胃酸和胃壁黏液分泌，还能使其全身5-羟色胺（5-HT）、5-羟吲哚乙酸（5-HIAA）含量、血浆胃泌素含量、血清K^+含量都明显增加。（《中国医药学报》1989年第4期265~268页）

三 仁 汤

【文献出处】《温病条辨·上焦篇》

【原文摘录】头痛恶寒，身重疼痛，舌白不渴，脉弦细而濡，面色淡黄，胸闷不饥，午后身热，状若阴虚，病难速已，名曰湿温。汗之则神昏耳聋，甚则目瞑不欲言，下之则洞泄，润之则病深不解。长夏深秋冬日同法，三仁汤主之。

三仁汤方

杏仁五钱　飞滑石六钱　白通草二钱　白蔻仁二钱　竹叶二钱厚朴二钱　生薏仁六钱　半夏五钱

甘澜水八碗，煮取三碗，每服一碗，日三服。

【按语】三仁汤是治疗湿温的经世名方，古今临床应用甚为广泛，极具开发价值。究其制方之特点，在于着重宣畅肺气。盖肺的生理功能是主气，性喜宣降，能通调水道，下输膀胱，为水之上源。潴留在体内的水湿，有赖肺气的宣发和肃降，使之下输膀胱而排出体外。湿邪伤人，初起肺卫受伤，肺气因而郁闭，失其宣降之职，致湿邪留滞为患，故治疗湿病（湿热病自不例外），宣畅肺气十分重要。叶天士尝谓："三焦病，先治上焦，莫如治肺，以肺主一身之气化。"对湿热病的治疗，强调"开上郁，从肺论治"之法。石芾南《医原》更明确指出："治法总以轻开肺气为主，肺主气，气化则湿自化，即有兼邪，亦与之俱化……湿热治肺，千古定论也。"石氏认为不仅外感湿热当治肺，即内伤湿热，莫不皆然，如说："再以内伤湿热言之……且上窍一开，下窍自注，治法不外辛淡、清淡……辛苦通降"等法。至于宣肺开上之药，多取杏仁、桔梗、蔻仁、枇杷叶之类。试观三仁汤，全方以轻清开泄为主，尤以杏仁为君药，旨在开肺气以化湿邪，吴氏自释曰："惟三仁汤轻开上焦肺气，盖肺主一身之气，气化则湿亦化也。"《中医热病论》对其方义说得简洁明了："本方用杏仁宣肺利气以化湿，蔻仁、厚朴、半夏芳化理气以燥湿，通草、苡仁、滑石淡渗利湿，竹叶以透热于外，合而共奏宣畅气机，清热利湿之效”。

【现代应用】

1. 肠伤寒　广州市传染病院运用三仁汤加减（北杏仁 12g，白蔻仁 5g，生苡仁 15g，滑石 18g，通草 9g，竹叶 9g，黄芩 9g，冬瓜仁 30g，芦根 30g）治疗肠伤寒初起证属气分者，症见畏寒发热，头痛，或发热不畏寒，体温逐日升高，午后热甚，无汗或微有汗，舌苔白或白而干，或黄糙边缘光滑，大便秘或泻水，小便短赤，倦怠，胃口不佳，脉弦细而濡。经治 55 例，退热天数平均为 9.63 天，说明三仁汤加减治疗病在气分的肠伤寒成绩较佳。（《广东中医》1959 年第 1 期 291~293 页）

有报道用三仁汤治疗 37 例伤寒，获得满意效果。其基本方：杏仁 6~10g，紫蔻仁 3~6g，苡仁 15~20g，厚朴 3~6g，淡竹叶 10~12g，滑石 15~30g，山栀子 10~12g。服药法：极期者每日 2 剂，分 3 次服，热退改每日 1 剂，均以冷服为宜。疗效：服药 2~3 天内体温下降者 30 例，5 天内体温正常者 29 例；消化道症状 1 周内完全改善者 2 例，2 周内完全改善者 9 例，3 周内完全改善者 5 例，4 周内完全改善者 1 例。（《新中医》1982 年第 7 期 23 页）

2. 水痘　陈氏用三仁汤治疗水痘，基本方为杏仁、白蔻仁、薏苡仁、半夏、川朴、滑石、白通草、淡竹叶。如风热偏盛者加金银花、连翘、蝉蜕；热毒偏盛者加土茯苓、蒲公英；湿毒偏盛者加苍术、云苓。共治疗 50 例，结果均痊愈。一般 1~3 剂肤痒消失，水疱干瘪而结痂，4~6 剂痂落而愈，平均治疗天数为 4 天。（《江西中医药》1994 年第 5 期 37 页）

3. 流行性出血热　谭氏报道用三仁汤加减治疗流行性出血热 1 例，患者刘某某，男，36 岁，因发热、头痛、腰痛 4 天入乡卫生院。颜面、颈胸潮红，球结膜充血，胸腋部可见散在出血点，两肾区叩击痛。体温 39.5℃，心率 98 次 /min，血压 110/95mmHg，血白细胞计数 17×10^9/L，血小板计数 50×10^9/L），尿蛋白（+++）。西医诊为“出血热——发热期”。给予氯霉素、红霉素、庆大霉素及青霉素、链霉素，并静脉补液，热仍不退，乃邀协诊。症见头沉胀痛如裹，目紧重如蒙，发热微恶寒，眼结膜充血，呈醉酒面容，胸腹痞闷，口干而不欲饮水，舌质红，苔白腻，脉濡数。证乃湿热交蒸，邪毒内蕴。治以清利湿热、解毒化瘀，用三仁汤合银翘散加减：白蔻仁、牛蒡子、丹皮各 12g，薏苡仁、金银花、鲜芦根、鲜茅根各 30g，杏仁、半夏、连翘各 15g，厚朴、薄荷、甘草各 6g，丹参 20g，竹叶 10g。服 3 剂后，热势减退，全身症状基本消失；继服 4 剂，症状消除，各项检查恢复正常而愈。（《四川中

医》1987 年第 4 期 24 页）

4. 流行性乙型脑炎　著名老中医蒲辅周曾以本方加减治愈 1 例流行性乙型脑炎。患儿韩某某，女，4 岁。于 1972 年 8 月 18 日开始发热，食欲不振，至 8 月 23 日晚，突然出冷汗，两眼上翻。经当地治疗无效。于 24 日 4 点来院就诊。经检查，体温 41℃，心率 156 次 /min。白细胞计数 20.4×10^9/L，中性粒细胞百分比 78%，淋巴细胞百分比 22%。脑脊液潘氏试验阳性，细胞数 51 个。按“乙脑”收住院。早 8 时检查，神清，四肢温，腹胀，小便黄。体温 38℃，口不渴，舌苔白腻而微润，脉浮濡，诊为暑热夹湿。拟三仁汤合银翘散化裁治之。方药：苡仁 18g，杏仁 6g，蔻仁 3g，厚朴 3g，金银花 18g，连翘 9g，薄荷 12g，菊花 12g，栀子 7.5g，甘草 3g，大青叶 18g。1 剂。次日体温 38.1℃，腹胀稍轻，其他无明显变化。上方加黄连 4.5g，服 6 剂后，体温降至正常，精神好，食欲增，大小便正常，于 9 月 1 日痊愈出院。（《河北中医验案选》第 11 页，河北人民出版社，1982 年）

5. 病毒性肝炎　应氏报道用三仁汤加味治疗急性黄疸型肝炎 72 例。处方：杏仁、白蔻仁、厚朴、半夏、秦艽各 6g，飞滑石、竹叶、丹参各 10g，通草 3g，生米仁、茵陈、虎杖各 15g。重症剂量加倍，儿童用量酌减。疗程最短 17 天，最长 49 天，平均 24.2 天。结果痊愈 64 例，显效 7 例，无效 1 例。（《浙江中医杂志》1985 年第 9 期 397 页）

6. 急性卡他性结膜炎　李氏介绍以本方加减治愈急性卡他性结膜炎 1 例。患儿邱某，男，10 岁。3 天前开始出现双眼红赤，眼痒而涩，畏热羞明，眵多黄稠黏滞。曾诊为急性卡他性结膜炎，予氯霉素、环丙沙星眼药水等滴眼，效果欠佳。刻诊：双眼睑轻度肿胀，结膜充血，分泌物黏稠呈淡黄色。舌淡红、苔薄黄，脉濡滑。证属湿热内蕴，复感时气邪毒，交攻于目。治宜宣化利湿，解毒明目。予三仁汤化裁：白蔻仁、半夏、厚朴各 6g，杏仁、蝉衣、竹叶各 7g，白通草 4g，滑石、金银花各 12g，菊花、生地各 10g，薏苡仁 20g。每日 1 剂，水煎服。2 剂后，症状大减，守原方再进 3 剂，诸症悉除。（《浙江中医杂志》2002 年第 2 期 84 页）

7. 严重急性呼吸综合征（SARS）　国家中医药管理局组织专家制定的《非典型肺炎中医药防治技术方案（试行）》中非典型肺炎早期属湿热阻遏证者，宜宣化湿热，透邪外达，可选用三仁汤合升降散加减。（《健康报》2003 年 4 月 11 日）

林氏等报道中西医结合治疗非典型肺炎 103 例，结果治愈 96 例

(93.2%),死亡7例(6.8%)。退热时间为(6.72±3.95)天;胸片复查病灶完全吸收94例,病灶吸收时间(18.13±8.89)天;2例胸片呈局部纤维索条样改变。其治疗中医方案早期辨证属湿热遏阻肺卫证者,治以宣化湿热,透邪外达,方选三仁汤合升降散加减,药用杏仁12g,滑石15g,通草6g,白蔻5g(打,后煎),竹叶10g,厚朴花10g,生薏苡仁20g,法半夏10g,白僵蚕6g,片姜黄9g,蝉衣6g,苍术6g,青蒿10g(后下),黄芩10g。(《中国中西医结合杂志》2003年第6期409~413页)

8. 新型冠状病毒感染　邓氏报道用本方加减为基本方,治疗新型冠状病毒感染39例。对热化明显的患者进行辨证论治配以甘露消毒丹加强清热的作用,取得了可喜的成效。(《辽宁中医杂志》2020年第3期67~69页)

现代实验研究表明,三仁汤对湿热证血浆内毒素有廓清作用,其机制可能与以下几方面有关:抑制细菌繁殖,使细菌释放内毒素的总量降低;恢复肠道黏膜屏障功能,减少肠源性内毒素入血;恢复肠道正常细菌群保护屏障,减少内毒素肠源性入血;加快肝脏功能恢复,缓解肝脏损害,增强机体对内毒素的清除能力。(《四川中医》2003年第11期21~23页)

甘露消毒丹

（一名普济解疫丹）

【文献出处】《随息居重订霍乱论·第四药方篇》

【原文摘录】治暑湿霍乱,时感痧邪,及触冒秽恶不正之气,身热倦怠,胀闷肢酸,颐肿咽疼,身黄口渴,疟痢淋浊,泄泻疮疡,水土不服诸病,但看病人舌苔淡白,或厚腻,或干黄者,疫邪尚在气分,悉以此丹主之。凡医临证,亦当准此化裁,自可十全为上。

飞滑石十五两　绵茵陈十一两　淡黄芩十两　石菖蒲六两　川贝母　木通各五两　藿香　连翘　射干　薄荷叶　白豆蔻各四两

十一味,不可加减,生晒研细末,瓷瓶密收,每服三钱,开水温服,日二。或以神曲糊丸如弹子大,调化服亦可。此丹治湿温时疫,著效亦神,累年同人合送,价廉功敏,无出此方之右者。

【按语】甘露消毒丹原出叶天士《叶氏医效秘传》,其曰:"时毒疠气,必应司天,癸丑太阴湿土气化运行,后天太阳寒水,湿寒合德,夹中运之火流行，气交阳光不治，疫气乃行，故凡人之脾胃虚者，乃应其疠气，邪从口鼻皮毛而入。病从湿化者，发热、目黄、胸满、丹疹、泄泻，当察其舌色或淡白，或舌心干焦者，湿邪犹在气分，用甘露消毒丹治之……甘露消毒丹：飞滑石十五两，淡芩十两，茵陈十一两，藿香四两，连翘四两，石菖蒲六两，白蔻四两，薄荷四两，木通五两，射干四两，川贝母五两，神曲糊为末。”

王孟英对其主治和制服法作了补充。《治温阐要》亦载此方“治发热目黄，胸闷，丹疹，泄泻，舌淡白或舌心干黄，湿邪犹在气分”。因本方重在清热化湿，后世多用以治疗由湿热病邪而致的病证，诸如吐、泻、疟、痢、黄疸等，也有用于疫病的预防者。

【现代应用】

1. 流行性感冒　据报道运用本方治疗夏季流行性感冒，经治疗 218 例，结果治愈 189 例，好转 28 例，无效 1 例，总有效率为 99.5%。（《浙江中医杂志》1991 年第 7 期 296 页）

2. 伤寒　郭氏报道运用本方加味，配合西药治疗伤寒 35 例，处方：滑石 15g，茵陈 30g，黄芩 12g，石菖蒲 10g，木通 10g，藿香 12g，连翘 18g，白蔻仁 6g，射干 10g，薄荷 10g，栀子 10g。每日 1 剂，水煎 200ml，分早晚 2 次服用，结果均告痊愈。其平均退热时间、平均血培养转阴时间、平均住院时间及并发症发生率均明显优于对照组（常规西药），说明本方配合西药治疗伤寒，可改善症状，缩短疗程，提高疗效，减少并发症。（《实用中西医结合临床》2005 年第 3 期 48 页）

3. 黄疸型肝炎　陈氏报道用甘露消毒汤治疗黄疸型肝炎 182 例，收到满意的效果。如治刘某某，男，21 岁。因皮肤、巩膜、小便黄 4 天，伴口苦，纳差，胁下胀痛，苔黄垢腻，脉濡数，肝肋下 1cm，质软，而收入住院治疗。化验：谷丙转氨酶 110 单位，黄疸指数 23 单位。辨证：湿温留恋肺胃，湿热交蒸，故口苦；热为湿遏，郁阻于内，不得发越，故郁而发黄；气机阻滞则胁肋胀痛，纳差；小便黄，苔黄垢腻皆为湿热内蕴之象。治则：清热利湿，化浊解毒。方药：甘露消毒丹。白蔻 9g（打碎），藿香 12g，石菖蒲 9g，茵陈 30g，滑石 30g，木通 10g，黄芩 12g，川贝母 10g（打碎），射干 12g，薄荷 9g，连翘 12g。上药水煎，每日 1 剂，日服 4 次。连服 5 剂后黄退，仍感纳呆、乏力、胁胀。遂去连翘、薄荷、射干，加柴胡、佛手、郁金。5 剂后诸症悉减，查肝功均在正常范围内。后服柴芍六君子汤加茵陈 2 剂，以善其后。（《四川中医》1986 年第 3 期 31 页）

4. 流行型乙型脑炎　患者刘某某，男，10 岁。1 个月前突发高热，神昏、抽搐 3 天，诊为“乙脑”，住院 10 天，高热退，但仍神情呆滞，两下肢瘫软，不能站立，时有烦躁喊叫，又再次住入某医院，治疗 10 天，无效。刻下神情呆滞，两目直视，失语，舌苔黄厚腻，舌质略红，脉濡略数，四肢软瘫。辨证为湿热蕴里，上蒸清窍，阻滞气血。治以清热化湿，芳香开窍。方用甘露消毒丹化裁：茵陈 30g，藿香、茯苓、连翘、川朴、石菖蒲、郁金、竹叶各 9g，白蔻仁、半夏各 6g，苡仁、炒山药、滑石各 15g，水煎服 6 剂，黄厚腻苔已去大半，扶持已能步行，可以简单缓慢地回答简单的问题。后更医，改服“补脾肾，强筋骨”之方 3 剂，腰膝软弱反又加重，且多汗。此为湿热尚未尽予清解，温补过早而致。遂又改服原方 6 剂，语言渐复，已能独自步行，舌根部尚有少许厚腻苔，上方去石菖蒲、郁金，加炒扁豆，增补脾养胃之力以善其后，共服药 25 剂痊愈。(《四川中医》1987 年第 8 期 19 页)

5. 钩端螺旋体病　患者黄某，男，25 岁。8 天前突感发热恶寒，小腿胀痛，两目红赤，某医院诊断为“钩端螺旋体病”，经用青霉素等药治疗效果不显著。现症：往来寒热，肤色微黄，两目红赤，口渴，全身酸胀疲乏，胸闷腹胀，小便深黄，小腿痛，按之更甚。舌苔黄厚，脉濡数。血常规：白细胞计数 $10.7\times10^9/L$，中性粒细胞百分比 83%；尿常规：红细胞(++)，蛋白(+)。证属湿热秽浊阻滞于三焦。方以甘露消毒丹去射干、贝母，加杏仁、枇杷叶、厚朴、半夏、木瓜、蚕矢等治之，日服 1 剂，9 日后，临床治愈。(《湖南中医学院学报》1986 年第 4 期 36 页)

6. 麻疹　患者彭某，男，4 岁。患儿 10 天前咳嗽、发热。当地医院以“上呼吸道感染”予抗生素等治疗，诸恙不减，后又按“麻疹”治疗，投宣毒发表汤 1 剂，病情转甚。诊时见面色晦黯，咳声不扬，小便短赤。查：体温 39.5℃，口腔黏膜近臼齿处，可见明显之科氏斑，舌苔白厚，指纹青紫。此乃湿热蕴结，留恋气分，阻遏麻疹外透之候。治宜清利湿热，化浊透达。方投甘露消毒丹加减：白蔻仁 1.5g，杏仁 3g，滑石 6g，木通 3g，藿香叶 3g，佩兰 3g，连翘 5g，薄荷 1.5g。水煎服，日 1 剂，次日麻疹出透，遍至四肢，色泽红润。后以此方衍变 3 剂而安。(《国医论坛》1994 年第 2 期 34 页)

7. 流行性出血热并发心包积液　赵氏报道运用本方加味(白蔻仁 6g，藿香 6g，茵陈 15g，滑石 15g，木通 6g，菖蒲 10g，黄芩 10g，连翘 15g，茜草 15g，板蓝根 20g，射干 6g，薄荷 6g，大青叶 3g，丹参 20g)治疗流行性出血热并发心包积液 3 例，收到良好效果。(《陕西中医学院学报》2001 年第 6 期 17 页)

现代药理研究表明，甘露消毒丹全方、残方及加味方水煎液均能抑制柯萨奇病毒在培养细胞内的复制（《中国中西医结合杂志》1998年第12期737~738页）。

采用组织培养与放射免疫法，研究甘露消毒丹全方、残方及加味方小鼠脾细胞产生白细胞介素-2（IL-2）、诱生干扰素（IFN）及对天然效应细胞NK活性的影响，结果表明，其均能显著增强IL-2刺激指数、IFN效价及NK活性。（《中国实验方剂学杂志》1999年第3期9~11页）

赵氏报道用BSA（小牛血清白蛋白）复制大鼠免疫性肝损伤模型，应用甘露消毒丹进行治疗，观察形态学与肝功能生化学、肝纤维化指标，结果表明，本方能降低谷丙转氨酶（ALT）及透明质酸（HA），并对血清前胶原Ⅲ肽（PCⅢ）、甘胆酸（CG）有显著降低作用，显示出良好的抗肝纤维化作用。（《湖南中医学院学报》2000年第2期18页）

连　朴　饮

【文献出处】《随息居重订霍乱论·第四药方篇》

【原文摘录】治湿热蕴伏而成霍乱，兼能行食涤痰。

制厚朴二钱　川连姜汁炒　石菖蒲　制半夏各一钱　香豉炒　焦栀各三钱　芦根二两

水煎温服。

【按语】方中厚朴《本草汇言》谓其能“宽中化滞，……凡气滞于中，郁而不散，食积于胃，羁而不行，或湿郁积而不去，湿痰聚而不清，用厚朴之温可以燥湿，辛可以清痰，苦可以下气也”。是方即取其行气化湿之功，配黄连之清热燥湿，半夏之和胃降逆，复参山栀、豆豉之清宣胸脘郁热，更入芦根清热渗湿，和胃止呕。用菖蒲者，以其功擅芳香化浊，醒胃悦脾故也。诸药相配，使湿热得去，秽浊得消，脾胃复升清降浊之职，则吐泻诸证可止。因本方作用偏于清热，故宜用于湿热而致的多种病证，临床辨证为热重于湿者。

【现代应用】

1. 流行性感冒　著名老中医杨继荪曾用本方加减治疗1例流感（胃肠型），患者陶某，男，27岁。因持续高热9天，伴头痛、呕吐而入院。入院前曾用抗生素、解热镇痛剂、板蓝根颗粒等治疗，热势未降反升。入院后予银翘散加减，服 2 天体温依旧，请杨氏诊治。诊查：高热 11 天，体温 40℃，头痛头胀，全身肌肉酸楚疼痛，病起恶寒无汗，继而汗出，胸闷，恶心呕吐，大便溏薄，溲短赤热，口干不欲饮，舌质红，苔黄腻，脉滑数。辨证：属湿热蕴蒸气分，弥恋三焦。方用三仁汤合连朴饮加减。白蔻仁 4g（杵细，后下），杏仁 12g，生米仁 30g，连翘 15g，炒黄芩 12g，薄荷 5g（后下），川黄连 3g，制川朴 9g，大豆卷 12g，炒大力子 12g，郁金 12g，姜半夏 9g，淡竹叶 12g，鲜芦根 40g。每日服 2 剂，分 4 次服。服药 2 日后，诸证略减，再以上方加减继服 5 天后，热尽退，体温恢复正常，诸证消失，痊愈出院。（《杨继荪临证精华》第 111 页，浙江科技出版社，1999 年）

2. 伤寒与副伤寒　李氏介绍用连朴饮加减治疗伤寒与副伤寒 35 例，其基本方为：黄连、栀子各 10g，厚朴、半夏、淡豆豉、菖蒲各 12g，芦根 15g。如热重于湿者，加黄芩 12g，滑石、车前子各 30g；白痦，加薏苡仁 30g，竹叶 12g；胸脘胀满，加草果、白蔻仁各 12g；呕吐，加藿香 15g，竹茹 12g；腹泻，去淡豆豉、芦根，加茯苓 12g，薏苡仁 30g；大便隐血，加地榆炭 20g，茜草炭 12g。治疗结果：35 例全部治愈，服药 4 日热退者 19 例，6 日热退者 16 例，平均退热时间为 5 天。（《浙江中医杂志》1985 年第 6 期 253 页）

3. 严重急性呼吸综合征（SARS）　林氏等介绍以中西医结合治疗本病 103 例，按温病卫气营血及三焦辨证分早期、中期、极期（高峰期）、恢复期 4 期，对极期治以清热化湿、宣肺理气除壅，方用五虎汤、葶苈大枣泻肺汤合本方加减，药用炙麻黄 6g，生石膏 30g（先煎），炒杏仁 10g，炙甘草 6g，绿茶 15g，葶苈子 10g，川黄连 10g，川厚朴 10g，枳实 10g，栀子 10g，淡豆豉 10g，石菖蒲 10g，芦根 20g，法半夏 10g，桔梗 9g。结果治愈 96 例（93.2%），死亡 7 例（6.8%），退热时间平均为（6.72±3.95）天，热退后无反复。（《中国中西医结合杂志》2003 年第 6 期 409~411 页）

现代药理研究表明，本方对大鼠实验性发热有非常显著的解热作用，其解热作用优于甘露消毒丹和达原饮。（《中国中药杂志》1989 年第 5 期 49~51 页）

王氏报道本方可能通过槲皮素、山柰酚等活性成分作用于 STAT1、CXCL8、PTGS2、HIF1A 等关键靶点，并通过调节 AGE-RAGE 信号通路、肿瘤坏死因子信号通路、白细胞介素 -17 信号通路等相关通路调控体内炎症水平，起到治疗新型冠状病毒感染（COVID-19）胃肠道症状的作用。（《中

医学报》2022年第9期1947~1953页）

茵 陈 汤

【文献出处】《温疫论·发黄》

【原文摘录】发黄疸是腑病，非经病也。疫邪传里，遗热下焦，小便不利，邪不输泄，经气郁滞，其传为疸，身目如金者，宜茵陈汤。

茵陈汤

茵陈一钱　山栀二钱　大黄五钱

水、姜煎服。

按：茵陈为治疸退黄之专药，今以病症较之，黄因小便不利，故用山栀除小肠屈曲之火，瘀热既除，小便自利。当以发黄为标，小便不利为本。及论小便不利，病原不在膀胱，乃系胃家移热，又当以小便不利为标，胃实为本。是以大黄为专功，山栀次之，茵陈又其次也。设去大黄而服山栀、茵陈，是忘本治标，鲜有效矣。或用茵陈五苓，不惟不能退黄，小便间亦难利。

【按语】茵陈汤乃《伤寒论》茵陈蒿汤的变革方，两方的药味虽然相同，但药物配伍和剂量有所差异。茵陈蒿汤是以茵陈为主药，辅以山栀、大黄；而茵陈汤则重用大黄，减轻了茵陈、山栀的剂量，故后者攻下泄热之力较前者为强，这与吴氏认为此种黄疸的成因主要是由于“胃实失下”有关，也体现了吴氏治疫重视攻下法的学术思想。但大黄与茵陈在配伍上的主次，仍当以证候为据为妥。我们在临床实践中也体会到，应用大黄、芒硝等攻下药物，能祛除肠道的积滞，促使疫毒的排泄，又有利胆作用，确有助于黄疸的消退，如病毒性肝炎所出现的黄疸，若热重湿轻，特别是肠胃实热壅滞者，应用茵陈蒿汤或吴氏茵陈汤攻下泄热，常获良效。

值得指出的是，《伤寒论》茵陈蒿汤治温病瘟疫发黄，历代文献多有记述。如《肘后备急方》治时行病发黄即用本方；《温病条辨》亦以本方治阳明温病，无汗，或但头汗出，渴欲饮水，腹满，舌燥黄，小便不利，必发黄。由此可见一斑。

【现代应用】

1. 急性黄疸型肝炎　何氏以本方加减治疗急性黄疸型肝炎62例，基本方：茵陈、滑石各30g，猪苓、茯苓、泽泻各15g，苍术、枳实、川厚朴、黄连、山栀子各10g。加减：热盛者加黄芩、金银花、蒲公英、白花蛇舌草；湿盛者加薏苡仁、车前子；大便秘、纳差者加大黄、虎杖、山楂、麦芽。结果痊愈55例，显效5例，无效2例。总有效率97%。(《新中医》1996年第7期45页)

田氏等介绍以本方加味（茵陈30g，大黄10g，栀子10g，白术10g，茯苓15g，车前子12g，蒲公英15g，柴胡10g，白芍15g，连翘10g）治疗急性甲型病毒性肝炎黄疸期30例，结果经服药2周，胃肠道症状改善，黄疸明显消退者18例，服药3周后症状大部分消失，精神体力明显增进者25例，4周后全部病例临床症状消失，检查肝功、尿常规正常，均获得临床治愈，无1例转成重症肝炎或死亡，治愈率100%，与西医疗法相比可明显缩短黄疸期的病程。(《河南中医》2005年第9期12页)

郭氏等介绍以本方加味（茵陈50~80g，栀子15g，大黄10g，枳壳15g，厚朴9g，芒硝6g（冲服），赤芍15g，焦山楂10g，丹皮10g，丹参15g，茯苓10g，滑石10g）治疗急性黄疸性肝炎45例，结果痊愈21例，显效14例，有效6例，总有效率91.11%。(《光明中医》2003年第2期32页)

万氏等观察茵陈蒿汤加味对急性黄疸型肝炎的治疗效果，选择61例急性黄疸型肝炎患者，分为A、B两组，其中A组31例，在常规治疗的基础上加用茵陈蒿汤加味治疗；B组30例，给予常规治疗。两组对照观察用药20天以后的疗效，治疗前后分别检查肝功能指标（丙氨酸氨基转移酶（ALT），γ-谷氨酰转肽酶（γ-GT），总胆红素（Tbil），直接胆红素（Dbil））。结果：A组肝功能各项指标改善优于B组，说明茵陈蒿汤加味有显著的利胆退黄、改善肝功能的作用。(《现代中西医结合杂志》2003年第1期9~10页)

汪氏治疗小儿传染性肝炎黄疸期，症见巩膜及皮肤发黄，尿色深黄，腹胀满，大便秘结者，用茵陈蒿汤，对黄疸及症状的消退，有显著的效果。(《中医杂志》1958年第7期470~473页)

中医研究院内外科研究所运用茵陈蒿汤治疗传染性肝炎中黄疸明显者，共治疗93例，有效率为97.8%。(《中医杂志》1958年第12期840~841页)

2. 血吸虫病　江西省中医药研究所等单位采用六经分类治疗晚期血吸虫病70例，其中辨证属厥阴型黄疸（瘀热发黄）用茵陈蒿汤治疗，效果较好。(《江西中医药》1959年第2期7~8页)

现代药理研究表明，茵陈蒿汤可显著抑制醋酸诱发血管通透性增加，高、低剂量的抑制率分别为41.0%和22.0%；显著抑制角叉菜所致大鼠足肿胀作用，最高抑制率分别为47.0%和45.5%；显著抑制棉球肉芽组织增生，抑制率分别为50.1%和13.7%；显著抑制醋酸诱发的小鼠扭体反应，抑制率分别为59.8%和37.5%。提示茵陈蒿汤有显著的抗炎镇痛作用。(《中草药》1999年第2期120~122页)

茵陈蒿汤醇提物0.2~20μg直接加入小鼠腹腔巨噬细胞培养液可抑制肿瘤坏死因子(TNF)的释放；血清药理学表明含茵陈蒿汤醇提物小鼠血清100、150、200、250分钟，对TNF也有抑制作用，且有时效关系，效应高峰在200分钟。结论：茵陈蒿汤醇提物保肝途径之一是调节巨噬细胞释放TNF的功能。(《中药药理与临床》1999年第1期3页)

白头翁汤

【文献出处】《伤寒论·辨厥阴病脉证并治》

【原文摘录】热利下重者，白头翁汤主之。

白头翁二两　黄檗三两　黄连三两　秦皮三两

上四味，以水七升，煮取二升，去滓，温服一升，不愈，更服一升。

【按语】本方自《伤寒论》出，即为古今治疗热痢的著名方剂，堪称历验不爽。吴鞠通《温病条辨》援引是方治噤口痢，热气上冲，肠中逆阻似闭，腹痛在下尤甚者。吴氏还制加味白头翁汤治疗内虚下陷，热利下重，腹痛，脉左小右大。其组方为：白头翁三钱、秦皮二钱、黄连二钱、黄柏二钱、白芍二钱、黄芩二钱。水八杯，煮取三杯，分三次服。俞根初《通俗伤寒论》制加味白头翁汤(即白头翁汤加白芍、黄芩、鲜贯众、鲜茉莉花)治赤痢；《医学衷中参西录》制变通白头翁汤(生山药、白头翁、秦皮、生地榆、杭芍、甘草、旱三七、鸦胆子)治热痢下重腹痛。此外，还有加减白头翁汤(白头翁、黄连、黄芩、秦皮、金银花、地榆、白芍、广木香、甘草)，其清热、解毒、止痢的功效较原方更强，亦为临床所常用。凡此，均由仲景白头翁汤衍化而成，足见本方影响之深远。

【现代应用】

1. 细菌性痢疾　陆氏报道对菌痢病毒亢盛，下痢赤白，腹痛后重，咽干口渴，所下甚臭者用白头翁汤，经治疗260例，治愈238例（91.5%），好转20例（7.7%），有2例转西医治疗（0.8%）。（《中级医刊》1959年第7期1页）

有报道用白头翁汤治疗急性菌痢40例，痊愈37例，占92.5%。平均退热天数为1.5天，大便次数恢复正常为5.5天，大便性状恢复正常为5.8天，大便细菌培养转阴为4.3天。治疗过程中未发现任何副作用。（《新中医药》1957年第9期7页）

张氏等用本方去黄柏加金银花30g，黄芩、白芍各15g，甘草9g，木香6g（后下），每日2剂。结果有效率为93.9%，其中痊愈者79.6%，进步者为14.3%。（《广东医学》1965年第2期16页）

有报道用三味白头翁汤（白头翁、黄柏、秦皮）治疗菌痢45例，服药后48小时内腹痛、里急后重、腹泻脓血皆消失者41例（占91.1%），在72小时内症状消失者1例（占2.2%），无效者3例（占6.7%），总有效率为93.3%。（《上海中医药杂志》1960年第6期25页）

2. 登革热　何氏治疗登革热中期患者1例，表证未解，头痛，发热，微恶寒，复下痢频频，色黄或夹红白粘液，腹痛，肛门灼热，口渴心烦，苔黄，脉数者。此证属表证失治，邪陷肠胃，用本方合葛根芩连汤加减获愈。（《新中医》1987年第5期1页）

3. 急性结膜炎　戴氏治疗1例16岁女患者，其双眼红赤，干涩伴视物模糊1周，口干欲饮，大便干结，曾服磺胺，并用氯霉素眼药水滴眼，效差。检查：双眼睑缘潮红，球结膜充血明显，结膜囊内分泌物多。舌红，苔薄黄，脉滑数。证属热毒之邪上攻于目。治以通腑泄热，用本方加大黄、知母各10g，细生地12g。服3剂后双眼红赤消退，微有痒感，大便日2行微溏，上方减生大黄为3g，加蝉衣10g，荆芥、防风各6g，再服2剂痊愈。（《中医药研究》1988年第2期39页）

有报道曾治1例小儿急性结膜炎。患者陈某，男，11岁。眼睑肿胀，目睛赤痛，眵泪多。西医诊为“急性结膜炎”。曾用中西药治疗未效，病已10多天，眼睑高度红肿，形如荔枝，球结膜极度充血，视物模糊，大便不畅，小便短赤，舌赤红，苔黄，脉弦数。证属肝肺之火俱盛，予白头翁30g，黄连5g，黄柏6g，秦皮10g，以泻火解毒，服三剂，肿痛随即消除而愈。（《新中医》1973年第4期23页）

现代药理研究表明，本方对志贺氏、宋氏、福氏等痢疾杆菌有抑制作用。用打孔法进行抗菌试验，本方中的各药白头翁、黄连、黄柏、秦皮均有抗菌作用。其中以黄连、秦皮抗菌作用最强，黄柏次之，白头翁最弱。方中如增大黄连用量，抑菌效力明显增大。（《四川中医》1986 年第 8 期 4 页）

大承气汤

【文献出处】《温病条辨·中焦篇》

【原文摘录】面目俱赤，语声重浊，呼吸俱粗，大便闭，小便涩，舌苔老黄，甚则黑有芒刺，但恶热，不恶寒，日晡益甚者，传至中焦，阳明温病也。脉浮洪躁甚者，白虎汤主之；脉沉数有力，甚则脉体反小而实者，大承气汤主之。暑温、湿温、温疟，不在此例。

大承气汤方

大黄六钱　芒硝三钱　厚朴三钱　枳实三钱

水八杯，先煮枳、朴，后纳大黄、芒硝，煮取三杯。先服一杯，约二时许，得利止后服，不知，再服一杯，再不知，再服。

阳明温病，面目俱赤，肢厥，甚则通体皆厥，不瘛疭，但神昏，不大便七、八日以外，小便赤，脉沉伏，或并脉亦厥，胸腹满坚，甚则拒按，喜凉饮者，大承气汤主之。

此一条须细辨其的是火极似水、热极而厥之证，方可用之，全在目赤、小便赤、腹满坚、喜凉饮定之。

大承气汤（方法并见前）。

【按语】大承气汤原出《伤寒论》，是治疗阳明腑证的代表方剂之一。后世温病学派广泛应用本方治疗温病邪入气分的腑实之证，吴鞠通上列论述即是其例。吴氏对其方义发挥说："此苦辛通降咸以入阴法。承气者，承胃气也。盖胃之为腑，体阳而用阴，若在无病时，本系自然下降，今为邪气蟠踞于中，阻其下降之气，胃虽自欲下降而不能，非药力助之不可，故承气汤通胃结，救胃阴，仍系承胃腑本来下降之气，非有一毫私智穿凿于其间也，故汤名承气。学者若真能透彻此义，则施用承气，自无弊窦。大黄荡涤热结，芒硝入阴软坚，枳实开幽门之不通，厚朴泻中宫之实满（厚朴分量不似《伤寒论》中重用者，治温与治寒不同，畏其燥也）。曰大承气者，合四药而观之，可谓无坚不破，无微不入，故曰大也。非真正实热蔽痼，气血俱结者，不可用也。若去入阴之芒硝，则云小矣；去枳、朴之攻气结，加甘草以和中，则云调胃矣。”

尤值得指出的是，吴又可《温疫论》治疫十分注重攻下逐邪，提出“因证数攻”“急证急攻”“凡下不以数计”等名论（详名论篇），大承气汤为其习用之方。

【现代应用】

1. 流行性出血热　薛氏等以本方加紫草治疗流行性出血热急性肾衰竭17例，每日1剂，结果用药最短2天，最长5天进入多尿期，显效11例，有效5例，无效1例，总有效率94.12%（《山东中医药大学学报》1997年第3期203页）

祁氏等报道用本方加味治疗1例流行性出血热并发肺水肿，患者寒热头痛，面红唇青，喘不得卧，喉中痰声辘辘，时吐粉红色泡沫痰，腹满便闭，尿检呈大量蛋白尿，苔腻，脉滑。此为腑气不通，秽浊上冲，水泛上源之证。急用本方加桃仁15g，炒莱菔子30g，煎汤灌肠。1剂得腹中气转，未能泻下。原法再进，2剂灌后，泻大量稀水便，腹胀见消，喘疾告平。次日小便量增多。继之进入恢复期，中药调治出院。（《湖北中医杂志》1986年第1期32页）

2. 流行性乙型脑炎　陈氏等用本方合白虎汤加减治疗流行性乙型脑炎30例，基本方：生石膏50g，知母10g，生甘草6g，大黄10g，玄明粉6g，枳实6g，厚朴6g。加减：惊厥加钩藤15g，僵蚕6g；无汗加蝉蜕10g，香薷6g；呕甚加代赭石15g，半夏6g；热势渐升加黄芩6g，栀子6g；高热昏迷加至宝丹1粒或紫雪散3g；热盛闭窍，神志不清加安宫牛黄丸1粒。结果临床治愈27例，死亡1例，病残2例。（《山东中医杂志》1997年第1期27页）

3. 急性黄疸型肝炎　陆氏用本方加生山栀9g，茵陈、金钱草各18g，神仙对坐草15g，生甘草4.5g，治疗急性黄疸型肝炎1例。症状好转后，上方去厚朴、枳实，加柴胡、赤白芍。10天左右黄疸消退，症状改善，肝功能逐渐趋于恢复。（《浙江中医杂志》1983年第1期40页）

现代药理研究表明，本方有以下几方面的作用：

1. 对免疫功能的影响　张氏等报道大承气汤对正常小鼠的免疫功能无明显的影响，但对感染模型小鼠的免疫功能则有明显的影响，大剂量的大承气汤使感染模型小鼠的胸腺指数、脾指数及血清溶血素生成减少，而中、小剂量组则使之增高。（《中国实验临床免疫学杂志》1996年第6期

32页）

林氏观察大承气汤对内毒素休克模型家兔血清溶菌酶活性的影响，发现大承气汤可通过消炎、抗菌、抑制内毒素吸收及稳定细胞膜等作用使溶菌酶活性恢复正常。（《中国中西医结合外科杂志》1999年第2期8182页）

王氏等研究了43例急性脑出血患者的巨噬细胞吞噬功能和T淋巴细胞亚群的变化规律，结果表明急性脑出血患者免疫功能下降，而大承气汤对脑出血患者有明显的免疫调节作用。（《中医杂志》1996年第1期28页）

2. 对肠源性内毒素的影响　田氏等采用脂多糖（LPS）口服和5-HT、Pb-Acet静脉注射方法对大鼠进行肠源性内毒素血症（EETM）造模，结果造模后3小时，心、肝、肺、肾生化功能指标即呈异常改变，治疗组同时经口投予大承气汤，结果呈保护效应。（《中国实验方剂学杂志》1996年第5期34页）

郭氏从研究大承气汤保护线粒体的实验中观察到，大承气汤能够拮抗内毒素所致的脂质过氧化损伤，保护肝线粒体，减轻内毒素对机体的损害。（《中药药理与临床》1999年第4期7页）

田氏等研究了大承气汤对内毒素引起肺损伤的保护作用，将大承气汤经口投予肠源性内毒素血症大鼠，结果其肺灌洗液中总磷脂、白蛋白水平、表面张力值、肺泡单核/巨噬细胞NBT吞噬百分率、肺组织6-Keto-PGF1a/TXB_2比值均较模型组不同而呈显著的保护效应，对正常大鼠经口投予大承气汤后，其血浆对外加LPS灭活能力增强；经口投予大承气汤于肠源性内毒素血症（EETM）模型大鼠后，肝组织血流量[ml/（100g·min）]和肝胆汁流率增加，其肝胆汁对外加LPS的灭活能力增强。（《中国实验方剂学杂志》1997年第1期15页）

冯氏等观察复方大承气汤对内毒素与炎症介质的治疗作用时发现，阳明腑实证患者的血中内毒素含量比正常人明显增高，而复方大承气汤能明显降低其含量水平。（《中国中西医结合外科杂志》2003年第5期351页）

3. 抗菌作用　胡氏等研究了大承气汤对小鼠抗菌能力的影响，方法是建立细菌性腹膜炎模型前分别口服大承气汤，对小鼠预防治疗2天后，分别腹腔注射大肠杆菌（10^8/ml）或变型杆菌（10^6/ml）建立腹膜炎模型，再继续用药治疗2天。结果：治疗组小鼠死亡数及相应菌血症发生率明显低于对照组（$P<0.05$）并且有剂量依赖性。大承气汤对大肠杆菌和变形杆菌感染的小鼠均有良好保护作用，表明大承气汤具有良好的抗感染作用。（《中国中西医结合杂志》2000年第1期53页）

凉 膈 散

【文献出处】《太平惠民和剂局方·治积热》

【原文摘录】治大人小儿腑脏积热，烦躁多渴，面热头昏，唇焦咽燥，舌肿喉闭，目赤鼻衄，颔颊结硬，口舌生疮，痰实不利，涕唾稠粘，睡卧不宁，谵语狂妄，肠胃燥涩，便溺秘结，一切风壅，并宜服之。

川大黄　朴硝　甘草爁，各二十两　山栀子仁　薄荷叶去梗　黄芩各十两　连翘二斤半

上粗末，每二钱，水一盏，入竹叶七片，蜜少许，煎至七分，去滓，食后温服。小儿可服半钱，更随岁数加减服之。得利下住服。

【按语】本方具有宣透郁热，清泄腑实的作用，善治上中二焦热邪炽盛，燥实内结之证。《医方集解》释其方义曰："此上中二焦泻火药也。热淫于内，治以咸寒，佐以苦甘，故以连翘、黄芩、竹叶、薄荷升散于上，而以大黄、芒硝之猛利推荡其中，使上升下行，而膈自清矣；用甘草、生蜜者，病在膈，甘以缓之也。"

现代《方剂学》分析更为贴切："方中重用连翘清热解毒，配栀子、黄芩以清热泻火，又配薄荷、竹叶以清疏肺、胃、心胸之热；胃热伤津而腑实证尚未全具，不宜峻攻，方中芒硝、大黄与甘草、白蜜同用，既能缓和硝、黄之急下，更利于中焦热邪之清涤，又能解热毒、存胃津、润燥结，使火热之邪，假阳明为出路，体现了以下为清之法"。

本方在疫病治疗上应用较为广泛。如《保命歌括》载东垣凉膈散治瘟疫火热不解，又治伤寒余热不退及六经火。方用连翘一钱，甘草一钱半，山栀仁、薄荷末、黄芩、桔梗、淡竹叶各五分。实则由《太平惠民和剂局方》凉膈散化裁而成。又余师愚《疫疹一得》师其法，变其方，将药味加减为：连翘、生栀子、黄芩、薄荷、桔梗、甘草、生石膏、竹叶。主治心火上盛，中焦燥实，烦躁口渴，目赤头眩，口疮唇裂，吐血衄血，诸风瘈疭，胃热发斑，发狂，惊急抽风。

并解释方义说："此上、中二焦泻火药也。热淫于内，治以咸寒，佐以苦甘，故以连翘、黄芩、竹叶、薄荷升散于上，古方用大黄、芒硝推荡其中，使上升下行而膈自清矣。予忆疫疹乃无形之毒，投以硝、黄之猛烈，必致内溃。予以石膏易去硝、黄，使热降清升而疹自透，亦上升下行之意也。"这是对本方的变通应用。《南雅堂医案》更载有以《太平惠民和剂局方》凉膈散治疗时疫案例：时疫来势甚暴，目赤口渴，壮热无汗，斑疹隐隐未透，烦躁不已，脘腹按之作痛，大小便闭，热毒内炽，邪势不能外达，防有内陷昏喘之变。拟仿凉膈法，并加味酌治，俾热从外出，火从下泄，冀其邪去正复，得有转机。连翘三钱，大黄一钱五分(酒浸)，芒硝一钱五分，牛蒡子一钱五分，枳实一钱，栀子八分(炒黑)，甘草一钱五分，淡黄芩八分，薄荷八分，竹叶一钱，生白蜜半盏。

【现代应用】

1. 百日咳　陈氏等用本方减去连翘、薄荷，加百部、炒葶苈子、青黛、尖贝末（冲服）治疗百日咳 1 例。证属痰热内阻，肺失清肃。服药 3 剂后，咳次减少，大便已解。改用百部、葶苈子、桃仁、苦杏仁各 6g，冬瓜仁 9g，芦根 10g，竹茹、山栀各 4g，尖贝末（冲服）3g。5 剂后诸症除而愈。（《中医杂志》1983 年第 1 期 33 页）

2. 传染性单核细胞增多综合征　邓氏介绍以本方为基础加减：大黄、香薷各 6g，黄芩、连翘、金银花各 9g，淡竹叶、栀子各 12g，青蒿、板蓝根各 15g，蚤休 6g。随证加减：皮疹加荆芥、防风各 6g，咳嗽加杏仁 6g，紫菀 12g。经治本病 45 例，结果显效 13 例，有效 27 例，无效 5 例，总有效率为 88.89%。（《天津中医》2001 年第 5 期 22 页）

现代药理研究表明，本方能有效抑制内毒素所致肺损伤的小鼠肺组织核因子 -KB 活性，保护机体免受内毒素的损伤，抑制各种炎症细胞因子的产生。（《四川中医》2004 年第 7 期 16~18 页）

不管在体内还是体外，凉膈散都能明显抑制内毒素诱导的磷酸化的细胞丝裂素活化蛋白激酶 P38 活性的增强。（《中国中医基础医学杂志》2005 年第 7 期 511~513 页）

本方能抑制内毒素刺激小鼠单核细胞 CD14mRNA 转录，减少内毒素效应细胞的 CD14mRNA 的表达。（《中药药理与临床》2005 年第 3 期 12 页）

又能抑制脂多糖（LPS）诱导的小鼠腹腔巨噬细胞核转录因子 -KB 的升高，从而起到清热解毒的作用。（《第一军医大学学报》2005 年第 6 期 619~620 页）

增液承气汤

【文献出处】《温病条辨·中焦篇》

【原文摘录】阳明温病，下之不通……津液不足，无水舟停者，间服增液，再不下者，增液承气汤主之。

增液承气汤

即于增液汤内加大黄三钱，芒硝一钱五分。

水八杯，煮取三杯，先服一杯，不知再服。

【按语】此是滋阴泻下法的代表方剂，适用于邪热耗伤胃液，腑实不通，正虚邪实，无水舟停之证。故用增液汤滋阴养液以扶正；调胃承气汤泻下阳明腑实以逐邪，法宗黄龙汤而有所发展，足资师法。

【现代应用】

流行性出血热：韩氏报道用本方治疗流行性出血热少尿期 40 例，结果治愈 32 例（80%），而对照组（综合性对症治疗）20 例中治愈 12 例（60%），经统计学处理有显著性差异（$P<0.05$）。（《中国民间疗法》2002 年第 5 期 37 页）

张氏报道用本方治疗流行性出血热少尿期 124 例，结果体温恢复正常时间为（4.13±1.12）天，血小板恢复正常时间为（4.1±0.9）天，低血压休克越期率为 95.9%，尿蛋白转阴时间为（5.72±1.91）天，少尿越期率为 90.6%，尿素氮恢复正常时间为（6.31±1.21）天，均优于对照组（抗过敏疗法）。（《湖南中医学院学报》1995 年第 4 期 26~29 页）

运用本方治疗流行性出血热少尿期危重型患者 75 例，结果治愈 73 例，死亡 2 例。（《河北中医》1987 年第 2 期 10 页）

黄龙汤

【文献出处】《温疫论·补泻兼施》

【原文摘录】证本应下，耽搁失治，或为缓药羁迟，火邪壅闭，耗气搏血，精神殆尽，邪火独存，以致循衣摸床，撮空理线，筋惕肉瞤，肢体振战，目中不了了，皆缘应下失下之咎，邪热一毫未除，元神将脱，补之则邪毒愈甚，攻之则几微之气不胜其攻，攻不可，补不可，补泻不及，两无生理。不得已勉用陶氏黄龙汤。此证下亦死，不下亦死，与其坐以待毙，莫如含药而亡，或有回生于万一者。

黄龙汤

大黄　厚朴　枳实　芒硝　人参　地黄　当归

照常煎服。

按：前证实为庸医耽搁，及今投剂，补泻不及。然大虚不补，虚何由以回？大实不泻，邪何由以去？勉用参、地以回虚，承气以逐实，此补泻兼施之法也。或遇此证，纯用承气，下证稍减，神思稍苏，续得肢体振战，怔忡惊悸，心内如人将捕之状，四肢反厥，眩晕郁冒，项背强直，并前循衣摸床撮空等证，此皆大虚之候，将危之证也，急用人参养荣汤。虚候少退，速可屏去。盖伤寒温疫俱系客邪，为火热燥证，人参固为益元气之神品，偏于益阳，有助火固邪之弊，当此又非良品也，不得已而用之。

【按语】本方原出《伤寒六书》，主治伤寒热邪传里，胃中燥屎结实，而致结热利证，心上硬痛，下利纯清水，谵语发渴，身热。是一个补泻兼施的代表方剂。《张氏医通》述其方义："汤取黄龙命名，专攻中央燥土，土既燥竭，虽三承气萃集一方，不得参、归鼓舞胃气，乌能兴云致雨？或者以为因虚用参，殊不知参在群行剂中，则迅扫之威愈猛，安望其有补益之力欤！"《伤寒温疫条辨》也说："虚人热结于里，攻之不行，乃肠胃枯涸之故，故陶氏加参、归、地于大承气汤中以助气血，建背城之功"。吴又可将其应用于瘟疫正虚邪实之证，甚合病机。这里更值得提出的是，吴鞠通《温病条辨》受上述医家之启示，制新加黄龙汤，药由细生地五钱、生甘草二钱、人参一钱五分（另煎）、生大黄三钱、芒硝一钱、元参五钱、麦冬（连心）五钱、当归一钱五分、海参二条（洗）、姜汁六匙组成，主治阳明温病，应下失下，正虚邪实。这是对黄龙汤的发展，难能可贵。

【现代应用】

流行性出血热：刘氏报道运用陶氏黄龙汤治疗流行性出血热合并急性肾衰竭 1 例。患者郭某，女，37 岁。1 周前因患"流行性出血热"入院治疗 5 天，症状有增无减，后转院诊为"流行性出血热合并急性肾功能衰竭"，经治无效而自动出院，准备料理后事。就诊时，患者神志昏迷，呼吸微弱，全身浮肿，少腹硬满，按之面部有痛苦表情，舌苔薄黄而干，舌淡，手冷至肘，足冷至膝，脉细微欲绝。家属诉其时时恶心，水入则吐。2天未小便，7天未大便。证属气阴并竭，阳气衰微，膀胱气化失职，下焦蓄水蓄血重证。拟温阳利水，破血下瘀。处方：白参10g（另煎兑），附子15g（先煎），桂枝10g，猪茯苓各15g，泽泻18g，桃仁10g，大黄9g，芒硝6g（分兑），甘草5g。病情危笃，嘱病家连夜急煎1剂，以观动静。次晨，病家来告，服药后约至凌晨4时，患者已能呻吟，神志稍清，并解小便约500ml，嘱原方再进1剂。于29日下午诊时，患者神志清醒，手足转温，大便得通，先解黑色燥屎5枚，后为黑黄色稀便，小便量增多，半日尿量约2 000ml，全身浮肿明显减退。再以益气生津，兼以通利水道收功。（《湖南中医学院学报》1987年第4期23页）

羚角钩藤汤

【**文献出处**】《通俗伤寒论·六经方药》

【**原文摘录**】羚角钩藤汤　凉熄肝风法。

羚角片钱半，先煎　霜桑叶二钱　京川贝四钱，去心　鲜生地五钱　双钩藤三钱，后入　滁菊花三钱　茯神木三钱　生白芍三钱　生甘草八分　淡竹茹五钱，鲜刮与羚角先煎代水

【**按语**】在温病瘟疫的病理变化中，极易出现热极生风而致抽搐、惊厥等症候，本方即是为此等证而设。何秀山释其方义说："肝藏血而主筋。凡肝风上翔，症必头晕胀痛，耳鸣心悸，手足躁扰，甚则瘛疭，狂乱痉厥，与夫孕妇子痫，产后惊风，病皆危险。故以羚、藤、桑、菊熄风定痉为君；臣以川贝善治风痉，茯神木专平肝风，但火旺生风，风助火势，最易劫伤血液，尤必佐以芍、甘、鲜地酸甘化阴，滋血液以缓肝急；使以竹茹，不过以竹之脉络通人之脉络耳。此为凉肝熄风，增液舒筋之良方。现代医家秦伯未在《谦斋医学讲稿》中说得更为浅显："本方原为邪热传入厥阴，神昏抽搦而设，因热极伤阴，风动痰生，心神不安，筋脉拘急。故用羚角、钩藤、桑叶、菊花凉肝熄风为主，佐以生地、白芍、甘草甘酸化阴，滋液缓急，川贝、竹茹、茯神化痰通络，清心安神。由于肝病中肝热风阳上逆，与此病机一致，故亦常用

于肝阳重证，并可酌加石决明等潜镇。“我们临床体会，本方治疗热病”热极生风”，确有良好效果，若能加入全蝎、蜈蚣、僵蚕等虫类止痉药物，疗效可望提高。

【现代应用】

1. 流行性乙型脑炎　冯氏报道辨证治疗小儿流行性乙型脑炎 115 例，对其中证属热陷营血，症见身热夜甚，神昏谵语，反复惊厥，项强口噤，舌红绛，脉细数，方用羚角钩藤汤合清营汤加减，结果治愈 106 例，死亡 5 例，遗留痴呆或肢体瘫痪等后遗症者 4 例。（《陕西中医》1990 年第 7 期 301 页）

徐氏介绍以中西医结合治疗流行性乙型脑炎 155 例，对其中证属阴竭阳脱型者，方用羚羊钩藤汤合清营汤加减，结果痊愈 144 例，显效 3 例，有效 2 例，无效 6 例，总有效率为 96.1%。（《中西医结合杂志》1985 年第 7 期 428 页）

2. 流行性腮腺炎　葛氏从肝胆分型论治本病，对证属肝风鸱张，邪陷心包型，症见高热，恶心呕吐，嗜睡项强，甚者昏迷或痉厥，舌红苔黄，脉弦数者，方用羚角钩藤汤出入，并配紫雪丹之类使用。如治余某，男，11 岁。五天前因高热腮肿，呕吐嗜睡而赴温州某医院就诊。经脑脊液检查：细胞数 96 个，糖 1-4 管阳性，蛋白（±）。并出现病理反射，拟诊为“流行性腮腺炎并发脑膜炎”。经治疗后热退神清回家。今晨突发惊厥，举家惊慌，急邀中医治疗。刻下高热（40.4℃），腮肿项强，昏昏嗜睡，频频抽搐，舌红苔黄，脉弦数。处方：羚羊角 1g（调冲），生地 15g，钩藤 15g，竹茹 10g，大青叶 30g，石膏 30g（先煎），玄参 15g，蜈蚣 2 条，僵蚕 12g，郁金 15g，石菖蒲 6g，紫雪散 1g（分冲）。1 剂后抽搐止神渐清，体温降至 38.2℃。原方去紫雪散、蜈蚣，加连翘 12g。又进 2 剂后，热退神清，神经系统检查正常，仅腮肿尚未消失，继服上方出入，4 剂而愈。（《陕西中医》1985 年第 3 期 119 页）

3. 流行性出血热　孙氏等以中西医结合治疗本病急性肾衰竭 94 例，对其中证属邪陷厥阴、肝风内动（相当于严重尿毒症阶段）治以清心解毒，熄风镇痉，方用羚角钩藤汤合镇肝熄风汤加减，结果死亡 2 例，尿素氮及蛋白尿的复常天数分别为（7.8±2.1）天、（8.1±3.4）天，均优于对照组。（《黑龙江中医药》1990 年第 5 期 15~17 页）

清 营 汤

【文献出处】《温病条辨·上焦篇》

【原文摘录】脉虚，夜寐不安，烦渴，舌赤，时有谵语，目常开不闭，或喜闭不开，暑入手厥阴也。手厥阴暑温，清营汤主之；舌白滑者，不可与也。

夜寐不安，心神虚而阳不得入于阴也。烦渴舌赤，心用恣而心体亏也。时有谵语，神明欲乱也。目常开不闭，目为火户，火性急，常欲开以泄其火，且阳不下交于阴也；或喜闭不开者，阴为亢阳所损，阴损则恶见阳光也。故以清营汤急清营中之热，而保离中之虚也。若舌白滑，不惟热重，湿亦重矣，湿重忌柔润药，当于湿温例中求之，故曰不可与清营汤也。

清营汤方（咸寒苦甘法）

犀角三钱　生地五钱　元参三钱　竹叶心一钱　麦冬三钱　丹参二钱　黄连一钱五分　银花三钱　连翘（连心用）二钱

水八杯，煮取三杯，日三服。

【按语】叶天士《温热论》尝谓："入营犹可透热转气"，本方即是据此而制定，可以说是吴鞠通对叶氏理论的具体应用和发展。《成方便读》分析其方义曰："方中犀角、黄连，皆入心而清火，犀角有轻灵之性，能解夫疫毒，黄连具苦降之质，可燥乎湿邪，二味为治温之正药；热犯心包，营阴受灼，故以生地、元参滋肾水，麦冬养肺金，而以丹参领之入心，皆得遂其增液救焚之助；连翘、银花、竹叶三味，皆能内彻于心，外通于表，辛凉轻解，自可神安热退，邪自不留耳。"要之，本方的功能为清营解毒，泄热养阴，是治疗温病瘟疫邪入营分的主方，当然不限于吴氏所说的暑温。

【现代应用】

1. 流行性脑脊髓膜炎　罗氏报道采用中西医结合治疗"流行性脑脊髓膜炎"232 例，结果治愈 222 例，显著好转 4 例，死亡 6 例。在治愈的 222 例中，治疗时间最长 7 天，最短 2 天，平均 3.4 天，出院时全部恢复生理功能，无后遗症。其热入营分，热极动风，高热，剧烈头痛，呕吐，颈项强直，神志昏迷，谵语，狂躁不安，四肢抽搐，角弓反张，幼儿囟门饱满，舌绛而干，舌苔焦黑，脉弦滑数，中药用清营汤加减（犀角、竹叶各 3g，丹皮、黄连各 4.5g，生石膏 24g，钩藤、僵蚕各 6g，金银花、玄参各 12g，生石决明、莲子心各 9g，蛇胆陈皮末 2 支另冲服），昏迷严重者加安宫牛黄丸、至宝丹之类。（《浙江中医杂志》1982 年第 3 期 101 页）

2. 流行性乙型脑炎　刘氏等报道运用卫气营血辨证治疗流行性乙型脑炎 96 例，无 1 例死亡和明显后遗症。气营两燔型主证：高热，头痛，烦渴，躁扰不安，嗜睡或昏睡，时有谵语，甚则四肢抽搐，舌绛苔黄燥或少苔，脉多洪数或滑数。治法：清气凉营，涤暑解毒，用白虎汤合清营汤加减，送服安宫牛黄丸。（《湖南中医杂志》1993 年第 2 期 6 页）

冯氏应用清心开窍通腑法治疗流行性乙型脑炎 40 例，治愈 37 例，其中暑入心营 8 例用清营汤化裁，收到理想效果。（《陕西中医》1993 年第 3 期 105 页）

3. 流行性出血热　李氏报道米伯让研究员辨证治疗流行性出血热 76 例，结果治愈 70 例，死亡 6 例。其中营分证以心烦不安，身热夜甚，斑疹隐隐，时有谵语，口干舌燥或不欲饮，舌质红绛，脉弦细而数为特点，治则：清营解毒，透热养阴。方药：清营汤加味：犀角 6g，生地 60g，元参 30g，麦冬 24g，黄连、竹叶各 9g，丹皮、金银花、连翘各 15g，白茅根 120g。（《陕西中医》1988 年第 11 期 490 页）

4. 钩端螺旋体病　柳氏等采用中药治疗钩端螺旋体病 31 例，其中配合西药治疗组 26 例，痊愈 25 例，死亡 1 例；单纯中药组 5 例，全部痊愈，疗效显著。其中昏迷型症状：身热烦渴，或反不渴，谵语神昏，舌謇肢厥，汗多溺短，大便艰通，舌绛而干，舌苔灰黑，脉象细数。治以清心开窍。方用清营汤或清宫汤合紫雪丹。（《福建中医药》1964 年第 2 期 13 页）

5. 水痘　康氏以中西医结合治疗水痘 102 例，治疗组采用阿昔洛韦、炎琥宁静脉滴注，煎服清营汤加减方；对照组 96 例采用阿昔洛韦静滴，口服维生素 B_1、维生素 C。结果：治疗组及对照组治愈率分别为 96%、79%。（《四川中医》2005 年第 11 期 73 页）

6. 严重急性呼吸综合征（SARS）　林氏等采用中西医结合治疗非典型肺炎 103 例，治愈 96 例（93.2%），死亡 7 例（6.8%）。其中 SARS 极期辨证属热入营分、耗气伤阴证者，治以清营解毒，益气养阴，方选清营汤合生脉散加减，药用水牛角 30g，生地 15g，元参 15g，金银花 15g，西洋参 5g（另炖服），麦冬 10g，山萸肉 15g。（《中国中西医结合杂志》2003 年第 6 期 409~411 页）

7. 传染性单核细胞增多症　朱氏等报道采用清营汤加味治疗小儿传

染性单核细胞增多症 28 例，总有效率 96.4%，疗效较好，可缩短病程。（《河北中医》2001 年第 8 期 571~572 页）

8. 新型冠状病毒感染　黎氏报道用本方加减治疗新型冠状病毒感染 1 例。患者，男，74 岁。诊见发热，体温 39.3℃，自诉夜间发热更明显，咳嗽，咳白色黏痰，心烦易躁，活动则胸闷气急，时有头痛，小便色偏黄，大便偏干，已 3 日未解。舌红绛，舌体瘦小，舌前部苔薄少，少津，裂纹，舌根部苔稍腻，脉弦数。西医诊断：新型冠状病毒感染（重型）；中医诊断：疫病，辨证：热毒入营分兼气阴不足证；治法：清营解毒，透热养阴；方药：清营汤加减：水牛角片 20g、石膏 30g、生地 30g、金银花 20g、连翘 15g、玄参 15g、黄连 5g、淡竹叶 15g、丹皮 15g、麦冬 20g、甘草 15g、太子参 15g、知母 10g、生大黄 5g（冲服），5 剂，水煎服，每日 1 剂，分两次服。（《世界科学技术 - 中医药现代化》2021 年第 8 期 2858~2863 页）

现代实验研究表明，清营汤对乙型溶血性链球菌、金黄色葡萄球菌、绿脓假单胞菌有一定的抑制作用；清营汤加减方（水牛角、生地黄、黄连、麦冬、苇根、赤芍、竹叶等）对乙型溶血性链球菌、金黄色葡萄球菌、肺炎链球菌、绿脓假单胞菌有一定的抑制作用。（《湖南中医学院学报》2004 年第 4 期 10 页）

犀角地黄汤

【文献出处】《温病条辨·下焦篇》

【原文摘录】时欲漱口不欲咽，大便黑而易者，有瘀血也，犀角地黄汤主之。

邪在血分，不欲饮水，热邪燥液口干，又欲求救于水，故但欲漱口，不欲咽也。瘀血溢于肠间，血色久瘀则黑，血性柔润，故大便黑而易也。犀角味咸，入下焦血分以清热，地黄去积聚而补阴，白芍去恶血，生新血，丹皮泻血中伏火，此蓄血自得下行，故用此轻剂以调之也。

犀角地黄汤方（甘咸微苦法）

干地黄一两　生白芍三钱　丹皮三钱　犀角三钱

水五杯，煮取二杯，分二次服，渣再煮一杯服。

【按语】犀角地黄汤原出《备急千金要方》，谓治伤寒及温病，应发汗，而不汗之，内蓄血者，鼻衄吐血不尽，内余瘀血，大便黑，面黄。后世温病学家用本方治疗温病瘟疫邪入营血、内陷心包而致高热，神志不清，吐血，衄血，便血，发斑发疹，舌质红绛，脉细数等症，取其凉血散血，清热解毒之功。犀角现多用水牛角代替。

【现代应用】

1. 流行性脑脊髓膜炎　张氏治疗1例小儿患者，用本方加菊花4.5g，黄连、鱼腥草各1.5g，当归3g，日服2次，给药12小时后，抽搐止，体温正常，继服3日而获痊愈。(《中医杂志》1956年第5期257页)

2. 流行性乙型脑炎　徐氏介绍治疗流行性乙型脑炎39例，中期采用本方治疗，收效良好。(《广东中医》1958年第3期6页)

3. 麻疹　洪丕焕老中医治疗麻疹的经验：若麻疹出现发热，遍身汗出，或衄血者，当重用本方加减治疗。(《福建中医药》1994年第1期25页)

4. 流行性出血热　张氏介绍以本方合大承气汤(犀角(已禁用，现多用适量水牛角代)15g，生地黄30g，赤芍10g，牡丹皮10g，大黄20g，芒硝20g，枳实15g，厚朴15g)治疗流行性出血热大出血，瘀血积滞，腑实未除者，取得良好效果。(《湖南中医学院学报》1995年第4期26页)

5. 钩端螺旋体病　柳氏报道用本方治疗钩端螺旋体病出血，经治31例，痊愈25例，有效2例，无效3例，死亡1例。(《福建中医药》1964年第2期1页)

6. 新型冠状病毒感染　庞氏报道COVID-19作为新发传染病，其变化规律尚不清楚，证候特征存在差异，因此防治方案及具体方药专家学者求同存异。至于失治、误治，邪热传入营血者，当仿清营汤、犀角地黄汤方证，立凉血解毒法。(《北京中医药》2020年第9期934~939页)

现代药理研究表明，本方能改善大肠杆菌性兔温病血分证模型的血液流变性，减轻组织器官的病理损伤，并对大肠杆菌有一定抵制作用。实验还证明，本方能显著改善兔“热毒血瘀”模型的血液流变学和红细胞免疫功能，维持机体正常的血液循环，增加机体对疾病的抵抗力。(《西南民族学院学报·自然科学版》1999年第3期294~296页)

黄芩定乱汤

【文献出处】《随息居重订霍乱论·第四药方篇》

【原文摘录】治温病转为霍乱，腹不痛而肢冷脉伏，或肢不冷而口渴苔黄，小水不行，神情烦躁。

黄芩酒炒　焦栀子　香豉炒，各一钱五分　原蚕砂三钱　制半夏　橘红盐水炒，各一钱　蒲公英四钱　鲜竹茹二钱　川连姜汁炒，六分　陈吴萸泡淡，一分

阴阳水二盏，煎一盏，候温徐服。转筋者，加生苡仁八钱，丝瓜络三钱；溺行者，用木瓜三钱；湿盛者，加连翘、茵陈各三钱。

【按语】王孟英所处时代，霍乱已从国外传入我国，曾引起多次流行。王氏对本病提出了“臭毒”的病因观，并认为病性大多属热，积累了丰富的防治经验（详名论篇）。本方即是王氏治疗霍乱的经验方之一。从其组方来看，是以清热解毒，升清降浊，调和胃肠为主，其中用“原蚕砂”一药，是取法《黄帝内经》鸡矢醴之意。盖原蚕砂功能祛风除湿，活血定痛，善化湿热，一般多用于风湿痹证，王氏用治霍乱，堪称匠心独运，别具一格。《随息居重订霍乱论》中“蚕矢汤”（蚕砂、苡仁、大豆黄卷、木瓜、川连、制半夏、黄芩、通草、焦栀、吴萸）治霍乱转筋，肢冷腹痛，口渴烦躁，目陷脉伏，时行急证；“解毒活血汤”（连翘、丝瓜络、紫菜、菖蒲、川连、蚕砂、地丁、益母草、苡仁、金银花）治湿暑痧邪深入营分，转筋吐下，肢厥汗多，脉伏溺无，口渴腹痛，面黑目陷，势极可危之证，均是以蚕砂为主要药物。此等方、此等药，颇有新意，很值得深入研究。

当然，王氏当时所遇到的“霍乱”，未必皆是真性霍乱，可能还涉及其他能引起吐泻的肠胃道传染病。由于新中国成立以来霍乱曾几近消灭，且由于某些原因中医参与本病的治疗不多，故本方现代应用甚少，于是对其疗效难以作出公正的评价，但不能以此轻易否定王氏的经验。有鉴于有些烈性传染病（含霍乱）死灰复燃，加强对黄芩定乱汤的研究，很有必要，这无疑是继承和发扬祖国医学遗产，使之更好地为现实防病治病服务的重要举措，应引起我们高度重视。

燃 照 汤

【文献出处】《随息居重订霍乱论·第四药方篇》

【原文摘录】治暑秽夹湿，霍乱吐下，脘痞烦渴，苔色白腻，外显恶寒肢冷者。

飞滑石四钱　香豉炒，三钱　焦栀二钱　黄芩酒炒　省头草各一钱五分　制厚朴　制半夏各一钱

水煎，去滓，研入白蔻仁八分，温服。苔腻而厚浊者，去白蔻，加草果仁一钱，煎服。

【按语】霍乱吐泻之疾，多发生于夏秋季节，系暑秽夹湿侵犯人体，扰乱胃肠所致。燃照汤以省头草芳香祛暑辟秽；厚朴、半夏理气燥湿，和胃止呕；黄芩清热化湿；香豉、焦栀即栀子豉汤，王孟英谓："盖栀子苦寒，善泄郁热，故《肘后方》以之治干霍乱矣。豉经蒸腐，性极和中，凡霍乱多由湿郁化热，夹秽浊恶气，而扰攘于中宫。惟此二物，最为对证良药"；滑石甘淡渗湿，取"治湿不利小便非其治也"之意。诸药合用，共奏祛暑辟秽，清热化湿之功效，故用于因感受暑湿秽浊而引起的霍乱吐泻，甚为合拍。

鉴于王孟英所生活的时代，霍乱已传入我国，故本方对急性胃肠道传染病引起的上吐下泻（含真性霍乱），临床有使用的价值。

增 液 汤

【文献出处】《温病条辨·中焦篇》

【原文摘录】阳明温病，无上焦证，数日不大便，当下之。若其人阴素虚，不可行承气者，增液汤主之。服增液汤已，周十二时观之，若大便不下者，合调胃承气汤微和之。

此方所以代吴又可承气养荣汤法也，妙在寓泻于补，以补药之体，作泻药之用，既可攻实，又可防虚。余治体虚之温病，与前医误伤津液、不大便、

半虚半实之证，专以此法救之，无不应手而效。

增液汤方（咸寒苦甘法）

元参一两　麦冬（连心）八钱　细生地八钱

水八杯，煮取三杯，口干则与饮，令尽，不便，再作服。

【按语】对于本方的方义，吴鞠通自注曰："温病之不大便，不出热结液干二者之外。其偏于阳邪炽甚，热结之实证，则从承气法矣；其偏于阴亏液涸之半虚半实证，则不可混施承气，故以此法代之。独取元参为君者，元参味苦咸微寒，壮水制火，通二便，启肾水上潮于天，其能治液干，固不待言，《本经》称其主治腹中寒热积聚，其并能解热结可知。麦冬主治心腹结气，伤中伤饱，胃络脉绝，羸瘦短气，亦系能补能润能通之品，故以为之佐。生地亦主寒热积聚，逐血痹，用细者，取其补而不腻，兼能走络也。三者合用，作增水行舟之计，故汤名增液，但非重用不为功。"

温病瘟疫在病变过程中，最易出现津液耗伤，叶天士尝谓："邪热不燥胃津，必耗肾液"。而津液之盈亏存亡，与病情之转归预后关系至密，故前贤治温强调"存得一分津液，便有一分生机"。有鉴于此，吴鞠通《温病条辨》申言："本论始终以救阴精为主"。增液汤即是吴氏养阴生津的代表方剂之一。此方现代在治疗外感热病中广为应用，更可喜的是，有单位对其剂型予以改革，并对其作用机制进行探讨，取得了令人瞩目的成果。如重庆市中医研究所以古方"增液汤"的不同药物比例配制成大型输液的"增液针""养阴针"，经大量临床观察，初步证明能提高疗效，又方便治疗。

【现代应用】

1. 流行性出血热　张氏报道增液汤加味治疗出血热 23 例。其基本方：玄参 15g，生地 15g，麦冬 15g，大黄 10g，丹参 30g，茅根 30g。每日 1 剂，水煎服。加减法：热甚者加石膏 15g；热病伤阴明显者加天花粉 12g，石斛 15g；少尿期加前仁 10g，泽泻 10g；有尿毒症时加清开灵；呕吐甚并烦躁不能服药者加牡蛎 30g，槐花 15g，煎水取汁 600ml，分 4 次保留灌肠，每隔 6 小时 1 次，并针刺足三里、三阴交、关元等穴；休克者口服参麦饮（该院制剂）50ml，每日 3 次。或用生脉注射液 20ml 加 5% 葡萄糖注射液 500ml 静滴，每日 2 次。结果治愈 19 例（占 82.6%），好转 4 例（占 17.4%），平均住院天数 9.1 天。（《湖南中医杂志》1995 年第 1 期 21 页）

2. 猩红热　印会河教授经验：猩红热恢复期咽喉红肿、疼痛、口干，舌红，脉细数，养阴生津法，增液汤加味：生地 4.5g，麦冬 4.5g，花粉 6g，知母

4.5g，板蓝根 9g，玄参 4.5g，竹叶 3g。(《中医内科新论》第 57 页，山西科学技术出版社，1983 年)

3. 流行性乙型脑炎 林氏认为养阴保津法是治疗流行性乙型脑炎后期不可偏废的方法之一。若体虚不大便者，宜用增液汤或益胃汤回护其虚，存其津液。(《辽宁中医杂志》1980 年第 3 期 20 页)

现代药理研究表明，增液针(即增液汤的改革剂型)具有较生理盐水非常显著的对大鼠蛋清样关节炎和小鼠巴豆样耳肿的抗炎作用；具有较生理盐水非常显著的改善毛细血管通透性的作用，因而有助于炎症分泌的较快吸收，减少炎性毒性反应。而养阴针增液汤另一种改革剂型则具有较生理盐水、盐水加安乃近较快的解热作用等。(《中医内科急症》1981 年 231~238 页)

加减复脉汤

【文献出处】《温病条辨·下焦篇》

【原文摘录】风温、温热、温疫、温毒、冬温。邪在阳明久羁，或已下，或未下，身热面赤，口干舌燥，甚则齿黑唇裂，脉沉实者，仍可下之；脉虚大，手足心热甚于手足背者，加减复脉汤主之。

温病误表，津液被劫，心中震震，舌强神昏，宜复脉法。

温病耳聋，病系少阴，与柴胡汤者必死，六、七日以后，宜复脉辈复其精。

劳倦内伤，复感温病，六七日以外不解者，宜复脉法。

温病已汗而不得汗，已下而热不退，六、七日以外，脉尚躁盛者，重与复脉汤。

温病误用升散，脉结代，甚则脉两至者，重与复脉，虽有他证，后治之。

汗下后，口燥咽干，神倦欲眠，舌赤苔老，与复脉汤。

热邪深入，或在少阴，或在厥阴，均宜复脉。

加减复脉汤方(甘润存津法)

炙甘草六钱 干地黄六钱 生白芍六钱 麦冬(不去心)五钱 阿胶三钱 麻仁三钱

水八杯，煮取八分三杯，分三次服。剧者加甘草至一两，地黄、白芍八钱，麦冬七钱，日三，夜一服。

【按语】加减复脉汤由《伤寒论》炙甘草汤化裁而成，功能填精益肾，滋阴养液，是治疗温邪疫毒深入下焦，肝肾阴伤的主方。盖下焦温病是整个病变的末期阶段，阴液耗损转为矛盾的主要方面，其症可见身热面赤，口干舌燥，甚则齿黑唇裂等。病虽已至末期，然脉沉实者，则是邪实尚未祛除，仍可下之，此与仲景少阴三急下同理。若脉虚大，手足心热甚于手足背者，的系肝肾阴液耗损之征，“再下其热，是竭其津而速其死也。”故以仲景炙甘草汤去参、桂、姜、枣之辛温，加白芍以敛阴，阴复则阳得制。虚实之别，判若天渊，不可不察。叶天士尝谓“顾阴液须投复脉。”鞠通继承了叶氏的成功经验，将此方运用于下焦温病的多种病证，或少阴耳聋，或劳倦内伤复感温邪，或温病不得汗下而解，六七日脉仍躁盛，或温病脉结代，或汗下后口燥咽干，神倦欲眠，舌赤苔老等等，均以复脉辈为治，他说：“热邪深入，或在少阴，或在厥阴，均宜复脉。”阐明了这类方剂的适应病位及病机。本方纯取重镇厚味滋填之品，与上、中焦津液耗伤之用甘凉濡润之属有所不同，此即吴氏“治下焦如权，非重不沉”治疗原则的具体体现。

又，吴氏以加减复脉汤为基础，衍化出一甲复脉汤（炙甘草六钱、干地黄六钱、白芍药六钱、麦门冬五钱、阿胶三钱、生牡蛎一两）主治下焦温病，热邪伤阴，但大便溏者；二甲复脉汤（即于加减复脉汤内加生牡蛎五钱、生鳖甲八钱），主治热邪深入下焦，脉沉数，舌干齿燥，手指但觉蠕动，急防痉厥；三甲复脉汤（即于二甲复脉汤内加生龟甲一两），主治下焦温病，热深厥甚，脉细促，心中憺憺大动，甚则心中痛者。其处方用药变化之妙，非老手不办。

【现代应用】

1. 流行性乙型脑炎　冯氏介绍以中医辨证治疗小儿流行性乙型脑炎115例，对其中证属正虚邪恋，症见低热盗汗，面赤心烦，口干咽燥，神志呆滞，脉虚数者，方用加减复脉汤（麦冬、沙参、知母各6g，白芍12g，生地、石斛各10g，阿胶6g）。结果治愈106例，死亡5例，遗留痴呆或肢体瘫痪等后遗症者4例。住院时间10~20天49例，21~30天60例，30天以上者6例。（《陕西中医》1990年第7期301~303页）

2. 伤寒　已故名老中医潘澄濂研究员曾以本方加减治愈1例伤寒。

患者翁某某，男，22岁。发热20余日不解，体温波动于38~39.2℃之间，神疲而烦，渴不欲多饮，大便微溏，日2至3次，纳差，回盲部触之有过敏感，舌根黄浊，前半及尖边质红，脉象弦缓。血象检查：白细胞计数6.4×10^9/L，中性粒细胞百分比58%，淋巴细胞百分比40%，单核细胞百分比2%。伤寒血清反应1∶95。西医诊断为“肠伤寒”。先以葛根芩连汤加减，服药1剂后，患者夜半十二时许，觉烦躁不安，鼓肠，欲大便，突下血约300~400ml，体温骤降到36.2℃，肢厥神清而倦怠，默默不语，肠鸣，仍有欲便意，舌苔根黄浊，前半干绛，脉象细数，急投复脉汤加减以救其危。方用：西洋参9g，上肉桂1.2g，鲜生地30g，元参12g，黄连6g，麦冬9g，金银花16g，地榆炭15g，仙鹤草30g，炙甘草6g，赤芍6g，服1剂，下血即止，精神稍佳，尚有低热，舌苔根部黄浊消退，质仍红绛，再以原方去肉桂，加白薇、旱莲草。服2剂后体温恢复正常，乃于前方去赤芍、仙鹤草，加怀山药，继服3剂。调理20余日乃愈。(《潘澄濂医论集》第65~66页，人民卫生出版社，1981年)

3. 钩端螺旋体病　李氏报道用加减复脉汤结合西药治疗钩端螺旋体病致心肌损害56例。中药用加减复脉汤为基本方：白参、麦冬、阿胶(烊化冲服)、金银花各10g，五味子3g，生地12g，连翘、土茯苓各15g，黄连、炙甘草各5g。每日1剂。心阳偏亢加酸枣仁15g，煅龙骨30g；心阳不振加桂枝7g，附片6g。结合西药青霉素、地塞米松等。对照组在治疗组使用的西药基础上加用普萘洛尔(心得安)、阿托品等。结果：中西医结合组治愈48例，占85.7%；有效7例，占12.5%；无效1例，占1.8%。总有效率98.2%。西药组治愈18例，占56.3%；有效12例，占37.5%；无效2例，占6.3%。总有效率93.8%。(《四川中医》1999年第9期14~15页)

4. 流行性出血热　李氏等采用加减复脉汤治疗流行性出血热并发心动过缓132例。药用：炙甘草12g，生地20g，白芍15g，生姜9g，麦冬15g，桂枝9g，阿胶10g；余邪未净，舌苔厚腻，脘痞纳差者加藿香、薏苡仁、厚朴芳香化浊，燥湿理气；胸闷气短者加菖蒲、桔梗、枳壳理气宽胸；汗出气喘者加黄芪、五味子以收敛肺气，每日1剂。疗效：经过3~9天治疗，症状完全消失、心电图恢复正常、心率升至60次/min者26例，有效94例，无效12例，总有效率91%。(《中华现代中西医杂志》2003年第2期151页)

大定风珠

【文献出处】《温病条辨·下焦篇》

【原文摘录】热邪久羁，吸铄真阴，或因误表，或因妄攻，神倦瘛疭，脉气虚弱，舌绛苔少，时时欲脱者，大定风珠主之。

大定风珠方(酸甘咸法)

生白芍六钱　阿胶三钱　生龟板四钱　干地黄六钱　麻仁二钱　五味子二钱　生牡蛎四钱　麦冬(连心)六钱　炙甘草四钱　鸡子黄(生)二枚　鳖甲(生)四钱

水八杯，煮取三杯，去滓，再入鸡子黄，搅令相得，分三次服。喘加人参，自汗者加龙骨、人参、小麦，悸者加茯神、人参、小麦。

【按语】大定风珠由加减复脉汤化裁而成，功能滋阴息风，适用温病瘟疫热入下焦，真阴耗损，邪少虚多，肝风内动之证。吴鞠通自析方义曰："此邪气已去八、九，真阴仅存一、二之治也。观脉虚苔少可知，故以大队浓浊填阴塞隙，介属潜阳镇定。以鸡子黄一味，从足太阴，下安足三阴，上济手三阴，使上下交合，阴得安其位，斯阳可立根基，俾阴阳有眷属一家之义，庶可不致绝脱欤！"《医方发挥》亦阐发说："本方用鸡子黄味甘入脾，镇定中焦，上通心气，下达肾气，阿胶为血肉有情之品，补血滋阴力强，为治血虚之要药，二药合用滋阴以熄风，为主药；白芍苦酸微寒，甘草甘平，五味子酸温，三药合用酸甘化阴，滋阴柔肝，生地黄养阴生津，麦门冬养阴润肺，火麻仁质润多脂滋养补虚，上六药皆能加强鸡子黄、阿胶滋阴养液之效，共为辅药；复用龟甲、鳖甲、牡蛎等介类药育阴潜阳，为佐药；其中甘草又可调和诸药，为使。各药合用，使阴液增，浮阳潜，虚风熄，共奏滋阴熄风之效。为治疗虚风内动的有效方剂。"我们体会，本方不仅可用于外感热病，杂病阴虚风动而出现眩晕、舌红少津、脉弦细者亦可随证加减用之。

【现代应用】

流行性乙型脑炎：靳氏等以中西医结合治疗本病 22 例，对其中证属真阴不足、水不涵木、阴虚风动者，用大定风珠治疗，结果 7 天内热退 19 例(86.4%)，全部病例 4 天内惊厥或抽搐消失，死亡仅 1 例。(《中华实用中西

医杂志》2001 年第 6 期 1236 页）

罗氏用大定风珠加减治疗流行性乙脑后遗症 15 例，均获显效，治后基本恢复生理功能。（《上海中医药杂志》1986 年第 9 期 28 页）

赵氏曾用大定风珠治愈流行性乙脑后遗症——失语 1 例，患儿 4 周岁，因患“乙脑”治疗月余，虽脱离危险期，但仍有严重的右部偏瘫、痉挛、脱水、意识障碍等症状，又经住院治疗 2 个月，遗留失语、意识不清、痴呆、乱跑不安静等症状，用大定风珠加减：生杭芍 6g，阿胶 3g，生龟板 6g，生地 2.4g，生牡蛎 3g，麦冬 3g，沙参 3g，生石决明 6g，菖蒲 1.5g，鸡子黄 1 枚，每日 1 剂。睡眠安静，乱跑减少，后每 10 天服 1 剂，服至 3 剂，除失语外，其他症状逐渐消失，意识较前清醒，服至 5 剂，就能说简单的话。服至 6 剂，语言完全恢复。（《中医杂志》1956 年第 5 期 239 页）

杨氏报道用大定风珠治疗乙脑后遗症——痉挛 1 例，患者曾某某，男，14 岁。1993 年 8 月患乙脑，发热，抽搐，昏迷半月余。经中西医抢救，患儿神志转清，但遗留躯体和四肢不自主痉挛和扭转，发作时，头向左后仰，左上肢亦向左后，下肢盆骨以腰为轴心向右。每次持续 2~3 分钟，同时伴有挤眉弄眼、伸舌等动作。诊见患儿面色灰暗，神情呆滞，骨瘦如柴。证属热盛伤津，阴虚血少，筋脉失养。治以滋肾养肝，熄风止痉。方拟大定风珠。处方：鸡子黄 1 枚，甘草、全蝎各 6g，白芍、龟甲、牡蛎、生地黄各 30g，五味子、阿胶（烊）、麻仁各 10g，麦冬、鳖甲各 15g，蜈蚣 2 条。水煎 300ml，日 1 剂，服 15 剂后饮食增加，扭转次数明显减少，效不更方。又继服 20 剂，患者未再出现痉挛，且精神转佳，饮食如常，诸症悉除。随访患者已升入高中，成绩优良。（《新中医》1996 年第 7 期 52 页）

黄连阿胶汤

【文献出处】《温病条辨·下焦篇》

【原文摘录】少阴温病，真阴欲竭，壮火复炽，心中烦，不得卧者，黄连阿胶汤主之。

黄连阿胶汤方（苦甘咸寒法）

黄连四钱　黄芩一钱　阿胶三钱　白芍一钱　鸡子黄二枚

水八杯，先煮三物，取三杯，去滓，纳胶烊尽，再纳鸡子黄，搅令相得，日三服。

【按语】黄连阿胶汤《伤寒论》方，原治少阴病，心中烦，不得卧。吴鞠通《温病条辨》引伸其义，用于温病（含瘟疫）真阴欲竭，壮火复炽，心中烦，不得卧等症，是对经方应用的扩大和发挥。《注解伤寒论》阐释方义说："阳有余，以苦除之，黄连、黄芩之苦以除热；阴不足，以甘补之，鸡子黄、阿胶之甘以补血；酸，收也，泄也，芍药之酸，收阴气而泄邪热。"前贤多称本方为"泻南补北"之名方，南，心也；北，肾也。故黄连阿胶汤证的病机是心火旺盛，肾阴不足，坎离失济，因而出现心中烦，不得卧等证。温病瘟疫晚期或恢复期，常可出现这些证候，本方颇为适宜。

【现代应用】

1. 痢疾　阎氏采用加味黄连阿胶汤治疗小儿中医辨证为少阴痢 35 例。其主要症状与体征：下痢赤白相兼，或赤多白少，白多赤少，烦躁不安，口渴而饮水不多，小便短赤，舌红少苔，甚则光红无苔，口舌糜烂，脉见细数。大便镜检：均为脓血黏液便，有吞噬细胞，脓细胞（+~++++），血细胞（+~+++）。治疗方法：根据辨证，选用黄连阿胶汤加焦山楂、山药、滑石。随兼证略佐他药。治疗结果：35 例均愈。治疗期间均停用其他药物。3 天内痊愈者 15 例，5 天内痊愈者 10 例，1 周内痊愈者 8 例，有 2 例 12 天愈，均无后遗症。（《陕西中医函授》1987 年第 2 期 29 页）

时逸人著《中国传染病》，内有加减黄连阿胶汤主治血痢，阴血受伤。（《湖南医药杂志》1982 年第 3 期 39 页）

2. 伤寒肠出血　陈氏报道用本方治疗伤寒肠出血 3 例均获痊愈。如陈姓之伏暑肠出血，在湿热伤阴，欲成厥逆之情况下，以黄连阿胶汤加味，合生脉散为治，气阴两救，而收全功。高姓之湿温下血，气血两伤，虚脱已呈，在此法中，加参、术、龙、牡等补气固脱之品，率能化险为夷。而顾女之暑湿夹蛔，导致下血，于此方中，佐以酸苦制虫之剂，而获转危为安。（《江苏中医》1960 第 10 期 16~17 页）

3. 流行性乙型脑炎　田氏报道以本方加减治愈乙脑后期 1 例。患儿朱某，男，8 岁，曾患流行性乙型脑炎经救治转危为安。然纳差，大便不解，心烦不寐，唇焦面红，渴喜冷饮，四肢微微抽动，小便黄少，舌红苔少，脉沉细而数。证属阴虚风动，拟黄连阿胶汤加减。处方：黄连 4.5g，黄芩 6g，白芍、阿胶各 9g，鸡子黄 2 枚，生牡蛎 15g。加水 1 200ml，先煮黄连、黄芩、白芍、牡蛎，取汁 400ml，去渣，纳阿胶（烊化），再入鸡子黄搅匀，温服，每天 4 次，服 1 剂后烦止渴减，抽搐未作。续进 3 剂，便通脉静，诸症皆瘥。后以芩麦散加味调理善后。（《新中医》2000 年第 10 期 53 页）

现代药理研究表明，本方可改善因大肠杆菌内毒素所致大鼠弥散性血管内凝血（DIC）模型的临床症状、凝血指标及血液成分的变化，具有养阴清热、活血止血之功，是治疗血证安全有效的方剂。（《国医论坛》1999 年第 3 期 36~38 页）

破棺千金煮汤

【文献出处】《肘后备急方·治伤寒时气温病方》

【原文摘录】治时气行，垂死。

苦参一两

㕮咀，以酒二升半，旧方用苦参酒煮，令得一升半，去滓，适寒温，尽服之，当间苦寒，吐毒如溶胶，便愈。

【按语】以单味苦参治时气、瘟疫，古医籍不乏记载，如《圣济总录》治时气热病，狂言心躁，方以苦参不拘多少，焙燥，粗捣筛，每服三钱匕，水一盏，煎至半盏，去渣，连三服瘥。又该书载治时行疫疠，发表攻里不尽，形证尚在，其人垂死不疗者，方以苦参二两，粗捣筛，每服三钱匕，酒一盏，煎至半盏，去渣，顿服即瘥。《济世全书》治时疫热病，狂言心躁，结胸垂死，方用苦参五钱，锉散，水煎温服，连进三服，有汗无汗皆瘥，以酒煎服亦可。举凡这些，说明苦参治疗疫病危症，古代多用之，惜乎现代很少应用，特别是对于抢救瘟疫垂死危重病证，罕见报道。我们认为对于此类治疫单方，很值得深入观察和研究之必要，也许能开发和研制出治疫的高效新药，如同现代根据《肘后备急方》青蒿治疟的记载，研制成抗疟新药青蒿素一样，意义非同小可。

【现代应用】

1. 细菌性痢疾　张氏用单味苦参治疗耐药细菌性痢疾 58 例，结果均在 3 个疗程（10 天为 1 疗程）内治愈。（《四川中医》2002 年第 11 期 48 页）

吕氏用苦参加木香、地榆治疗急性菌痢 98 例，结果治愈 85 例（86.7%），

有效 11 例，无效 2 例，总有效率 98.0%。（《时珍国医国药》2003 年第 7 期 416 页）

2. 病毒性肝炎　梁氏等对急性黄疸性肝炎湿热型患者用苦参单剂煎服加维生素 C、肌苷片等，退黄快，降酶快，最短 3 天，平均 10 天可达退黄效果。（《中国民间疗法》）2003 年第 1 期 42 页）

林氏等以不同剂量苦参碱对 400 例病毒性肝炎的疗效进行观察，结果发现，大小剂量的苦参碱治疗各型病毒性肝炎均有效，有较好的退黄、降酶作用，对急性肝炎两种剂量无显著性差异，但对慢性肝炎、肝硬化及重型肝炎应加大剂量使用，对肝功能恢复正常，症状消失有显著性差异。（《福建医药杂志》2001 年第 3 期 132 页）

罗氏以苦参碱注射液治疗黄疸型肝炎 37 例，结果血清总胆红素（STB）复常 36 例，复常天数（28.1 ± 11.2）天，丙氨酸氨基转移酶（ALT）复常 34 例，复常天数（29.3 ± 15.1）天，有效率达 99%，远优于对照组（西医综合治疗）有效率 76%；对乙肝病毒标志物，乙型肝炎表面抗原（HBsAg）阴转率 11%，乙型肝炎 E 抗原（HBeAg）阴转率 46%，也优于对照组（HBsAg 和 HbeAg 阴转率分别为 9% 和 12%），说明苦参碱对乙肝病毒复制有一定抑制作用。（《广东医学》2001 年第 4 期 357 页）

现代药理研究表明，苦参有较好的抗炎、抗菌、抗病毒作用，且能调节机体免疫功能。陈氏报道，当苦参总碱（Ⅰ）在一定浓度时，产生明显的抗柯萨奇 B 病毒活性，使受感染的 Hela 细胞在 ^{3}HTdR 掺入、MTT 比色、结晶紫染色等指标评价下，加Ⅰ的病毒感染组明显好于感染对照组，且该保护作用与药物浓度存在剂量依赖关系。（《中国实验临床免疫学杂志》1997 年第 1 期 18~21 页）

刘氏报道以纯化 CVB 作为病毒蛋白质对照，通过空斑测定及病毒蛋白质 L-^{35}S- 甲硫氨酸标记法，了解到纯化苦参总碱抗 CVB 的作用机制是不影响病毒吸附。它能进入细胞内影响病毒的生物合成，主要表现为抑制病毒蛋白质的合成。（《上海第二医科大学学报》1996 年第 3 期 183~185 页）

胡氏报道药理实验结果苦参碱降低了 LPS/D-Gain 引起的血清 ALT 活性升高及小鼠对 LPS-Gain 致死毒性的敏感性，并抑制 LPS 诱导的小鼠 PM 释放 TNF。（《中国药理学报》1996 年第 4 期 351~353 页）

冯氏报道采用苦参水煎剂给小鼠口服，观察全身免疫功能的影响。结果表明苦参在小鼠体内对 T 细胞、B 细胞和腹腔巨噬细胞的免疫功能活性

均有抑制作用。(《河南中医》1997年第5期277~278页)

朱氏报道用微量细胞病变抑制法对苦参总碱在体外诱生小鼠脾细胞产生干扰素的作用进行研究。结果表明苦参(Ⅰ)浓度在50~200μg/ml能明显诱导脾细胞产生干扰素。(《上海第二医科大学学报》1998年第3期204~206页)

紫 雪

【文献出处】《随息居重订霍乱论·第四药方篇》

【原文摘录】治痧胀秽毒,心腹疞痛,霍乱火炽,躁瞀烦狂,及暑火温热,瘴疫毒疠诸邪,直犯膻中猝死,温疟发斑,狂易叫走,五尸五疰,鬼魅惊痫,急黄蛊毒,麻痘火闭,口舌生疮,一切毒火邪火,穿经入脏,蕴伏深沉,无医可治之证。

黄金百两。石顽云:须赁金铺中炼过叶子煮之,方有性味,而止用十两。薛公望云:不用亦可。洄溪云:如用飞金万页研入尤妙　寒水石石顽云:如无真者,以元精石代之　慈石醋煅　石膏　白滑石各三斤。石顽:止用各五两

四石共捣碎,用水一斛石顽:一斗,连金煮至四斗石顽:五升,去滓,入下药:

犀角屑　羚羊角屑　青木香切　沉香研,各五斤。石顽:止用五钱。按:"斤"字恐是"两"字之讹　丁香一两。石顽:止用一钱。洄溪曰:可用二两　元参切　升麻各一斤。石顽:用一两六钱　甘草八两。石顽:用生者八钱。洄溪:用炙

八味,入前药汁中,煮取一斗五升石顽:一升五合,去滓,入下药:

朴硝十斤。石顽:用芒硝一两　焰硝四斤。石顽:用三两。洄溪云:余制此二硝,止用十之一

二味,入前药汁中,微火上煎,柳木篦搅不住手,候有七升石顽:七合半。木盆中半日,欲凝入下药:

朱砂研细,水飞净,三两。石顽:五钱　当门子研,一两二钱五分。石顽:一钱二分

二味入前药中搅匀,勿见火,寒之二日,候凝结成霜紫色,铅罐密收,每服三四分至一钱,量用,新水调灌。

【按语】紫雪即紫雪丹,原出《外台秘要》引苏恭方。功能清热解毒,镇痉开窍。后世温病学派医家多用以治疗温病瘟疫邪热内陷心包,而见高热

烦躁，神昏谵语，抽搐痉厥，尿赤便秘，及小儿惊厥因于热盛者。如吴鞠通《温病条辨》以本方治“邪入心包，舌謇肢厥”和“太阴温病……神昏谵语者”。并释其方义曰：“诸石利水火而通下窍；磁石、元参补肝肾之阴，而上济君火；犀角、羚羊泻心、胆之火；甘草和诸药而败毒，且缓肝急。诸药皆降，独用一味升麻，盖欲降先升也。诸香化秽浊，或开上窍，或开下窍，使神明不致坐困于浊邪而终不克复其明也。丹砂色赤，补心而通心火，内含汞而补心体，为坐镇之用。诸药用气，硝独用质者，以其水卤结成，性峻而易消，泻火而散结也”。王孟英《随息居重订霍乱论》继承了前人的经验，明确提出本方治疗痧胀秽毒，瘴疫毒疠诸邪直犯膻中之危证，是对本方应用的进一步发挥。

【现代应用】

1. 流行性脑脊髓膜炎　福建省中医研究所报告用中西医结合法治疗流脑 178 例，对发热、苔黄、便秘、痉厥邪入心包时均投用紫雪丹。178 例中仅 2 例无效死亡，余均获良效。(《福建中医药》1959 年第 5 期 15 页)

焦氏在清热解毒及养阴的治则指导下随证给药治疗本病 57 例，对昏迷不醒，角弓反张，抽搐不已，人事不省者采用紫雪丹配安宫牛黄丸、至宝丹等，余热未清者用竹叶石膏汤等治疗获愈，无 1 例死亡或留下后遗症。(《江西中医药》1959 年第 12 期 7 页)

2. 流行性乙型脑炎　葛氏等治疗本病 21 例。患者病情多属危重型，神志不清，体温高达 39~41℃之间。对邪入心包、肝风内动者配用紫雪丹等芳香开窍、清热解毒之品。同时配合西医的检验、鼻饲、冷敷、酒精擦浴、导尿、给氧及强心剂等。患者平均在服中药后 6 日左右退热，使危重患者转危为安。(《江西中医药》1959 年第 7 期 11 页)

符氏报告治疗本病 19 例，采用中西医结合疗法。中医以辨证辨病相结合用药，并配合针灸收到良效。其中营血阶段，痰热阻塞心包出现极重型症状时以清热凉血解毒，豁痰开窍治之，用乙脑Ⅱ号配以紫雪丹并加用天竺黄、胆南星等。(《新中医》1989 年第 10 期 38 页)

3. 伤寒　袁氏治疗本病 10 例，其中单用中药治疗 5 例，配合西药治疗 5 例。患者体温一般在 38~40℃。其中 1 例证属湿热，投厚朴草果汤、小柴胡汤主治，配用本丹 2.4g 冲服。前后共服 6 剂告愈。(《山东医刊》1959 年第 8 期 7 页)

4. 麻疹并发肺炎　上海市第二人民医院中医科治疗麻疹并发肺炎患

儿30例。证属邪热内陷、神昏痉厥者以紫雪丹加天竺黄、钩藤、石决明、龙齿、蝎尾等药治之，起到开窍涤痰、平肝镇痉的良好效果。（《上海中医药杂志》1959年第3期17页）

至 宝 丹

【文献出处】《温病条辨·上焦篇》

【原文摘录】太阴温病……神昏谵语者……至宝丹亦主之。

局方至宝丹方

犀角（镑）一两　朱砂（飞）一两　琥珀（研）一两　玳瑁（镑）一两　牛黄五钱　麝香五钱

以安息重汤炖化，和诸药为丸一百丸，蜡护。

【按语】本方与安宫牛黄丸、紫雪丹并称“三宝”，是治疗温病瘟疫邪入心包，神昏谵语的名方。对于至宝丹的方义及其与其他“二宝”的区别，吴鞠通自析说：“此方荟萃各种灵异，皆能补心体，通心用，除邪秽，解热结，共成拨乱反正之功。大抵安宫牛黄丸最凉，紫雪次之，至宝又次之。主治略同，而各有所长，临用对证斟酌可也。”

【现代应用】

1. 流行性乙型脑炎　王氏用中医辨证治疗流行性乙型脑炎8例，对其中重型选用至宝丹鼻饲，结果均告痊愈。（《福建中医药》）1960年第6期11页）

高氏以中药治疗重症流行性乙型脑炎43例，对病情重极者配合至宝丹、紫雪丹等鼻饲，对照组仅用西药对症治疗，结果共死亡17例，其中治疗组5例，对照组12例。治疗组死亡率11.6%，对照组死亡率29.3%，经统计学处理，$P<0.05$，两组的治疗结果有明显差异。存活者从极期到体温开始下降的平均时间，治疗组9天，对照组11天，经统计学处理，$P>0.05$，两组无明显差别。（《陕西中医》2002年第2期116~117页）

2. 百日咳　李氏等治疗百日咳104例，对其中出现惊厥昏迷用至宝丹或安宫牛黄丸，结果全部治愈，治愈时间最短为7天，最长21天，平均治愈时间为13.8天。（《云南中医中药杂志》1995年第6期14页）

3. 病毒性肝炎　余氏报道用中药(柴胡、黄芩、泽泻、车前子、建曲、女贞子、贯众、茵陈、虎杖、板蓝根、山楂肉、仙灵脾、金钱草等)治疗病毒性肝炎156例，对其中兼湿热炽盛者，加水牛角、黄连、丹皮、生地或至宝丹、安宫牛黄丸，结果痊愈106例，显效21例，有效17例，总有效率为92.3%。(《陕西中医》1990年第2期60~61页)

谌氏以中西医结合治疗重症肝炎33例，对其中证属邪毒内陷，蒙蔽心窍者，用清营汤加至宝丹、安宫牛黄丸或紫雪丹等，结果显效11例，有效5例，总有效率48.48%。(《江苏中医》1990年第5期5~6页)

4. 流行性出血热　王氏介绍以宣清固补法治疗本病，认为如出现昏迷痉厥、汗出面白、肢冷或强痉、舌色紫黯，脉弦急者，宜清心凉肝，用金银花、大青叶、水牛角、大黄、丹参、赤芍等，再急吞服至宝丹或牛黄清心丸，取得较好效果。(《浙江中医杂志》1992年第6期246~247页)

马氏等以中西医结合救治流行性出血热重度休克25例，根据邪毒内闭的情况选用中药，若湿热内闭选用至宝丹、菖蒲郁金汤、清瘟败毒饮。结果显效13例，有效9例，总有效率88%。(《中西医结合实用临床急救》1995年第1期3~4页)

5. 钩端螺旋体病　邓氏报道运用七鲜饮(鲜忍冬藤、鲜旱莲草、鲜鱼腥草、鲜白茅根、鲜青蒿、鲜薄荷、鲜葎草)治疗本病200例，对出现神识昏谵、不省人事者加用至宝丹、紫雪丹，结果治愈196例，死亡4例，治愈率98%。(《浙江中医杂志》1991年第7期293~294页)

6. 严重急性呼吸综合征(SARS)　肖氏等介绍用中医辨证治疗本病30例，对其中证属热入营血，蒙闭清窍者，方用清热地黄汤(犀角地黄汤)合桃红四物汤，煎送服至宝丹，取得较好的效果。(《中国中西医结合急救杂志》2003年第5期265~267页)

安宫牛黄丸

【文献出处】《温病条辨·上焦篇》

【原文摘录】太阴温病……神昏谵语者，清宫汤主之，牛黄丸、紫雪丹、局方至宝丹亦主之。

邪入心包，舌謇肢厥，牛黄丸主之，紫雪丹亦主之。

手厥阴暑温，身热不恶寒，清神不了了，时时谵语者，安宫牛黄丸主之，紫雪丹亦主之。

安宫牛黄丸方

牛黄一两　郁金一两　犀角一两　黄连一两　朱砂一两　梅片二钱五分　麝香二钱五分　真珠五钱　山栀一两　雄黄一两　金箔衣　黄芩一两

上为极细末，炼老蜜为丸，每丸一钱，金箔为衣，蜡护。脉虚者人参汤下，脉实者银花、薄荷汤下，每服一丸。兼治飞尸卒厥，五痫中恶，大人小儿痉厥之因于热者。大人病重体实者，日再服，甚至日三服；小儿服半丸，不知再服半丸。

【按语】吴鞠通自析方义说："此芳香化秽浊而利诸窍，咸寒保肾水而安心体，苦寒通火腑而泻心用之方也。牛黄得日月之精，通心主之神。犀角主治百毒，邪鬼瘴气。真珠得太阴之精，而通神明，合犀角补水救火，郁金，草之香，梅片，木之香（按冰片，洋外老杉木浸成。近世以樟脑打成伪之，樟脑发水中之火，为害甚大，断不可用），雄黄，石之香，麝香，乃精血之香，合四香以为用，使闭锢之邪热温毒深在厥阴之分者，一齐从内透出，而邪秽自消，神明可复也。黄连泻心火，栀子泻心与三焦之火，黄芩泻胆、肺之火，使邪火随诸香一齐俱散也。朱砂补心体，泻心用，合金箔坠痰而镇固，再合真珠、犀角为督战之主帅也。"《成方便读》分析尤为清晰："热邪内陷，不传阳明胃腑，则传入心包。若邪入心包。则见神昏谵语诸证，其势最虑内闭。牛黄芳香气清之品，轻灵之物，直入心包，辟邪而解秽；然温邪内陷之证，必有粘腻秽浊之气留恋于膈间，故以郁金芳香辛苦，散气行血，直达病所，为之先声，而后芩连苦寒性燥者，祛逐上焦之湿热；黑栀清上而导下，以除不尽之邪；辰砂色赤气寒，内含真汞，清心热，护心阴，安神明，镇君主，辟邪解毒。"要之，本方功擅清热解毒，豁痰开窍，为救治温病瘟疫邪毒内陷心包，痰热蒙闭神窍的著名方剂。现代对本方在组方和剂型上进行了改革，研制成醒脑静注射液和清开灵注射液与滴鼻液，不仅疗效有了明显提高，而且使用较为方便。

这里需要提出讨论的是，安宫牛黄丸和至宝丹、紫雪丹，誉称为"三宝"，其作用同中有异，浙江省嘉兴地区中医界流传这样一首谚语："乒乒乓乓（形容躁动之状）紫雪丹，勿声勿响至宝丹，糊里糊涂牛黄丸"，形象地说明了止痉熄风紫雪为强，开窍醒神至宝尤胜，解毒豁痰安宫更妙，临证应用当有所选择。已故全国著名老中医潘澄濂研究员于此亦颇有心得，他分析了三方组成药物的异同：犀角、麝香三方均有之，西黄、朱砂、腰黄、冰片四药，至宝丹与安宫牛黄丸二方用之，羚羊仅紫雪用之，余二方未用。于是认为开窍的作用，至宝、安宫之力较胜，而平肝息风之功，则以紫雪为佳。且紫雪配有四石、三香、升麻、玄参和朴硝，清热、镇静、泻下作用是其所长；至宝丹有玳瑁、琥珀之安神、利尿，此为与紫雪、安宫所不同点；而安宫用栀子、芩、连清三焦之火，泻肝胆之热，为至宝、紫雪所未备。故三方虽都有开窍作用，而紫雪重在清阳明之热，安宫主以泻肝胆之火，至宝长于宁心安神，其功效各有不同，故其适应证，亦有差异。如此分析比较，确能发微阐幽，醒人耳目。

【现代应用】

1. 流行性乙型脑炎　许氏报道安宫牛黄丸和肝安注射液（复方氨基酸）治疗重型、极重型流行性乙型脑炎 80 例，其中重型 58 例，极重型 22 例，治疗组从极期开始在西医支持疗法、对症疗法基础上加安宫牛黄丸冷开水稀释保留灌肠和肝安注射液治疗。结果痊愈 47 例，好转 26 例，死亡 7 例，总有效率 91.3%，疗效较对照组（总有效率 80.0%）为优。（《浙江中医杂志》1995 年第 7 期 302 页）

已故著名老中医潘澄濂经验：对流行性乙型脑炎神志昏迷，呼吸喘促，痰涎壅盛者，以安宫牛黄丸加入菖蒲、竹沥等，用之有较好的疗效。（《中医临床家潘澄濂》第 44 页，中国中医药出版社，2001 年）

2. 急性肝昏迷　患者钟某某，男，5 岁。前二天脸上略现黄色，四肢软弱，精神困倦，略有冷热，当时检查指纹色紫，舌苔黄腻，全身黄色，面无表情，体温 38.5℃，小便红赤。曾用茵陈等清热利湿退黄中药及青霉素、肝精注射 2 天无效，反而进入昏迷状态。欲转县人民医院治疗，行至中途，牙关紧闭，手足抽搐，认为绝望，转来治疗。经会诊采用安宫牛黄丸 1 颗，分 2 次化服。次日复诊，诸症大减，续用此丸半颗，另用中药清热利湿退黄，并注射肝精、葡萄糖，每日 1 次，连治 3 天痊愈。（《江西中医药》1960 年第 12 期 31 页）

3. 流行性出血热　贾氏用安宫牛黄丸治疗流行性出血热危重型 1 例，体温 41.5℃，西药无效，以安宫牛黄丸 2 粒（每粒 3g），2 小时后又服 1 粒，体温在次日上午恢复正常。继续配合输液，服用安宫牛黄丸每日 2 次，每次 1 粒。2 天后改用牛黄清心丸和清瘟银翘汤，自此体温一直正常，未回升，且原预测病程中各期症状均未明显出现，渐痊愈。（《中成药》1993 年第 6 期

44页）

4. 严重急性呼吸综合征（SARS） 在治疗非典的过程中，在辨证准确的基础上各地都使用了清开灵注射液或清开灵口服液（或胶囊），疗效肯定，并得到中华中医药学会专家的认可，列入《传染性非典型肺炎（SARS）中医诊疗指南》。（《中国医药学报》2003年第10期579页）

现代药理研究表明：安宫牛黄丸具有解热、镇静、抗惊厥、消炎、降压、复苏、保肝等作用。（《时珍国医国药》1996年第2期116页）

有关安宫牛黄丸改进剂型清开灵的实验研究资料较多，从略。

神 犀 丹

【文献出处】《治温阐要·瘟疫》

【原文摘录】此方治壮热不解，神昏谵语，斑疹，舌绛干光，津液枯涸，邪从火化，热入营分，宜服此方。

犀角尖六两 生地一斤 连翘十两 黄芩六两 板蓝根九两 银花一斤 金汁十两 玄参七两 花粉四两 菖蒲六两 紫草四两 香豉、生地、金汁捣丸。

【按语】神犀丹原出《叶氏医效秘传》。《治温阐要》将其列入治疗瘟疫的要方，并对适应证有所发挥。本方重在凉血解毒，兼以开窍醒神，是治疗温邪疫毒深入营血而见上述诸证的妙方。已故著名老中医潘澄濂研究员曾对本方与“三宝”（安宫牛黄丸、紫雪丹、至宝丹）的功效作了比较，认为其凉血解毒作用较“三宝”尤胜，而开窍作用则逊，故最宜于邪营血而见发斑、吐衄等动血证候兼有神昏谵语者，可谓深得本方功效之要领。

【现代应用】

1. 重症病毒性肝炎 董氏报道用本方治疗1例重症病毒性肝炎。患者曹某某，患黄疸型肝炎多年。近日自觉头晕加剧，上腹部痞胀不舒，呕吐鲜血，量约200ml，伴有柏油样大便，急诊入院。当晚神志不清，血压骤降至50/40mmHg，心音弱，律不齐，告病危。而于次日行脾切除，并结扎胃底食管静脉，术后肝昏迷一度好转。但于12日后又突见神志昏糊，狂躁不安，不省人事，病情恶化。经检查，患者面色暗滞，体温38℃左右，脉搏82

次 /min，血压 130/80mmHg，右胁肋胀痛，脾肋下三指，质中偏硬，腹部鼓胀，有移动性浊音，蛋白电泳 γ 球蛋白 32%，超声波检查：肝脏为复波，脾肋下 5cm；呕吐物隐血（++++），大便隐血（+），白细胞计数 2.6×10^9/L，红细胞计数 3.0×10^{12}/L，血小板计数 64×10^9/L，诊断为“肝硬化，脾功能亢进，食管静脉破裂出血”。患者突然神志不清，牙关咬紧，身热狂暴，手足颤动，烦躁不安，口唇干燥，腹胀，便结，舌质深绛，苔薄而干，脉来弦数鼓指，证由瘀热内蕴，心肝火旺，阴津耗伤，内风暗动之重候，病势危笃，勉从清营泄热，凉血解毒立法。进药不便，以丸代煎，试观动静。单用神犀丹 1 粒，研末，分次开水送服。服药后，患者神志渐清，牙关紧闭已开，手足颤动渐止，烦躁改善，大便通而不畅，惟身热头痛，口渴少津，舌红绛苔黄干，脉仍弦数不静，症势未定，慎防骤变，再从前法，汤丸并进。处方：广犀角 3g，鲜生地 30g，鲜石斛 15g（先煎），辰麦冬 9g，京元参 12g，金银花 12g，硃连翘 9g，生石膏 30g（先煎），肥知母 9g，淡竹叶 9g，生大黄 9g，板蓝根 15g，活水芦根 30g（去节），2 剂。另：神犀丹 2 粒，日服 1 粒，分 2 次服。鲜竹沥 3 支，日服 1 支。服药后，患者神志已清，答问切题，夜寐较安，再以原法代裁治疗，共进 10 余剂而病愈出院。（《上海中医药杂志》1979 年第 1 期 35 页）

2. 肠伤寒　近代著名中医章次公曾以本方治疗肠伤寒 1 例。患者吴某，男，热已旬余不退，其热早暮起伏，夜来谵语手痉，多半是肠伤寒。泄泻、腹中雷鸣，先予葛根芩连汤加味，1 剂。次日泻减，昨夜依旧谵语手痉，苔不厚腻，此温重于湿者。处方：清水豆卷 12g，黄芩 9g，金银花 9g，连翘 12g，青蒿子 9g，白薇 12g，地龙 9g，赤苓 9g，天花粉 9g，神犀丹 1 粒（化服）。服药 1 剂后，据实验室检查报告，可确诊为肠伤寒。原方再加养阴药，服后谵语、手痉大定，再予原方加减调理。（《章次公医案》第 24 页，江苏科技出版社，1980 年）

清 宫 汤

【文献出处】《温病条辨·上焦篇》

【原文摘录】太阴温病……神昏谵语者，清宫汤主之。

清宫汤方

元参心三钱　莲子心五分　竹叶卷心二钱　连翘心二钱　犀角尖（磨冲）二

钱　连心麦冬三钱

【加减法】热痰盛加竹沥、梨汁各五匙；咯痰不清，加栝蒌皮一钱五分；热毒盛加金汁、人中黄；渐欲神昏，加银花三钱、荷叶二钱、石菖蒲一钱。

【按语】清宫汤，顾名思义，乃清泄心之宫城之邪热。众所周知，吴鞠通在学术上深受叶天士的影响，即就本方而言，实由叶氏《临证指南医案》一则医案的处方化裁而来。案载：顾某“阳虚遗热，小便淋沥，近日冒暑，初起寒热头痛，汗出不解，肌肉麻木，手足牵强，神昏如寐，成疟则轻，痉厥则重。犀角、元参、小生地、连翘心、竹叶心、石菖蒲、滑石、化牛黄丸。”手足牵强，神昏如寐，表明邪已深入厥阴心包，神明被扰，故治法以清心开窍为急务。显然，吴氏清宫汤即由此演化而成。对本方的方义，吴氏自析说：“此咸寒甘苦法，清膻中之方也。谓之清宫者，以膻中为心之宫城也。俱用心者，凡心有生生不已之意，心能入心，即以清秽浊之品，便补心中生生不已之生气，救性命于微芒也。火能令人昏，水能令人清，神昏谵语，水不足而火有余，又有秽浊也。且离以坎为体，元参味苦属水，补离中之虚；犀角灵异味咸，辟秽解毒，所谓灵犀一点通，善通心气，色黑补水，亦能补离中之虚，故以二物为君。莲心甘苦咸，倒生根，由心走肾，能使心火下通于肾，又回环上升，能使肾水上潮于心，故以为使。连翘象心，心能退心热。竹叶心锐而中空，能通窍清火，故以为佐。麦冬之所以用心者，《本经》称其主心腹结气，伤中伤饱，胃脉络绝，试问去心，焉能散结气，补伤中，通伤饱，续胃脉络绝哉？盖麦冬禀少阴癸水之气，一本横生，根颗连络，有十二枚者，有十四、五枚者，所以然之故，手足三阳三阴之络，共有十二，加任之尾翳，督之长强，共十四，又加脾之大络，共十五。此物性合人身自然之妙也，惟圣人能体物象，察物情，用麦冬以通续络脉。命名与天冬并称门冬者，冬主闭藏，门主开转，谓其有开合之功能也。其妙处全在一心之用，从古并未有去心之明文，张隐庵谓不知始自何人，相沿已久而不可改。瑭遍考始知自陶宏景始也，盖陶氏惑于诸心入心，能令人烦之一语，不知麦冬无毒，载在上品，久服身轻，安能令人烦哉！如参、术、芪、草，以及诸仁诸子，莫不有心，亦皆能令人烦而悉去之哉？陶氏之去麦冬心，智者千虑之失也。此方独取其心，以散心中秽浊之结气，故以之为臣。”

【现代应用】

1. 流行性乙型脑炎　朱氏报道以犀地白虎汤合本方加减治疗重症流行性乙脑9例，基本方：犀角5g，生地15g，生石膏20g，知母10g，连翘

10g，玄参 10g，麦冬 6g，莲子心 2g，石决明 10g，天竺黄 5g，全虫 5g，僵蚕 5g。结果 9 例全部治愈，平均住院日数 15.4 天，最短 6 天，最长 26 天。（《江西中医药》1985 年第 4 期 18 页）

2. 急性病毒性肝炎　王氏介绍以本方加减治疗 1 例急性重型肝炎。患者，女，38 岁，1995 年 3 月 10 日以“黄疸”住院治疗。患者突然昏迷，不省人事，黄疸迅速加深，全身黄如橘色，高热烦渴，神昏谵语，形体肥胖，舌质红，苔黄而燥，脉弦数。证属黄疸之急黄，宜清宫汤加减治之。药用：连翘 12g，竹叶 6g，玄参 12g，麦冬 9g，莲子心 3g，石菖蒲 12g，黄连 3g，茵陈 24g，生地 12g，丹皮 9g，栀子 9g，黄柏 3g，滑石 12g，泽泻 9g，木通 6g。此方服后，患者逐渐清醒，连服数剂，黄疸消退，神清如故。（《中国乡村医生杂志》1997 年第 6 期 13 页）

湛氏介绍以中西医结合治疗重症肝炎 33 例，对其中证属邪毒内陷，蒙蔽心窍，危及心包者，轻者烦躁不宁或神倦嗜睡，重者抽搐躁动，神志不清，昏迷不醒，治宜清心解毒，醒脑开窍，可用清营汤或清宫汤（玄参、莲子心、竹叶卷心、连翘、犀角、麦冬）加黄连、郁金、菖蒲、牛黄等清心开窍之品，或选加安宫牛黄丸、至宝丹、紫雪丹等。结果：显效 11 例（33.3%），有效 5 例（15.15%），总有效率 48.48%。（《江苏中医》1990 年第 5 期 5~6 页）

3. 登革热与登革出血热　李氏介绍以中医辨治登革热与登革出血热，对其中证属毒陷心脑，症见身灼热，肢厥，头剧痛，狂躁不安或神昏谵语或昏愦不语，颈项强直，牙关紧闭，两目上视，手足抽搐，呕吐频作，舌质红绛，脉细数。治宜清心开窍，解毒息风。方用加味清宫汤合羚角钩藤汤加减。处方：水牛角 30g，羚羊角、莲子心各 3g，竹叶卷心 6g，金银花、玄参、丹参各 12g，连翘、知母、麦冬、天竺黄、钩藤各 10g（后下）。（《新中医》1992 年第 6 期 48~50 页）

4. 严重急性呼吸综合征（SARS）　胡氏等介绍以中医辨证治疗严重急性呼吸综合征，对其中热邪入营者，可用本方加减治疗。如治连某，男，25 岁，因发热 5 天入院，症见发热，体温最高达 39℃，时咳嗽、少痰。血常规：白细胞计数 $7.7 \times 10^9/L$，中性粒细胞百分比 80.5%，淋巴细胞百分比 15.2%。血气分析：pH7.43，PO_2 102mmHg，PCO_2 36mmHg。胸片示：左下肺片状阴影，密度不均，边缘模糊。诊断：SARS（轻型）。应用糖皮质激素治疗后体温由弛张热变为不规则热，午后体温上升，入夜尤甚，最高达 40.5℃，口干渴不欲饮，咳嗽无痰，心慌气促，无汗，心烦躁扰，二便可，舌质红绛黯，少苔，干而无津，苔中黑，脉细数。血常规：白细胞计数 13.8×10^9/L，中性粒细胞百分比 68.5%，淋巴细胞百分比 24.2%，血气分析：pH7.41，PO_2 107mmHg，PCO_2 44mmHg。胸片示：两肺纹理增强，左下肺病灶缩小。辨证：SARS 极期，温邪深入营分。治以清营透热、养阴活血、清肺止咳。方药：水牛角 30g，生地黄 15g，金银花、连翘各 12g，玄参、黄芩、竹叶、牡丹皮各 10g，麦冬 12g，枇杷叶 15g，五味子、桃仁各 10g，桑白皮 12g，芦根 30g，桔梗 10g，生甘草 6g，5 剂。水煎 150ml，日 2 服。同时予以 5% 葡萄糖注射液 250ml+ 醒脑静注射液 30ml，静脉滴注；鱼腥草注射液 100ml，静脉滴注。5 剂后热退身凉，心烦缓解，情绪平稳，体温在 36℃~37℃之间，逐渐减少激素用量。前方去水牛角，加百合 12g。续服 5 剂。咳减，仍心慌。后以益气养阴，解毒退虚热之法调理而愈。复查血常规：白细胞计数 13.0×10^9/L，中性粒细胞百分比 70.5%，淋巴细胞百分比 25.1%，血气分析：pH7.45，PO_2 150mmHg，PCO_2 30mmHg。胸片示：左下肺片状阴影已消失，仅局部残留一小斑状阴影。（《中国中医药信息杂志》2004 年第 1 期 75~77 页）

辟 秽 丹

【文献出处】《寿世保元·瘟疫》

【原文摘录】乳香　苍术　细辛　甘松　川芎　真降香

上为末，烈火焚之，疫邪远辟。

【按语】烧熏法辟秽解毒以预防瘟疫，自古有之，至今仍有沿用，如民间端午日常用艾叶等烧熏以辟秽恶，预防疫病。辟秽丹多由芳香辟秽祛恶的药物组成，其熏解秽恶之作用自不待言。朝鲜《东医宝鉴》亦引用此方，可见其影响之大。本方药简效宏，应用方便，作为疫病的预防，不妨试用，并有进一步开发研制的价值。方中药物剂量可酌情而定。

笔者在从事慢性气管炎临床研究时，为了防止感冒诱发并加重病情，曾应用药物制成盘香，嘱患者于住处燃熏，以达到空气消毒，预防感冒的目的。这种盘香所用药物，多取本方中乳香、苍术、降香等芳香辟秽之品，取得了一定的效果。

苏合香丸

【文献出处】《太平惠民和剂局方·治一切气》

【原文摘录】疗传尸骨蒸，殗殜肺痿，疰忤鬼气卒心痛，霍乱吐利，时气鬼魅瘴疟，赤白暴利，瘀血月闭，痃癖丁肿惊痫，鬼忤中人，小儿吐乳，大人狐狸等病。

白术　青木香　乌犀屑　香附子炒，去毛　朱砂研，水飞　诃黎勒煨，去皮　白檀香　安息香别为末，用无灰酒一升熬膏　沉香　麝香研　丁香　荜拨各二两　龙脑研　苏合香油入安息香膏内。各一两　熏陆香别研，一两

上为细末，入研药匀，用安息香膏并炼白蜜和剂，每服旋丸如梧桐子大，早朝取井华水，温冷任意，化服四丸。老人小儿可服一丸。温酒化服亦得，并空心服之。用蜡纸裹一丸如弹子大，绯绢袋盛，当心带之，一切邪神不敢近。

【按语】《古方选注》对其方义阐发甚精："苏合香能通十二经络、三百六十五窍，故君之以名其方，与安息香相须，能内通脏腑；龙脑辛散轻浮，走窜经络，与麝香相须，能内入骨髓；犀角入心，沉香入肾，木香入脾，香附入肝，熏陆香入肺，复以丁香入胃者，以胃亦为一脏也。用白术健脾者，欲令诸香留顿于脾，使脾转输于各脏也。诸脏皆用辛香阳药以通之，独心经用朱砂寒以通之者，以心为火脏，不受辛热散气之品，当反佐之，以治其寒阻关窍，乃寒因寒用也"。本方的主要作用在于通关辟邪，祛秽解毒，开窍醒神，多用于疫病秽浊阻窍而致神迷者，其与安宫牛黄丸、至宝丹、紫雪丹的区别，前者药性偏于辛温走窜，故宜于秽浊夹痰蒙闭神窍的寒闭；后三者药性偏于寒凉清热，故宜于热毒内陷心包的热闭，以此为辨。因其长于辟秽解毒，故亦可用于瘟疫的预防。

【现代应用】

1. 流行性乙型脑炎　南京市流行性乙型脑炎防治委员会中医治疗组治疗 1 例流行性乙型脑炎患儿，发热头痛 3 天（体温 38.8℃），神志不清，嗜唾，喉间略有痰声，自汗，舌苔白垢厚腻，脉细数。治以芳香化浊，给予苏合香丸，配服鲜菖蒲、天竺黄、陈胆星、半夏、紫菀、茯苓、滑石、佩兰。治愈。（《中医杂志》1959 年第 8 期 4 页）

靳氏等报道中西医结合治疗流行性乙型脑炎 22 例，属痰蒙清窍者选用苏合香丸或龙胆泻肝汤，疗效佳。昏迷痰鸣持续时间治疗组为 3.5 天，对照组 5.5 天。（《中华实用中西医杂志》2001 年第 14 期 1236 页）

2. 严重急性呼吸综合征（SARS） 龚氏报道著名老中医朱良春在 2003 年广州 SARS 疫病流行期间，应邀参加广东省中医院的远程会诊。有一位 77 岁患者，在大手术后并发 SARS，昏迷不醒，汗出如雨，四肢冰冷，脉细如丝，病势危笃（进入重症监护室抢救），主管医师用中西药治之不效。他经过认真分析后指出：厥证有阳厥、阴厥之异，安宫牛黄丸是凉开，用于阳厥；此属阴厥，建议用温开的苏合香丸。用后果然立见效应，不久痊愈出院。（《中国中医药报》2003 年 5 月 9 日）

林氏等报道严重急性呼吸综合征（SARS）极期属寒厥者选用参附注射液 20~100ml/d，分次静脉滴注或静脉推注；红参 10g，炮附子 6~10g，煎汤送服苏合香丸半丸，每天 1~2 次。（《中国中西医结合杂志》2003 年第 6 期 411 页）

3. 流行性出血热 马氏等报道，用开闭固脱法治疗流行性出血热低血压休克，以自拟宣畅三焦方（麻黄、杏仁、桔梗、藿香、大腹皮、木香、茯苓、泽泻、猪苓等）为主方，对兼寒者，配以苏合香丸，经治 106 例，结果显效 61 例，有效 42 例，无效 3 例，总有效率为 97.17%，远优于对照组（西医常规抗休克治疗）。（《中国医药学报》1991 年第 5 期 12~15 页）

4. 新型冠状病毒感染 刘氏报道用本方加减治疗新型冠状病毒感染患者 89 例。治疗后，试验组临床总有效率 95.51%，明显高于仅用西医治疗的对照组的 81.55%（$P<0.05$）。结论：苏合香丸对新型冠状病毒感染患者的头痛、胸痛及四肢酸痛有一定的疗效，并且能抑制新冠病毒感染患者的机体炎症反应，安全性良好。（《中草药》2023 年第 4 期 1201~1207 页）

方氏报道用本方治疗新型冠状病毒感染后心动过速患者 87 例。治疗后，试验组总有效率 98.85%，高于使用西药倍他乐克治疗的对照组，总有效率为 90.20%。结论：苏合香丸对新冠感染后心动过速患者心率改善有一定的疗效，与化学药作用相当，并且能一定程度上保护心脏，改善心功能。（《中草药》2023 年第 8 期 2516~2522 页）

现代药理研究表明，本品的主要原料苏合香有一定的抗菌作用，可用于各种呼吸道感染，并能保护心肌缺血，提高心肌耐缺氧量。（《江西中医学院学报》1997 年第 1 期 43~44 页）

犀地清络饮

【文献出处】《通俗伤寒论·六经方药》

【原文摘录】清宣包络瘀热法。

犀角汁四匙，冲　粉丹皮二钱　青连翘钱半，带心　淡竹沥二瓢，和匀　鲜生地八钱　生赤芍钱半　原桃仁九粒，去皮　生姜汁二滴，同冲

先用鲜茅根一两，灯芯五分，煎汤代水，鲜石菖蒲汁两匙，冲。

【按语】温病瘟疫邪入营血，内陷心包而出现神昏谵语，发斑发疹，吐血，衄血，便血，舌绛，脉细数等症候，临床较为常见，治疗当以清营凉血，开窍醒神为法，方剂有紫雪丹、至宝丹、安宫牛黄丸（誉称“三宝”）等。俞根初制犀地清络饮较“三宝”却有异趣，本方重在凉血活血，涤痰开窍，故宜于邪入营血，痰瘀闭阻心包之证。何秀山阐发方义说：“热陷包络神昏，非痰迷心窍，即瘀塞心孔，必用轻清灵通之品，始能开窍而透络。故以千金犀角地黄汤凉通络瘀为君；臣以带心翘透包络以清心，桃仁行心经以活血；但络瘀者必有黏涎，故又佐姜、沥、菖蒲三汁，辛润以涤痰涎，而石菖蒲更有开心孔之功。妙在鲜茅根交春透发，善能凉血以清热；灯芯质轻味淡，更能清心以降火。此为轻清透络、通瘀泄热之良方。”允称至当至精之评。

俞根初是绍派伤寒的代表人物，他在《通俗伤寒论》一书中，将温病、瘟疫均归入伤寒的范畴，并创制了不少治疗温病瘟疫的名方，诸如玳瑁郁金汤、犀羚三汁饮、新加玉女煎等，其中犀地清络饮尤为突出。笔者曾治疗1例急性感染引起败血症的病例，症见高热，发紫斑，神识昏迷，舌绛，苔垢腻，脉细数，辨证为温毒深入营血，痰浊蒙闭心包。以本方加减治之，并结合西医治疗，使病情转危为安，渐入坦途，乃至康复。

太仓公辟瘟丹

【文献出处】《万病回春·瘟疫》

【原文摘录】凡宫舍久无人到，积湿容易侵人，预制此烧之，可远此害。极宜于暑月烧之，以却瘟疫，并散邪气。

茅术一斤　台乌　黄连　白术各半斤　羌活半斤　川芎　草乌　细辛　紫草　防风　独活　藁本　白芷　香附　当归　荆芥　天麻　官桂　甘松　三柰　干姜　麻黄　牙皂　芍药　甘草各四两　麝香三分

上为末，枣肉为丸，如弹子大，每丸烧之。

【按语】号称"辟瘟丹"的方剂颇多，《圣济总录》《太平圣惠方》《奇方类编》《瘟疫条辨摘要》《痧证汇要》等书均有同名方记载，现代亦有"辟瘟丹"市售，大凡此类方剂药味繁多，大多以芳香辟秽解毒的药物组成，用以防治瘟疫、腹痛吐泻、疟疾、中暑等病症，或内服，或烧熏。本方在同名方中，具有选药恰当，配伍严密等特点，用以烧熏，可辟秽恶，在疫病预防上有一定作用，宜深入研究。更值得一提的是，《种福堂方》载"辟瘟丹"药简价廉，特摘录如下，以供试用：乳香、苍术、细辛、川芎、甘草、降香各一两，或加檀香一两。共为细末，枣肉为丸如芡实大，烧之。《寿世保元》有"辟秽丹"，即本方"甘草"易"甘松"，对其应用价值和前景，笔者已作了阐述，详见该方按语。

太乙玉枢丹

（一名解毒万病丹）

【文献出处】《随息居重订霍乱论·第四药方篇》

【原文摘录】治诸痧霍乱，疫疠瘴气，喉风五绝，尸疰鬼胎，惊忤癫狂，百般恶证，及诸中毒，诸痈疽，水土不服，黄疸鼓胀，蛇犬虫伤，内服外敷，功难殚述，洵神方也。

山慈菇去皮，洗净，焙　川文蛤即五倍子，槌破，洗，刮内桴　千金子即续随子，去油，取净霜，各二两　红芽大戟洗，焙，一两　当门子三钱

五味，先将慈、蛤、戟三味研极细末，再入霜、香研匀，糯米汤调和，干湿得宜，于辰日净室中，木臼内杵千余下，每料分四十锭，故亦名紫金锭。再入飞净朱砂、飞净明雄黄各五钱尤良。或以加味者杵成薄片，切而用之，名紫金片。每服一钱，凉开水调下。孕妇忌之，又不可与甘草药同进也。

【按语】玉枢丹的类方很多，如《随息居重订霍乱论》载太乙紫金丹治

霍乱痧胀，岚瘴中恶，水土不服，喉风中毒，蛇犬虫伤，五绝暴厥，癫狂痈疽，鬼胎魇魅，及暑湿瘟疫之邪，弥漫熏蒸，神明昏乱，危急诸证。药用山慈菇、川文蛤各二两，红芽大戟、白檀香、安息香、苏合油各一两五钱，千金霜一两，明雄黄飞净、琥珀各五钱，梅冰、当门子各三钱。十一味，各研极细，再合研匀，浓糯米饮，杵丸绿豆大，外以飞金为衣，每钱许，凉开水下；又《松峰说疫》载太乙紫金锭治瘟疫烦乱发狂，喉闭喉风，以及阴阳二毒，伤寒心闷，狂言，胸膈滞塞，邪毒未出，俱薄荷汤下。凡遇天行时疫，沿街阖户传染者，用桃根汤磨浓滴鼻孔，再服少许，任入病家不染。药用雄黄、朱砂、麝香、川五倍子、红芽大戟、千金子仁，制成锭剂。大凡此类方剂，多由辟秽解毒药物组成，作用基本相同，适用于防治瘟疫、瘴疾痧证、霍乱吐泻等病证，疗效显著。

【现代应用】

1. 流行性脑脊髓膜炎　张氏等报道用玉枢丹（上海市公私合营雷允上国药公司出品）治疗 20 例流脑患者，其中 14 例普通型，6 例轻型。在连续单独用本品 3 日以上的 17 例中（20 例除去疗程过短的 2 例及加用磺胺嘧啶的 1 例），有 1 例完全有效，15 例部分有效，1 例无效。（《上海中医药杂志》1963 年第 6 期 9 页）

胡氏报道用紫金锭治疗流脑 21 例，在高热或热度持续者伍用银翘散，神经症状较重配合针刺疗法。结果均获痊愈。（《江西中医药》1960 年第 11 期 33 页）

林氏报道对流脑患者症属轻型而见发热头痛，呕吐，甚或神志昏瞀者，取紫金锭 2~3 片研末服，日 2~3 次，连续服用 3 天，可收清热醒脑、去痛止呕之效。流脑流行期间，内服本药有一定预防作用。（《中成药研究》1982 年第 5 期 45 页）

2. 细菌性痢疾　张氏报道用紫金锭治疗小儿细菌性痢疾 50 例，结果痊愈 44 例，好转 3 例，无效 3 例（服药 7 天无变化）。总有效率 94%。（《吉林中医药》1991 年第 1 期 37 页）

3. 带状疱疹　朱氏应用紫金锭内服外敷治疗带状疱疹 29 例及水痘 30 例，疗效好而快。（《中国医院药学杂志》1994 年第 10 期第 474 页）

朱氏用紫金锭治疗带状疱疹 38 例，用紫金锭 10~20 片碾碎加温开水 5~10ml，混匀后用毛笔涂在各型皮疹处，至干涸结痂后停用，同时加服紫金锭 0.9g，每日 2 次，服至痛止。结果全部病例于 2~3 天停发新皮疹，斑丘疹在涂药 1~2 次后停止向水痘演变，水疱及血疱在涂药 2~4 次后干涸，糜烂处 24 小时内结痂，止痛时间 2~6 天。未见不良反应。（《中成药》1996 年第 9 期 50 页）

陈氏等报道采用梅花针点刺配合负压罐及外敷紫金锭治疗带状疱疹 39 例，取得满意效果。（《云南中医杂志》1987 年第 6 期 19 页）

4. 流行性腮腺炎　杨氏等报道用紫金锭外敷内服治疗腮腺炎 36 例，日口服 2~3 次，每次 2~5 片（每片净重 0.3g），外敷 1 次 3~6 片，醋磨调成糊状涂于患处，日涂 1~2 次。36 例皆在 2~5 天内获得痛止、肿消、热退之效果，平均为 3 天。（《河北中医》1989 年 2 期第 47 页）

李氏报道用紫金锭治疗小儿腮腺炎 85 例，内服外敷灌肠。治愈 65 例，好转 15 例，无效 5 例，总有效率为 94.12%。（《浙江中医杂志》1999 年第 11 期 503 页）

5. 麻疹　郭氏运用紫金锭治愈麻疹 1 例。患儿彭某，男，1 岁，发热 6 天，出疹 4 天。皮疹遍布全身，赤如锦纹，高热（39.8℃）不退，时时烦躁，呼吸急促窘迫，大便燥结。脉滑数，唇舌干燥，舌边尖红赤。紫金锭每日 3 次，每次 0.3g。鲜芦根 30g，金银花 15g，连翘 15g，黄芩 10g，大青叶 10g，生石膏 15g，玄参 5g，前胡 6g，钩藤 12g，甘草 3g，水煎服，日 1 剂。服 3 剂而体温正常。继以养阴清肺调理 1 周痊愈。（《河北中医》1987 年第 3 期 31 页）

现代药理研究表明，本品具有清热解毒，抑菌消炎，祛瘀通络，消肿止痛，止血生肌之功效。（《实用中西医结合杂志》1993 年第 11 期 661~662 页）

行 军 散

【文献出处】《随息居重订霍乱论·第四药方篇》

【原文摘录】治霍乱痧胀，山岚瘴疠，及暑热秽恶诸邪，直干包络，头目昏晕，不省人事危急等证，并治口疮喉痛，点目去风热障翳，搐鼻辟时疫之气。

西牛黄　当门子　真珠　梅冰　蓬砂各一钱　明雄黄飞净，八钱　火硝三分　飞金二十页八味，各研极细如粉，再合研匀，瓷瓶密收，以蜡封之，每三五分，凉开水调下。

【按语】本方又名武侯行军散，载《感证辑要·卷四》。现代《方剂学》对其方义阐发甚为精当："暑月痧胀，是因感受秽浊之气所致。由于中焦气机逆乱，清浊相干，升降功能失常，故见吐泻腹痛，甚则烦闷欲绝；包络神明被蒙，则头目昏晕，不省人事。治宜开窍行气，辟秽解毒。方中麝香、冰片芳香开窍，行气辟秽，并善于止痛，针对吐泻腹痛，窍闭神昏而设，是为君药；牛黄清心解毒，用为臣药；硝石泻热破结，硼砂清热解毒，雄黄用量独重，辟秽解毒，珍珠重镇安神，以上俱为佐药。从本方组成分析，亦属清热开窍为主，配伍辟秽、解毒、安神，以加强清热开窍的功效。"由此可见，本方的主要功效在于开窍、辟秽、解毒，故多用于感受山岚瘴气而引起的瘴疾，以及中暑、痧胀、霍乱吐泻等病症。

【现代应用】

现代有报道应用本方治疗重症肝炎肝昏迷，乃取辟秽解毒，开窍醒神之功，与寻常所用之安宫牛黄丸、至宝丹、紫雪丹有所不同，可谓别开生面，颇有新意。如高氏介绍以中西医结合治疗急性重症肝炎，对其发热呕吐之后出现的肝昏迷，用行军散（0.3g/ 次，1~3 次 /d）以开窍催醒，经治 19 例，结果临床治愈 9 例，死亡 10 例。（《浙江中医学院学报》1995 年第 5 期 34~35 页）

现代药理研究已证实了雄黄、麝香、冰片等的抗菌消炎作用。

飞龙夺命丹

【文献出处】《随息居重订霍乱论·第四药方篇》

【原文摘录】治痧胀疠痛，霍乱转筋，厥冷脉伏，神昏危急之证，及受温暑瘴疫，秽恶阴晦诸邪，而眩晕痞胀，瞀乱昏狂，或卒倒身强，遗溺不语，身热瘈疭，宛如中风，或时证逆传，神迷狂谵，小儿惊痫，角弓反张，牙关紧闭诸证。

朱砂飞，二两　明雄黄飞　灯心炭各一两　人中白漂煅，八钱　明矾　青黛飞，各五钱　梅冰　麻黄去节，各四钱　真珠　牙皂　当门子　蓬砂各三钱　西牛黄二钱　杜蟾酥　火硝各一钱五分　飞真金三百页十六味，各研极细，合研匀，瓷瓶紧收，毋令泄气，以少许吹鼻嚏取，重者再用开水调服一分，小儿减半。

【按语】王孟英称此丹“芳香辟秽，化毒祛邪，宣气通营，全体大用，真有斩关夺隘之功，而具起死回生之力也”。临床最宜用于感受暑温疫毒、山岚瘴气而出现上述危重之证者，故进一步开发本方，对于提高中医治疗急症和危重症的疗效，不无裨益。

青蒿鳖甲汤

【文献出处】《温病条辨·下焦篇》

【原文摘录】夜热早凉，热退无汗，热自阴来者，青蒿鳖甲汤主之。

青蒿鳖甲汤方（辛凉合甘寒法）

青蒿二钱　鳖甲五钱　细生地四钱　知母二钱　丹皮三钱

水五杯，煮取二杯，日再服。

【按语】温病后期，阴伤未复，余邪深伏阴分，证见夜热早凉，热退无汗，临床较为多见，《温病条辨》青蒿鳖甲汤正为此而设。吴鞠通自析方义甚详：“夜行阴分而热，日行阳分而凉，邪气深伏阴分可知；热退无汗，邪不出表而仍归阴分，更可知矣，故曰热自阴分而来，非上中焦之阳热也。邪气深伏阴分，混处气血之中，不能纯用养阴，又非壮火，更不得任用苦燥。故以鳖甲蠕动之物，入肝经至阴之分，既能养阴，又能入络搜邪；以青蒿芳香透络，从少阳领邪外出；细生地清阴络之热；丹皮泻血中之伏火；知母者，知病之母也，佐鳖甲、青蒿而成搜剔之功焉。再此方有先入后出之妙，青蒿不能直入阴分，有鳖甲领之入也；鳖甲不能独出阳分，有青蒿领之出也。”要之，本方功在养阴透热，凡温病瘟疫见上述病机和症状者，用之颇为合拍。

【现代应用】

1. 流行性感冒　李氏用青蒿鳖甲汤加减治疗流行性感冒26例，低热（37~38℃）不退，晨轻夜重。治疗方法：青蒿鳖甲汤加味：青蒿（后入）、鳖甲（打碎先煎）、生地、银柴胡各15g，知母、丹皮各12g，日1剂。有效率100%。（《江西中医学院学报》2000年增刊34页）

2. 流行性乙型脑炎　名老中医江育仁治疗“乙脑”恢复期久热伤阴者，

热来多朝轻暮重，热时颜面潮红，舌质红，少苔，小便黄，大便秘结，或有惊惕，治疗以养阴清热为主。用青蒿鳖甲汤加减。常用药如：青蒿 15g，生鳖甲 15g，地骨皮 10g，生地黄 15g，鲜荷叶 1/4 张。临证可酌加牡蛎、真珠母潜阳育阴。（《当代名医临证精华温病专辑》第 224 页，中医古籍出版社，1988 年）

李氏用本方加减治疗流行性乙型脑炎 4 例，低热不退，晨轻夜重。有效率 100%。（《江西中医学院学报》2000 年增刊 34 页）

3. 流行性脑脊髓膜炎　靳氏治疗流脑的经验体会：流脑极重型津液亏耗时所出现的伤阴阶段，如呈弛张热型者宜养阴退热，用青蒿鳖甲汤。（《江苏中医》1964 年第 2 期 38 页）

4. 急性血吸虫病　叶氏报道急性血吸虫病有相当一部分患者可出现类似夜热早凉的症状，且因发热较重，或病程较长，久热伤阴，而呈热铄阴伤之象。常常根据这一主证，参以病机，予养阴透热之青蒿鳖甲汤加减治之，每获满意疗效。例如患者杜某，男，32 岁。持续发热 18 日，每日傍晚发作，午夜增高，清晨热退后一如常人，发热前先寒颤，饮食及大便尚可，小便黄。疑为肺结核，予异烟肼作诊断性治疗半月无效，转来诊治。观其面黄体瘦，精神疲惫，切其胸腹，无异常发现，询其月前有血吸虫疫水接触史，遂作皮内试验和粪便沉孵，报告均为阳性，诊为急性血吸虫病。投以青蒿鳖甲汤：鲜青蒿 200g，鳖甲、生地各 15g，知母、丹皮各 10g。患者服完 2 剂则热瘥。尔后继以吡喹酮根治病源而痊愈。（《中国中医急症》1994 年第 4 期 170 页）

5. 伤寒　黄氏认为伤寒如治疗不规范或治疗不彻底，常会留下低热，入夜尤甚，夜间汗出等表现，此时用中医方法进行调治，能收到比较好的效果。可遵吴鞠通青蒿鳖甲汤意入阴分搜邪之法，以逐邪外出。如患者李某，女，35 岁。症见身热不扬，汗出以上半身尤甚，表情淡漠，身倦乏力，恶心纳呆，舌质红，苔黄腻，脉濡数。体格检查：T 39.6℃，P 88 次 /min，R 25 次 /min，Bp 14/10kPa。表情淡漠，心肺（-），腹平软，左肋下触及脾脏，肠鸣音稍亢进。实验室检查：肥达氏试验“O”1∶160，“H”1∶320，血常规：白细胞计数 4.3×10^9/L、血红蛋白 121.5g/L、红细胞计数 4.5×10^{12}/L，中性粒细胞百分比 60%，淋巴细胞百分比 29%，单核细胞百分比 0.5%，嗜伊红细胞计数为 0；血培养：伤寒杆菌生长。红细胞沉降率 40mm/h。诊断：伤寒。以氨苄青霉素、氧氟沙星等抗感染治疗 4 周，高热减退，精神转佳，血培养无细菌生长，嗜伊红细胞 56×10^{6}/L，红细胞沉降率 16mm/h。仍低热汗出，夜间尤甚，纳谷欠香。转中医诊治，查舌淡红，苔微黄腻，脉濡软。乃余邪深入阴分之证，治当搜剔阴分之邪，仿青蒿鳖甲汤意。处方：鳖甲 12g（先煎），青蒿 9g，荷叶 9g，桑叶 9g，佩兰叶 9g，芦根 9g，丹皮 9g，炙甘草 5g。日 1 剂，水煎分 2 次服。连续服用 10 剂，诸症消失而出院。（《江苏中医》2001 年第 3 期 34 页）

6. 流行性出血热　李氏用本方加味治疗流行性出血热低热不退者 18 例，总有效率 100%。（《江西中医学院学报》2000 年增刊 34 页）

附：古代预防瘟疫参考方

1. 辟瘟疫药干散（《肘后备急方》）

大麻仁、柏子仁、干姜、细辛各一两，附子半两，炮，捣筛，正旦以井华水举家各服方寸匕，疫极日三服。

2. 度瘴散（《肘后备急方》）

辟山瘴恶气，若有黑雾郁勃，及西南温风，皆为疫疠之候方：

麻黄、椒各五分，乌头三分，细辛、术、防风、桔梗、桂、干姜各一分，捣筛，平旦酒服一钱匕。辟毒，诸恶气，冒雾行，尤宜服之。

3. 常用辟温病散方（《肘后备急方》）

真珠、肉桂各一分，贝母三分，熬之，鸡子白熬令黄黑，三分，捣筛，岁旦服方寸匕。若岁中多病，可月月朔望服之，有病则愈。病人服者，当可大效。

4. 辟瘟疫法，熬豉和白术浸酒，常服之。（《经史证类大全本草》）

5. 屠苏酒方（《千金月令》）

主一切瘴疫气及伤寒百病。

大黄四十铢　蜀椒三十铢，去目　桔梗　防风各二十四铢　白术　桂心各十八铢　菝葜十二铢　乌头六铢，炮

上细切，以绛囊盛，十二月晦日，日午时，以绛绳悬沉井中，至底，后岁，朝出置酒中，户前面东向饮之，先从小起，一人饮，一家无疾；一家饮，一里无疾。三日后，散置井中，每岁饮之，永无时疾。

6. 太乙流金散：辟温气方。(《备急千金要方》)

雄黄三两　雌黄二两　矾石一两半　鬼箭羽一两半　羚羊角烧，二两

上五味，治下筛，三角绛袋盛一两，带心前，并挂门户上，若逢大疫之年，以月旦青布裹一刀圭，中庭烧之。温病人亦烧薰之。

7. 雄黄散：辟温气方。(《备急千金要方》)

雄黄五两　朱砂一作赤术　菖蒲　鬼臼各二两

上四味，治下筛，以涂五心，额上，鼻，人中，及耳门。

8. 粉身散：辟温病常用方。(《备急千金要方》)

芎䓖　白芷　藁本各等分

上三味，治下筛，内米粉中，以粉身。

9. 松叶末之，酒服方寸匕，日三服。(《备急千金要方》)

10. 麻黄散方(《太平圣惠方》)

治时气相染易者，即须回避，将息饭食之间，不得传吃，但一人受病，全家不安，有此相染。

麻黄三分，去根节　桔梗三分，去芦头　川乌头一分，炮裂，去皮脐　人参三分，去芦头　细辛三分　白术三分　桂心三分　干姜三分，炮裂锉　防风三分，去芦头　吴茱萸一分，汤浸七遍，焙干微炒　川椒一分，去目及闭口者，微炒去汗　川大黄三分，锉碎，微炒

上件药，捣细罗为散，每服，空心以温酒调下二钱。

11. 雄黄丸方(《太平圣惠方》)

治时气病转相染易，乃至灭门，傍至外人，无有不著者。

雄黄一两，细研　赤小豆二两，炒熟　丹参二两　鬼箭羽二两

上件药，捣罗为末，炼蜜和丸，如梧桐子大，每服空心，以温水下五丸，可与病人同床传衣，不相染也。

12. 朱砂丸方(《太平圣惠方》)

治时气转相染著，延及外人，人不敢视者。

朱砂二两，细研，水飞过　人参一两，去芦头　鬼箭羽二两　雄黄二两，细研，水飞过　赤小豆二两，炒熟

上件药，捣罗为末，炼蜜和丸，如小豆大，每服，空心以温水下五丸，可与病人同床传衣，不相染也。

13. 安息香丸(《太平圣惠方》)

治时气疫瘴。

安息香一两　朱砂半两，细研　硫黄半两，细研　雄黄一两，细研　阿魏半两　松脂四两　柏叶四两　苍术四两　白芷三两　干桃叶三两

上件药，捣罗为末，炼蜜和丸，如弹子大，时以一丸，烧于所居之处，仍亦宜用后方频浴之。

14. 治时气瘴疫，浴汤方（《太平圣惠方》）

桃枝叶十两　白芷三两　柏叶五两

上件药，捣筛为散，每取三两，煎汤浴之，极良。

15. 鬼箭羽方（《太平圣惠方》）

治时气瘴疫，辟除毒气。

鬼箭羽一两　鬼臼一两，去毛　赤小豆半合，炒熟　朱砂半两，细研，水飞过　雄黄半两，细研，水飞过

上件药，捣罗为末，炼蜜和丸，如豇豆大，如已患者，手掌中水调一丸，涂于口鼻上，又于空腹，温水下一丸；如未染疾者，但涂口鼻，兼以皂囊盛一丸，系肘后，亦宜时烧一丸。忌羊血。

16. 入瘟家令不相染着。（《三因极一病证方论》）

雄黄

上研细水调，以笔浓蘸，涂鼻窍中，与病人同床，亦不相染，初洗面后，及临卧时点之。凡疫家自生恶气，闻之即入上元宫，遂散百脉而成斯病，宜即以纸捻探鼻嚏之为佳。如以雄黄点鼻，则自不闻，并辟诸恶梦神良。

17. 苏合香丸（《世医得效方》）

凡入瘟疫家，先令开启门户，以大锅盛水二斗于堂中心，用二十丸煎，其香能散疫气。凡病者，各饮一瓦后，医者却入诊视，不致相染。

18. 百解散（《是斋医方》）

此药专解截四时伤寒，常服清神爽气，瘟疫瘴疠不生。龚子治方。

防风去芦　麻黄去根节。各三两半　白芷　白芍药二两　川乌半两，炮，去皮尖　甘菊去枝叶　荆芥穗六两　干姜各三两

上为细末，每服二钱，葱茶或蝎茶点服，不拘时候，煎服亦可。

19. 辟山岚瘴气。（《本草单方》）

生熟大蒜各七片，共食之，少顷腹鸣，或吐血，或大便泄，即愈。

20. 预辟瘴疠。（《本草单方》）

桃仁一斤　吴茱萸　青盐各四两

同炒熟，以新瓶密封。一一取出，拣取茱、盐，将桃仁去皮尖，每嚼一二十枚。山居尤宜之。

21. 辟瘴不染。(《本草单方》)

生葛捣汁一小盏，服，去热毒气也。

22. 端午日，以艾蒜为人安门上，辟温。(《四时纂要》)

23. 神明散(《四时纂要》)

苍术　桔梗　附子炮。各二两　乌头四两，炮　细辛一两

上捣筛为散，绛囊盛，带之方寸匕，一人带，一家不病。有染时气者，新汲水调方寸匕服之，取汗便瘥，春分后宜施之。

24. 辟瘟丹方(《种福堂公选良方》)

此药烧之，能令瘟疫不染。空房内烧之，可辟秽恶。

乳香　苍术　细辛　川芎　甘草　降香各一两

再加檀香一两亦可。共研细末，枣肉为丸，如芡实大。

25. 神圣辟瘟丹(《种福堂公选良方》)

苍术为君，倍用　羌活　独活　白芷　香附　大黄　甘松　山柰　赤箭　雄黄各等分

上为末，面糊丸，如弹子大，黄丹为衣，晒干焚之。

26. 凡疫病初起之时，用藿香正气散煎一大锅，每人服一碗，以防未然。若已病者，用九味羌活汤、六神通解散，皆有奇功。刘草窗曰：未病之人三五日一服。(《济阳纲目》)

27. 洁古雄黄丸(《济阳纲目》)

避时疫，可与病人同床，传着衣服，亦不相染。

雄黄一两，研　赤小豆炒　丹参　鬼箭羽各二两

上为细末，炼蜜丸如桐子大，每日空心以温水下五丸。

28. 太仓公避瘟丹(《济阳纲目》)

凡官舍久无人到，积湿容易侵入，预制此烧之，可远此害，极宜于暑月烧之，以除瘟疫，并散邪气。

茅术一斤　台乌　白术　黄连　羌活各半斤　川乌　草乌　细辛　紫草　防风　独活　藁本　白芷　香附　当归　荆芥　天麻　官桂　甘松　山柰　干姜　麻黄　芍药　牙皂　甘草各四两　麝香三分

上为末，枣肉丸如弹子大，每一丸烧之。(见本篇同名方)

29. 凡入瘟疫之家，以麻油涂鼻孔中，然后入病家，则不相传。既出，

以纸捻探鼻，深入令喷嚏为佳。（《济阳纲目》）

30. 以雄黄、苍术为细末，香油调敷鼻内，则邪气不入。（《济阳纲目》）

31. 丹溪加味三黄丸（《保命歌括》）

大黄酒蒸　黄芩酒炒　黄连酒炒　人参　桔梗　苍术制　防风　白滑石　香附子如上制　人中黄如上制甘草是也

上等分，为细末，水煮神曲糊为丸，每服五十丸。气虚者，四君子汤下；血虚者，四物汤下；痰多者，二陈汤下。

32. 救苦散（《保命歌括》）

专治伤风、伤寒，头目不清。如被疫气所侵之人，少觉头昏脑闷，急取嚏之，毒气随散，永无染着，真仙方也。

川芎　藿香　藜芦各三钱　牡丹皮去心　玄胡　朱砂水飞。各二钱　雄黄水飞　白芷　牙皂各四钱

上为细末，每用一些先噙水在口中，以竹筒吹两鼻，嚏出清涕佳。畜类受瘟者，吹之即无染矣。

33. 辟秽丹（《济世全书》）

乳香　苍术　细辛　甘松　川芎　降真香

上为末，烈火焚之辟邪。（见本篇同名方）

34. 苍降反魂香（《松峰说疫》）

苍术　降真香各等分

共末，揉入艾叶内，绵纸卷筒，烧之，除秽祛疫。

35. 福建香茶饼（《松峰说疫》）

能避一切瘴气瘟疫，伤寒秽气，不时噙化。

沉香　白檀各一两　儿茶二两　粉草五钱　麝香五分　冰片三分

共为细末，糯米汤调，丸黍米大，噙化。

36. 透顶清凉饮（《松峰说疫》）

凡遇时令不正，瘟疫流行，人各带之，或嗅鼻，可免侵染。

白芷　细辛　当归　明雄　牙皂等分

共为细末，瓷瓶贮，勿泄气。用时令病者噙水口内，将药嗃鼻，吐水取嚏，不嚏再吹，嚏方止。已患未患者皆可用。

37. 老君神明散（《松峰说疫》）

辟瘟疫。

苍术一钱　桔梗二钱五分　细辛　附子炮，去黑皮。各一两　乌头四两，去皮尖

共为细末，带于身边，可免瘟疫。不可服。

38. 茵陈乌梅汤(《松峰说疫》)

九九尽日，茵陈连根采，阴干。遇瘟疫起，每人用茵陈五分，乌梅二个，打碎，水二盅，煎八分，热服，汗出即愈。

39. 烧青木香、薰陆、安息胶香，可避瘟疫。(《松峰说疫》)。

名案篇

以水济火案

成化二十一年，新野疫疠大作，死者无虚日，邻人樊滋夫妇，卧床数日矣。余自学来，闻其家人如杀羊声，不暇去衣巾，急往视之。见数人用棉被覆其妇，床下致火一盆，令出汗，其妇面赤声哑，几绝。余叱曰：急放手，不然死矣！众犹不从，乃强拽去被，其妇跃起，倚壁坐，口不能言。问曰：饮凉水否？颔之。与水一碗，一饮而尽，始能言。又索水，仍与之，饮毕，汗出如洗，明日愈。或问其故？曰：彼发热数日，且不饮食，肠中枯涸矣。以火蒸之，速死而已，何得有汗？今因其热极，投之以水，所谓水火既济也，得无汗乎？观以火燃枯鼎，虽赤而气不升，注之以水，则气自来矣。遇此等证者，不可不知。（《名医类案·瘟疫》）

【按语】《伤寒论》对风温误用火劫而引起变证，曾有明确记述："若被火者，微发黄色，剧则如惊痫，时瘈疭，若火熏之。一逆尚引日，再逆促命期。"本例罹患瘟疫，以火迫出汗，致津液枯涸，病情濒危，所幸医者救误得当，令其频频饮水，乃得津回汗出而愈，此水火既济之道也，对临床颇有启发。

疫兼两感案

汪石山治一人，年弱冠，房劳后，忽洒洒恶寒，自汗发热，头背胃脘皆痛，唇赤舌强，呕吐，眼胞青色。风虚。医投补中益气，不远于病。午后谵语恶热，表。小便长，表未除。初日脉皆细弱而数，次日脉则浮弦而数，医以手按脐下痛，议欲下之，岂有下理。遣书来问。汪曰：此疫也。断之曰疫，妙。疫兼两感，内伤重，外感轻耳。脐下痛者，肾水亏也。妙。按痛为实，断为肾虚，明其理耳。若用利药，是杀之也。古人云：疫有补，有降，有散，兹宜合补、降二法以治，用清暑益气汤，除苍术、嫌燥。泽泻、嫌利。五味，嫌敛。加生地、补肾。黄芩、石膏。除恶热谵语。服十余贴而安。（《名医类案·瘟疫》）

【按语】从其病因、证候，诊断其为"疫兼两感，内伤重，外感轻"，这与伤寒太阳、少阴两感麻黄附子细辛汤证有类似之处，故治法以补泻兼施，即扶正祛邪结合，甚合病机，是以奏效。

江应宿治陈氏子，年十七岁，患疫。大渴，大热，头痛如破，泄泻频数，六脉洪大。与三黄石膏汤，日进三服，石膏加至一两，三日而愈。(《名医类案·瘟疫》)

【按语】从其证候来分析，显系表证未解，里热已炽，热毒充斥三焦，故用三黄石膏汤发汗、清热、解毒，表里兼治，药中鹄的，乃获捷效。

神昏谵妄案

何氏仆患天行时疫，目不识人，狂言妄语。投以地浆、童子小便浸白头颈蚯蚓，捣细，新汲井花水，滤下清汁，任服一二碗，即知人，三日愈。(《名医类案·瘟疫》)

【按语】本方重在清热解毒，息风镇惊，药简效宏，且能就地取材，值得参考。

时疫误禁饮食案

万历十六年，南都大疫，死者甚众。余寓鸡鸣僧舍，主僧患疫十余日，更数医，皆云禁饮食。虽米饮不容下咽，病者饥甚，哀苦索食。余曰：夺食则愈，虽有是说，此指内伤饮食者言耳。谚云：饿不死伤寒。乃邪热不杀谷，虽不能食，亦不致死。经云：安谷则生。况病夹内伤不足之证，禁食不与，是虚其虚，安得不死？强与稀粥，但不使充量，进补中益气汤而愈。若此类者甚众，余未尝禁饮食，而活者不少。每见都城诸公，但说“风寒”二字，不辨有无内伤虚实，一例禁绝饮食，有二十余日，邪气已尽，米饮尚不容入口，而饿死者何限，表而出之，以为习俗之戒。(《名医类案·瘟疫》)

【按语】饮食之宜忌，在疾病的治疗和护理上，确有重要的意义，但必须根据病情制宜，未可一概禁绝饮食。本例患疫病，夹内伤不足，胃气本虚，前医强夺其食，犯虚虚之诫，病必转剧，所幸后医明察，进以糜粥，并投补中益气汤扶正祛邪，始得转危为安。

大头瘟针药并施案

罗谦甫治中书右丞姚公茂，六旬有七，宿有时毒，至元戊辰春，因酒再发。头面耳肿而疼，耳前后肿尤甚，胸中烦闷，咽嗌不利，身半以下皆寒，足胫尤甚，热壅于上。由是以床相接作炕，身半以上卧于床，身半以下卧于炕，饮食减少，精神困倦而体痛，命罗治之。诊得脉浮数，按之弦细，上热下寒明矣若以虚治则误。《内经》云：热胜则肿。又曰：春气者病在头。《难经》云：畜则肿热，砭射之也。盖取其易散故也。急则治标。遂于肿上约五十余刺，其血紫黑如露珠之状，顷时肿痛消散。治上热。又于气海中大艾炷灸百壮。灸法佳。乃助下焦阳虚，退其阴寒；次于三里二穴，各灸三七壮，治足胻冷，亦引导热气下行故也。治下寒。遂处一方，名曰既济解毒汤，以热者寒之。然病有高下，治有远近，无越其制度。以黄芩、黄连苦寒，酒制炒，亦为引用，以泻其上热以为君；桔梗、甘草辛甘温，上升，佐诸苦药，以治其热；柴胡、升麻苦平，味之薄者，阴中之阳，散发上热，以为臣；连翘苦辛平，以散结消肿；当归辛温，和血止痛；酒煨大黄苦寒，引苦性上行至巅，驱热而下，以为使。投剂之后，肿消痛减，大便利。再服减大黄，慎言语，节饮食，不旬日良愈。（《名医类案·大头天行》）

【按语】本例为大头瘟，治以针药并施，病灶处针刺出血，乃放邪出路之妙法。内服药以普济消毒饮化裁，亦甚熨贴，尤其加大黄一药，导热毒下泄，使邪有去路，故获效更捷。

时毒头面项喉俱肿案

橘泉翁治一人病头面项喉俱肿大，恶寒，医疑有异疮。翁曰：非也，此

所谓时毒似伤寒者。丹溪曰：五日不治，杀人。急和败毒散加连翘、牛蒡子、大黄下之，三日愈。(《名医类案·大头天行》)

【按语】大头天行，又名大头瘟，相当于现代医学所称之流行性腮腺炎。本例之治，重在解毒祛邪，方用大黄一药，意在导热毒以下夺，给邪以出路，邪去毒解，则肿消痛除，其病自愈。

大头风误治得救案

江篁南治给事中游让溪，嘉靖壬子正月，忽感大头风症，始自颈肿，时师以为外感，而误表之，继以为内伤，而误补之。面发赤，三阳俱肿，头顶如裂，身多汗，寐则谵语，绵延三日，喘咳势急。其亲汪子际，以竹茹橘皮汤，继以川芎茶调散合白虎汤，去人参，服一剂而减。次日用前方，去寒峻药，至晚渐定，耳轮发水泡数个，余肿渐消，独耳后及左颊久不散。又次日，以当归六黄汤为主，加散毒之药，延及二旬，顶巅有块，如鸡子大，突起未平，及面颊余肿未消，时时头疼，大便稀溏。时二月中旬，江至，诊得左脉浮小而驶，右浮大近快，有勃勃之势。江按脉症，当从火治，以生黄芪八分，白术、薏苡各一钱半，茯苓、片芩各八分，生甘草三分，煎加童便服。次日，脉稍平，然两颊尚赤，早间或觉头痛，盖余火未全杀也。黄芪加作一钱二分，薏苡加作二钱，项块渐消，以后加生芪二钱，更饮绿豆汤、童溲，五剂而愈。(《名医类案·大头天行》)

【按语】大头瘟误治后毒势更张，症情增剧，迭进祛风清热解毒之剂，邪势稍杀，症有改善，但余毒缠绵，症未全消。江氏接治，标本兼顾，药以生芪、茯苓、薏苡等益气托毒，复加童溲、绿豆清热解毒，竟获痊愈。

阳郁体厥案

施幼声，卖卜颇行，年四旬，禀赋肥甚。六月患时疫，口燥舌干，苔刺如锋，不时太息，咽喉肿痛，心腹胀满，按之痛甚，渴思冰水，日晡益甚，小便赤涩，得涓滴则痛甚，此下证悉备，但通身肌表如冰，指甲青黑，六脉如丝，寻之则有，稍轻则无，医者不究里证热极，但引陶氏《全生集》，以为阴证。但手足厥逆冷过肘膝，便是阴证，今已通身冰冷，比之冷过肘膝更甚，宜其为阴证一也；且陶氏以脉分阴阳二证，全在有力无力中分，今已脉微欲绝，按之如无，比之无力更甚，宜其为阴证二也；阴证而得阴脉之至者，复有何说，遂主附子理中汤。未服，延予至，以脉相参，表里互较，此阳证之最者，下证悉具，但嫌下之晚耳。盖因内热之极，气道壅闭，乃至六脉如无，此脉厥也。阳郁则四肢厥逆，若素禀肥盛尤易壅闭，今亢阳已极，以至通身冰冷，此体厥也。急投大承气汤，嘱其缓缓下之，脉至厥回，便得生矣。其妻闻一曰阴证，一曰阳证，天地悬隔，疑而不服。更请一医，指言阴毒，须灸丹田，其兄叠延三医续至，皆言阴证……乃进附子汤，下咽如火，烦躁顿加，逾时而卒。（《温疫论·体厥》）

【按语】厥逆有阳厥、阴厥之分，《伤寒论》早有记述。本例为瘟疫体厥，外证脉微欲绝，四肢厥逆，通身冰冷，酷似“阴厥”之重证。但吴氏细察病情，诊得患者口燥舌干，苔刺如锋，咽喉肿痛，心腹胀满，按之痛甚，渴思冰水，小便赤涩，遂诊为“阳证之最者”，即内真热外假寒之“阳厥”重证。究其病机，乃邪热内遏，气道壅塞，阳气郁结不得敷布，以致形成全身冰冷的“体厥”证。故吴氏主张下其郁结，去其壅塞，俾阳气宣通，布达于体表，方可脉至厥回。无奈病家疑而不服，遂致不救。

新旧交病案

吴江沈音来之室，少寡，素多郁怒，而有吐血证，岁三四发，吐后即已，无有他证，盖不以为事也。三月间，别无他故，忽有小发热，头疼身痛，不恶寒而微渴，若恶寒不渴者，乃感冒风寒，今不恶寒微渴者，疫也。至第二日，旧证大发，吐血倍常，更加眩晕，手振烦躁，种种虚躁，饮食不进，且热渐加重。医者病者，但见吐血，以为旧证复发，不知其为疫也，故以发热认为阴虚，头疼身痛，认为血虚，不察未吐血前一日，已有前证，非吐血后所加之证也。诸医议补，问予可否，余曰：失血补虚，权宜则可，盖吐者内有积血，正血不归经，所以吐血也。结血牢固，岂能吐乎，能去其结，于中无阻，血自归经，方冀不发。若吐后专补内则血满，既满不归，血从上溢也。设用寒凉尤误。投补剂者，只顾目前之虚，用参暂效，不能拔去病根，日后又发也。况又兼疫，今非昔比，今因疫而发，血脱为虚，邪在为实，是虚中有实。如投补剂，始则以实填虚，沾其补益，既而以实填实，灾害并至。于是暂用人参二钱，以茯苓、归、芍佐之。两剂后，虚证减退，热减六七，医者病者皆谓用参得效，均欲速进，余禁之不止，乃恣意续进，便觉心胸烦闷，腹中不和，有气求哕不得，此气不时上升，便欲作呕，心下难过，遍体不舒，终夜不寐，喜按摩捶击，此皆外加有余之变证也。所以然者，止有三分之疫，只应三分之热，适有七分之虚，经络枯涩，阳气内陷，故有十分之热。分而言之，其间是三分实热，七分虚热也。向则本气空虚，不与邪搏，故无有余之证。但虚不任邪，惟懊侬、郁冒、眩晕而已，今投补剂，是以虚证减去，热减六七，所余三分之热者，实热也，乃是病邪所致，断非人参可除者，今再服之，反助疫邪，邪正相搏，故加有余之变证，因少与承气微利之而愈。按此病设不用利药，宜静养数日亦愈。以其人大便一二日一解，则知胃气通行，邪气在内，日从胃气下趋，故自愈。间有大便自调而不愈者，内有湾粪，隐曲不得下，下得宿粪极臭者，病始愈。设邪未去，恣意投参，病乃益固，日久不除，医见形体渐瘦，便指为怯证，愈补愈危，死者多矣。(《温疫论·乘除》)

【按语】《金匮要略》有云："夫病痼疾，加以卒病，当先治其卒病，后乃治其痼疾也。"为旧病新病交加指出了治疗原则。诚然如此，但临床又当根据病情轻重缓急，孰主孰次，灵活地掌握。本例由于旧有吐血之疾，加之复感疫邪，以致吐血大发，并见发热而渴，头疼身痛等症。此时呈现虚实兼夹，新旧交病的复杂局面。医者应用补法，"从多从少"掌握不当，以致中途出现变证，后经吴氏少与承气汤微利之而愈，体现了吴氏治疫"邪不去则病不瘳"的学术思想。

因证数攻得愈案

朱海畴者，年四十五岁，患疫得下证，四肢不举，身卧如塑，目闭口张，舌上苔刺。问其所苦不能答，因问其子，两三日所服何药，云进承气汤三剂，每剂投大黄两许不效，更无他策，惟待日而已，但不忍坐视，更祈一诊。

余诊得脉尚有神，下证悉具，药浅病深也。先投大黄一两五钱，目有时而小动，再投舌刺无芒，口渐开能言。三剂舌苔少去，神思稍爽。四日服柴胡清燥汤，五日复生芒刺，烦热又加，再下之。七日又投承气养荣汤，热少退。八日仍用大承气，肢体自能少动。计半月，共服大黄十二两而愈。又数日，始进糜粥，调理两月平复。凡治千人，所遇此等，不过三四人而已，姑存案以备参酌耳。(《温疫论·因证数攻》)

【按语】吴又可治疫，强调逐邪务尽，推崇攻下之法，并主张“因证数攻”，“凡下不以数计”，只要疫邪未去，实证尚存，不论已服下剂数次，仍可继续用之，本案即是典型例子。值得指出的是，吴氏在数下之间，注意应用宽缓之剂兼扶正气(如柴胡清燥汤之类)，以便为再下创造条件，绝不是一味滥用、妄用攻下法，这在本案中亦可见一斑。

疫疠渐入膻中或逆传心胞案

朱，疫疠秽邪，从口鼻吸受，分布三焦，弥漫神识。不是风寒客邪，亦非停滞里证。故发散消导，即犯劫津之戒，与伤寒六经大不相同。今喉痛丹疹，舌如朱，神躁暮昏。上受秽邪，逆走膻中。当清血络，以防结闭。然必大用解毒，以驱其秽。必九日外不致昏愦，冀其邪去正复。

犀角　连翘　生地　玄参　菖蒲　郁金　银花　金汁

谭，口鼻吸入秽浊，自肺系渐干心胞络。初病喉痛舌燥，最怕窍闭神昏之象。疫毒传染之证，不与风寒停滞同法。

玄参　连翘　郁金　银花　石菖蒲　靛叶　射干　牛蒡

冲入真白金汁一杯。

金氏　人静则神昏，疠邪竟入膻。王先生方甚妙，愚意兼以芳香宣窍逐秽。

至宝丹。(《临证指南医案·疫》)

时疫发热，脘闷恶心，斑发不爽，神烦无寐，舌色转红，邪热将入营分，虽胃滞未清，亦宜先清营热，勿得滋腻为稳。观证，苟令邪入包络，便是不治。凡热由气分蒸入心包者易治，由血分坏及心包者难治。所以先清营热为急。先生真有识力。

鲜竹心　元参　连翘心　鲜菖蒲　银花　川贝(《宋元明清名医类案·叶天士医案》)

时疫六日不解，头疼发热，舌绛烦渴，少腹痛剧，已经心包，虑其厥痉。

犀角　连翘心　银花　元参　通草　鲜生地

又方

犀角　鲜生地　元参　麦冬　川贝(《宋元明清名医类案·叶天士医案》)

【按语】以上5例，均属疫疠之邪渐入膻中，或逆传心胞案。叶氏皆从清营解毒，宣窍逐秽立法，并按照他自己在《温热论》中所提出的“入营犹可透热转气”的治则，清营解毒多采用犀角、生地、金银花、连翘之类。至于开窍逐秽，则善用菖蒲、郁金、至宝丹等品。处方中金汁一药，解毒之力尤著，惜现已不用。

又，例1酷似猩红热。

瘟疫结胸案

虞恒德治一妇，年二十九，三月间患瘟疫证。病三日，经水适来，发热愈甚，至七八日病剧，胸中气筑作痛，莫能卧，众医技穷，入夜迎虞治。病者以绵花袋盛托背而坐于床，令婢摩胸不息，六脉俱微数而无伦次，又若虾游状。虞问曰：恐下早成结胸耳。主人曰：未也。虞曰：三日而经水行，致中气虚，与下同。乃用黄龙汤、四物汤、小陷胸汤，共为一剂，加姜、枣煎服。主人曰：此药何名？虞曰：三合汤也。一服诸证悉减，遂能卧；再服热退病安。又因食粥太多，复病热，作内伤治，用补中益气汤出入加减，调理而愈。(《温热暑疫全书·疫病方论》)

【按语】《伤寒论》有误下“热入因作结胸”和妇人经水适来、适断“热入血室”的记载。本例病疫而经水适来，出现有似结胸的证候。虞氏融会结胸和热入血室的病因病机，遂用黄龙汤、四物汤、小陷胸汤合化，补泻兼施而获良效，此活用《伤寒论》之典范也。

发斑紫黑相间案

正阳门外，蒋家胡同口内，祥泰布铺祁某，晋人也，长郎病疫，原诊谢以不治，又延一医亦不治，及至邀予，已七日矣。诊其脉，六部全伏；察其形，目红面赤，满口如霜，头汗如雨，四肢如冰；稽其症，时昏时躁，谵妄无伦，呕泄兼作，小水癃闭，周身斑疹，紫黑相间，幸而松活浮于皮面，毒虽盛而犹隐跃，此生机也。检视前方，亦用犀连，大剂不过钱许，乃杯水之救耳。予曰：令郎之症最险，不畏予药过峻，死中求活，不然，变在十四日。祁恳甚切，予用大剂，石膏八两，犀角六钱，黄连五钱，余佐以本方之味，加伏龙肝一两，滑石五钱，木通三钱，猪苓、泽泻各二钱，更加生地一两，紫草三钱，归尾三钱，大青叶二钱。以色紫黑也，连投二服，至九日脉起细数，手足回温，呕虽止而泄如旧，仍用本方去伏龙肝。又二服，至十一日，脉转洪数，头汗遂止，黑斑变紫，小水亦利，大便亦实，但妄谵如前，身忽大热，烦躁更甚，大渴不已，以火外透也。仍用本方去滑石、木通、猪苓、泽泻，加花粉、山豆根。以喉微痛也，更以冰水与服，以济其渴。又二帖，色转深红，热势稍杀，谵妄间有，犹渴思冰，按本方减生地五钱，去归尾、紫草、豆根、花粉。又二服，诸证已退十分之三，药减四分之一，但饮水而不思食。祁疑而叩曰：病虽减而十数日不食，尚能生乎？予曰：生矣！按法治之，二十一日方可痊愈。又二服，斑化多半，胃气渐开，热亦大减，照本方药减四分之二，去大青叶。又二服，斑点全消，饮食旋食旋饿，方能起坐，诊其脉，尚有六至，犹有余热，不即清之，其势复张，更难为力。犹用石膏二两四钱，犀角三钱，黄连二钱，余亦类减。十九日用石膏一两二钱，犀角二钱，黄连一钱，加乌梅三个，酸以收之也。予曰：前言二十一日方能成功，今已十九日矣，令郎如此，可见前言之不谬也。祁某喜曰：若非立定主意，几为众口所误，初立此方，体全堂不肯卖药，叩其所以？言误开分两，以八钱为八两，六分写六钱耳。予历指同乡服此得痊者颇多，虽卖犹嘱以再三斟酌。二十日犹用石膏八钱，犀角钱半，黄连八分，加洋参二钱，麦冬三钱，归身二钱，川芎一钱，以调气血。二十一日用八珍汤，加麦冬、五味，立方需大纸一张，昨言初方药店不肯发药，今令郎已愈，录一治法于方前，计服石膏、黄连、犀角若干，使彼知予用药之奇，即药铺亦未之见也。

录曰：瘟毒发斑，疫症之最重者，然有必活之方，无如医家不敢用，病家不敢服，甚至铺家不敢卖，有此三不敢，疫疹之死于误者，不知凡几，可胜叹哉！令郎之症，蒙相信之深，邀予诊治，予用大剂连投十五帖，今已全安，计用石膏六斤有零，犀角七两有零，黄连六两有零，此前人之所未有，后人之所未见，故笔之于书，以征奇效。（《疫疹一得·附验案》）

【按语】案中所谓“本方”，即余氏所制之清瘟败毒饮（详名方篇），下同。病重药重，病轻药轻，这是治病用药之常理。然则如本案之用重剂至此者，亦鲜见矣。此全凭医者之经验和胆识。前贤有云：“有是证即用是药”。可否再加一句：“有是证即用是量”，本案即是明证也。

斑疹紫黑呃逆案

丙午夏四月，塞道掌姪兆某者，病疫已十一日，原诊辞以备后事，塞公另延一医，用理中汤。兆某妻舅工部员外伊公，素精医术，不肯与服，曰：若治此症，非余某不可。其家因有人进谗言，予用药过峻，惧不敢请。伊公力争，恳予甚切，予因知遇之感，慨然同往。诊其脉，沉细而数，验其症，周身斑点，紫黑相间，加以郁冒直视，谵语无伦，四肢如冰，呃逆不止，舌卷囊缩，手足动摇，似若循衣，此实危症，幸而两目红赤，嘴唇焦紫，验其是热。检视前方，不过重表轻凉，此杯水投火，愈增其焰，以致变症蜂起。予用大剂，更加元参三钱，大青叶二钱，使其内化外解，调服四磨饮。本家惧不敢服，伊公身任其咎，亲身煎药，半日一夜，连投二服，呃逆顿止，手足遂温。次日脉动转洪数，身忽大热，以毒外透也。予向伊公曰：按法治之，二十一日得痊，但此剂不过聊治其焰，未拔其根，药力稍懈，火热复起。一方服至五日，病势大减，药亦减半；服至八日，药减三分之二，去大青叶；服至十日，药减四分之三。以后诸证全退，饮食渐进。计服石膏五斤十四两，犀角四两六钱，黄连三两四钱。举家狂喜，始悔进谗者之误也。（《疫疹一得·附验案》）

【按语】本例病疫已十一日，从其脉症来看，显系热疫，故余氏投以大剂清瘟败毒饮加味，内化外解，病情顿减，其后按法治之，病乃痊愈。此等证，若误投前医所拟之理中汤，犹如抱薪救火，必犯《伤寒论》所谓“一逆尚引日，再逆促命期”之训；若投又一医之重表轻凉，此则病重药轻，有如杯水投火，无济于事。余氏细察病情，洞悉病机，立法准确，投剂恰当，宜其取效也。

斑疹不透昏愦呃逆案

右营守府费公名存孝者，年近七旬，癸丑四月，病疫已八日矣。诊其脉细数无至，观其形色如蒙垢。头汗如蒸，昏愦如痴，谵语无伦，身不大热，四肢振摇且冷，斑疹隐于皮内，紫而且赤，幸不紧束，此疫毒内伏，证亦危矣。如斑不透，毒无所泄，终成闷症，毙在十四日。检视前方，不外荆、防、升、葛，不知毒火壅遏之证不清，内热不降，斑终不出，徒肆发表，愈增其势，燔灼火焰，斑愈遏矣。予用大剂，石膏八两，犀角六钱，黄连五钱，加大青叶三钱，升麻五分，使毒火下降，领斑外透，此内化外解，浊降清升之法。次日，周身斑现，紫赤如锦，精神若明若昧，身亦大热，手足遂温，间有逆气上冲，仍照本方加生地一两，紫草三钱，调服四磨饮。其侄惧逆气上冲，予曰：无妨，服此即止。进门时，见又贴有堂号，因问曰：又延医乎？其侄曰：相好请来，但诊其脉，不服药耳。予曰：予治此证，前人未有，昨日敢服此方，令叔活矣。然见者必以为怪，君其志之。后医者至，果见予方，大叱其非，曰：一身斑疹，不按古法，用如许寒凉冰注，斑疹如何能透？急宜提表，似或可救。即用荆、防、升、葛，更加麻黄连服二煎，及至半夜，呃逆连声，四肢逆冷，足凉过膝，举家惊惶，追悔莫及，守城而进，叩门求见，问其所以？曰：变矣。问服何方？曰：他方。予曰：既服他方，仍请他治之。其侄见予不往，权将四磨饮原方，连灌二煎，呃逆顿止，手足遂温。转恳予素契者，登门叩恳。予怜其以官为家，又系异乡人，仍按本方，大剂调治，二十一日痊愈。计用石膏五斤四两，犀角五两二钱，黄连四两八钱。此癸丑四月间事也。（《疫疹一得·附验案》）

【按语】疫毒内伏，斑疹隐于皮内，且四肢冰冷，危证迭出。此证若见识不到，最易误认为疫毒伏匿，邪气不得外泄，于是乎急急于提透之法，药用荆、防、升、葛之类。余氏却认为：“毒火壅遏之证不清，内热不降，斑终不出，徒肆发表，愈增其势，燔灼火焰，斑愈遏矣。”于是主张应用大剂清凉解毒之清瘟败毒饮，少佐升麻以领斑外透，如是则内化外解，浊降清升，斑出证减而可望向愈矣。方中用四磨饮甚妙，既可降逆止呃，又能疏通气机，托邪外出，利于斑疹透达，更能制约清瘟败毒饮之性，使之寒而不凝也。

虚实疑似案

安徽富藩台堂夫人病疫，初起但寒不热，头晕眼花，腰体疼痛。医者误认虚寒，用六味加杜仲、续断、牛膝、木瓜。两服后，昏沉如迷，呼吸将绝，并不知其为病所苦。令叔五公，现任兵部郎中，邀予往看。诊其脉沉细而数，稽其症面颜红赤，头汗如淋，身热肢冷，舌燥唇焦。予曰：非虚也，乃疫耳。五曰：种种形状是虚，何以言疫？予曰：若是虚证，面颜不至红赤，舌不焦，唇不燥，通身大汗，乃元阳将脱之象，岂独头汗如淋，身热肢冷哉？大剂决不敢服，暂用凉膈散，清其内热，明日斑疹微露，证自明矣。次日斑点隐隐，含于皮内。五见骇然曰：几误矣。即投败毒中剂，加大青叶钱半，升麻五分。次日周身斑见，紫赤松浮，身忽大热，肢亦不冷，烦躁大渴。即换大剂，石膏八两，犀角六钱，黄连五钱，加生地一两，紫草三钱，大青叶三钱。连投二服，斑转艳红，惟咳嗽不止，痰中带血粉红。此金被火灼，即按本方加羚羊角三钱，桑皮三钱，棕炭三钱，丹皮二钱。又二服，嗽宁血止，色转深红，热亦大减。照本方去紫草、羚羊、桑皮、棕炭。减生地五钱，石膏二两，犀角二钱，加木通钱半，滑石五钱，以小水不利也。又二服，诸证已减十分之六，犹用石膏二两四钱，犀角二钱，黄连钱半，生地四钱，去木通、滑石。又二服后，用犀角钱半，黄连八分，石膏八钱，加人参一钱，当归一钱，麦冬三钱，五味子五分。连服二帖，饮食倍增，精神渐旺矣。（《疫疹一得·附验案》）

【按语】本例初起颇类虚证，故前医投以补剂。药后病情突变，险象丛生，经余氏细察，患者热象毕露，遂诊为疫，于是药用凉膈散清泄内热，乃得斑疹微透，疫疹明矣。继则毅然决然地投以清瘟败毒饮，不数剂，病获转机。其后出现痰中带血，小水不利等证，随症加减药物，变换剂量，终告痊愈。

疫毒内伏目闭无声肢冷便泄案

世袭骑都尉常公，系户部郎中。观公名岱者，中表弟也。癸丑五月病疫，观公素精医术，调治半月，斑疹暗回，而诸证反剧，已备后事。乃弟因一息尚在，复邀予治。诊其脉，若有若无；观其色，目闭无声，四肢逆冷，大便傍流清水。予谢以不治。合家拜恳，但求开方，死而无怨。予见嘴唇微肿，紫而且黑，知内有伏毒，非不可救。热乘于心肺，故昏闷无声；乘于肝，故目闭；乘于脾，故四肢逆冷；乘于大肠，故傍流清水。检视前方，亦是清热化斑等剂。观公素性谨慎，药虽不错，只治其焰，未拔其根，当此危急之秋，再一探视，死在三七。予按本方，用犀角八钱，黄连六钱，加滑石一两，木通三钱，猪苓、泽泻各二钱，桑皮三钱，瓜蒌霜三钱，另用石膏一斤，竹叶一两，熬水煎药。连进三煎，次日脉起细数，手足遂温，傍流亦减，小水亦通，目开而声出矣。仍用本方去滑石、木通、猪苓、泽泻、桑皮、瓜蒌。又一服，以后逐日减用，七日而痊。观公登门道谢曰：舍表弟之证，一百死一百，一千死一千，君能生之，敢不心悦而诚服。（《疫疹一得·附验案》）

【按语】本例疫毒内攻，乘于心肺，干于肝脾，下渍大肠，故见症目闭无声，四肢逆冷，大便傍流清水，病情已极危重。余氏以清瘟败毒饮加清肺利水之品，使病情转危为安，乃至痊愈，实属不易。由是观之，余氏治疫，始终以清热解毒的经验方清瘟败毒饮化裁，且剂量特重，屡起危证，洵非久经临床，熟谙疫疹原委者不办。

热毒燔灼谵妄若有所见案

工部员外彩公名柱者，令亲内务府高某，病疫九日，邀予。其脉浮大而数，身热如炉，目红面赤，赤斑成片，忽然大叫，若有所见，卒然惊惕，若有所惧，语生平未有之事，未见之人，举家惊恐，疑有邪附。本地风俗，最喜看香送祟，以至异端之术，不绝于门。予进屋内，香烟一室，满壁符签咒语。

予曰：此邪能去之，将此一概收去，只用大冰四块，安置四角。彩问何为？予曰：当此暑热，病此大热之证，加以香烛辉煌，内外夹攻，不狂何待？此邪热乘于肝胆，故发狂，外用多冰，收其熏蒸暑气，内服清凉解散之药，病除而狂自止，焉有邪附者乎？遂用大剂，七日而愈。（《疫疹一得·附验案》）

【按语】用冰退热，这是物理降温的一种方法，西医对诸如流行性乙型脑炎高热患者，每多采用。但中医对此颇多异议，认为有冰伏邪热不得外透之弊。其实，在祖国医学文献中用此法早有记载，如叶天士《温热论》治妊娠病温，“如热极用井底泥，蓝布浸冷，覆盖腹上”以护胎，即是其例。关键是在于辨证正确，用之得当耳。

阳极似阴案

理藩院侍郎奎公，四令弟病疫，昏闷无声，身不大热，四肢如冰，六脉沉细而数。延一不谙者，已用回阳救急汤，中表兄富公，力争其不可。及予至，诊其脉沉细而数，察其形唇焦而裂，因向富公曰：此阳极似阴，非阴也。若是真阴，脉必沉迟，唇必淡而白，焉有脉数、唇焦认为阴证哉？此热毒伏于脾经，故四肢厥逆，乘于心肺，故昏闷无声，况一身斑疹紫赤，非大剂不能挽回。遂用石膏八两，犀角六钱，黄连五钱，余佐以大青叶、羚羊角。连服二贴，至夜半身大热，手足温，次日脉转洪大。又一服，热减而神清矣。以后因证逐日减用，八日而愈，举家狂喜，以为异传。（《疫疹一得·附验案》）

【按语】重阴必阳，重阳必阴，热极似寒，寒极似热，此“物极必反”，是事物变化之规律也。本例阳证而见阴象，若医者认识不真，反被假象所惑，而投热药，则祸不旋踵。余氏诊断为“阳极似阴”，投大剂清热解毒之品，挽狂澜于既倒，足见其胆识不凡。

鼻血泉涌发斑案

癸丑冬月，国子监司业五公名格者，二令媳病疫，恶寒发热，头痛呕吐，请一医者，用表散药，加藿香、半夏、苍术，其证反极。又延一人，用清凉之剂稍安，次日加石膏三钱，犀角八分，黄连五分，脉转沉伏，四肢逆冷，昏迷若昧，医者认作转阴，谢以不治。五公满腹愁怀，徘徊庭院。夫人曰：数年前活我者谁乎？五公恍然大悟曰：非此人断乎不可，邀予述其所以。予诊其脉，验其证色，曰：此易事耳。五曰：明系热证，投凉药反剧，更有何术？予曰：治病犹用兵也，小固不可以敌大，弱固不可以敌强，病大药小，反增其势，予按法治之，管教十四日而愈。未几二令郎亦病，诊其脉，观其色，曰：令郎之证，受毒已深，较令媳更重，即按法治之，七八日种种变证，难以枚举，好在二十一日两服后，周身斑点紫赤相间，有紧有束，有松有浮。五公骇然曰：君言较前更重，何其验也。即用大剂，石膏八两，犀角六钱，黄连五钱，更加生地一两，紫草三钱，归尾二钱，大青叶三钱。一服三煎，更以四煎熬水，次日煎药，一方服至六贴，紧者松，束者浮，但鼻血泉涌，谵妄无伦。五惧去血过多。予曰：此热血妄行，毒犹因此而得发越，止之甚易。即照本方加棕炭三钱，桑皮三钱，羚羊角三钱，两服血止，去桑皮、棕炭、羚羊，又二服，胃气渐开，色转淡红，渐有退者，用石膏四两，犀角四钱，黄连三钱，去紫草、归尾，减生地五钱，大青叶钱半。又二服，斑全消，用生地三钱，犀角三钱，黄连二钱，石膏二两八钱。又二服，饮食大进，自颈至胸，复泛红砂，此余毒尽透也。用生地三钱，犀角二钱，黄连钱半，石膏一两六钱。又二贴，精神渐长，仍用生地三钱，犀角钱半，黄连八分，洋参一钱，麦冬三钱，归身钱半，石膏八钱，酸梅二个。又三服而安。五公喜而言曰：小儿之生，先生再造矣。予曰：前治令媳，乃救令郎耳。此证若初服生姜、半夏、苍术、藿香，断不能救。斑乃胃热之证，诸药大能燥胃，火上添油，尚望生乎？嗣后一家连治七人，俱是大险，在我治之无难，五亦服之若素。（《疫疹一得·附验案》）

【按语】患者鼻血如涌，周身发斑，紫赤相间，谵妄无伦，此热毒深入营血，迫血妄行，神明被扰之明征，余氏以大剂清瘟败毒饮清营凉血解毒，方与证合，故效验自彰。

嘴唇颈腮焮肿案

四川闻藩台二令嫒，癸丑冬月一病即斑，其色深红而松浮，证原不重，但脉细数有力，此内有伏热。即用中剂，加大青叶，连投五服，斑退而神安。再二服，可以无事。因年轻畏药，不肯多服，又不忌饮食，越七日，身忽大热大渴，嘴唇焮肿，牙缝流血，口秽喷人。予用大剂，加生地一两，次日热渴稍杀，而颈亦红肿，即于本方加牛子、夏枯草、银花各三钱。连投三服，颈虽消，右腮又肿。又于本方去牛子、夏枯草，加板蓝根、马勃。又三服而腮肿全消，唇亦稍散，周身泛砂，红白相间。又于本方去板蓝根、马勃，加大青叶。又三服，嘴唇全消，通身脱皮成片。彼按本方调理十余日方痊。此证计用石膏八斤有零，犀角八两，黄连七两。闻公任部曹时，与予契交，夫人信任无疑，是以得痊。（《疫疹一得·附验案》）

【按语】本例疫疹，因症见大热大渴，嘴唇焮肿，颈腮亦肿，牙缝流血，口秽喷人，证类大头瘟，且热毒极为深重，故余氏以清瘟败毒饮融合普济消毒饮意，大剂清热解毒迭进，方得痊愈。此等证用此等药，且剂量特重，既要有医者之胆识，又要病家之信任，医患配合，始克有济。

舌苔如甲案

正红旗护军活隆武者，乃太仆寺员外郎华公胞侄也，系于世好。丙午夏，出疹本轻，尊人畏予用药过峻，惧不敢邀，及至舌卷囊缩，方邀予治。诊其脉，细数有力；观其色，气壮神昂，非死候也。及验其舌，其黑如煤，其坚如铁，敲之戛戛有声。因问曰：前医何以不药？尊人曰：彼云满舌皆黑，前人列于不治。予曰：水来克火，焉有苔厚如甲哉？按此起病之初，舌苔必白而厚，此火极水化之象，误以为夹寒，妄肆温表，燔灼火焰，以致热毒阻于中焦，离不能下降，坎不能上升，热气熏蒸，由白而黄，由黄而黑矣。治宜重清胃热，兼凉心肾，非大苦大寒，不能挽回，即用大剂，重用犀、连，更加生地、知、柏，抑阳扶阴。连投四服，其苔整脱，亦如舌大，后用三小剂而痊。（《疫疹一得·附验案》）

【按语】是患之舌苔，临床并不多见，余氏结合患者脉证及前医误治病史，断定为火极似水之象，即用大剂清瘟败毒饮加味，重清胃热，兼凉心肾，乃抑阳扶阴之法，竟获甲苔整脱而病愈之奇效。

温疫误表变证案

壬戌五月初十日　王　三十八岁　温热系手太阴病，何得妄用足六经表药九帖之多。即以《伤寒论》自开辟以来，亦未有如是之发表者。且柴胡为少阳提线，经谓少阳为枢，最能开转三阳者。今数数用之，升提太过，不至于下竭上厥不止？汗为心液，屡发不已，既伤心用之阳，又伤心体之阴。其势必神明内乱，不至于谵语癫狂不止也。今且救药逆，治病亦在其中。温病大例，四损重逆难治。何谓四损？一曰老年真阳已衰，下虚阴竭；一曰婴儿稚阴稚阳未充；一曰产妇大行血后，血舍空虚，邪易乘虚而入；一曰病久阴阳两伤。何谓重逆？《玉函经》谓：一逆尚引日，再逆促命期。今犯逆药至九帖之多，岂止重逆哉！

连心连翘三钱　银花三钱　薄荷八分　麦冬八钱　丹皮五钱　桑叶三钱　元参五钱　细生地五钱　羚羊角三钱

辛凉芳香甘寒法，辛凉解肌分发越太过之阳，甘寒定骚扰复丧失之阴，芳香护膻中定神明之内乱。

十一日　过服辛温，汗出不止，神明内乱，谵语多笑，心气受伤，邪气乘之，法当治以芳香。

紫雪丹五钱，每服一钱。其汤药仍服前方，日二帖。

十二日　《灵枢·温热论》曰：狂言失志者死。况加以肢厥，冷过肘膝，脉厥，六部全无，皆大用表药，误伤心阳，致厥阴包络受伤之深如此。现在危急之秋，只有香开内窍，使锢蔽之邪，一齐涌出方妙。且喜舌苔之板着者已化，微有渴意，若得大渴，邪气还表，脉出身热，方是转机。即于前方内加暹罗犀角三钱。若谵语甚，约二时辰，再服紫雪丹一钱。

十三日　肢厥、脉厥俱有渐回之象，仍服前方二贴。晚间再服紫雪丹一钱，牛黄丸一粒。明早有谵语，仍服紫雪丹一钱，不然不必服。

十四日　厥虽回而哕，目白睛、面色犹赤。

连翘二钱　元参五钱　丹皮三钱　银花二钱　麦冬五钱　犀角一钱　细生地五钱　煅石膏三钱　羚羊角三钱

今晚一帖，明早一帖。

十五日　即于前方内加柿蒂六钱，黄芩二钱，郁金三钱。日二帖。

十六日　诸证悉减，但舌起新苔，当防其复。

连翘二钱　元参三钱　丹皮二钱　银花二钱　连心麦冬三钱　犀角五分　黄芩二钱　广郁金二钱　牛蒡子二钱　柿蒂二钱　细生地三钱

今晚一帖，明早一帖。(《吴鞠通医案·温疫》)

【按语】吴鞠通《温病条辨》将“温疫”归入温病范畴，其医案亦如此。本例系温疫误用辛温发表，汗出太过，以致心阴心阳俱伤，邪热乘机内陷心包，出现神乱、肢厥、脉厥等危症。吴氏采取救逆之法，着重用芳香开窍之紫雪丹、牛黄丸，配合清热养阴解毒之品，遂使病情化险为夷，渐入坦途。

温热兼夹湿浊案

壬戌五月初三日　谢　三十四岁　酒客，脉象模糊，苔如积粉，胸中郁闷，病势十分深重。再舌苔刮白，大便昼夜十数下，不惟温热，且兼浊湿，岂伤寒六经药可治。

按吴又可之《温疫论》不用黄连，恣用大黄。余于温热、瘟疫，不敢恣用大黄，因温病以保津液为主，数下亡阴故也。更有一类阴虚之人，如产后、病后、老年，虽一次不可用下者，并不敢轻用黄连。又可之不用黄连，为其守而不走；余之不用黄连，恐其苦先入心而化燥也。此证，酒家湿重，正取其燥，每剂用之。

连心连翘钱半　滑石三钱　广郁金二钱　银花二钱　藿香二钱　生苡仁三钱　杏仁三钱　古勇黄连钱半　香豆豉二钱　薄荷一钱

今晚一帖，明早一帖。

初四日　温病始终以护阴液为主，不比伤寒以通阳气为主者。

连翘三钱　黄芩二钱　桑叶三钱　甘草八分　连心麦冬五钱　银花三钱　薄荷一钱　香豆豉二钱　真雅连二钱　滑石三钱

今晚一帖，明早一帖。

初五日　旧苔已退，新苔又出，邪之所藏者尚多。脉象之模糊较前日已觉稍微分明。

连翘三钱　麦冬四钱　白通草八分　银花三钱　薄荷八分　天花粉三

钱　桑叶二钱　滑石三钱　黄芩二钱　杏仁三钱　藿香叶八分　真雅连二钱　鲜芦根三钱

今晚二帖，明早二帖。

初六日　脉洪，舌滑而中心颜色灰黑，余皆刮白，湿中秽浊，须重用芳香。

连翘三钱　荷叶边二钱　豆豉三钱　银花二钱　通草钱半　郁金三钱　薄荷一钱　滑石五钱　藿香三钱　黄芩二钱　芦根五钱　古勇黄连三钱

今晚一帖，明早一帖。

初七日　温病已有凉汗，但脉尚数，而协热下利不止。议用白头翁汤法。

白头翁五钱　生白芍二钱　秦皮三钱　黄芩三钱　古勇黄连三钱

初八日　热邪虽退，而脉仍未静，尚有余热未清。大泄十余日，大汗一昼夜，津液丧亡已多，不可强责小便。再胃之上脘痛，有责之阳衰者，有责之痰饮者，有责之液伤者。兹当热邪大伤津液之后，脉尚未静，犹然自觉痰粘，断不得作阳衰论。且阳衰胸痹之痛，不必咽津而后痛也。与甘苦合化阴气法，既可以保胃汁，又可以蓄水之上源，得天水循环，水天一气，自然流畅。

连心麦冬六钱　炙草三钱　大生地五钱　火麻仁三钱　生牡蛎五钱　黄连一钱　炒黄芩一钱　沙参三钱　象贝母二钱

煮成三碗，三次服。渣再煮一碗，明早服。

初九日　即于前方内加丹皮三钱，赤芍三钱。

初十日　肺脉独大，仍渴思凉。

连翘三钱　知母二钱　银花三钱　桑叶三钱　黄芩二钱　杏仁三钱　生甘草一钱　煅石膏三钱

今晚一帖，明早一帖。

十一日　左关独大，仍喜凉物，余热未清，小便赤，用苦甘法。

黄连一钱　知母二钱　黄芩二钱　生草一钱　丹皮五钱　细生地二钱　桑叶三钱　赤芍二钱　木通二钱　麦冬二钱

今晚一帖，明早一帖。(《吴鞠通医案·温疫》)

【按语】本例舌苔白如积粉，与吴又可《温疫论》所述的瘟疫病证极为相似。但又可认为“温疫之为病，非风、非寒、非暑、非温，乃天地间别有一种异气所感”。而吴鞠通并不否定“六淫”致疫，如本例即诊其为温热兼夹湿浊为患。后世医家多认为吴又可将“疠气”作为疫病的病因，这是医学进步的表现，但疠气当有不同性质，不能一概而论。故不少医家将吴又可所述之瘟疫称为“湿热疫”，余师愚《疫疹一得》所述之疫为“暑热疫”，此外还有“寒疫”等。这样区分，更有利于辨证求因，审因论治。

案中对大黄、黄连的应用道出与又可的不同点，其实两者经验有异，各有发挥，可以互参。此外，案中强调“温病始终以护阴液为主”，体现了吴鞠通治温的学术思想。

温毒发疹案

壬戌五月初四日　长氏　二十二岁　温热发疹，系木火有余之证，焉有可用足三阳经之羌防柴葛诛伐无过之理，举世不知，其如人命何？议辛凉达表，非直攻里也；芳香透络，非香燥也。

连翘六钱　银花八钱　薄荷三钱　桔梗五钱　元参六钱　生草二钱　牛蒡子五钱　黄芩三钱　桑叶三钱

共为粗末，分六包，约一时许服一包，鲜芦根汤煎服。

初五日　温毒脉象模糊，舌黄喉痹，胸闷渴甚。议时时轻扬法，勿令邪聚方妙。

连翘八钱　银花一两　薄荷三钱　元参一两　射干三钱　人中黄三钱　黄连三钱　牛蒡子一两　黄芩三钱　桔梗一两　生石膏一两　郁金三钱　杏仁五钱　马勃三钱

共为粗末，分十二包，约计一时许服一包，芦根汤煎，去渣服。

初六日　舌苔老黄，舌肉甚绛，脉沉，壮热，夜间谵语，烦躁面赤，口干唇燥，喜凉饮。议急下以存津液法，用大承气减枳朴辛药，加增液润法。

生大黄八钱　元明粉四钱　厚朴三钱　枳实三钱　元参三钱　麦冬五钱　细生地五钱

煮成三茶杯，先服一杯，得快便，止后服，不便或不快，进第二杯，约三时不便，进第三杯。

初七日　其势已杀，其焰未宁。下后护阴为主，用甘苦化阴。

细生地八钱　黄芩二钱　元参三钱　生草一钱　丹皮五钱　麦冬六钱　古

勇连钱半

煮成三杯，分三次服。渣再煮一杯，明早服。

初八日　脉浮，邪气还表，下行极而上也。即于前方内加连翘三钱，银花三钱，去黄连。

初九日　脉仍数，余焰未宁，口仍微渴，少用玉女煎法，两解气血伏热。

细生地六钱　生甘草一钱　麦冬五钱　连翘三钱　元参五钱　银花三钱　生石膏一两　知母三钱

服法如前。

初十日　脉沉微数，自觉心中躁，腹中不爽，舌上老黄苔，二日不大便，议小承气汤微和之。

生大黄三钱　厚朴三钱　枳实二钱

水五杯，煮成二杯，先服一杯，得利，止后服，不快，再服。（《吴鞠通医案·温疫》）

【按语】温毒发疹，邪毒有外出之势，治当因势利导，宜辛凉轻解，切忌辛温发散，初诊方用银翘散化裁，希冀邪从肌表而解；三诊苔见老黄，舌质甚绛，谵语面赤，口干喜饮，显系邪热聚于气分，热炽津伤，故用增液承气法泻热存津。下后热势已杀，余焰未清，故以滋养阴液，清泄余热为治。初十日复诊，又见邪热复结阳明而现可泻之证，是以再用小承气微下之。是案充分体现吴鞠通治疗温病（含瘟疫）重视清热解毒和顾护津液，足资师法。

下虚病温案

五月十二日　赵　七十岁　温病之例，四损重逆为难治。今年老久病之后，已居四损之二。况初起见厥，病入已深。再温病不畏其大渴，引饮思凉，最畏其不渴。盖渴乃气分之病，不渴则归血分。此皆年老藩篱已撤，邪气直入下焦之故。勉议清血分之热，加以领邪外出法。

丹皮二钱　细生地二钱　连翘二钱　郁金二钱　桔梗一钱　羚羊角钱半　甘草五分　桑叶一钱　银花一钱　麦冬一钱　茶菊花一钱　薄荷八分

日三帖，渣不再煎。

十三日　今日厥轻，但老年下虚，邪居血分，不肯外出，可畏，用辛凉合芳香法。

连翘三钱　牛蒡子三钱　藿香钱半　元参三钱　豆豉三钱　薄荷八分　银花三钱　郁金钱半　桑叶二钱　细生地三钱　丹皮三钱　麦冬三钱　芦根五寸

十四日　六脉沉数而实，四日不大便，汗不得除，舌苔微黄，老年下虚，不可轻下。然热病之热退，每在里气既通以后。议增液汤，作增水行舟之计。

元参二两　细生地一两　栀子炭六钱　丹皮六钱　麦冬一两　牛蒡子八钱

头煎，水八碗，煮三碗，分三次，均于今晚服尽，明早再将渣煮一碗服。

十五日　仍未大便，酌加去积聚之润药，即于前方内加元参一两，细生地一两。

十六日　脉已滑，渴稍加，汗甚多，邪有欲出之势，但仍未大便，犹不能外增液法，少入玉女煎可也。既可润肠，又可保护老年有限津液，不比壮年可放心攻劫也。

元参三两　知母三钱　细生地二两　麦冬一两　生甘草二钱　生石膏一两　银花六钱　连翘五钱

十七日　渴更甚，加以保肺为急，即于前方内加黄芩三钱，生石膏一两，知母二钱。

十八日　大便已见，舌苔未净，脉尚带数，不甚渴，仍清血分为主，复领邪法。

麦冬三钱　生甘草二钱　细生地一两　元参五钱　丹皮六钱　银花三钱　连翘三钱　黄芩二钱

煮三碗，三次服。（《吴鞠通医案·温疫》）

【按语】吴又可《温疫论》列“四损不可正治”篇，称“大劳、大欲、大病、久病后气血两虚，阴阳并竭”为“四损”。鞠通继承又可的观点，认为本例乃年老久病之后，下元已属亏虚，邪气直入下焦，遂出现血分证候，所谓“至虚之地，便是容邪之所”是也；谚又云：“伤寒偏死下虚人”。有鉴于此，故吴氏前后数诊，总以养阴生津为主，俾阴液得以存内，下虚有恢复之机，则机体抗邪有力，内陷之邪有望外透，病情方可转机。

温疫邪在卫气案

壬戌六月初四　梁　二十二岁　温热自汗，脉浮，舌满白，最忌足三阳表药发汗。用辛凉法。

苦桔梗五钱　杏仁三钱　甘草三钱　薄荷二钱　银花六钱　藿香二钱　连翘六钱　郁金二钱　牛蒡子五钱

共为粗末，分六包，一时许服一包，芦根汤煎。

初六日　温病，脉浮，自汗，喘喝，舌苔白厚，思凉饮，用辛凉重剂。

生石膏一两　桑叶五钱　知母五钱　牛蒡子五钱　连翘六钱　元参一两　银花六钱　人中黄三钱

共为粗末，分八包，一时许服一包。照前方服。

初十日　疫后肢痹。

杏仁泥三钱　连翘三钱　石膏六钱　银花二钱　防己三钱　生甘草一钱　广郁金钱半

十二日　肢痹。

桂枝三钱　生苡仁三钱　生石膏五钱　防己三钱　杏仁泥三钱　片子姜黄三钱　海桐皮二钱

十八日　温热复作，身热身痛，舌苔重浊，忌羌防柴葛，议辛凉合芳香法。

荆芥穗五钱　元参三钱　藿香叶二钱　薄荷三钱　香豆豉三钱　连翘六钱　苦桔梗六钱　银花八钱　甘草三钱　牛蒡子三钱　郁金三钱

共为细末，分八包，一时许服一包，芦根汤煎，去渣服。

十九日　大渴思饮，大汗如注，脉数急，非辛凉重剂，不足以解之。

生石膏二两　知母五钱　麦冬一两　生甘草三钱　细生地一两　连翘三钱　银花三钱　桑叶二钱

煮成三碗，分三次服。

二十日　用辛凉重剂，大热已解，脉小数，以养阴清解余邪立法。

麦冬八钱　丹皮三钱　细生地五钱　知母二钱　生甘草二钱　元参五钱

煮法如前。(《吴鞠通医案·温疫》)

【按语】本例初诊邪在肺卫，故用辛凉平剂银翘散出入；二诊卫气同病，故以白虎合牛蒡、金银花、连翘清气泄卫；至十九日，出现大渴、大汗等气分热盛津伤之证，则用辛凉重剂之白虎汤合增液汤出入以清热生津；末诊阴虚余热未清，遂以增液汤加丹皮、知母养阴清解余热。前后数诊，立法井然有序，药合病机，故获效验。

温疫误汗案

甲子年四月初三日　陈氏　温病误汗七次，以致心阳受伤，邪入心包，神昏不语，膈上之邪仍然不解。非芳香化浊能入心包者，不足以救之。

牛黄丸三丸，约一时许服一丸。服后如神仍不清、不语，再服二三丸。

前方用芳香开膻中，是治邪法。恐老年阴气告竭，自汗而脱，再用复脉法护阴，是固正法。二更后服。

炙甘草三钱　生地五钱　丹皮三钱　白芍三钱　生鳖甲六钱　麦冬六钱　阿胶三钱　麻仁三钱　元参五钱

初四日　老年温病日久，误用风药过多，汗出伤津，以致大便坚结不下，口干，舌黄，系阳明证，当下之。但气血久虚，恐不任承气。议增液汤，一面增液而补正，一面去积聚以驱邪，增水行舟计也。

元参一两半　次生地一两半　连心麦冬一两二钱

水八碗，煮取三碗，分三次服。不便，再服。便后服前方一帖。

初五日　脉似有力，舌黄黑，仍有宿粪未净，再服增液一帖，令净尽。

元参一两六钱　细生地二两　麦冬二两

煮成三碗，分三次服。

初六日　大便后，仍用二甲复脉法，以复其丧失之真阴。

炙甘草六钱　大生地八钱　炒白芍六钱　阿胶一钱　麻仁三钱　麦冬八钱　沙参三钱　牡蛎五钱　鳖甲五钱

浓煎三碗，零星缓缓服。（《吴鞠通医案·温疫》）。

【按语】吴鞠通在其所著《温病条辨》中说："本论始终以救阴精为主。"试观本案，初诊因患者迭经误汗，以致心阳心阴俱耗，使温邪逆传心包，出现神昏不语等证，故投以清心开窍之牛黄丸；二诊结合患者年老体虚之体质，即用复脉法扶正护阴；嗣后数诊，纵大便坚结，仅以增液汤增水行舟，未敢采用承气诸方，恐虚不胜任下法；末诊仍以复脉以复其丧失之真阴，为善后之计。吴氏治温步步注重顾护阴精，跃然纸上。

温疫咽喉剧痛案

丙寅年二月十一日　章　头痛身热，脉芤数，口渴，自汗，喉痛，舌苔重浊而尖赤甚，温病也。势甚重，法宜辛凉，最忌发汗。

连翘三钱　银花三钱　麦冬三钱　桔梗三钱　桑叶钱半　细生地三钱　甘草一钱　薄荷八分　射干二钱　元参三钱　牛蒡子三钱

今晚一帖，明早一帖，每帖两杯。

十二日　温热咽痛之极，阴本亏也。

桔梗八钱　人中黄三钱　马勃三钱　牛蒡子八钱　元参八钱　连翘六钱　射干四钱　真山连三钱　黄芩三钱　银花三钱　薄荷二钱　荆芥穗二钱　细生地四钱

共为细末，分八包，一时服一包。芦根汤煎，去渣服。

十三日　大便通，咽痛减，脉渐静，不可躁急。

苦梗三钱　麦冬五钱　黄芩一钱　银花三钱　元参五钱　连翘二钱　射干二钱　人中黄一钱　丹皮二钱　芦根二根　黄连一钱　细生地五钱　白茅根三钱　牛蒡子三钱

煮两碗，分二次，今晚、明早各半帖。

十四日　脉静，痛止大半，小便未畅，余焰尚存，仍不可食谷。

细生地五钱　连翘二钱　射干二钱　丹皮三钱　银花二钱　人中黄钱半　元参三钱　牡蛎三钱　桔梗二钱　黄芩一钱　麦冬六钱　真山连八分

二帖，共煎四碗，分四次服。今日两碗，明早两碗，明日午前服完。如服完后喉仍微痛，小便不畅，明晚再服一帖。如喉痛已止，小便亦畅，可少啜粥汤，静俟十六日换方服药。

十六日　脉静身凉，用一甲复脉汤。

炙甘草六钱　大生地六钱　阿胶三钱　麦冬五钱　白芍六钱　麻仁三钱　牡蛎八钱（《吴鞠通医案·温疫》）

【按语】本例咽喉剧痛，谅由温毒之邪侵犯上焦，客于肺系所致，盖咽喉乃肺之门户故也。现代急性传染病如猩红热、流行性感冒等均可出现咽喉疼痛症状。观其治法，前四诊均以清热解毒利咽为主，方用银翘散合普济消毒饮化裁，甚合病因病机；末诊以一甲复脉汤收功，意在滋阴养液以复正气。

瘟疫脉伏案

壶仙翁治张文学病时疫，他医诊其脉，两手俱伏，曰：阳证见阴不治。欲用阳毒升麻汤升提之。壶曰：此风热之极，火盛则伏，非阴脉也，升之则死矣。用连翘凉膈之剂，一服而解。

俞按：此条是瘟疫病以证为则，勿专以脉为凭之一据。

雄按：疫证将欲战汗之时，其脉多伏。即勘杂证，如痛厥、霍乱、食滞、痰凝，凡气道阻塞之暴病，脉亦多伏，俱宜以证为则，岂仅瘟疫不可专以脉为凭耶！粗工不知此理，乱投温补，因而致毙者多矣。（《古今医案按选·瘟疫》）

【按语】《黄帝内经》有谓："阳极反阴"。本例因"风热之极，火盛则伏"而出现伏脉，是阳极反阴的假象，必有其他热证可资辨别。以方测证，当有发热，烦躁，便秘，腹胀，舌黄，口干等症状。此时须舍脉从证，勿专以脉为凭也。俞震、王士雄两氏之言甚是。

瘟疫误治不救案

张子和曰：元光春，京师翰林应奉李屏山，得瘟疫证，头痛身热口干，小便赤涩。渠素嗜饮，医者便与酒癥丸兼巴豆，利十余行。次日头痛诸病仍存，医者不识，复以辛温之剂解之，加之卧于暖炕，强食葱醋汤，图获一汗，岂知种种客热，叠发并作，目黄斑生，潮热吐泄，大喘大满。后虽用承气下之，已无及矣。至今议者纷纭，终不知热药之过，往往归罪于承气汤。用承气汤者，不知其病已危，犹复用药，学不明故也，良可罪也。然议者不归罪于酒癥丸，亦可责也。夫瘟证在表，不可下，况巴豆丸乎？巴豆不已，况复发以辛热之剂乎？彼随众毁誉者，皆妄议者也。文田案：巴豆下之，阴之伤已极，重以大黄下而独能生阴乎？此证似当以绿豆解巴豆之毒，加存阴之品，庶有济耳。然子和不足以论此。（《续名医类案·疫》）

【按语】本例瘟疫，当是热疫，其证可凭。医者首用温下，一误也；次用辛温发汗，二误也。一误再误之后，方悟及是热疫实证，虽用承气汤泻下，然为时已晚，终至不救。张子和通过此案的分析，指出其误于辛热之剂，力辟归咎于承气汤之非议，其实是为其推重攻下法治病树帜。

大黄愈疫案

宋宝庆二年丙戌冬十一月，耶律文正王，从元太祖下灵武，诸将争掠子女玉帛，王独取书籍数部，大黄两驼而已。既而军中病疫，得大黄可愈，所活几万人。辍耕录。文田案：兵卒多，饮酒食物劳汗又多，瘟疫一行，必遽传阳明胃府，此大黄所以往无不利也。王氏删此案非是。（《续名医类案·疫》）

【按语】大黄功擅清热解毒，泻下逐邪，用于疫毒传于阳明胃府，自然奏效。明末清初吴又可《温疫论》对大黄之类泻下药治疫，推崇备至，说理透彻，详参名论篇引该书内容。

热疫宜水案

邱汝诚因访友，闻邻家哭声，问何故？曰：邻某甲得时疾。邱令汲水置大桶中，以帘横其人于上，病遂愈。挥尘新谈。文田案：此瘟疫证由中暍而得者也。（《续名医类案·疫》）

【按语】中暍，即中暑。本例谅由感染暑热疫毒而致病，当有高热，烦渴，甚或神昏等证。观其治疗，乃清热涤暑的物理降温之法，值得效仿。

时疫气脱脉伏案

苏韬光侍郎云：予作清流县宰，县倅申屠行父之子妇患时疫，三十余日，已成坏证。予令服夺命散，又名复脉汤，人参一两，水二钟，紧火煎一钟，以井水浸冷服之。少顷，鼻梁有汗出，脉复立瘥。凡伤寒时疫，不问阴阳老幼，误服药饵，困重垂危，脉沉伏，不省人事，七日以后，皆可服之，百不失一。《本草纲目》《仁和县志》。此阴伤而阳亦将脱，故以复脉得效。是时人参亦可用矣。但云七日以后皆可服，则昧医理之言，王氏率意拟删，亦未为当。《续名医类案·疫》

【按语】此乃气脱垂危之证，故用人参益气固脱复脉而获愈。独参汤拯危救急，现代亦常用之。

冰水救治热疫案

吴嗣昌治浙督赵清献公名臣，常遘危疫，吴独排众议，投冰水，立苏之。公尊礼若神，曰：君其不朽。（《续名医类案·疫》）

【按语】此例必见高热神昏，故投冰水其效如神，亦属物理降温之妙法。

协热下利案

孙文垣治一老妓，三日患头痛身热，口渴，水泻不止，身重不能反侧，日渐昏沉，耳聋，眼合谵语。诸医有主补中益气者，有主附子理中者，煎成未服。孙诊之，六脉洪大，面色内红外黑，口唇干燥，舌心黑苔，不省人事，曰：此疫症也。法当清解，急以小白汤进之，犹可生也。益气、理中杀之矣，安可用？问：小白何汤也？曰：小柴胡合白虎汤即是。或曰：泄泻如此，石膏可用乎？曰：此协热下利，当早服之。既服，至夜半，神气苏醒，惟小水不利，热渴未退，师仲景法，渴而身热，小水不利者，当利其小便。乃以辰砂六一散二两，灯心汤调服之，两帖而瘳。藜按：此阳明少阳合病，用白虎柴胡是矣。但仲景柴胡汤条内，原有渴者去半夏加瓜蒌根之法，曷不遵而用之？此亦三阳合病之类，一白虎汤足以了之，兼用小柴胡，原不甚谬，但柴胡、半夏究嫌升燥，故热渴而小水不利，待六一散之清热而后解，非因其利小便也。读者勿因其依傍仲景，遂为所惑。（《续名医类案·疫》）

【按语】治疫病而采用《伤寒论》之理、法、方、药而获效，足见仲景六经辨证非独伤寒（狭义）宜之，而温病瘟疫，亦可师法也。

时疫泻利案

张净宇，发热，腹疼，泄泻，口渴，呕吐不止。有认寒者，有认热者，有认伤食者。孙诊之，曰：此时疫泻也。以二陈汤倍白术，加青蒿、葛根、酒芩、白芍、猪苓、泽泻、滑石。一剂而安。《续名医类案·疫》

【按语】此时疫泄泻，病因为湿热疫毒，证属协热下利，故方用二陈、葛根芩连、五苓合化，解表清里，渗利小便而获捷效。

表里俱热案

一仆病身如火烁，头痛如破，小水赤，口渴，鼻干，不得眠，胸膈膨胀，饥不能食，六脉弦而数。孙与竹叶石膏汤加知母、枳壳、白芷、葛根、青蒿，一帖而热痛减半，胸膈亦宽，惟口渴，小水短涩，睡卧不安。又与化瘟丹三钱，井水化下，渴止，少得睡。头晕，脚软，喘急。与四物汤加青蒿、酒芩、苡仁、木瓜服之，痊愈。（《续名医类案·疫》）

【按语】初诊表里俱热，故用竹叶石膏汤加味解表清里并施；次诊表解热势已减，惟内热未清，故以化瘟丹清泄里热，三诊营血已伤，余热未净，筋脉不和，故投四物滋养营血，复加蒿、芩清解余热，苡仁、木瓜舒利筋脉，终获痊愈。

热疫误用辛温香窜案

一仆病与前相似，医与药，乃大吐大泻，热增益，头痛不可当，烦躁，口渴，鼻干，呕吐，小水短涩已十四日，甚危。孙询所服药，乃藿香正气散，砂仁、厚朴、山楂大耗元气之品。时五月，火令当权之疫，当以甘寒之剂治之，何可以辛热香窜，益其火而枯其津也？急投人参白虎汤，加竹茹、葛根、青蒿、升麻，一帖热除，再帖头痛止，诸证尽去。后连治数人，皆如此。盖天行之疫，一方多有，先以甘寒清鲜之剂投之，热退用四物汤调养阴血，稍加清热之品，而青蒿之功居胜。治疫证尽此数语。（《续名医类案·疫》）

【**按语**】五月火令当权，此时疫病流行，当以热疫居多。而前医误投藿香正气散辛温香燥之品，致热势更炽，病情益剧。孙氏审时度症，认定为热疫耗伤气阴，遂投以人参白虎汤加味，药证相符，即获效验。由是观之，诊治疫病，必须辨明疫邪性质之属寒属热，属阴属阳，然后对症下药，方能奏效。若病性不明，盲目投剂，必生变端。然则辨病性，又当参合时令，这也是本案给我们的启示。此外，案中“青蒿之功居胜”一语，点出了该药治疫的重要作用，值得深思。

误治而成坏疫案

吴某妇，先感风邪，后伤饮食，发热，头痛，腹胀，医与巴豆丸泻之，热如初；又以大黄重泻之，热亦如初；再后者谓泻而热不退者为虚，大用参、芪、术补之，四日神气昏沉，不省人事。孙诊之，左脉弦数，右关尺沉数有力，舌尖沉香色，舌根焦黑芒刺，语言不清。盖不知饥馑之余，疫气为疠，妄下妄补，误成坏疫，危且殆矣。姑以柴胡、知母各三钱，石膏六钱，枳实、花粉各五分，甘草、黄芩、麦冬各一钱，山栀、生地各七分，人参六分，竹叶三十片，姜三分，水煎饮。至中夜后，人事稍清，微有汗，舌柔和。次日前方去生地加白芍，舌心焦黑尽退。大便五日未行，身尚痛，咳嗽，与七制化痰

丸二帖，再以石膏二钱，麦冬、贝母各一钱，前胡、枳壳、黄芩、栀子各六分，甘草三分，桑皮八分，全安。（《续名医类案·疫》）

【按语】疫病妄下妄补，遂成坏证，后据证投以竹叶石膏、小柴胡、白虎汤合化，既清邪热，又养气阴，使病情转危为安。细绎本例救误之方药，多出自《伤寒论》，可见经方治疫，只要辨证正确，效果甚为显著，很值得重视。

阴阳易类证案

程氏妇，乃夫没于疫病，七日疫即至，大热，头疼，口渴，胸胁并痛，医与小柴胡汤，夜忽梦夫交泄，而觉冷汗淫，四肢如解，神昏谵语，面如土色，舌若焦煤强硬。孙诊之，六脉沉弦而数，大小便俱秘，此亦阴阳易类也。疫后有是，危已极矣。与生脉汤加柴胡、黄芩、桂枝、甘草，煎成，将乃夫昔穿裤裆烧灰调下，两剂，而神醒体温汗敛，舌柔焦退。前方加枣仁、竹茹，四肢能运动，乃进粥汤。子女、妯娌、婢仆凡六人，次第而病，均以六神通解散，解汗而安。（《续名医类案·疫》）

【按语】病疫梦交，阴精戕伤，正不胜邪，病已危急。药用生脉汤加味，乃扶正却邪之法。方中所用烧裩散，是治阴阳易的古方，立方似涉荒诞，现已摒弃不用。

凉散过当转用温补奏功案

一妇人，发热头痛，医与九味羌活汤、十神汤，不效，加口渴，舌黑如煤。又医与如神白虎汤、竹叶石膏汤，亦不效，加泄泻不止，人事昏沉，四肢厥冷，呼吸气微，米粒不进者十四日，具含敛矣。孙诊之，脉细如蛛丝，曰：此疫证也。合生脉、理中二汤饮之，连进二帖，夜半神气稍苏，饮粥汤半盏，次早六脉渐见。喜曰：脉绝微续者生，可无虞矣。仍与前药，至晚泻止，口不渴，舌煤退，精神爽，再用人参、白术各五钱，炮姜、炙草各二钱，麦冬二

钱，五味十五粒，仍是理中、生脉。不拘时服，数日痊愈。此即坏证也。前医凉散过当，故以温补奏功。(《续名医类案·疫》)

【按语】凉散过当而成坏证，其病理症结在于气阴欲脱，中阳衰败，故用生脉、理中扶正救逆而化险为夷。

战汗得愈案

吴球泉内人，痢疾后感寒，月水适至，壮热，头微疼，口渴，遍身疼，胸膈饱闷，烦躁，耳聋，大便泻，舌白苔，脉七八至乱而无序。脉躁多凶，第此为热郁之极而然。躁极而静，郁极而通，后之伏而战汗，势也，亦理也。孙曰：此三阳合病，春瘟证也。且投三阳药服之，挑察微应，再为区处，以柴胡三钱，葛根、白芍各二钱，枳实、桔梗、酒芩、竹茹各一钱，天花粉八分，炙甘草、桂枝各五分。服后遍身如冰，面与四肢尤甚，六脉俱无，脉双伏或单伏而四肢厥冷，欲战汗也，宜熟记！举家及医者皆叹为故矣。孙曰：非死候也。盖夜半阴极阳生，势欲作汗。譬之天将雨，必六合晦冥。诸医咸匿笑。四鼓后果战而汗出，衣被皆湿，肢体渐温，神思清爽，且索粥，唯耳尚聋，腹中大响，脉近六至，改以柴苓汤加乌梅，两帖而愈。(《续名医类案·疫》)

【按语】有关战汗的机制与临床表现，吴又可《温疫论》有"战汗"专篇论述，对其转归和预后，指出"厥回汗出者生，厥不回汗不出者死。"试观本例，战而汗出，衣被皆湿，肢体渐温，乃正胜邪却之佳象也，故预后良好。

鸬鹚瘟治案

程兄，腮颊红肿，呕恶恶寒，发热不食，下午烦躁，口苦不寐，此俗名鸬鹚瘟是也。乃少阳阳明二经之症，法当清解，以柴胡、贯众各一钱，干姜、竹茹、半夏曲各一钱，黄连、枳壳各七分，甘草四分，一帖而减，二帖而安。(《续名医类案·疫》)

【按语】方中贯众一药，用得甚妙。现代药理试验表明其有抗病毒作用，临床多用于流行性感冒、流行性乙型脑炎、流行性腮腺炎等病毒性疾病的防治。

胃津消亡肾水犹存得救案

喻嘉言治钱仲昭，患时气外感，三五日发热头疼，服表汗药，疼止热不清，口干唇裂，因而下之，遍身红斑，神昏谵语，食饮不入，大便复秘，小便热赤，脉见紧小而急，曰：此症前因误治阳明胃经，表里不清，邪热在内，如火燎原，津液尽干，以故神昏谵妄，若斑转紫黑，即刻死矣。目今本是难救，但其面色不枯，声音尚朗，乃平日保养肾水有余，如旱田之侧，有下泉未竭，故神虽昏乱，而小水仍通，乃阴气未绝之征，尚可治之。不用表里，单单只一和法，取七方中小方，而气味甘寒者用之，惟如神白虎汤一方，足以疗此。盖中州元气已离，大剂、急剂、复剂，俱不敢用。而虚热内炽，必甘寒气味，方可和之耳。但方虽宜小，而服则宜频，如饥人本欲得食，不得不渐渐与之，必一昼夜频进五七剂，为浸灌之法，庶几邪热以渐而解，元气以渐而生也。若小其剂，复旷其日，纵用药得当，亦无及矣。如法治之，更一昼夜，热退神清，脉和食进，其斑自化。（《续名医类案·疫》）

【按语】叶天士尝谓："邪热不燥胃津，必耗肾液。"而阴液之盈亏存亡，关系到温病（含瘟疫）之预后吉凶，所以前贤称"存得一分津液，便有一分生机。"试观本例，迭经误汗误下，致胃津消亡殆尽，险象丛生，所幸患者平素善知保养，病虽剧而肾水犹存，下元未竭，故断为"尚可治之"。药用甘寒生津益胃，小剂频服，如是则邪热渐解，胃津渐生而得救矣。

表里两感案

金鉴，春日病瘟，误治二旬，酿成极重死症，壮热不退，谵语无伦，皮肤枯涩，胸膛板结，舌卷唇焦，身倦足冷，二便略通，半渴不渴，面上一团黑滞。前医所用之药，不过汗、下、和、温之法，绝无一效。喻曰：此症与两感伤寒无异，但彼日传二经，三日传经已尽即死。不死者，又三日，再传一周，定死矣。此春温证不传经，故虽邪气留连不退，亦必多延几日，待元气竭绝乃死。观其阴证阳疾，两下混在一区，治阳则碍阴，治阴则碍阳，然法曰发表攻里，本自不同；又谓活法在人，神而明之。未尝教人执定勿药也。吾有一法，即以仲景表里二方为治，虽未经试验，吾天机勃勃自动，若有生变化行鬼神之意，必可效也。于是以麻黄附子细辛汤，两解其在表阴阳之邪，果然皮间透汗，而热全清。再以附子泻心汤，两解其在里阴阳之邪，果然胸前柔活，而人事明了，诸证俱退。次日即食粥，以后竟不需药，只在此二剂，而起一生于九死，快哉！此案后学宜反复详玩之。(《续名医类案·疫》)

【按语】伤寒有太阳少阴两感的麻黄附子细辛汤证候，《伤寒论》明文载之。本例虽是瘟疫，然据其证候，喻氏断为与伤寒两感无异，遂用麻黄附子细辛汤两解表里之邪，药后竟获汗出热退之效。此等证用此等法，全在于医者熟谙《伤寒论》，活用伤寒之法以治瘟疫。“活法在人，神而明之”，此之谓也。

瘟疫得下而安案

卢不远治永嘉王龙友，望其色黯紫，舌本深红，知其次日当病，果发热。越三日，其叔培竹欲归，将发，诊其脉沉而散，卢极力挽留，谓龙友虽病，而脉有神理，君虽未病，而邪实深入，病于中路，将奈何？至次晚大吐，脉随脱，药以人参三钱，脉复。有以枣仁等剂投之者，其热转盛。十四日脉八至，舌短神昏。卢谓：今晚非用下，必然胃烂。因用芩、连、大黄一剂，次日遂愈。盖疫为疠气，人受之多从口鼻入，因人色力盛衰，以为轻重。审色与脉，可以先知。又疫者，瘟热病之沿漫也。其病之因，由寒郁火，故其色紫，紫为水克火之色也。火病之发，应心之苗，故舌色深红。杜清碧谓之将瘟舌，而脉体须浮，浮脉象火，病发必顺；若沉则邪深入里，势必暴焚。河间多用下法，下之中空，而火性自平矣。如当下而失时，必胃烂而死。(《续名医类案·疫》)

【按语】以审色与脉，作为瘟疫诊断和辨证的重点，这是本案给我们的提示和启发，值得细玩。在疫病的治疗上，吴又可《温疫论》强调下法逐邪的重要性，本例的治法，亦可佐证吴氏观点信不我欺。

时疫愈后浮肿案

严氏妇，年三十，时疫后从脉证俱平，饮食渐进，忽然肢体浮重，别无所苦，此即气复也。盖大病后血未成，气暴复，血乃气之依归，气无所依，故为浮肿。嗣后饮食渐加，浮肿渐消。若投行气利水药，则谬矣。据所云则养血之剂宜投也。文田案：魏氏之论是矣。此当用复脉汤去参、桂、姜、枣。（《续名医类案·疫》）

【按语】此证的病机值得研究，文田认为可用复脉汤化裁以治，更有深意，临床可备一格。

热灼津伤得水自愈案

一人感疫，发热，烦渴思饮冰水，医者禁服生冷甚严，病者苦索不与，遂至两目火并，咽喉焦燥，昼夜不寐，目中见鬼，病人困剧，自谓得冷水一滴下咽，虽死无恨，于是乘隙，匍匐窃取井水一盆，置之枕旁，饮一杯，目顿清亮，二杯鬼物潜消，三杯咽喉声出，四杯筋骨舒畅，不觉熟睡，俄而大汗如雨，衣被湿透，脱然而愈。盖其人瘦而多火，素禀阳藏，医与升散，不能作汗，则病转剧，今得冷饮，表里和润，自然汗解矣。（《续名医类案·疫》）

【按语】此案颇耐人寻味，值得细玩。瘟疫热灼津伤，济之以水，自然之理。无奈医者固执己见，禁服生冷甚严，致病势加剧，患者迫不得已，窃取井水饮服，病情迅获转机。此等案，既关系到治疗，又关系到护理，于医者和病家均有警示作用。

玳瑁瘟治案

张路玉治洪氏女，初冬发热头痛，胸满不食，已服发散消导四剂。至六日周身痛楚，腹中疼痛，不时奔乡，屡欲圊而不行，口鼻上唇忽起黑色成片，铄如漆，与玳瑁无异，医骇辞去。张诊之，喘汗脉促，神气昏愦，虽证脉俱危，喜其黑色四围有红晕鲜泽，若痘疮之根脚，紧附如线，他处肉色不变，许以可治。先与葛根、黄芩、黄连加犀角、连翘、荆、防、紫荆、人中黄解其肌表毒邪，俟其黑色发透，乃以凉膈散加人中黄、紫荆、乌犀，微下二次，又与犀角地黄汤加人中黄之类，调理半月而安。此证书所不载，唯庞安常有玳瑁瘟之名，而治法未备，人罕能识。先是一人患此濒危，口耳鼻孔皆流鲜血，亦不能救。大抵黑色枯焦不泽，四围无红晕，而灰白色黯者，皆不可救。其黑必先从口鼻至颧颊目胞两耳，及手臂足胫，甚则胸腹俱黑，从未见于额上肩背阳位也。(《续名医类案·疫》)

【按语】玳瑁瘟之名，古医籍罕有记述，本例的证治，可作参考。在预后判断上，对病变色泽善恶之辨别，与斑疹色泽形状之辨别有相似之处。至于本例治法，重在清热解毒，此乃治疫不易之法门，喻嘉言《尚论篇》对此有重要论述(详名论篇)。

发颐验案

陈瑞之七月间患时疫，初发独热无寒，或连热二三日，或暂可一日半日，热时烦渴无汗，热止则汗出如漉，自言房劳后乘凉所致，服过十味香薷、九味羌活、柴胡枳桔等十余剂，烦渴壮热愈甚。张诊之，六脉皆洪盛搏指，舌苔焦枯，唇口剥裂，大便五六日不通。虽云病起于阴，实则热邪亢极，胃府剥腐之象。急与凉膈加黄连、石膏、人中黄，得下三次，热势顿减。明晚复发热，烦渴，与白虎加人中黄、黄连，热渴俱止。两日后左颊发颐，一卒时即平，而气急神昏，此元气下陷之故。仍与白虎加人参、犀角、连翘，颐复焮发，与犀角、连翘、升、柴、甘、桔、牛蒡、马勃二服，右颐又发一毒，高肿赤亮，疡医调治四十日而安。同时患此者颇多，良由时师不明此为湿土之邪，初起失于攻下，概用发散和解，引邪泛滥而发颐毒，多有肿发绵延，以及膺胁肘臂如流注溃腐者。纵用攻下解毒，皆不可救，不可以发为小证而忽之。(《续名医类案·疫》)

【按语】发颐多因感受温热疫毒而发，本例迭治迭发，足见邪毒之甚。观其用方，乃白虎汤、普济消毒饮化裁，自属恰当之治，无可厚非。

时疫发斑案

一北人患时疫，寒热不止，舌苔黄润，用大柴胡下之，烦闷神昏，杂进人参白虎、补中益气，热势转剧，频与芩、连、知母，不应。张诊之，左脉弦数而劲，右脉再倍于左，周身俱发红斑，惟中脘斑色皎白，诸医莫审白斑之由，因喻之曰：良由过服苦寒之剂，中焦阳气失职故也。法当通达其斑，兼通气化，无虑斑色不转也。遂用犀角、连翘、山栀、人中黄，昼夜连进二服，二便齐行，而斑化热退，神清食进，起坐徐行矣。其昆季同时俱染其气，并进葱白、香豉、人中黄、连翘、薄荷之类，皆随手愈。(《续名医类案·疫》)

【按语】时疫发斑，多因热毒深入营血所致。叶天士有谓“入营犹可透热转气。”故本例之治，重在清营凉血解毒，但仍不忘透热转气，如连翘之用，殆即此意。

风温时疫急下存阴案

黄以宽，风温十余日，壮热神昏，语言难出，自利溏黑，舌苔黑燥，唇焦鼻煤。先误用发散消导数剂，烦渴弥甚，恣饮不辍。此本伏气郁发，更过于风，遂成风温。风温脉气本浮，以热邪久伏，少阴从火化，发出太阳，即是两感。幸年壮质强，已逾三日六日之期，证虽危殆，良由风药性升，鼓激周身元气，皆化为火，伤耗真阴，少阴之脉，不能内藏，所以反浮。古人原无治法，惟少阴例中，则有救热存阴承气下之一证，可借此以迅扫久伏之邪。审其鼻息不鼾，知水之上源未绝，无虑其直视失溲也。喻嘉言治钱仲昭，亦以其肾水未竭，故伤寒多死下虚人，非虚语也。酌用凉膈散加人中黄、生地，急救垂绝之阴。服后下溏黑三次，舌苔未润，烦燥不减。更与大剂凉膈，大黄加至二两，兼黄连、犀角，三下方得热除。于是专以生津止渴大剂投之，舌苔方去，津回渴止而愈。（《续名医类案·疫》）

【按语】《伤寒论》少阴病有急下存阴之治法，本例邪热炽盛，胃津肾液消耗殆尽，出现正虚邪实垂危之证，故借鉴《伤寒论》"急下存阴"之法，投以泻下泄热之剂，方得热除证减，继则大剂生津止渴，遂津回渴止而愈。津液之存亡与温病（含瘟疫）转归和预后之关系，于此可见一斑。

真寒假热案

杨乘六治一人病疫，大热大渴，唇焦目赤，两颧娇红，语言谬妄，神思昏沉，手冷过肘，足冷过膝，其舌黑滑而胖，其脉洪大而空。曰：此戴阳证也。外热内寒，虽身热如烙，不离复盖；口渴引饮，不耐寒凉；面色虽红，却娇嫩而游移不定；舌苔虽黑，却浮胖而滋润不枯。证类白虎，然白虎证未有厥冷上过肘、下过膝者。遂以大剂八味饮加人参浓煎数碗，探冷与服，诸证乃退。继以理中、附子、六君、归芍，调理而愈。先有用白虎者，幸未服之。（《续名医类案·疫》）

【按语】本例真寒假热辨识得十分清楚，辨证关键在于舌脉，即舌黑滑而胖，脉洪大而空，此乃疾病之真象。至于大热大渴，唇焦目赤，两颧娇红，系假象也。惟透过现象抓住本质，方称高手。

虚实疑似案

张学海业医以疲于临证染时疫，微寒壮热，头痛昏沉，服发散药数剂，目直耳聋，病热增剧，口渴便秘，改用泻火清胃解毒等剂，热尤炽，油汗如珠，谵语撮空，恶候悉具。杨诊之，其脉洪大躁疾而空，其舌干燥焦黄而胖，时满座皆医也，佥拟白虎承气，杨以养荣汤，用参、附各三钱与之，曰：服此后当得睡，睡醒则诸脉俱静，诸病俱退，而舌变嫩红滑润矣，第无挠旁议。翌日复诊，果如所言。盖病有真假，凭诸脉；脉有真假，凭诸舌。如系实证，则脉必洪大躁疾，而重按愈有力；如系实火，则舌必干燥焦黄，而敛束且坚卓，岂有重按全无，满舌俱胖，尚得谓之实证也哉！仍用原方减去参、附一半。守服数剂而愈。（《续名医类案·疫》）

【按语】虚实疑似之证，临床并不鲜见，特别是危重病证，常可出现假象，本例即是真虚假实之危证。案中提示辨别的着眼点在于舌脉，对临证颇有启发。

少阳阳明合病之虚热案

陆养愚治费西村患时疫，头疼身热，口渴气喘，下午热潮更甚，或以藿香正气散投之，烦躁特甚，舌心焦黑，谵语发斑；又与柴苓汤，更加呕哕，且自汗不止，脉之浮数而微。曰：此少阳阳明合病之虚热也。用白虎汤加人参、黄芪、葛根、柴胡、灯心、竹叶，热减十分之七，汗亦稍止。后以人参、麦冬、五味、黄芩、山栀、甘草二剂，斑亦渐退。（《续名医类案·疫》）

【按语】据前医所投藿香正气散、柴苓汤，谅误以为系湿温为患。后医所用之方，则从益气生津、清热祛邪立法而获效，可见本例当属正虚邪实之热疫或暑热之疫。

表里俱热泄泻案

陈好古患两太阳痛，左胁作疼，口渴，大便泻水，小便短赤，面色如尘。陆诊之，滑大而数，右关为甚，时春末夏初，曰：此疫证也。陈怒瘟病之名，辞去。或以胃苓汤投之，烦渴异常，语言错乱。再求诊，脉仍前，证似危急，然细参证候，不过热郁之极，故烦乱神昏耳。其泻者因表气不舒，故里气不

固也。用白虎合解肌汤，二剂而定，又二剂而起。藜按：肺移热于大肠，故泻非里气不固也。(《续名医类案·疫》)

【按语】《黄帝内经》有谓："湿胜则濡泻"。前医据此投胃苓汤以治，谅误诊为湿邪致泻。然则本例系表里俱热，其泄泻是因表气不舒，肺移热于大肠所致，有如协热下利，故后医以白虎汤清里热，解肌汤祛表邪，非见泻止泻也。藜按甚是。

阳脱厥逆案

丁程川之宠，患疫而死。半月后，丁自病头痛身热，口渴烦躁，或与小柴胡汤，忽夜梦与亡宠交接，惊觉而精已泄，汗出如雨，不能转侧，神昏谵语，及招陆诊之。其脉微细如丝，面色如泥，四肢厥冷，幸未过肘膝，而阳事尚自翘然。令剪其亡宠旧裈裆烧灰，以附子理中汤调灌之。两剂神清，阳亦收敛。后以人参、麦冬、五味、白芍、黄连、枣仁、知母、黄柏，调理而安。文田案：此柴胡扰动肝邪，故摇撼肾精以至不守。(《续名医类案·疫》)

【按语】罹患疫病，又梦与病疫而亡之宠交接，肾精泄越，元阳几脱，仿阴阳易以治，方用烧裈散合扶正回阳之附子理中汤，得挽垂危于顷刻。烧裈散现已废而不用。

邪热入腑案

柴屿青治吴氏妇患疫，家人谓因怒而致，医遂用沉香、乌药、代赭等药，兼用表剂二十余日，胸膈胀闷，壮热不休，脉之左手稍平，右三部洪数，此疫证邪热入腑，表散徒伤卫气，病亦不解。乃连进瓜蒂散二剂，吐去涎痰。察其邪尚未衰，又与小承气二剂，下宿垢数行，而热渐退。调理至十余日，脉始平复。(《续名医类案·疫》)

【按语】瘟疫用温燥理气之药，津液势必受损，此一误也；又用表散之剂，徒伤卫气，此二误也。邪热趁机入腑，下证已具，故用小承气通腑泻实，使邪从下而泄，更寓急下存阴之意。

胃肠燥热案

缪仲淳史鹤亭太史，丁亥春患瘟疫，头疼身热，口渴吐白沫，胃热，昼夜不休。医误谓太史初罢官归，妄投解郁行气药，不效，又与四物汤益甚，诸医谢去，谓其必死，迎缪至。病二十余日，家人具以前方告，缪曰：误矣！瘟疫者，四时不正伤寒之谓，发于春，故谓之瘟疫。不解又不下，使邪热弥留肠胃间，幸元气未尽，故不死。及索淡豆豉约二合许炒香，麦冬一两许，知母数钱，石膏两许，一剂大汗而解，时大便尚未通，史问故？曰：昨汗如雨，邪尽矣。第久病津液未回，故大便不通，肠胃燥，非有邪也。今可食甘蔗三二株，兼多饮麦冬汤，不三日，去燥粪六十余块而愈。（《续名医类案·疫》）

【按语】观此案，谅由无形邪热弥留胃肠，致中焦津液耗伤，故首用白虎合麦冬、豆豉清热生津透邪，使邪从汗解。邪去而肠燥未复，是以专事养阴生津，润肠通便，遂解燥粪而愈。甘蔗乃养阴生津之佳品，王孟英对它十分推重，称其为“天然复脉汤。”吴鞠通《温病条辨》中“五汁饮”，亦用此味。

阳证似阴案

张凤逵万历丁未三月间寓京师，吏部刘蒲亭病剧求治，已备后事，谵语抹衣，不寐者七八日矣。御医院吴思泉，名医也，偕数医治之。张诊脉，只关脉洪大，其余皆伏，乃书方竹叶石膏汤，咸惊曰：吴等已煎附子理中汤，何冰炭如是？张诘之，吴曰：阳证阴脉，故用附子。张曰：两关洪大，此阳脉也。其余经为火所伏，非阴脉也。一剂谵语抹衣即止，熟寐片时。再诊之，洪者平而伏者起矣。又用辛凉药调理痊愈。（《续名医类案·疫》）

【按语】本例脉伏，看似阴脉，实则因邪热郁遏，阳气不能宣达使然。正确的辨证，必须四诊合参，作全面的分析，庶不致误。

热疫发斑案

吴桥治朝有濡，壮年，偶以讼系士师，归家数日而发热，医以为痰火，治之旬日而病益危。桥诊之，六脉隐见不常，且举身紫斑发矣，耳聋口噤，目上视，循衣摸床，昏瞀绝食者五日，语所亲曰疫也。即以寒水下辰砂六一散，稍饮辄，少安。寻授柴胡石膏、犀角汤，一再服而病去其大半，七日愈。太涵集。(《续名医类案·疫》)

【按语】瘟疫发斑，临床并不鲜见，吴又可《温疫论》有“发斑”专篇论述；叶天士《温热论》论之甚为精辟；余师愚《疫疹一得》对其阐述尤详。前贤更有“斑发自阳明血分，疹发自太阴气分”之论。本例发斑，以方测证，当属阳明暑热疫毒炽盛，邪入营血，故药用辰砂六一散清热祛暑、辟秽解毒，复用石膏犀角之类清胃凉血。药证相符，宜乎取效。

表里大热案

刘兆平年八旬，患瘟病，表里大热，气喷如火，舌黄口燥，谵语发狂，脉洪长滑数，杨用河间双解散治之，大汗不止，举家惊惶，复饮一服汗止，但本证未退，改制增损双解散：白僵蚕酒炒三钱，全蝉蜕十二枚，广姜黄七分，防风、薄荷叶、荆芥穗、当归、白芍、黄连、连翘、栀子各一钱，黄芩、桔梗各二钱，石膏六钱，滑石三钱，甘草一钱，酒浸大黄二钱，芒硝二钱，水煎去渣，冲芒硝，入蜜三匙，黄酒半杯，和匀，冷服，两剂而痊。因悟麻黄春夏时不可轻用也。杨玉衡名璿，著有《寒温条辨》。(《续名医类案·疫》)

【按语】增损双解散系杨栗山《伤寒温疫条辨》治疗瘟疫主方之一，有“解散阴阳内外之毒，无所不至”之效，详见名方篇。

食复案

孙文垣治何明吾，时疫食复，大便不通，呕恶，内热昏愦，或作梦语，循衣摸床，此热在心包络。以竹茹、麦冬、知母、山栀各一钱，陈皮、半夏曲、酸枣仁、枳实各八分，甘草三分，服之夜半人事稍清，余热未散，用石膏三钱，知母二钱，竹茹、麦冬、生枣仁各一钱，天花粉、陈皮各七分，枳实、麦芽、半夏曲各六分，大便行而热退。(《续名医类案·疫》)

【按语】时疫初愈，余邪未尽，灰中有火，因饮食不慎，致邪火复炽，病有反复，名曰“食复”。治用清热消食并施，恰合病机，故能获效。

热渴发呃案

鲍五保，患时疫耳聋，身热口渴，大便五日不行，人事不清。竹叶、黄芩、柴胡、半夏曲、甘草、枳壳、天花粉、知母煎服，而热渴更甚，大便行而泻，手挛缩不能伸，且发呃咳嗽。改用柴胡、石膏、竹茹、人参、甘草、麦冬、半夏曲、橘红、黄芩、黄连，一服而呃止泻除，诸证悉愈。(《续名医类案·疫》)

【按语】先后两诊，用方同中有异，首方以小柴胡汤化裁，后方以小柴胡汤、橘皮竹茹汤、竹叶石膏汤合化，且增强了清热解毒的作用，故两方效验有别。处方用药，贵在丝丝入扣，一药之进退，常可影响疗效，甚至会得到相反的结果，投剂之难，于此可见一斑，医者可不慎乎？

食复治宗仲景案

程竹坡室，年过六十染疫，头疼口渴，舌苔前黄燥后紫黑，身热沉重，人事昏愦，语言错乱，小水短涩，呕逆烦躁，耳聋胸胁痛，时五月初旬也，脉左浮而弦数，右洪长而数，邪在少阳阳明二经。即以柴胡、石膏为君，知母、麦冬、天花粉、竹茹为臣，黄连为佐，甘草、枳壳、桔梗为使，二帖得微汗，热退神清。因骤进晕粥，又大热谵语昏沉，此食复也。以小柴胡加山栀子、枳实、淡豆豉、鳖甲。四帖复得汗，热退神清，仍口渴躁烦，以生脉汤加黄连、香薷、竹茹、竹叶而安。（《续名医类案·疫》）

【按语】《注解伤寒论》云："病有劳复，有食复。伤寒新差，血气未平，余热未尽，早作劳动病者，名曰劳复。病热少愈而强食之，热有所藏，因其谷气留搏，两阳相合而病者，名曰食复。"本例食复所用之方，取自《伤寒论》"伤寒差已后，更发热者"之小柴胡汤和治食复之枳实栀子豉汤。

大头瘟重证案

金溪令藏太夫人，劳倦后多食鱼虾，偶发寒热，三日不退，第四日左耳前后及颊车皆红肿，第五日右边赤肿，第六日肿及满头，红大如斗，眼合无缝，昏愦谵语，粒米不进者八日，六部脉洪长而数，此大头疫也，乃阳明少阳二经壅热所致。高年不敢用硝黄，惟宜轻清解散之剂，使因微汗而解。以贯众、石膏各六钱，柴胡、葛根各三钱，赤芍、天花粉各二钱，甘草一钱，黑豆四十九粒，日进二帖，脉始减半，第九日方进粥饮，前药除石膏，又四帖而安。（《续名医类案·疫》）

【按语】此乃大头瘟之重证。李东垣治本病曾创制普济消毒饮，疗效卓著，后世广为应用。本例所用方药别具一格，可资借鉴，尤其方中贯众一药，现代研究证实有抗病毒作用，用于本病，十分熨帖。

湿热疫热偏重案

仲夏淫雨匝月，泛滥为灾，季夏酷暑如焚，人多热病。有沈小园者，患病于越。医者但知湿甚，而不知化热，投以平胃散数帖，壮热昏狂，证极危殆，返杭日，渠居停吴仲庄，浼孟英视之。脉滑实而数，大渴溲赤，稀水旁流。与石膏、大黄数下之而愈。仲庄欲施药济人，托孟英定一善法。孟英曰：余不敢师心自用，考古惟叶天士甘露消毒丹、神犀丹二方，为湿温、暑疫最妥之药，一治气分，一治营分，规模已具，即有兼证，尚可通融，司天在泉，不必拘泥。今岁奇荒，明年恐有奇疫，但“甘露”二字，人必疑为大寒之药；“消毒”二字，世人或误作外证之方，因易其名曰普济解疫丹。吴君与诸好善之家，依方合送，救活不知若干人也。（《王氏医案续编·卷六》）

【按语】夏秋之令，天之热气下迫，地之湿气上升，湿热蒸腾，人在气交之中，体弱者感而成病，故瘟疫（特别是湿热疫）多在此季节流行。试观本例，湿已化热，前医投以平胃散温中燥湿，无怪乎其热更炽，壮热昏狂，大渴溲赤等热象显露。王氏据证用石膏、大黄清热泻实而愈。可见对于湿热病证，临床当细辨湿与热之孰轻孰重以及病情演变情况，对证下药，方能奏效。现代多以藿朴夏苓汤、甘露消毒丹、连朴饮（或白虎加苍术汤）分治湿偏重、湿热并重、热偏重三种证型，临床证实是行之有效的。案中提及的甘露消毒丹、神犀丹两方，详见名方篇。

春温时疫得下始安案

王皱石广文令弟患春温，始则谵语发狂，连服清解大剂，遂昏沉不语，肢冷如冰，目闭不开，遗溺不饮，医皆束手。眉批：此正吴氏所谓凉药无涤秽之功，而反冰伏其邪也。孟英诊其脉弦大而缓滑，黄腻之苔满布，秽气直喷。投承气汤，加银花、石斛、黄芩、竹茹、元参、石菖蒲。下胶黑矢甚多，而神稍清，略进汤饮。次日去硝、黄，加海蜇、芦菔、黄连、石膏。服二剂而战解肢和，苔退进粥，不劳余力而愈。继有张镜江邀治叶某，又钱希敏之妹丈李某，孟英咸一下而瘳。惟吴守旃之室暨郑又侨，皆下至十余次始痊。今年时疫盛行，医多失手，孟英随机应变，治法无穷，救活独多，不胜缕载。《王氏医案续编·卷七》）

【按语】瘟疫宜清宜下，各有其适应病证，若误用之，非独病不能愈，反生变端，观此案，即可见一斑，临床可不慎哉！

时行疫疟案

己卯夏五，患寒热者甚众，医者皆以为疟。所用咸是小柴胡汤、清脾饮，及何人饮、休疟饮等方，未有一方奏效。殊不思经谓：夏伤于暑，秋必痎疟。疟每发于秋令，今于芒种夏至而发者何也？考岁气阳明加于少阳，天政布凉，民病寒热，斯时病疟者，尽是时行疫疟也。有建德钱某来舍就医，曰：患疟久矣，请先生截之。丰曰：此乃时行疫疟。遂用宣透膜原法加豆卷、干姜治之，其效捷于影响。后来求治者，皆与钱病无异，悉以此法治之，莫不中窾。可见疫疟之病，不必拘疟门一定之方，又不必拘一定之证，更又不必拘一定之时，但其见证相同，而用药亦相同者，断断然矣。（《时病论·夏伤于暑秋必痎疟大意》）

【按语】疫疟，是指“沿门阖境，长幼之疟相似者”。（《时病论·疫疟》）本病之治法，与寻常疟疾有所不同，未可拘执于小柴胡汤、清脾饮、何人饮、休疟饮等方，当于瘟疫门求之，雷氏所立宣透膜原法，即是师法吴又可《温疫论》之达原饮。

烂喉痧案

烂喉痧证，来势甚暴，甫周一日，丹疹密隐，咽喉已腐，壮热无汗，大便泄泻，烦躁渴饮，脘腹按之痛。邪不外达，炽盛于里，燎原之势，不可向迩，恐其遽尔因陷，昏喘生变。现在方法，辛凉透散，通同一律，无所短长，鄙见莫若且用凉膈散，上者上达，表者表达，里者下达，庶几热从外出而痧透，火从下泄而躁安。按《内经》病机，暴注下迫，皆属于热。仲景方论急下之法，正以存阴。幸勿拘现患泄泻，而遂谓不可再下也。虽然，智愚千虑，各有得失，尚祈高正是荷。

凉膈散　加牛蒡子　桔梗　枳实

再诊：投凉膈散烦躁略安，脘痛已止，胸膈之燔，稍衰其势，而咽喉红肿，干咳呛逆，上炎之火，未熄其威，况丹痧一片，点粒模糊，证交三日，正属邪张之际，尚在险途，未归坦境，拟方再望转机为妙。

犀角　连翘　元参　川贝　桔梗　鲜石斛　牛蒡子　鲜薄荷根　芦根

痧回热减，温邪初退之余，咽喉反腐，虚火又从而附之。良由久患喉痹，阴虚火亢，热淫摇动，亢焰复张，用方最宜加谨，过清恐伤脾胃，早兹恐恋余邪。姑拟甘凉法平调肺胃，冀得上焦清肃。

鲜石斛　大贝　元参　生草　丹皮　沙参　羚羊角　扁豆　穞豆衣　雪梨（《宋元明清名医类案·王旭高医案》）

【按语】温邪疫毒充斥表里，燎原莫制，首方以凉膈散清上涤下，邪毒顿挫，病热衰减，末方以甘凉清养肺胃津液为主，深得叶天士用药之奥旨。

因证数下案

壮热神糊，陡然而发，脉数大而混糊无序，舌垢腻而层叠厚布，矢气频转，小溲自遗，脘腹痞硬，气粗痰鸣，既非寻常六气所感，亦非真中类中之证。观其自汗，汗热而不粘，指转侧自如，四体无强直之态，舌能伸缩，断非中风。设使外感，何至一发便剧，而安能自汗？倘守伤寒先表后里，下不嫌迟之例，是坐待其毙矣。亦曾读吴又可先里后表，急下存阴之论否？盖是证也，一见蓝斑，则胃已烂而包络已陷，迅速异常，盍早议下，尚可侥幸，诸同学以为然否？

厚朴　大黄　黄芩　枳实　槟榔　草果　知母　陈皮

再诊：神志得清，表热自汗，腹犹拒按，矢气尚频，便下粘腻极秽者未畅，小水点滴如油，脉数略有次序，舌苔层布垢浊，胃中秽浊蒸蕴之势，尚形燔灼，必须再下，俟里滞渐楚，然后退就于表，吴又可治疫之论，阐发前人所未备，甚至有三四下而后退走表分者，若作寻常发热论治，岂不谬乎？

大黄　枳实　银花　知母　细川连　丹皮　滑石　元明粉　厚朴　诒按：此等证有下至三四次而后清者，必须有胆有识，方能奏功。（《宋元明清名医类案·张仲华医案》）

【按语】吴又可《温疫论》有“急证急攻”“因证数攻”“凡下不以数计，有是证则投是药”等名论，本例即遵循吴氏观点而治。

治疫参合运气案

雍正十年，昆山瘟疫大行。因上年海啸，近海流民数万，皆死于昆，埋之城下，至夏暑蒸尸气，触之成病，死者数千人，汪翁天成，亦染此症。身热神昏，闷乱烦躁，脉数无定。余以清凉芳烈，如鲜菖蒲、泽兰叶、薄荷、青蒿、芦根、茅根等药，兼用辟邪解毒丸散进之，渐知人事，因自述其昏晕时，所历之境，虽言之凿凿，终虚妄不足载也。余始至昆时，惧应酬，不令人知，会翁已愈，余将归矣，不妨施济，语出而求治者二十七家，检其所服，皆香燥升提之药，与证相反，余仍用前法疗之。归后有叶生为记姓氏，愈者二十四，死者止三人，又皆为他医所误者，因知死者皆枉。凡治病不可不知运气之转移，去岁因水湿得病，湿甚之极，必兼燥化，《内经》言之甚明，况因证用药，变化随机，岂可执定往年所治祛风逐湿之方，而以治温邪燥火之证耶？（《宋元明清名医类案·徐洄溪医案》）

【按语】徐洄溪为清代医家，较叶天士晚出，曾对叶天士《临证指南医案》作过评定。观此案，用药轻灵可喜，无疑受叶氏影响。案中谓“治病不可不知运气之转移”，确是经验之谈。证诸临床，如疫病的发生和流行，与运气不能说无关，其治疗亦需参合运气而立法遣药，本案对此有所阐发，值得深思。

宗气关乎疫病预后案

吾乡今春行小儿疫证，初起畏寒发热，寒热止便烦躁不省人事，后乃面黄如杏，身软如绵，手撒，口开，眼合，肤厥，僵卧不动，若不治或治不得法，其气便奄奄而绝。自起病至死不出一日，吾乡死于此症者，不可胜纪。吾医治三儿，均获渐愈。一仇氏子十岁，已面黄昏愦，见其齿干唇燥，舌苔黄垢，两脉俱无，吾思此必伏邪内发，有秽浊实邪上犯心胸，堵塞清窍，始有此险恶之候。凡人胸中为宗气最为紧要，故喻嘉言有“宗气论”，语语精当，胸中窒塞，宗气不行，神明无主，百骸俱废，或体软神昏，绝无知觉，或搐搦发狂，不省人事。若邪气久闭，不能自开，或用药不当，无法宣通，由闭而绝，本不出数时，疫证病死之速，职此故也。此病通降为第一着，因用紫金锭磨出对姜汁灌服，约一时许，脉渐出，眼渐开，面色渐转。为制清热化浊之剂，加酒曲煎出与服，是夜大便行一次，人事大清，颇为安妥。是晚伊有亲戚来至，本行道者，三更时又与辛温表剂，明早又与以香燥时丸，乃引伏热入阳明经中，身大热心烦，气急面赤，多言，口渴喜饮，六脉浮洪而数，小便五六时不解，颇有登高而歌，弃衣而走之势。赖吾旧友倪新甫至，为之推拏，四五次果溺通热退而愈。（吾幼女病痰喘，及吾乡患重证暴证经新翁推拏，无不立愈，较药尤速神效可爱。）一系侄女，挹清弟之二女也，证亦同上，以紫金锭和姜汁灌下，半夜始苏，行小便一次，手足躁扰，狂叫不安。第二日为用清热化滞药加酒曲与服，此日忽厥逆，忽烦扰各一次，至晚行大便一次，人始向安。第三日复小便不通，昏卧不醒，面色青惨，脉微弱欲脱。余曰：虚象也。急煎补中益气丸二两，加滑石二钱与服，约两时许溺通，人事渐清，但言背脊骨痛。余曰：阳明经邪未去也。用补中益气丸一两，加葛根一钱半，升麻八分，服下痛止，惟唇舌焦干，苔黄而燥。余曰：阳明虚热在上也。用补中益气丸一两，加麦冬三钱，沙参二钱，五味子五粒与服，便舌润苔退，人事大安，诸证愈矣。又治许家村一孤子七岁，病情治法均与侄女相同，得获安好无恙。吾因此证访问数家，皆因病前恣食汤圆，入腹未化，复为邪气所冲，填入胸中，致有此候。故方中用酒药丸以化糯米之积，无不应验也。（《宋元明清名医类案·姚龙光医案》）。

【按语】案中谓：“必伏邪内发，有秽浊实邪上犯心胸，堵塞清窍，始有此险恶之候。”又云：“凡人胸中为宗气最为紧要，……宗气不行，神明无主，百骸俱废，或肢软神昏，绝无知觉，或搐搦发狂，不省人事。若邪气久闭，不能自开，或用药不当，无法宣通，由闭而绝，本不出数时，疫证病死之速，职此故也。”此论对疫证的病机和死因作了独特的发挥，对照有些急性传染病如流行性乙型脑炎、严重急性呼吸综合征（SARS）、人禽流感等心肺功能衰竭致死者，从中医观点来分析，其机制与此颇相符合，值得深入研究。

案中提出此病治法“通降为第一着”以及用紫金锭亦很有参考价值。

误下坏证案

仆孙安，远行，途次食面三碗，劳倦感疫，又加面伤，表里皆热，昏闷谵语，头痛，身痛，腹痛，医以遇仙丹下之，大便泻三四十行，邪因陷下而为夹热下利之候。舌沉香色，额疼口干，燥渴烦闷，昏昏愦愦，脉左弦数，右洪数，但不充指，知为误下坏证。以柴胡、石膏各三钱，白芍、黄芩、竹茹、葛根各一钱，花粉、甘草各五分，山栀、枳实各七分，葱白五茎。煎服后，半夜吐蛔一条，稍得睡，次早大便犹泻二次，呕吐酸水，腹仍痛，改用小柴胡加滑石、竹茹，夜热甚，与丝瓜汁一碗。饮既，神顿清爽，少顷，药力过时，烦热如前，再以丝瓜汁一大碗进之，即大发战。东宿谓：此非寒战，乃作汗之征耳。不移时，汗果出而热依然。因忆《活人书》云：再三汗下，热不退，以人参白虎汤加苍术一钱如神，迹此再加元参、升麻、柴胡、白芍、黄连。饮后，身上发斑，先发者紫，后发者红，中夜后，乃得睡而热散，斑寻退去，腹中微疼，肠鸣口渴，右脉尚滑，左脉已和，再与竹叶石膏汤加白芍、苍术。服后睡安，腹仍微痛，用柴胡、白芍各一钱，人参、酒芩、陈皮、半夏各六分，甘草三分，乌梅一个，腹痛渐减而愈，惟两胯痛不能转动，此大病后汗多而筋失养之故，用参、芪、白芍、枸杞、苡仁、木瓜、熟地、归身、川柏、牛膝、桑寄生，调养全安。（《宋元明清名医类案·孙东宿医案》）。

【按语】本案俞东扶评曰："战汗后热不退，势亦危矣。引用《活人书》治法佳极。再看其石膏、人参之去取，并不执着两胯疼痛之调养方，更周到，的是高手。"确是至当之评。

大头瘟案

张孝廉，患疫，头大如斗，不见项，唇垂及乳，色如猪肝，昏愦不知人事，见者骇而走。孙诊其脉，皆浮弦而数。初以柴胡一两，黄芩、元参各三钱，薄荷、连翘、葛根各二钱，甘草一钱。服三剂，寒热退，弦脉减，但洪大，知其传于阳明也。改以贯众一两，葛根、花粉各三钱，甘草一钱、黑豆四十九粒，三剂而愈。（《宋元明清名医类案·孙东宿医案》）

【按语】此大头瘟之证也。李东垣治此有普济消毒饮之制，临床历验不爽。反观本例之治法，首诊方以小柴胡汤合连翘、元参之属，复诊更突出清热解毒，治法虽不能说不对，但用药尚欠贴切，不若以普济消毒饮投之，似更的对。

霍乱转筋案

丁酉八九月间，杭州盛行霍乱转筋之证，有沈氏妇者，夜深患此，继即音哑厥逆，比晓，其夫皇皇求治。余诊其脉，弦细以涩，两尺如无，口极渴而沾饮即吐不已，足腓坚硬如石，转时痛楚欲绝，乃暑湿内伏，阻塞气机，宣降无权，乱而上逆也。为仿《金匮》鸡矢白散例，而处蚕矢汤一方，令以阴阳水煎成，候凉徐服，此药入口，竟不吐，外以烧酒，令人用力摩擦其转戾坚硬之处，擦及时许，郁热散而筋结始软，再以盐卤浸之，遂不转戾，吐泻渐止，晡时复与前药半剂，夜得安寐，次日但觉困极耳，与致和汤数服而痊。后治相类者多人，悉以是法出入获效，惟误服附子者，最难救疗。（《随息居重订霍乱论·医案篇》）

【按语】蚕矢汤由蚕砂、苡仁、大豆黄卷、木瓜、川连、半夏、黄芩、通草、焦栀、吴萸组成，主治霍乱转筋，肢冷腹痛，口渴烦躁，目陷脉伏，时行急证。致和汤由北沙参、生扁豆、石斛、陈仓米、枇杷叶、鲜竹叶、麦冬、木瓜、甘草组成，主治霍乱津液不生，喉干舌燥，溺短便溏。前者以祛邪为主，后者侧重扶正（养阴）。此两方乃王孟英治疗时行霍乱的经验方，值得借鉴。

附篇

略论解毒法在疫病治疗上的作用

中医治疫源远流长，经验十分丰富，究其治法，大体包含祛邪与扶正两大方面，其中解毒之法，堪称是祛邪法中重中之重，常贯穿疫病治疗的始终。

一、毒邪在瘟疫发病学上的地位

毒邪与瘟疫发病的关系，《素问遗篇·刺法论》对疫病的预防早就提出要“避其毒气”，可见已将毒邪的侵袭作为瘟疫发病的主因。汉代张仲景《金匮要略》所列“阳毒”“阴毒”之病，从其“面赤斑斑如锦纹，咽喉痛”等症状来看，现代不少医家认为是属于瘟疫范畴的病证，如国医大师何任教授指出：“阴阳毒病，乃疫疠邪毒由口鼻侵入人体，直中营血而出现肌肤发斑、咽喉疼痛等症候的病证。”著名中医学家潘澄濂研究员认为是指发疹（斑）一类急性传染病如猩红热、败血症等。仲景以“毒”名之，寓意深刻。晋代王叔和《伤寒例》尝谓：“寒毒藏于肌肤，至春变为温病，至夏变为暑病。”即是将“寒毒”作为导致伏气温病（含温疫）的基本因素。《诸病源候论》对时气病（指能引起流行的急性传染病）的病因，大都责之于“毒气”所为，如“时气疱疮候”中说：“热毒内盛，则多发疱疮，……若根赤头白者则毒轻；若色紫黑则毒重。”宋代陈言《三因极一病证方论》指出：“天行之病，大则流毒天下，次则一方。”突出了“毒”在疫病发病学上的重要地位。

明清以降，温病瘟疫学说有了很大发展，对其病因的认识，更有突破性的进展。如明代吴又可《温疫论》倡导“戾气”（疠气、杂气）致疫学说，指出：“天下秽恶之气，至疫则为毒极矣。”而戾气毒性的强弱，又决定着病证的轻重缓急，如说：“因其毒甚，传变亦速”“热伤津液，此疫毒之最重者。”并强调疫病流行之微甚，关乎“毒气所钟有厚薄也”。清代邵登瀛《瘟毒病论》继承了吴又可的病因观，谓“疫感天地之疠气，故有大毒”。又说：“毒轻者愈，毒化者亦愈，毒重者危，毒陷者死。”尤怡《金匮翼》再次强调“天地之疠气也，最为恶毒”。杨栗山《伤寒温疫条辨》也说：“杂气者，非湿、非暑、非凉、非寒，乃天地间另有一种疵疠旱潦之毒气。”以上三家对疠气的性质均以“毒”视之，可谓深得吴氏的精蕴而又有发挥。余霖《疫疹一得》更直截了当地指出“瘟即曰毒”。陈耕道《疫痧草》在论述烂喉痧的病因病机时说：“疫毒自口鼻吸入，……着于肺胃，肺主咽喉，故疫痧多见烂喉也。至于神昏，其疫毒已陷心包。”尤其值得一提的是，王孟英《随息居重订霍乱论》将霍乱的病因归咎于“臭毒”，而臭毒之产生，乃“人烟繁萃，地气愈热，室庐稠密，秽气愈盛，附郭之河，藏垢纳污，水皆恶浊不堪”使然。由是观之，医家对瘟疫发病与“毒”的关系，可谓代有阐发，其理益明。

二、解毒法在疫病治疗上的意义

基于上述，中医治疫历来注重解毒。如仲景《金匮要略》以升麻鳖甲汤主治“阴阳毒”，方中主药升麻，《神农本草经》谓其主解百毒、辟温疾、瘴邪。可见本品功擅解毒疗疫。受其影响，唐宋时期治疗温病瘟疫的不少名方如《外台秘要》地黄汤、七物升麻汤，《伤寒总病论》知母石膏汤、石膏葱白汤，《阎氏小儿方论》升麻葛根汤等等，其组方中均用升麻。金元时期，温病学的开山鼻祖刘河间治疗温病（含温疫）很重视清热解毒，所制防风通圣散有显著的清热解毒之效。王孟英盛赞刘河间创立清热解毒之论，“有高人之见，异人之识，其旨既微，其意甚远”。明清时期，运用解毒法治疗瘟疫有了重大进展，邵登瀛《瘟毒病论》专列《疫重解毒》篇，强调“古人治疫，全以解毒为要。”诚得治疫之真谛。这里尤其值得一提的是，喻嘉言《尚论篇》明确指出治疫“急以逐秽为第一义。上焦如雾，升而逐之，兼以解毒；中焦如沤，疏而逐之，兼以解毒；下焦如渎，决而逐之，兼以解毒”。其解毒之法，于上、中、下三焦之病证，一以贯之。迨余霖《疫疹一得》出，更把解毒的理、法、方、药推向极至，创制清瘟败毒饮熔白虎、黄连解毒、犀角地黄三方于一炉，其清热解毒之功效卓著，治验多多。据余氏自述：“乾隆戊子年，吾邑疫疹流行，初起之时，先恶寒而后发热，头痛如劈，腰如被杖，腹如搅肠，呕泄兼作，大小同病，万人一辙。有作三阳治者，有作两感治者，有作霍乱治者，迨至两日，恶候蜂起，种种危症，难以枚举，如此死者，不可胜计，良由医者固执古方之所致也。要之执伤寒之方以治疫，焉有不死者乎？是人之死，不死于病而死于药，不死于药而死于执古方之医也。疫症乃外来之淫热，非石膏不能取效。且医者意也，石膏者寒水也，以寒胜热，以水胜火，投之百发百中。五月间，余亦染疫，凡邀治者，不能赴诊，叩其症状，录方授之，互相传送，活人无算。癸丑京师多疫，即汪副宪、冯鸿胪，亦以余方传送，服他药不效者，俱皆霍然。故笔之于书，名曰清瘟败毒饮。”又林珮琴《类证治裁》概括前人治疫经验，一言以蔽之曰“总解温热时行内外热毒”。可谓言简意赅，得其要领。

观历代治疫名方，诸如荆防败毒散、三黄石膏汤、犀角地黄汤、黄连解毒汤、普济消毒饮、人中黄丸、散瘟汤、五瘟丹、治疫清凉散、神犀丹、黄芩定乱汤、清热解毒汤、清瘟败毒饮、甘露消毒丹、治疫解毒汤、银翘散、化斑汤、清营汤等等，其组方均突出解毒，无怪乎上述不少方剂以解毒、消毒、败毒名之，其用意可想而知。现代治疗急性传染病如流行性感冒、流行性腮腺炎、细菌性痢疾、带状疱疹、流行性出血热、流行性乙型脑炎、流行性脑脊髓膜炎、急性病毒性肝炎、严重急性呼吸综合征（SARS）、手足口病等，仍广泛应用解毒之法，取得了显著疗效。如笔者在20世纪60年代曾参加“乙脑”的防治研究，课题组制订了银翘1号（金银花、连翘、菊花、薄荷、鲜芦根、大青叶）、白虎2号（生石膏、知母、金银花、连翘、大青叶、鲜芦根、生甘草），玉女3号（生石膏、知母、鲜芦根、鲜石斛、连翘、金银花、生甘草）和营宫4号（鲜生地、丹皮、金银花、菖蒲、黄连、玄参、竹叶、麦冬）四个处方，均以解毒为重点，分别适用于卫分证、气分证、气营两燔证和邪入营分或逆传心包证，获得了良效。

我们曾对国内所报道的127个治疗流行性腮腺炎的方剂组成药物进行了统计，结果发现内服药物中板蓝根、连翘、黄芩、金银花、柴胡、甘草、僵蚕和牛蒡子；外用药物中大黄、青黛、冰片、黄柏最为常用；又统计了20余个治疗小儿病毒性肺炎单验方的组成药物，发现使用频率最高的是黄芩、金银花、贝母、连翘、鱼腥草等药。不难看出清热解毒在急性传染病治疗上的重要地位。近贤黄星垣教授曾提出“邪毒致热说”，认为温病毒寓于邪，毒随邪入，热由毒生，毒不去则热不除，变必生，治须紧紧抓住解毒一环，并贯彻于治疗的全过程。这个观点的提出，使解毒法在急性传染病临床上的应用，愈来愈引起人们的重视。

还需要说明的是，由于疫病有寒疫和热疫之分，因此在解毒法的应用上，亦当讲究辨证用药，应区分散寒解毒与清热解毒两大类，前者的代表方剂如荆防败毒散、五积散、圣散子等，后者的代表方剂如银翘散、黄连解毒汤、清瘟败毒饮等，两者不可偏废。这点是有过历史经验教训的。如圣散子是古代治疫名方，据史料记载，苏东坡曾为此方作序，极力推荐其效，并编入《苏沈良方》，于是是方名声大震，天下通行。殊不知苏公谪黄州，此处濒江，地卑多湿，当时流行之疫病，良由寒湿所致，故用之大效。至辛未永嘉瘟疫，执此方以治，被害者不可胜数。究其有效有不效之原因，实由于本方药味多为辛温之品，功擅散寒祛湿解毒，故宜于寒疫，若误投热疫，不啻火上加油，必致偾事。由是推断，上文所说的辛未永嘉瘟疫，服本方致死者不可胜算，此必是年流行的是热性瘟疫，故非独不效，而反大害也。又如清代雍正癸丑疫病流行，抚吴使者嘱叶天士制甘露消毒丹，全活甚众，时人比之普济消毒饮。考是年流行之疫，乃湿热疫毒为患，故此方有效。解毒法须对证投剂，明矣！

三、研制中医解毒治疫新药前景广阔

中医解毒方药异彩纷呈，潜力很大，既往虽有双黄连、清开灵、茵栀黄口服液等面世，但今后仍须加强开发与研究的力度，希冀研制出更多更好的新药，以适应时代的需求。如《肘后备急方》所载破棺千金煮汤，云"治时气行垂死"。药仅苦参一味，解毒力专效宏，很值得深入观察和研究之必要，也许能研制出治疫的高效新药，犹如根据《肘后备急方》青蒿治疟的记载，研制成抗疟新药青蒿素一样，意义非同小可。又如《吴鞠通医案》所载代赈普济散（桔梗、牛蒡子、黄芩、人中黄、荆芥、金银花、蝉蜕、马勃、板蓝根、薄荷、元参、大青叶、大黄、连翘、僵蚕、射干），观其组方，其清热解毒作用实较普济消毒饮、银翘散更强，且方中板蓝根、大青叶等药物现代药理研究已证实有较好的抗病毒作用，因此本方似更适合于病毒感染性疾患，极具开发价值。

总之，中医应用解毒法治疗疫病的特色和优势，在今天防治急性传染病上仍有着重大实践意义，应引起高度重视和深入研究。（盛增秀撰）

治疫明理论

中医治疫，源远流长，回顾中医药学的发展历史，从某种意义上来说，它是一部与疫病作斗争并积累了丰富经验的历史。治疫必须明理，即是要明白中医治疫的基本理论和具体方法，明白中医治疫所存在的问题和改进措施，这是治疫的必备知识和基本功，也是取得疗效的关键。兹择要论述如下：

一、明病因，分类型，方能审因论治，伏其所主

《素问·至真要大论》说："必伏其所主，而先其所因。"意思是说要抓住并制伏疾病的本质，首先必须要搞清引起疾病的原因，此即“审因论治”理论的渊薮。疫病的成因，关乎正邪两个方面。对疫病的感染与否，《素问遗篇·刺法论》指出：“不相染者，正气存内，邪不可干。”说明正气的强弱在发病上起着主导作用。《灵枢·百病始生》还指出：“邪不能独伤人……此必因虚邪之风，与其身形，两虚相得，乃客其形。”明确地说明了疫病的发生，是内外因共同作用的结果，即外界致病因子的侵袭是不可或缺的因素。

关于疫病的外因，综观历代医学文献，大致有三种学说：其一是“时气说”。持这种观点的代表医家是晋代王叔和，他在《伤寒例》中说：“凡时行者，春时应暖而反大寒，夏时应热而反大凉，秋时应凉而反大热，冬时应寒而反大温，此非其时而有其气。是以一岁之中，长幼之病多相似者，此则时行之气也。”很显然，王氏将四时不正之气视作引起疫病的主要原因。后世踵之者甚众，如隋代巢元方《诸病源候论》，宋代陈言《三因极一病证方论》、元代李仲南《永类钤方》，明代陶华《伤寒全生集》、李梃《医学入门》等等，均沿袭此说。其二是“戾气说”。明末清初温疫学家吴又可在《温疫论》中创造性地提出了温疫病因“非风、非寒、非暑、非湿，乃天地间别有一种异气所感”。异气即“戾气”，又称“疠气”“杂气”。吴氏这一观点，突破千年的旧说，对后世产生了重大影响。清代杨栗山《伤寒温疫条辨》宗其说并作了很大发挥，尝谓：“杂气者，非风、非寒、非暑、非湿、非燥、非火，天地间另为一种偶荒旱潦疵疠烟瘴之毒气也”，“毒雾之来也无端，烟瘴之出也无时。湿热熏蒸之恶秽无穷无数，兼以饿殍在野，胔骼之掩埋不厚，甚有死尸连床、魄汗之淋漓自充，遂使一切不正之气，升降流行于上下之间，人在气交中，无可逃避。”对“杂气”内涵的解释，较之吴又可尤为具体清晰。清代温病大家叶天士、吴鞠通辈对疫病的病因，亦持此说。其三是“瘴气说”。这是特指某些疫病的病因，又称“瘴毒”“瘴疠”。明代虞抟《医学正传》说：“岭南闽广等处曰瘴气，盖指山岚雾露烟瘴湿热恶气而名也。”武之望《济阳纲目》引宋潜溪曰：“凡人感冒山岚烟雾，蛇虺毒气，其证恶寒战栗，发作头疼，休作无时。”可见此类疫病的发生和流行，有一定的地域性，并与当地的气候环境有很大关系。其典型病症，相当于现代医学所说的“恶性疟疾”。

此外，清代王孟英在《霍乱论》中提出霍乱的病因是“臭毒”，阐述了恶浊自然环境对“臭毒”生成的影响及其霍乱发病中所起的重要作用，发人所未发。还值得一提是现代黄星垣氏等提出“邪毒致热说”，认为温病（含温疫）毒寓于邪，毒随邪入，热由毒生，毒不去则热不除，变必生。其突出“毒”

邪在疫病发病学的作用，颇有新意。

以上有关疫病的病因学说，除“瘴气”“臭毒”有特定的含义外，对影响最大的“时气说”与“戾气说”实有分析和比较之必要。笔者认为，“时气说”的内涵是指四时不正之气即气候的反常变化是导致疫病的主要原因，其实这与传统的“六淫”致病学说无实质差异。从今天流行病学来看，四时气候的反常变化，会给病原微生物的滋生和蔓延提供有利条件，这也是客观存在的，但限于历史条件，古人未能也不可能说明直接的致病因子。至于“戾气说”，能进一步认识到疫病致病因子的暴戾性即强烈的传染性和严重的危重性，与“六淫”所致的寻常疾病有明显不同，这无疑是有其先进性的一面，但不能以此否定“六淫”和“四时不正之气”说。不能想象，凡见疫病，对其病因不分感受何种病邪及其性质，一言以蔽之曰“戾气”，这显然无法予以“审因论治”，只有与风、寒、暑、湿、燥、火“六淫”之邪结合起来分析，才有利于疾病的诊断，“审因论治”始能落到实处。如有人根据《温疫论》所述疫病的症状及其主方达原饮（槟榔、草果、厚朴、知母、芍药、黄芩、甘草），认为其疫当属“湿热疫”的范畴，尽管吴又可竭力否定“六淫”致疫说。

由于感邪有别，病性有异，临床当严格辨别瘟疫的病种及其类型。历代医学文献有关瘟疫的病种繁多，吴又可《温疫论》提及的就有大头瘟、虾蟆瘟、探头瘟、疙瘩瘟、霍乱吐泻，疟、痢、绞肠痧等病名，不一而足。笔者认为，临床区分疫病的类型尤为重要，对此古人已有示范，如清代瘟疫学家刘奎《松峰说疫》将疫病分为温疫、寒疫和杂疫三大类，各有证治。陆九芝《文十六卷》也指出：“夫疫有两种，一为温之疫，一为寒之疫。”至于治法，“疫之温者宜寒，疫之寒者宜温”；“大抵以温而疫，则论中芩、连、栀、柏统于膏、黄者可用也；以寒而疫，则论中吴萸、蜀椒之统于姜、附可用也。”言简意赅，切中肯綮。今人继承前贤之说，多将疫病分为热疫（含温疫、暑热疫、湿热疫）和寒疫两大类，各有治法方药，如热疫治法以清热解毒为主，主方为清瘟败毒饮、白虎汤、黄连解毒汤之类；寒疫以散寒解毒为法，主方为麻黄汤、圣散子、荆防败毒散之类。

二、治未病，重预防，方能发于机先，截断传变

对于疫病的预防，《素问遗篇·刺法论》早就告诫要“避其毒气”，体现了“治未病”思想。前人据此提出了不少具体措施和方法，在消灭传染媒介物方面，汉代张仲景把“虫兽所伤”列入三因之中，清代汪期莲《瘟疫汇编》更明确指出瘟疫的流行，与“红头青蝇”有关。故古人将驱灭害虫作为预防疫病的主要方法，如灭蚊、灭蝇、灭鼠和捕杀狂犬等，创造了不少方法，有的采用药物杀灭，也有用机械方法者。在隔离消毒方面，晋朝有“朝臣家有时疾染易三人以上者，身虽无疾，百日不得入宫”的制度。元代《世医得效方》指出“凡入瘟疫家，先令开启门窗，……不致相染”。《三因极一病证方论》记述了入瘟疫家，当以雄黄涂鼻窍，以防疫邪感染。明代李时珍《本草纲目》写道：“天行瘟疫，取初病人衣服，于甑上蒸过，则一家不染。”这是蒸气消毒的先例。在药物预防方面，古人积累了丰富经验和方法，如避瘟丹、普济解疫丹、屠苏酒、鬼箭羽方、藿香正气散、苏合香丸等，均是防治疫病的名方，至于单方草药更是不胜枚举。

这里尤值得指出的是，我国古代早已发明预防接种方法。宋真宗时已有人工种痘以防天花，到16世纪应用更加普遍，并发明痘衣、痘浆、旱苗、水苗等四种接种方法。人痘接种法是“人工免疫法”的先驱，这是我国的伟大创举，它不仅对我国人民保健事业做出了重要贡献，还先后流传到俄罗斯、日本、土耳其、朝鲜等国，对后来英国琴纳氏发明牛痘接种法，实有很大的启发。

此外，在公共卫生防疫方面，诸如住宅和街道的清洁、污水处理和疏通沟渠、粪便的处理等，古代文献亦不乏记述。这里很值得一提的是，清代王孟英《霍乱论》，对水源的保护力倡疏通河道，毋使藏污纳垢，广凿井泉，毋使饮浊。湖池广而水清，自无藏垢纳污之所，秽浊之源无由滋生，井泉多而甘冽，以为正本清源之计。并主张饮雨水、雪水，贮水以备用。他在刊行《重庆堂随笔》时详细介绍了审水源、定水位、凿井、试水美恶、验水质好坏等方法。同时倡用药物来净化水液。举凡这些，充分说明我国古代很重视防疫工作，并采取了不少有效的措施，值得借鉴。

中医“治未病”的内容，还包括已病防变，这在疫病防治上也得到了充分体现。叶天士在《温症论治》中对温病（含温疫）的治疗秉承了张仲景“见肝之病，知肝传脾，当先实脾”之旨，强调“务在先安未受邪之地”，以杜绝病势的蔓延。疫病初愈，将养失宜，易致复发，前贤对此早有“食复”“劳复”“女劳复”等记述，《松峰说疫》还设“善后”专篇，强调“淫欲”“劳顿”“忍饥”致病后变作虚损、早衰、劳嗽等疾，示人重视病后调理，以防复发。近贤姜春华教授遵照“上工救其未萌”之古训，匠心独运地提出了“截断扭转”的观点，极力主张在疾病（含瘟疫）传变过程中，须采取果断措施和特殊功效方药，直捣病巢，及时阻止和扭转病势向不良方向传变，不能被动地等待出现什么病证后才用什么方药，这显然是属于预防性的治疗措施，应予以积极评价。

三、究治法，识亮点，方能抓住重点，提高疗效

考历代中医文献治疫的大法颇多，其中代表性的有元代朱震亨《丹溪心法》提出“治有三法，宜补、宜散、宜降”。清代程钟龄《医学心悟》对疫病治疗提出了发散、解秽、清中、攻下、补虚等五法，并列香苏饮、普济消毒饮、神术散、败毒散、人参白虎汤、黄龙汤、四顺清凉饮等常用方剂。尤怡《金匮翼》也提出治疫五种大法及代表方剂，即表里俱备而盛于表者用普济消毒饮；病不在表，又不在里而直行中道者用达原饮；表里俱热者用三黄石膏汤；邪盛于表而里无热证者用败毒散；寒湿客于肌表者用圣散子。迨温病大家叶天士、吴鞠通出，疫病的治疗大法始有绳墨可循。叶氏《温症论治》提出：“在卫汗之可也，到气才可清气，入营犹可透热转气，……入血就恐耗血动血，直须凉血散血。”吴鞠通《温病条辨》谓：“治上焦如羽（非轻不举）；治中焦如衡（非平不安）；治下焦如权（非重不沉）。”现代《温病学》一般将温病（含温疫）治法归纳为解表、清气、和解、祛湿、通下、清营凉血、开窍、息风、滋阴、固脱等法，各有其适应证和常用方剂。

笔者根据自己的学习心得和实践体会，认为在疫病众多治法中，抓住其亮点，重点予以研究，对今天防治急性传染病有着重要意义。

亮点若何？其一是因势利导，着力放邪出路。中医治疗瘟疫等外感病，很重视放邪出路，即是指运用某些治疗方法，促使病邪从外而解。如《素问·阴阳应象大论》说：“其有邪者，渍形以为汗。其在皮者，汗而发之。”“其高者，因而越之；其下者，引而竭之。”就是根据病邪所在部位和病情发展趋势，因势利导地采取放邪出路的方法。汉代张仲景《伤寒论》继承和发展了《黄帝内经》的旨意，在治疗外感热病中，广泛应用汗、吐、下诸法以祛除邪气，如麻黄汤之开腠发汗、桂枝汤之解肌散邪、瓜蒂散之涌吐、承气汤之攻下、五苓散之渗利等，为后世祛邪法特别是放邪出路，树立了津梁。金元时期，刘河间制防风通圣散，融解表、泻下、渗利于一方，使表里上下之邪由窍道而出，实为放邪出路的经世名方。张子和治病十分重视攻邪，尝云：“邪气加诸于身，速攻之可也，速去之可也。”其“攻之”“去之”之法，他概括为汗、吐、下三法，其意亦无非是开窍道，给邪以出路，“邪去而元气自复”。明清时期，温病温疫学家治病亦十分重视放邪出路，如吴又可《温疫论》强调“客邪贵乎早逐”，并说：“诸窍乃人身之户牖也，邪自窍而入，未

有不由窍而出。”称此为“治之大纲，舍此皆治标尔”。尤引人注目的是，吴氏很推重通里攻下之法，主张“急证急攻”“因证数攻”，并明确指出攻下法“本为逐邪而设，非专为结粪而设”，告诫医家“凡下不以数计，有是证则投是药”，切勿中道生疑，不敢再用，以致留邪生变，足见其对放邪出路之高度重视。继吴又可之后，叶天士、王孟英辈治疗温病（含温疫），亦力主放邪出路。如王孟英说：“暑湿热疫秽恶诸邪，皆由口鼻吸入，直伤气分，而渐入营分，亟宜清凉疏瀹，俾气展浊行，邪得下走，始有生机。”其着力于放邪，跃然纸上。由是观之，“凡治病总宜使邪有出路，宜下出者，不泄之不得下也；宜外出者，不散之不得外也。”（周学海语）联系现代临床，以下法为例，运用此法治疗细菌性痢疾、流行性乙型脑炎、急性病毒性肝炎、流行性出血热等而收到良效者多有报道。这里有必要指出的是，中医祛邪法有其自身的特点，它与西医病原疗法比较，虽同是针对病因病原而治，但两者在运用方法、作用机理等方面，却有很大的不同。诚然现代研究已证实不少中医祛邪方药有良好的杀灭和抑制病原体的作用，这在沟通中西医理论上固然能说明一些问题，但毕竟是问题的一部分，而非全部，甚至不是问题的实质，尤其是中医因势利导、放邪出路的治法，其作用机理更有待深入研究，以揭示其内涵，阐明其本质，这是一个很有意义的课题。

其二是毒随邪入，注重清热解毒。疫病的证候特点，多为热胜毒盛，因此清热解毒法在疫病治疗中广为应用。温病学的开山鼻祖刘河间治疗温病（含温疫）很重视清热解毒，王孟英盛赞其“创立清热解毒之论，有高人之见，异人之识，其旨既微，其意甚远”。喻嘉言治疗温疫尤推崇解毒之法，尝谓：“上焦如雾，升而逐之，兼以解毒；中焦如沤，疏而逐之，兼以解毒；下焦如渎，决而逐之，兼以解毒。”其解毒之法，于上、中、下三焦之病证，一以贯之。周扬俊《温热暑疫全书》指出温疫“证显多端，要以寒凉解毒则一”。邵登瀛《瘟毒病论》更明确指出“疫重解毒”，尝谓：“古人治疫，全以解毒为要。尝考古方，以解毒、消毒、败毒名，及以人中黄、生犀、大青、青黛、元参、黄连立方者凡几十首，皆解毒之品。”明清时期温病温疫学家创制了不少清热解毒的经世名方，诸如银翘散、化斑汤、清宫汤、清瘟败毒饮等，广泛应用于温病温疫临床，古今收效多多。

其三是疫易伤阴，强调生津养液。鉴于疫病易出现伤津劫液的病理特点，因此养阴法是治疗疫病的重要法则。前贤治疗温病（含温疫）强调“存得一分津液，便有一分生机”。温病温疫学家对养阴法的理论和实践曾作出了卓越贡献，其中吴鞠通尤为突出，他将养阴法分为甘寒养阴（如沙参麦冬汤）和咸寒养阴（如加减复脉汤）两大类，分别适用于肺胃津伤和肝肾液耗，极大地丰富了养阴法的应用范围。在现代急性传染病治疗上，充分显示了养阴法的重要作用，如流行性出血热的治疗，有人提出了早用、重用滋阴生津的见解。所谓早用，即在本病的初期就须使用；所谓重用，即在本病低血压后期和一进入少尿期即重用生地、玄参、西洋参、麦冬之类，其中生地常用至60~120g，玄参常用至30~60g。这有利于缩短危重期，提高临床疗效。

四、知短处，重突破，方能有所创新，促进发展

中医治疫有过辉煌的历史，现代也积累了丰富的经验，2003年北京、广东等地医务人员运用中医药方法，实行中西医结合治疗严重急性呼吸综合征（SARS）所取得的成绩，更证明中医药在治疗急性传染病特别是病毒性疾病方面是大有用武之地的。但也不能不清醒地看到中医药在这方面的短处，如中医对高热、惊厥、昏迷、呼吸衰竭、循环衰竭和严重水电平衡失调等急症和危重症的救治，尚缺乏速效、高效的方药，仍处于劣势状态，严重制约了疗效的提高。因此我们必须要正视薄弱环节，力争在疫病防治上有所突破，进一步提高临床疗效，以促进学术发展。

笔者认为需在以下几方面着力：首先应加强中医古代文献特别是有关温病疫病专著的研究和民间单验方的搜集，从中发掘和筛选出更有效的防治方药。如《吴鞠通医案·温毒》所载的代赈普济散，方由桔梗、牛蒡子、黄芩、人中黄、荆芥、金银花、蝉蜕、马勃、板蓝根、薄荷、玄参、大青叶、大黄、连翘、僵蚕、射干等组成，其解毒作用较之普济消毒饮、银翘散更强，而且方中如板蓝根、大青叶等味现代药理研究证实有较好的抗病毒作用，因此本方似更适合于病毒性传染病，极具开发价值。又如《肘后备急方》载破棺千金煮汤，方由苦参一味组成，云治“时气行垂死”，单捷小剂，作用专一，很有深入研究之必要。再者剂型改革须不断深化。鉴于疫病大多势急病重，传统的中医给药方法往往有缓不济急之慨，今后剂型改革须进一步加强，要在深度上下功夫，类似于醒脑静、清开灵、参麦注射液等新剂型力争不断涌现，且疗效有所提高，以适应急症和危重症的需求。其三专病专药专方的研制不容忽视。所谓“专病专药专方”是指针对某种病症的特异治疗方药。明代温疫大家吴又可早有“一病只有一药之到病已”的期盼。在中医古籍中，不乏此类方药的记述，如白头翁汤治痢疾、茵陈蒿汤治瘟黄、普济消毒饮子治大头瘟、截疟七宝饮治疟疾等等，其特点是针对性强，疗效显著。其实专病专药专方的疗法与辨证论治并不矛盾，两者会起到相辅相成、相得益彰的作用。现代治疟良药青蒿素的开发成功，更说明专病专药专方研制的重要性。只要我们树立科学发展观，勇于开拓创新，中医药治疗疫病必将取得更多的成果。“借问瘟神欲何往，纸船明烛照天烧”，人类在消灭传染病斗争中，中医药定将发挥更大的作用。（盛增秀撰）

中医疫病治法的亮点及展望

中医治疫源远流长，治疗方法十分丰富，其中有不少亮点，至今仍熠熠生辉。兹择其要者，论述如下：

一、中医疫病治法的亮点

1. 因势利导，着力驱邪外出　疫病是指感受疫疠之邪而引起的具有传染性并能造成流行的一类疾病，属外感病的范畴。中医治疗外感病，很重视放邪出路，即指运用某些治疗方法，促使病邪从外而解。如《素问·阴阳应象大论》指出：“其有邪者，渍形以为汗。其在皮者，汗而发之”“其高者，因而越之；其下者，引而竭之。”就是根据病邪所在的部位和病情发展趋势，因势利导地采取放邪出路的方法。汉代张仲景《伤寒论》继承和发展了《黄帝内经》的旨意，在治疗外感热病中，广泛应用汗、吐、下诸法以祛除邪气，如麻黄汤之开腠发汗，桂枝汤之解肌散邪，瓜蒂散之涌吐，承气汤之攻下，五苓散之渗利等。金元时期，刘河间制防风通圣散，融解表、泻下，渗利于一方，使表里上下之邪由窍道而出，实为放邪出路的经世名方。明清时期，温病学家治病亦十分重视放邪出路，其后，吴又可、叶天士、王孟英等治疗温病（含温疫），亦力主此法。正如周学海所说：“凡治病总宜使邪有出路，宜下出者，不泄之不得下也；宜外出者，不散之不得外也。”联系现代临床，以下法为例，有报道治疗中毒性菌痢38例，在西药对症处理的同时，加用中药复方大黄汤（大黄、川芎、金银花、连翘、黄芩，黄柏、夏枯草、知母、木香）促使细菌及其毒素尽早排出体外，与单用西药对症处理组10例比较，疗效显著提高。

2. 毒随邪入，注重清热解毒　疫病的证候特点，多为热胜毒盛，因此清热解毒法在疫病治疗中广为应用。刘河间治病很重视清热解毒，王孟英盛赞其“创立清热解毒之论”。喻嘉言治疗温疫尤推崇解毒之法，尝谓：“上焦如雾，升而逐之，兼以解毒；中焦如沤，疏而逐之，兼以解毒；下焦如渎，决而逐之，兼以解毒。”其解毒之法，于上，中，下三焦之病证，一以贯之。明清时期温病温疫学家不仅沿用白虎汤、犀角地黄汤、黄连解毒汤、三黄石膏汤等方，并创制了不少清热解毒的经世名方，诸如银翘散、化斑汤、清营汤等，广泛应用于温病温疫临床。如余师愚所创制的清瘟败毒饮，融白虎汤、黄连解毒汤、犀角地黄汤于一方，其清热解毒之功甚著。现代有报道用清瘟败毒饮化裁治疗钩端螺旋体病 68 侧，基本方为水牛角（代犀角）、生石膏、生地黄、土茯苓、薏苡仁各 30g，黄连 6g，知母、黄芩、栀子、丹皮、赤芍各 10g。每日 1 剂，病情危重者每日服 2~3 剂，结果治愈 65 例。

3. 疫易伤阴，强调生津养液　鉴于疫病易出现伤津劫液的病理特点，因此养阴法是治疗疫病的重要法则。前贤治疗温病（含温疫）强调“存得一分津液，便有一分生机”。吴鞠通著《温病条辨》，自称“本论始终以救阴精为主”。温病温疫学家对养阴法的理论和实践曾作出了卓越贡献，其中吴鞠通尤为突出，他将养阴法分为甘寒养阴（如沙参麦门冬汤）和咸寒养阴（如加减复脉汤）两大类，分别适用于肺胃津伤和肝肾液耗，极大地丰富了养阴法的应用范围。在现代急性传染病治疗上，充分显示了养阴法的重要作用，以流行性出血热的治疗为例，有人提出了早用、重用滋阴法的见解。如在发热期，只要见到舌红少津，口渴或汗出较多，就参入养阴生津之品，如生地、麦冬、芦根、天花粉等，可使患者低血压和少尿期的危重时间缩短，变证、险证减少，而且无留邪之弊。所谓重用，即在本病低血压后期和一进入少尿期即重用生地、玄参、西洋参、龟板、鳖甲、麦冬，阿胶、鸡子黄之类，其中生地常用至 60g~120g，玄参常用至 30g~50g。在遇阴竭欲脱或气阴耗损较重时，常以西洋参 10g~20g 煎汤代茶，频频灌之，而获效验。

二、中医疫病治法的展望

1. 中医治疫方法大有用武之地　中医治疫有过辉煌的历史，现代也积累了丰富的经验，近年来北京、广东等地医务人员运用中医药方法，实行中西结合治疗严重急性呼吸综合征（SARS）所取得的成绩，更证明中医药在治疗急性传染病特别是病毒性疾病方面是大有用武之地的。

2. 剂型改革前景看好　疫病大多势急病重，传统的中医给药方法往往有缓不济急之慨，有鉴于此，今后剂型改革定会进一步得到加强，类似于清开灵、醒脑静，参麦注射液等新剂型将不断涌现，且有所提高，前景乐观。

3. 治疫名方名药的研究会逐步深化　中医治疫名方名药绚丽多彩，既往也做过不少研究，如有人将治疫名方达原饮和升降散合化而成抗戾散进行实验研究，表明该方具有明显的直接灭活滤泡性口炎病毒作用，有促进新城鸡瘟病毒诱生小鼠干扰素的作用。此类研究正方兴未艾，不断深化，将为更多的中医治疫名方名药提供科学的实验依据，以促进其开发研制和推广应用。

4. 专病专药的研制将受到重视　中医辨证论治与专病专药的应用并不矛盾，两者会起到相辅相成、相得益彰的作用。明代温疫大家吴又可早就有“一病只有一药之到病已”的期盼。现代治疟良药青蒿素的开发成功，更说明专病专药研制的重要性。展望未来，研制开发治疗疫病的新药，将会取得更多更大的成果。（盛增秀撰）

湿热致疫说

湿热作为致病因子，其在发病学上的重要意义，古人早有论述，如元代医家朱丹溪尝谓：“六气之中，湿热为病，十居八九”。清代医家叶天士也说：“吾吴湿邪害人最广”。王孟英更对其病邪特性作了精辟的论述：“热得湿则遏而不宣，故愈炽；湿得热则蒸腾而上熏，故愈横”。足见其致病之广，危害之甚。尤其值得关注的是，近年流行病学调查显示，湿热病在人群中患病率有上升趋势，这显然与全球气候变暖，人们居住环境和生活条件特别是饮食习惯等的改变有很大关系。本文着重探讨湿热与疫病发病的关系，希望在疫病防治上能引起人们对其足够重视，进一步发挥中医学在这方面的特色和优势。

一、古人对湿热致疫的论述

疫病是指具有强烈传染性和广泛流行的一类疾病，《黄帝内经》对此早有定论：“五疫之至，皆相染易，无问大小，病状相似”。《三因极一病证方论》说得更加简明：“天行之病，大则流毒天下，次则一方一乡，或偏著一家”。由是观之，中医所说的疫病，与现代医学所称的急性传染病特别是烈性传染病颇相吻合。究其发病，湿热之邪乃是致疫的重要因素之一，这已被长期临床实践所证实。

夫湿热是由湿与热两邪相合而成，它既可来自外界，又可因机体内在环境失调而成，一般多由“内外相引”（薛生白语）而致人为病。湿热引起疫病，古代文献多有记述。早在《难经》一书中，就明确指出“伤寒有五，有中风、有伤寒、有湿温、有热病、有温病”。其中“湿温”，自然包括具有湿热性质的疫病。元代朱丹溪将大头瘟的发病原因，归咎于“湿热在高巅之上”。又瘴疠乃疫病之一种（通常多指恶性疟疾），究其原因，《济阳纲目·瘴疠》引李氏曰：“东南两广，山峻水恶，地湿沤热，如春秋时月，外感山岚瘴雾毒气，发寒热，胸满不食，此邪从口鼻入也”。虞抟《医学正传》也说：“岭南闽广等处曰瘴气，盖指山岚雾露烟瘴湿热恶气而名之也”。足见湿热秽恶之邪，是其主要致病因素。最令人玩味的是，明代吴又可的《温疫论》，尽管在疫病的病因上极力否定“六淫”和“非时之气”致疫的传统观念，提出“戾气”致疫的新观点，但从其当时流行的疫病初起有憎寒发热，头疼身痛，甚或舌苔白如积粉来看，显然与感受湿热秽浊之邪不无关系；再则从吴氏所制订的治疫主方达原饮（槟榔、厚朴、草果仁、知母、芍药、黄芩、甘草）来分析，更是由祛湿清热为主的药物所组成，所以后人将吴氏当时所述的温疫病，归于“湿热疫”的范畴，这是不无道理的。清代医家张石顽尝谓：“时疫之邪，皆从湿土郁蒸而发”。林珮琴《类证治裁》亦有同样论述：“疠邪之来，皆从湿土郁蒸而发，触之成病，其后更相传染”。均明确指出了湿热与疫病发病的密切关系，可谓言简意赅，切中肯綮。叶天士《医效秘传》结合运气学说，对湿热引起疫病更有重要发挥，并制定了治疗湿热疫的经世名方甘露消毒丹（又名普济解疫丹），其曰：“时毒疠气，必应司天，癸丑太阴湿土气化运行，后天太阳寒水，湿寒合德，夹中运之火，流行气交，阳光不治，疫气乃行，故凡人之脾胃虚者，乃应其疠气，邪从口鼻皮毛而入。病从湿化者，发热，目黄，胸满，丹疹，泄泻，当察其舌色，或淡白，或舌心干焦着，湿邪犹在气分，用甘露消毒丹治之”。据文献记载，雍正癸丑疫气流行，抚吴使者嘱先生（叶天士）制此方，全活甚众，时人比之普济消毒饮。后世用其方治疗瘟黄、疟疾、痢疾、霍乱等病，颇有效验。薛生白、吴鞠通、王孟英等温病学派诸大家，对湿热所致的温病（含温疫）亦有不少阐发，如薛氏《湿热条辨》对湿热病的证治堪称条分缕析，颇切实用；吴氏《温病条辨》制订了治疗湿温的三仁汤、加减正气散、黄芩滑石汤、茯苓皮汤等名方，流芳后世；尤其是王氏《随息居重订霍乱论》不仅在霍乱病因上提出“臭毒”的新观点（实指湿热秽毒之邪），而且创制了清热祛湿、辟秽解毒的连朴饮、黄芩定乱汤、燃照汤、蚕矢汤等方治疗本病，获效多多。此外，在疫病预防上，古人也十分重视清热祛湿、辟秽解毒之法，如《济阳纲目》载："凡疫病初起之时，用藿香正气散煎一大锅，每人服一碗，以防未然"。刘草窗亦谓之曰："未病之人三五日一服，却疫捷法"。凡此，均为"湿热致疫"的观点提供了理论和实践依据，影响深远。

二、现代临床实践认识

联系现代临床实际，由湿热引起的急性传染病，可涉及流行性感冒、病毒性肝炎、流行性乙型脑炎、流行性出血热、钩端螺旋体病、细菌性痢疾、伤寒、疟疾、带状疱疹等多个病种。以流行性感冒为例，其中以恶心、呕吐、泄泻等胃肠道症状为主者，多与感受湿热有关，常以宣化湿热而取效。如毛氏自拟"湿感汤"治疗南方地区感冒（含流感）136 例，其组方为藿香 10g，防风 6~10g，厚朴 6~10g，法半夏 10g，茯苓 15g，苡米仁 20g，杏仁 10g，桔梗 6~10g，白蔻仁 6g，淡竹叶 10g。治疗结果痊愈 133 例，无效 3 例。认为南方地处沿海，气候炎热，易致热蒸湿动，故感冒易夹湿邪。湿感汤是以藿朴夏苓汤及三仁汤化裁而成，能宣上、畅中、渗下，使湿邪得祛，热邪得清而病自愈（《江西中医药》1995 年第 4 期）。已故名医潘澄濂研究员治疗"胃肠型"流感，一般采用芳香化湿法，用藿香叶、苡仁、半夏、茯苓、佩兰、豆卷、黑山栀等常获良效。对于五六月梅雨季节的流行性感冒，症见中等度发热、肢体倦怠、胸腹痞闷、舌苔白腻或微黄而腻、脉濡细者，潘氏常仿达原饮，药用厚朴、槟榔、藿香、黄芩、知母等随证加减治疗，不出三四日即可使热解病却（《潘澄濂医论集》人民卫生出版社 1981 年出版）。又如流行性乙型脑炎，中医认为其病因多系感受暑湿病毒之邪。盖夏秋季节，天暑地湿，湿热蒸腾，人在气交之中，体怯者着而为病。小儿由于气血未充，脏腑娇嫩，故发病率较高。已故名医蒲辅周针对本病常暑热夹湿为患，提出了"通阳利湿法"作为治疗本病的重要方法，临床上对辨证为湿热并盛者选用杏仁滑石汤、加减正气散出入；热胜于湿者选用三石汤；湿胜于热者选用三仁汤、薏苡竹叶散加减（《蒲辅周医疗经验》人民卫生出版社 1976 年出版）。笔者曾于 20 世纪 60 年代参加"乙脑"的临床研究，深感湿热与本病的发病有很大关系，课题组制订了"渗湿汤"（藿香、郁金各 6g，石菖蒲、青蒿各 3g）与白虎汤、清营汤等方随证加减，收到了满意的效果。再如流行性出血热，其发病有地域性，多发生于低洼潮湿、杂草丛生的地带，显然湿热疫毒是其重要的致病因子。靳氏等用清热解毒祛湿法治疗本病 80 例，分毒邪在气营和毒热夹湿两型，前者采用清热解毒、凉血活血、佐以利湿法，方用清热解毒汤（板蓝根50g，金银花30g，生石膏60g，知母15g，生大黄6g，丹参30g，生甘草10g，玄参30g，白茅根60g）日服1~2剂；后者治以清热化湿、解毒活血法，方用甘露消毒丹加板蓝根、丹参。治疗结果78例痊愈，2例死亡，平均住院15天（《辽宁中医杂志》1984年第1期）。这些，充分说明湿热在疫病发病学上的重要地位以及清热祛湿解毒等法在疫病治疗上的重要价值。

尤其值得一提的是，对近年出现的严重急性呼吸综合征（SARS）、人禽流感疫情，根据其临床表现，不少医家认为其发病与湿热密切相关。如邓铁涛以广东省中医院对112例SARS患者的临床观察和初步总结为依据，认为本病是由戾气、湿、瘀、毒、虚所致，病机以湿热蕴毒，阻遏中上二焦，并易耗气夹瘀，甚则内闭喘脱为特点，系春温病伏湿之证，属于湿热疫病的范畴（《新中医》2003年第6期）。孙氏综述了有关文献，认为SARS应分期论治，临床可分早期、中期、极期和恢复期，而湿热阻遏、湿热蕴毒、湿热壅肺、湿毒未尽分别是各期的重要病机之一，可见湿热之邪，在病程中一以贯之；在治疗上可随证选用三仁汤、甘露消毒丹、蒿芩清胆汤、李氏清暑益气汤等方（《解放军药学学报》2004年第2期）。中医对人禽流感的病因，认为其与湿热也有一定关系。卫生部出台的《人禽流感诊疗方案》（2005版修订版）将清热祛湿类方药作为本病的治疗方法之一，可随证选用藿香正气丸（或胶囊）、葛根芩连微丸等。

三、结语

最后须强调指出的是，既往在新药研制开发上，对治疗湿热病证一类方药虽取得了一定的成绩，但还远远不够，诸如达原饮、三仁汤、藿朴夏苓汤、甘露消毒丹、茯苓皮汤等传世名方，尚有待进一步研制开发（包括剂型改革），这无疑是防治疫病上的重要举措，也是发挥中医特色和优势的重要内容，应该引起医药界的高度关注和重视。（盛增秀撰）

运用中医温病瘟疫学说抗击严重急性呼吸综合征

严重急性呼吸综合征（severe acute respiratory syndrome，SARS）曾称传染性非典型肺炎（简称非典型肺炎），是新发现的一种急性传染病，中医历代文献无此记载，但从其具有传染性和主要临床症状如发热、干咳、头痛、关节酸痛、肌肉酸痛、乏力、腹泻，甚或出现呼吸急促等来分析。可归入中医“温病”“瘟疫”范畴，尤其是与“瘟疫”中的“温疫(热疫)”更为近似。

因此对本病的中医诊断和防治，亦可参考“温病”的有关内容。其中清代温病学家叶天士学术思想和诊治经验最有参考和实用价值。叶氏根据温病的传变方式、病位浅深、病程久暂和病情轻重等，创立了“卫气营血”辨证纲领，即将温病分为卫分、气分、营分、血分四个病情发展阶段和证候类型，以指导临床防治和预后判断。卫分证一般出现在温病的初期，其主要症状为发热恶寒，咽喉赤疼，喷嚏，咳嗽，口微渴，苔薄白，舌边尖红，脉浮数等；气分证一般出现在温病的中期，其主要症状为发热较高，口渴，汗多，腹满，便秘，舌苔黄，脉滑数或洪大等；营、血分证一般出现在温病的极期，其主要证候为发热，神识昏蒙，抽搐，或出现斑疹，衄血，咯血，吐血，便血，舌绛少津，脉细数等。以上类型可单独出现，也可交错、合并出现，临床往往不能截然分割。非典型肺炎的中医诊断和辨证，可借鉴上述传统的“卫气营血”辨证纲领，并结合本病在病原、病理和临床表现上的特殊性，灵活掌握应用，应该有所变革，有所创新，有所发展，反映出时代特点。

尤其值得提出的是，清代温病学家吴鞠通在《温病条辨》中提出了“温病五大死症”，其中列为首条的是“肺之化源绝者死”。所谓“肺之化源绝”，我们理解当指在病邪的严重毒害下，肺脏的功能竭绝，亦即肺脏宣发和肃降功能俱废，不能主司呼吸，出现呼吸窘迫，面色苍白，口唇青紫，冷汗出，精神萎靡，神识淡漠或不清，甚则气息奄奄的危重症象，如不及时救治，预后十分恶劣，这与西医所说的“呼吸衰竭”颇相吻合。非典型肺炎亦有此危象，吴氏上述观点，可引以参考。

至于对温病和瘟疫的治疗，中医主张辨证施治，并强调因人、因时、因地制宜，这里简略谈两个主要的治疗原则：一是祛邪，即是消除致病因子(病原体)。吴又可曾大声疾呼：“客邪贵乎早逐”“邪不去则病不瘳”。竭力提倡早发现、早治疗，并将祛邪之法列为首要措施，认为惟有邪退则正安。纵观中医治疗温病和温疫的祛邪方法，十分重视“解毒”，如清代医家喻嘉言主张解毒之法应贯穿温病治疗的全过程，尝谓：“上焦如雾，升而逐之，佐以解毒；中焦如沤，疏而逐之，佐以解霉；下焦如渎，决而逐之，佐以解毒。”现代黄星垣等提出“邪毒致热说”，认为温病毒寓于邪，毒随邪入，热由毒生，毒不去则热不除，变必生，因此治疗须紧紧抓往“解毒”一环。这个观点的提出，使“清热解毒”法在急性传染病上的应用，愈来愈引起人们的重视，疗效不断提高。鉴于非典型肺炎的临床特征，我们认为应用中医的“清热解毒”方法，对提高疗效，能起到有益的作用，很值得深入研究。当然，强调“清热解毒”，并不意味着一味地应用寒凉清热之剂，应当以辨证论治为准则，或宣透以解毒，或疏泄以解毒，或渗利以解毒，或清营以解毒，或凉血以解毒。同时清热解毒法还应根据患者病情，与祛湿、化痰、辟秽、活血、益气等药物配合应用。二是扶正，即是扶助人体正气，增强机体抗病能力。因为温热病邪侵入人体后，使体内气、血、津、液等正气不断消耗和损失，特别是津液的损伤更为突出，叶天士曾说“邪热不燥胃津，必耗肾液”，而津液的盈亏存亡，与温病的预后关系极为密切，前人治疗温病有“存得一分津液，便有一分生机”的名论，足见保护和滋养津液在温病治疗上的极端重要性，尤其在温病的恢复期，此法更为常用，这无疑是扶正的重要手段之一。

可喜的是，2003 年 4 月，国家中医药管理局已发布了《非典型肺炎中医药防治技术方案（试行）》，将对本病的防治起到积极作用。同时广东省中医院的经验已初步证明了中医药在防治非典型肺炎中是有所作为的，值得重视。我们深信，在党中央的坚强领导下，在广大中西医务人员和科技工作者的共同努力下，我国一定能攻克非典型肺炎，人类一定能消灭这种急性传染病，胜利是属于我们的！（盛增秀　王英　江凌圳合撰）

《温疫论》论汗及其临床意义

明代医家吴有性所撰《温疫论》，论汗颇具特色。不仅对患者有无汗出、汗出多少、汗出时间、汗液性状等询察细致，而且对其机理、疾病转归发展关系以及治疗方法等，作了极为精辟的阐述，多发前人所未发，对今天急性热病的辨证和治疗，仍有重要的指导意义。兹探讨如下：

一、关于机理

在温疫病的病变过程中，由于机体遭受病邪（戾气）的侵害，产生了一系列病理变化，并由此而出现各种临床症状，其中无汗或自汗、盗汗、战汗等，即是体内病理变化在体表的反映。吴氏对其机理论述其详，如在《温疫论·内壅不汗》篇指出：“盖发汗之理，自内以达表。今里气结滞，阳气不能敷布于外，即四肢未免厥逆，又安能气液蒸蒸以达表。譬如缚足之鸟，乃欲飞升，其可得乎？盖鸟之将飞，其身必伏，先足纵而后扬翅，方得升举，此与战汗之义同。”这里以取类比象的方法，形象地阐述了汗出之理。盖汗之得泄，必赖人体阳气为动力，阴液为材料，更须营卫畅行，表里通达，如是则气液蒸蒸，自内以达外，自然汗出溱溱矣。反之，若内有结滞，或邪遏肌表，则表里为之壅塞，表气不能潜行于内，里气不能通达于表，纵然气液不亏，汗源不绝，欲求汗出，难矣。

吴氏在论述汗出机理时，还强调了汗液与津液的关系。他在《温疫论·夺液无汗》篇中指出：“脉浮身热，非汗不解；血燥津枯，非液不汗。”盖汗为津液所化，津液又为作汗之资，在急性热病过程中，由于热邪极易耗损津液，或因汗、下等治疗方法失当，津液益伤，每致阴液枯涸，汗源匮乏。此类患者，欲冀其邪从汗解，必待“津液渐回，方可得汗，所谓积流而渠自通也。”若急于求汗而强发之，犹如砻糠榨油，势必重劫津液，促其危也。吴氏以“夺液无汗”为题，不但进一步阐明了汗出的机理，同时也告诫医者不可妄用发汗之法，值得我们三思。

从上所述，不难看出吴氏对温疫病汗法的机理，强调一个“通”字，即表里疏通，气机畅达，这是汗出的必备条件；同时又指出了汗为津液所化，津液是汗的物质基础，两者缺一不可。这些论述，对于临床正确运用发汗法，特别是如何采取适当措施，为邪从汗解创造有利条件，有着重要的指导意义。

二、关于与疾病转归和发展的关系

疫邪为患，病情复杂，变化多端。吴氏将其传变归纳为九种形式，即所谓“九传”，但大要不出乎表里两端。《温疫论·原病》篇云：“伏邪动作，方有变证，其迹或从外解，或从内陷，从外解者顺，从内陷者逆”。又云：“从外解者，或发斑，或战汗、狂汗、自汗、盗汗。”《温疫论·传变不常》篇更进一步指出：“疫邪为病，有从战汗而解者；有从自汗、盗汗、狂汗而解者，有无汗竟传入胃者；有自汗淋漓热渴反甚，终得战汗方解者；有胃气壅郁，必用下乃得战汗而解者。”由是观之，“汗解”是疫邪外解的重要途径之一。正因为如此，吴氏对“汗”及其与疾病转归和发展的关系分析甚详。如《温疫论·内壅不汗》篇，着重论述了疫邪表里分传，里气壅闭，以致不汗出而邪无外泄之机，这是病变的不良转归，反之，若“伏邪中溃”，或里结得下，表里由是宣通，营卫畅行，气机调达，则邪有外达之机，常可得汗而解，此乃病情之良好转归，特别对于战汗，阐发尤为精当。何谓战汗？其与疾病的转归关系若何？吴氏在《温疫论·原病》篇中指出："邪气深伏，何能得解？必俟其伏邪渐退，表气潜行于内，乃作大战，精气自内由膜中以达表，振战止而复热，此时表里相通，故大汗淋漓，衣被湿透，邪从汗解，此名战汗。当即脉静身凉，神清气爽，划然而愈。"可见战汗乃是正邪激烈相争，正气逐邪外出的一种临床表现，一般说来，是邪从汗解，疾病向愈的良好转归。但也有逆变者，如在战汗过程中，出现"但战而不汗"，或"厥不回，汗不出"，甚则"战而不复，忽痉者"，凡此都是正不胜邪，甚或正气欲脱的危候。吴氏这些论述，对后世温病学家影响很大，如叶天士《温症论治》对战汗的详尽论述，以及王孟英诸家所作的注释，均受吴氏的影响并有所发挥。此外，温疫病的病变后期，有的患者可出现"面无神色，唇口刮白，表里无阳证，喜热饮，稍冷则畏，脉微欲绝，忽得自汗，淡而无味"等症状，此乃阳虚气脱的重证，预后险恶，与邪从汗解的机理和转归迥别，吴氏在《温疫论·自汗》篇中对此有精辟的论述，足资参考。

三、关于治法

《温疫论》对汗法有独到见解，其主要特点是不强求发汗，而是注重疏通气道，为邪从汗解创造有利条件。《温疫论·妄投寒凉药论》篇提出"疫邪首尾以通行为治"，这是吴氏治疫的基本原则，也体现在汗法之中。

温疫初起，邪伏膜原，其症恶寒发热，头疼身痛，无汗或战汗，舌苔白腻或白如积粉。此时，"不可认为伤寒表证，辄用麻黄桂枝之类强发其汗"（《温疫论·温疫初起》），当用达原饮疏利之，"使邪气溃败，速离膜原"，如是则表里宣通，方可得汗而解。尽管邪从汗解与伤寒初起别无二致，但其具体治法显有差异，诚如吴氏所说："伤寒投剂，可使立汗；时疫汗解，俟其内溃，汗出自然，不可以期。伤寒解以发汗，时疫解以战汗。"（《温疫论·辨明伤寒时疫》）这些见解，赋予汗法以新的内涵，扩大了汗法的范围，给后人以新的启示。如杨栗山《伤寒温疫条辨》治温病主用升降散，即是取其宣郁通滞的作用，使表里疏通，以达到邪从汗解的目的，此与寻常的发汗剂迥异，甚得现代名医蒲辅周所推崇。赵绍琴教授也认为治温当着眼于"郁热"，若误用大剂苦寒，每致郁者难开，热者不祛，病反转剧，故治郁热之证，多宗杨氏宣泄郁热之法，投以升降散而取效。举凡这些，说明吴氏提倡疏利以求汗的治疗方法，影响十分深远，很切临床实际。

在温疫病的传变过程中，表里分传是常见的一种类型，此时邪气充斥内外，表里俱病。对其治法，吴氏在《温疫论·内壅不汗》篇告诫医者切勿囿于《伤寒论》先表后里的常规治则，“务宜承气先通其里，里气一通，不待发散，多有自能汗解”。同样强调了开郁通闭是促使邪从汗解的重要手段。

对于“夺液无汗”的证型，吴氏认为“津液渐回，方可得汗”。至于回津之法，可酌情选用清燥养荣汤、柴胡养荣汤或饮食调理之。值得指出的是，《温疫论》中滋养津液的方剂，大多局限于四物汤化裁，用药尚欠纯正。迨至清代，养阴法才有了很大的发展。因此，对于此类患者，采用后世增液汤、益胃汤、沙参麦冬汤、五汁饮之类，当更合适。

总之，吴氏对汗法的阐述，尤其是不主张强用发汗之剂以及强调“通行”以求汗的观点很有特色。联系临床实际，有些温热病患者，纵有汗法的适应证，但由于里有积滞，或兼夹痰浊，或气滞血瘀，或气阴内亏，往往投发表之剂，意欲开邪出路，却达不到汗解之目的；必待里结开，郁滞通，气道流畅，或气液得复，始能得汗而解。裘沛然教授说得好：“举凡补中益气、滋阴养血、生津润燥、化痰燥湿，甚至辛寒或甘寒之剂，用得其当，都可发表”。（《上海中医药杂志》1985 年 7 期 5 页）洵为阅历有得之见。（盛增秀撰）

《温疫论·发黄》探要

《温疫论·发黄》篇虽仅 200 余字，但对温疫发黄的病因病机，治疗方法等，作了十分精辟的阐述，不少见解是独创性的，兹择要探讨如下。

其一，突出温疫发黄的病变重心。本篇开宗明义指出：“发黄疸是腑病，非经病也。”所谓“腑病”，联系下文“胃家移热”“胃实为本”等句，显然是指“胃腑实热”而言。胃腑实热何以引起发黄？吴氏分析说：“疫邪传里，遗热下焦，小便不利，邪无输泄，经气郁滞，其传为疸。”针对温疫发黄“小便不利”这一主症，认为是由于胃热移于下焦，膀胱气化失职所致；而小便不利，更促使疫邪不得外泄，如是则邪热与水湿郁蒸，发为黄疸。并进一步指出：“黄（指发黄疸）因小便不利，……当以发黄为标，小便不利为本；及论小便不利，病原不在膀胱，乃系胃家移热，又当以小便不利为标，胃实为本。”从因果、标本关系上，层层剖析，步步阐解，使其病因病机，矛盾主次，昭然若揭，最后将病变重心归于“胃腑实热”，抓住了病理症结之所在，从而为辨证施治，提供了有力依据。属祖国医学温疫发黄一类疾病，如急性黄疸型肝炎，临床表现以消化道的症状较为突出，可见脘腹胀闷，恶心厌食，大便秘结或溏泻，小便短赤，舌苔黄腻少津甚或黄燥，脉象弦滑等“胃腑实热，通降失司”之证。特别是一些暴发型病例，还可出现神昏谵语，狂躁不安等危重症候，这与《伤寒论》记述的因阳明腑实而引起的神识异常，多有吻合之处，切合临床实际，足资借鉴。

其二，强调攻下逐邪的治疗方法。重视祛邪，是吴氏治疫的最大特点，尝谓“客邪贵于早逐”“邪不去则病不愈”。而祛邪之法，尤推重承气一类攻下方药，旨在清泻胃腑实热，放邪出路，达到邪去病愈的目的。如立茵陈汤治温疫发黄，本方与《伤寒论》的茵陈蒿汤药味组成基本相同，但在配伍，特别是剂量上显有差别。盖茵陈蒿汤以茵陈为主药，其与大黄剂量之比为3∶1，茵陈汤则以大黄为主药，茵陈与大黄剂量之比为1∶5。由于君药相易，两方的作用随之而异，前者重在清利湿热，后者着力攻逐腑实。诚如吴氏自析方义所云：“（茵陈汤）是以大黄为专功，山栀次之，茵陈又其次也。设去大黄而服山栀，茵陈，是忘本治标，鲜有效矣。”足见其对攻下逐邪的高度重视。如有报道以加减茵陈蒿汤（方中含大黄9~15g）和加味茵陈五苓散治疗急性黄疸型肝炎“阳黄证”，前者不但排除黄疸较快，而缩小肝脏和恢复肝功能都较后者明显，重用大黄可消除脘满，促进食欲，对消退黄疸都有显著疗效。（《天津医药》1974年第2期56页）某单位曾对40例黄疸型肝炎一律用大黄硝石汤进行治疗，平均退黄时间为14.5天。对迁延不愈者用大黄硝石汤制成丸药，名“硝黄丸”，取其缓泻之法，亦收到满意效果。（《天津医药》1978年第2期85页）又有人治疗黄疸型肝炎初起，即使大便溏薄，亦不忌大黄；如大便干燥秘结，则硝黄并用，进三、五剂后，再酌进退，可望缩短黄疸期，加速症状改善。（《中医杂志》1987年第6期29页）更值得指出的是，运用通里攻下法治疗暴发型肝炎（急黄证），也愈来愈引起人们的重视。不少资料介绍在昏迷前期或昏迷时，及时、果断地采取大剂量的清热解毒合通里攻下，以顿挫燎原的邪势，肃清炽盛的热毒，常能挽狂澜于既倒，救垂危于顷刻，收到意想不到的效果。

现代研究证明，通里攻下法能促进新陈代谢和加速体内毒素的排泄。且大黄一类药物，有良好的抑菌作用，这对于抑制肠内细菌，以减少游离氨和其他有毒物质的来源，无疑具有一定作用；又大黄、芒硝等是利胆良药，有利于黄疸的消退。所以对于急性黄疸型肝炎等疾病，在辨证确切前提下，不失时机地运用通里攻下方药，确能缩短病程，提高疗效。古今实践雄辩

地证明，吴氏的学术观点和治疗经验，有着深刻的科学内涵，很值得我们继承和发扬。（盛增秀撰）

《伤寒温疫条辨》探要

《伤寒温疫条辨》为清代杨璿所撰。杨璿字玉衡，号栗山老人，四川成都人，约生于公元 1705 年（卒年不详）。杨氏有鉴于“世之凶恶大病，死生人在反掌间者，尽属温病，而发于冬月之正伤寒，百不一二，仲景著书独详于彼而略于此”，而世之医者，“无人不以温病为伤寒，无人不以伤寒方治温病，混淆不清，贻害无穷”，遂发奋研讨，“集群言之粹，择千失之得，零星采辑，参以管见，著《寒温条辨》九十二则，务辨出温病（注：杨氏所说的温病实指温疫）与伤寒另为一门，其根源、治法、方论，灿然昌明于世，不复搀入《伤寒论》中，以误后学”，用心可谓良苦。本文试就《伤寒温疫条辨》（以下简称《寒温条辨》）的主要学术成就，以及对后世的影响，作一探讨。

一、学术成就举要

《寒温条辨》从理论到实践致力于辨别伤寒与温病之异，其主要学术观点和成就有以下几个方面：

1. 辨病因　《寒温条辨》指出温病与伤寒的病因为，“伤寒得天地之常气”，“温病得天地之杂气”，两者“风马牛不相及”，进而分析说：“常气者，风寒暑湿燥火，天地四时错行之六气也；杂气者，非风非寒非暑非湿非燥非火，天地间另为一种偶荒旱潦疵疠烟瘴之毒气也。”“毒雾之来也无端，烟瘴之生也无时，湿热熏蒸之恶秽无穷无数，兼以饿殍在野，胔骼之掩埋不厚，甚有死尸连床，魄汗之淋漓自充，遂使一切不正之气，升降流行于上下之间，人在气交中，无可逃避，虽童男室女，以无漏之体，富贵丰亨，以幽闲之志，且不能不共相残染，而辛苦之人可知矣。”既论述了杂气产生的根源，又阐发了温病（疫）发生的机理及强烈的传染性和流行特点，较之吴又可有更为深透的发挥。同时，杨氏对王叔和时气致疫的论点力持异议。王氏认为春大寒，夏大凉，秋大热，冬大温，乃“非其时而有其气，是以一岁之中，长幼之病多相似者，此则时行之气也。”杨氏认为：“时行之气，宜热而冷，宜冷而热，虽损益于其间，及其所感之病，岂能外乎四时之本气。”是以风温，暑温、湿温、秋温诸四时不节之时气病，所感终不离本源，即风寒暑湿燥火之六气，与温病根源不同，从而进一步突出了杂气致疫的观点，使吴又可的杂气学说，更加充实丰富。

2. 辨病机　对温病的病机，杨氏吸取融通王安道、吴又可、张石顽诸家之说，强调郁热自内达外，由血分发出气分，与伤寒自气分传入血分有别。尝谓："温病得天地之杂气，由口鼻入，直行中道，流布三焦，散漫不收，去而复合，受病于血分，故郁久而发。"不仅指出温病的感染途径，病机特点，还提出三焦定位的观点。杨氏解释三焦定位说："人之鼻气通于天，如毒雾烟瘴，谓之清邪，是杂气之浮而上者，从鼻息而上入于阳，而阳分受伤"；"人之口气通于地，如水土物产，化为浊邪，是杂气之沉而下者，从口舌而下入于阴，而阴分受伤"；"然从鼻从口所入之邪，必先注中焦，分布上下，故中焦受邪，则清浊相干，气滞血凝不流，其酿变即现中焦，……此三焦定位之邪也。"由是观之，邪之在上、在下，与病邪性质、感染途径等因素有关。但无论何种杂气，中焦为必犯之地，是病变之重心。这些观点，较之吴又可"邪在膜原"的论说，有了较大的发展。

3. 辨证候　伤寒与温病病源、病机既异，故临床表现亦有差别，特别是初起证候，大相径庭。杨氏指出。"凡温病脉不浮不沉，中按洪长滑数，右手反盛于左手，总由怫热郁滞，脉结于中故也。若左手脉盛，或浮而紧，自是感冒风寒之病，非温病也。"又说："凡伤寒自外之内，从气分入，始病发热恶寒，一二日不作烦渴，脉多浮紧，不传三阴，脉不见沉；温病由内达外，从血分出，始病不恶寒而发热，一热即口燥咽干而渴，脉多洪滑，甚则沉伏。"其辨别的关键，在于伤寒初起多见表证表脉，热象不著；温病初起即现里热灼盛之象，多无表证，纵有表证，多是里热浮越于外所致。至于伤寒表邪化热入里，则证候与温病多有雷同者，故杨氏曰："温病与伤寒表证实不同，里证无大异。"

4. 辨治法　杨氏认为伤寒与温病初起治法即有天渊之别。"在伤寒，风寒外入，但有一毫表证，自当发汗解肌消散而愈，其用药不过麻黄、桂枝、葛根、柴胡之类；在温病，邪热内攻，凡见表证，皆里证郁结，浮越于外也。虽有表证，实无表邪，断无正发汗之理，故伤寒以发表为先，温病以清里为主，此一着最为紧要关隘。"又说："伤寒感冒风寒之常气，自外而传于内，又在冬月，非辛温之药何以开腠理而逐寒邪，此麻黄、桂枝、大青龙之所以可用也；若温病得于天地之杂气，怫热在里，由内而达于外，故不恶寒而作渴，此内之郁热为重，……又多发在春夏，若用辛温解表，是为抱薪投火，轻者必重，重者必死。惟用辛凉苦寒，如升降、双解之剂以开导其里热，里热除而表证自解矣。”并从温病本易伤阴的病理特点，再次强调初起治法与伤寒迥异，指出温病“一发则炎热炽盛，表里枯涸，其阴气不荣，断不能汗，亦不可汗，宜以辛凉苦寒清泻为妙。”寒温异治，于此洞若观火，涣然冰释。

杨氏不仅总辨寒温之异，且对主要证候，逐一予以剖析。如对发热的辨治，认为“凡治伤寒温病，当发热之初最为紧要关隘，即宜详辨脉证治疗。”进而指出：温病发热，断无正发汗之理，热之轻者，神解散、小清凉散之类，热之重者，加味凉膈散、增损三黄石膏汤之类；热之极者，加味六一顺气汤、解毒承气汤大清大泻之，若正伤寒，自当详发热之表里虚实以施治。

杨氏对温病治疗学之贡献，还突出体现在他所倡用并行之有效的治温十五方，贯穿着宣、清、通三大治则，根据病邪之浅深，症情之轻重，选而用之。其中“轻则清之”者凡八方（神解散、清化汤、芳香饮、大清凉散、小清凉散、大复苏饮、小复苏饮、增损三黄石膏汤），“重则泻之”者凡六方（增损大柴胡汤，增损双解散、加味凉膈散，加味六一顺气汤、增损普济消毒饮、解毒承气汤）；而升降散为其基本方。方以僵蚕为君，蝉蜕为臣，姜黄为佐，大黄为使，米酒为引，蜂蜜为导，诸药合用，共奏宣泄三焦邪热，升清降浊之效，用治温病郁热为主之证，“升清可以解表，降浊可以清里，则阴阳和而内外俱彻矣。”杨氏在温病流行之际，屡用此方，救人甚众。后世运用此方治疗温病收效亦佳，至今仍有较高的实用价值。

值得指出的是，杨氏治温十分重视逐秽解毒之法。喻嘉言《尚论篇》：疫邪既入，“急以逐秽为第一义。上焦如雾，升而逐之，兼以解毒；中焦如沤，疏而逐之，兼以解毒；下焦如渎，决而逐之，兼以解毒。”“升”“疏”“决”，乃针对上、中、下三焦不同病位而立法，然解毒之法，一以贯之。杨氏深得喻氏旨趣，认为温病非泻则清，非清则泻，总以清泻三焦热毒为要。如黄连解毒汤（《外台秘要》引崔氏方）主治表里三焦火热亢盛之证，泻火解毒之力甚著，故杨氏常以此方与其他诸方相合，以治温病诸证。如合升降散、大柴胡汤而为增损大柴胡汤，主治温病热郁腠理，里热燥结已甚，为内外双解之剂；增损三黄石膏汤由黄连解毒汤合升降散、白虎汤加减而成，主治表里三焦大热，五心烦热，两目如火，鼻干面赤，舌黄唇焦，身如涂朱，燥渴引饮，神昏谵语之候。其他如增损双解散、加味凉膈散，均由黄连解毒汤合升降散、调胃承气汤化裁而成。

此外，杨氏还推崇吴又可等“温病下不嫌早”之说，并发挥说：“伤寒里实方下，温病热胜即下，其治亦无大异。但伤寒其邪在表，自气分传入血分，下不厌迟；温病其邪在里，由血分发出气分，下不嫌早。其证不必悉具，但见舌黄，呕渴、痞燥满痛一二证，便予升降、增损双解，加味凉膈、加味六一、解毒承气等方，酌度病情上下轻重缓急下之，以彻其邪毒，无不获效。”如发热之重者，加味凉膈散、增损三黄石膏汤治之，热郁失下，邪火久羁之腹满胀痛，主以升降散、加味凉膈散加枳实、厚朴通腑泻热；“蓄热内逼，脉道不利”之郁冒，治以加味凉膈散、加味六一顺气汤；热厥之证，更是非急下之不为功，用加味六一顺气汤。凡此种种，皆以清泻郁热为主治，郁热得泄而诸症自愈，可谓深得治温之真谛。

总之，杨氏在温病治疗上，重视宣郁、泄热、解毒，强调升清降浊的“三焦分治”之法，实践证明确有良效，值得借鉴。

二、学术影响评价

《寒温条辨》刊行后，世人盛赞其论“发千古未发之秘”“分晰寒温，如快刀破竹，永断葛藤；如明镜取形，不隐毫发。”并运用杨氏的理、法、方、药治疗温病，屡获卓效。清代嘉庆辛未年间，吕田将是书之精要纂入《温疫条辨摘要》，使其传播，更为广泛。

蒲辅周对是书评价之高，不亚于《温病条辨》，特别是对其治温诸方，推崇备至，他说：“温疫实与四时温病不同，是杂气为病，杨栗山《伤寒温疫条辨》论述颇详，临床灵活运用杨栗山十五方治疗杂气温疫，疗效很好。”如治流行性乙型脑炎，蒲氏立清热解毒为八法之一，对“表里三焦大热”的证型，选用升降散加减。他还运用增损双解治疗似寒非寒，似温非温，壮热烦躁，无汗头痛身疼，胸腹痞满，大便不利，小便短涩，目胀心烦，口苦不思食，渴不多饮，脉沉紧或浮弦，舌质黯苔白腻或黄腻之寒疫，亦获良效。薛伯寿继承蒲老的学术经验，运用杨氏治温十五方，经临床初步观察，对属温疫范畴的温热病症，如大头瘟用增损普济消毒饮；痄腮用升降散加味；烂喉痧用升降散合银翘散加减；时疫感冒用增损双解散，确有较好疗效。又以十五方治疗常见热病，如以加味凉膈散治风温夹湿的中耳炎；以升降散与银翘散、麻杏石甘汤、小柴胡汤等相合使用，分别治疗急性扁桃体炎、肺炎、咽炎、胆道感染等热病，皆取得满意效果。(《江苏中医杂志》1981 年第 4 期)赵绍琴教授对杨氏的学术思想亦颇有研究，认为温病当着眼于“郁热”，若误用大剂苦寒，每致郁者难开，热者不祛，病反转剧。故治郁热之证，多宗杨氏宣泄郁热之法，投以升降散而取效。

笔者认为，《寒温条辨》对于温病，特别是疫性温病的病因病机和证治颇有新见，尤致力于寒温辨析，对发展丰富完善温病学说和瘟疫学说作出了重要贡献，不愧为祖国医学宝贵文献之一，值得深入探讨研究。杨氏以升降散为主的治温诸方，具有较高的实用价值，很有必要作进一步的观察研究，阐明其作用机理，这是一个富有意义的课题。（盛增秀　陈勇毅合撰）

略论吴有性治疗温疫运用下法的经验

吴有性所著《温疫论》，笔者在参加《温疫论评注》（人民卫生出版社1977年8月出版）编写过程中，深感吴氏治疫重视下法，提出不少独创性的见解，兹探讨如下：

一、对下法作用机理的发挥

1. 清泻实热，放邪出路　吴氏治疗温疫，重视祛除疫邪，强调逐邪为第一要义，认为“客邪贵乎早逐”“邪不去则病不愈”，这是贯穿《温疫论》全书的基本观点。其祛邪之法，注意放邪出路，尝谓“诸窍乃人身之户牖也。邪自窍而入，未有不由窍而去。……总是导引其邪从门户而出，可为治之大纲，舍此皆治标云尔。”于是他对张子和辈用汗、吐、下诸法祛除病邪，推崇备至，尤其对下法的应用，更为重视，意在清泻实热，导邪外出，这在“注意逐邪勿拘结粪”篇中分析极为深刻。针对有些医者拘泥于“下不厌迟”之说，不敢及时攻下而致留邪为害，他告诫说：“勿拘于‘下不厌迟’之说，应下之证，见下无结粪，以为下之早，或以为不应下之证，误投下药，殊不知承气本为逐邪而设，非专为结粪而设也。必俟其粪结，血液为热所搏，变证迭起，是犹养虎遗患，医之咎也。况多有溏粪失下，但蒸作极臭如败酱，或如藕泥，临死不结粪者，但得秽恶一去，邪毒从此而消，脉证从此而退，岂徒孜孜粪结而后行哉！”还进一步指出，“要知因邪热致燥结，非燥结而致邪热也……总之，邪为本，热为标，结粪又其标也。能早去其邪，安患燥结也。”并以痢疾为例，阐明此中旨趣，如说：“假令滞下，本无结粪，初起质实，频数窘急者，宜芍药汤加大黄下之，此岂亦因结粪而然耶？乃为逐邪而设也……邪气客于下焦，气血壅滞泣而为积，若去积以为治，已成之积方去，未成之积复生，须用大黄逐去其邪，是乃断其生积之原，营卫流通，其积不治而自愈矣。”理论本诸实践，吴氏对下法作用机理之精深阐发，若非久经临床者，断难悟出此中奥义。

再从吴氏论治温疫发黄而观，认为“疫邪传里，遗热下焦，小便不利，邪无输泄，经气郁滞，其传为疸”，断定“小便不利为标，胃实为本”。所用茵陈汤，虽与《伤寒论》的茵陈蒿汤组成药味相同，但君药茵陈易作大黄，从而增强了泻下的作用，促使疫毒排泄，退黄之效更速，诚如吴氏自析说：“是以大黄为专功（指退黄），山栀次之，茵陈又其次也。设去大黄而服山栀、茵陈，是忘本治标，鲜有效矣。”其重视攻下逐邪，于此可见一斑。

2. 破滞决壅，疏通气机　人身的气机贵乎通畅，《金匮要略》说：“若五脏元真通畅，人即安和。”疫邪侵入机体，留着不去，就会导致人身的气机壅塞，营卫之行艰涩，表里失于通达，病变由是而生。所以《素问·热论》对热病的治疗提出了“治之各通其脏脉”的观点。吴氏继承经旨，在分析温疫的病机上，常责之于气机壅塞，表里不通；在治疫方法上，大多着眼于“通”字，提出“疫邪首尾以通行为治”的著名见解，例如他对温疫如何发汗以祛邪，有独到的看法，《温疫论·内壅不汗》篇对此分析甚为透彻，如说：“盖发汗之理，自内以达表。今里气结滞，阳气不能敷布于外，即四肢未免厥逆，又安能气液蒸蒸以达表？譬如缚足之鸟，乃欲飞升，其可得乎？盖鸟之将飞，其身必伏，先足纵而后扬翅，方得升举，此与战汗之义同；又如水注（注：古代供磨墨时注水用的器皿），闭其后窍，则前窍不能涓滴，与发汗之义同。凡见表里分传之证，务宜承气先通其里，里气一通，不待发散，多有自能汗解。”这里吴氏对有表复有里的证候，提示医者不可囿于《伤寒论》“先表后里”之治法，应以通里为先，俾壅者通，结者开，阳气宣达，不求汗而汗自出，这对临床如何针对病情选择适当的治法以达到邪从汗解，确有很大的启发。又如在论治温疫发斑时指出：“邪留血分，里气壅闭，则伏邪不得外透而为斑。若下之，内壅一通，则卫气亦从而疏畅，或出表为斑，则毒邪亦从而外解矣。”运用下法以透斑，乃吴氏之卓识，这与寻常清营凉血以透斑，在适应证和作用机理上，自有不同，须细加辨别。

二、具体运用

1. 下法适应证　在“疫邪首尾以通行为治”的学术思想指导下，吴氏对下法的适应证，作了很多阐发，《注意逐邪勿拘结粪》《大便》《应下诸证》诸篇，均有详尽的论述。其具体症状和体征，归纳起来有以下几个方面：

舌苔：舌白苔渐变黄苔，舌黑苔、舌芒刺、舌裂、舌短、舌硬、舌卷，白砂苔等。

二便：大便闭，转屎气极臭，或大便如粘胶，协热下利，热结傍流，小便赤黑涓滴作痛，小便极臭等。

脉象：脉沉而数，或脉厥等。

其他症状：口燥渴，唇燥裂，唇焦色，唇口皮起，口臭，鼻孔如烟煤，目赤，咽干，气喷如火，扬手踯足，潮热，谵语，善太息，心下满，心下高起如块，心下痛，腹胀满，腹痛按之愈痛，心下胀痛，头胀痛，四逆，体厥，发狂等。

吴氏详列应下诸证，对于临床正确辨治，确有很大启示。但上列各种症状和体征，应看作是对温疫病下法适应证的举要，并宜将各症联系起来分析，不能光凭一种舌苔，一个症状，贸然地认为是可下之证而浪用下法。

2. 急证急攻　吴氏说："温疫发热一二日，舌上白苔如积粉，早服达原饮一剂，午前舌变黄色，随现胸膈满痛，大渴烦躁，此伏邪即溃，邪毒传胃也。前方加大黄下之，烦渴少减，热去六七，午后复加烦躁发热，通舌变黑生刺，鼻如烟煤，此邪毒最重，复瘀到胃，急投大承气汤。傍晚大下，至半夜热退，次早鼻黑苔刺如失。此一日之间，而有三变，数日之法，一日行之，因其毒甚，传变亦速，用药不得不紧……尝见温疫二三日即毙者，乃其类也。"细味原文，不难看出吴氏所说的"急证"，当指温疫病中起病急骤，变化迅速，症情凶险的一种类型。吴氏对这种类型温疫病的治疗，提出"急证急攻"的主张，大胆、果断地采用"数日之法，一日行之"的紧急措施，以适应病情急变的需要，这不能不说是对急证治疗的一大创新。现代治疗急性传染病也充分证明下法的重要作用，如北京友谊医院采用通腑突击泄热的综合疗法治疗成人急性肺炎，病初对每一个病例无选择地采用通下的"泻热汤"（大黄 15g、芒硝 10g、玄参 15g、甘草 9g），每日 1~2 剂，服用 1~3 天，同时配合清热解毒、活血化瘀等方药，发现确能扭转病情，缩短疗程。（转引自《中医内科急症》24 页，重庆中医研究所等编，1981）上海传染病院介绍治疗"乙脑"70 例，其中 44 例用过下法，能使邪热迅速挫降，提高了疗效，减少了后遗症。（引自《常见病的中医治疗研究》33 页，陕西人民出版社，1976）下法在流行性出血热上的应用，更为重要。有人在本病发热期即采用通泄二便，配用了生大黄，根据病情轻重，少则三剂，多则十数剂，剂数不拘，以有形实邪或无形郁热从下而解为止，收到了显著的效果。（引自《温热病专辑》135 页，江苏科技出版社，1981）举凡这些，充分说明“急证急攻”的观点，很有现实意义。

3. 因证数攻　吴氏说：“温疫下后二三日，或一二日，舌上复生苔刺，邪未尽也。再下之，苔刺虽未去，已无锋芒而软，然热渴未除，更下之，热渴减，苔刺脱，日后更复热，又生苔刺，更宜下之。”告诫医者切勿“中道生疑”“反致耽搁”。并以两个治验为例，强调“下不以数计，有是证则投是药。”并举例予以说明，例 1 余某，患疫月余，苔刺凡三换，计服大黄二十两，始得热不复作，其余脉证方退；例 2 朱某，患疫四肢不举，身卧如塑，目闭口张，舌上苔刺，下证悉具，经治半月，共服大黄十二两而愈。且每次投剂，大黄用量常逾两许，足见其胆识非凡，充分体现了有邪必逐，除寇务尽的学术思想，确是治疗温疫病难能可贵的经验。

4. 下法注意点　如前所述，吴氏治疫重视攻下逐邪，但具体应用时，又十分审慎，务求有的放矢，药中肯綮。例如他主张“乘人之血气未乱，肌肉未消，津液未耗”之际，及早使用，这样“投剂不至掣肘，愈后亦易平复。”同时强调“要谅人之虚实，度邪之轻重，察病之缓急，揣邪气离膜原之多寡，然后药不空投，投药无太过不及之弊。”又说：“至投承气，某日应多与，某日应少与，其间不能得法，亦足以误事，此可以言传，贵乎临时斟酌。”就是提示用下法，要注意掌握邪正的盛衰，酌情投剂，特别要重视患者的体质，因人而治，体现了辨证施治的精神。其次，还提出“下后间服缓剂”，即数下之间，应有宽缓之期，其间当服柴胡清燥汤（柴胡、黄芩、陈皮、甘草、花粉、知母，姜、枣煎服）之类以和解邪热，清养津液，为再下创造条件。此外，《补泻兼施》《数下亡阴》等篇，对下法应用的注意点亦有所论述。总之，吴氏治疫运用下法，既积极，又郑重，决不妄用、滥用。这与鲁莽灭裂者，岂可同日而语哉！（盛增秀撰）

吴鞠通“温病死证五大纲”探析

清代医家吴鞠通所著《温病条辨》是温病（含温疫）学说中的一部经典之作。吴氏在本书中明确提出了“温病死证五大纲”，重温这段文献，对今天诊治感染性疾病特别是包括严重急性呼吸综合征、人禽流感、新冠病毒感染等急性传染病，仍有着重要的借鉴作用，兹探析如下：

《温病条辨·上焦篇》第十一条吴氏自注曰：“按温病死状百端，大纲不越五条。在上焦有二：一曰肺之化源绝者死；二曰心神内闭，内闭外脱者死。在中焦亦有二：一曰阳明太实，土克水者死；二曰脾郁发黄，黄极则诸窍为闭，秽浊塞窍者死。在下焦则无非热邪深入，消铄津液，涸尽而死也。”此温病五大死证，是吴氏得之临床的卓越见解，是对温病危重病证预后的高度概括，在温病诊断和急救上均有着重要意义。

盖上焦为心肺所居。肺主气，司呼吸，主肃降，为水之上源，治节一身。一般说来，温邪犯肺，出现肺卫证，多在温病的早期阶段，病情较为轻浅，但肺脏病变，亦有极危重者，如风温初起，若痰热壅盛上焦，肺窍阳塞，以致宣发和肃降功能俱衰，可出现呼吸窘迫，鼻翼煽动，口唇青紫危候，如不及时救治，预后相当恶劣；又如暑热上受，肺金受灼，甚者津气俱耗，水之上源枯竭，可出现口干舌燥，汗出不止，或吐粉红血水，少气不足以息，甚则呼吸节律不规则，双吸气，叹息样呼吸暂停，面色㿠白，精神萎靡，神识昏迷，脉象散大等濒危之证，此等即吴氏所说的“肺之化源绝”“乃温病第一死法也”。联系现代临床，诸如大叶性肺炎、小儿肺炎、流行性乙型脑炎以及近年来暴发和流行的严重急性呼吸综合征、新冠病毒感染等，病情危重者，均可出现呼吸衰竭，这与上述“肺之化源绝”颇相吻合。再者，上焦温病，有邪陷心包，心神内闭者，其证神昏谵语，或昏愦不语，已属极重险之候，若病势继续发展，出现四肢厥逆，冷汗淋漓，脉微欲绝，乃阳气散亡，即吴氏所说的“内闭外脱”之死证，近似现代医学所称的“心功能衰竭”或“循环衰竭”。

中焦为脾胃所居。温病传变至中焦阶段，常见胃腑实热或湿热困脾等证。若阳明燥热太盛，既耗胃津，又夺肾液，甚则导致胃津肾液消亡殆尽，出现身热面赤，腹满便秘，咽燥唇裂，神昏肢厥，舌苔焦黑，舌质干瘪，脉象沉实或沉涩等险恶症状，若处理不当，可危及生命，故吴氏称“阳明太实，土克水者死”。此等证，按现代医学分析，多为严重水盐代谢紊乱，病情多属危重。至于“脾郁发黄，黄极则诸窍为闭，秽浊塞窍”，乃黄疸病中的极重之证。巢氏《诸病源候论》尝云：“脾胃有热，谷气郁蒸，因为热毒所加，故卒然发黄，心满气喘，命在顷刻”，即是此类病证，古谓之“急黄”是也，患者大多发病急骤，变化迅速，症见高热烦躁，全身深黄，二便俱闭，腹满气急，恶心呕吐，甚则昏迷谵妄，或吐衄便血，预后十分恶劣，现代医学重症肝炎中的急性黄色肝萎缩，每见这些病候；又重度黄疸型肝炎，若误治失治，亦可发展为“黄极则诸窍内闭，秽浊塞窍”的病理变化，值得高度重视。

下焦系肝、肾之领地。温邪深入下焦，肾液被灼，甚则真阴枯涸，元气衰败，症见精神萎靡，或神识迷糊，循衣摸床，撮空理线，肌肤干燥，身形羸瘦，咽干口燥，舌质干枯而绛，脉象沉细而数，多为温病之晚期阶段，呈现全身衰竭状态，此即吴氏所称“在下焦，则无非热邪深入，消铄津液，涸尽而死”的证候。如流行性出血热少尿期肾功能衰竭和艾滋病晚期等，可出现上述病理征象。

成书于二百多年前的《温病条辨》，能归纳和总结出如此精辟和远见卓识的“温病死证五大纲”论点，确是难能可贵的，令人叹为观止。当然，从今天的医疗条件来看，吴氏所说的“五大死证”，未必皆属不治，经过积极抢救，大多患者是可以化险为夷、转危为安的。即就中医本身来说，现代对外感热病急症和危重证的诊治，已积累了不少新成果、新经验，如救治呼吸和循环衰竭，生脉注射液等新产品、新剂型的应用，确能明显提高临床疗效。已故全国著名中医学家潘澄濂研究员在治疗流行性乙型脑炎呼吸衰竭时，曾倡用六神丸之宣闭，辅以生脉散之益气敛阴，确能使一些垂危患者转危为安。对“心神内闭”之危重病证，近年用醒脑静、清开灵注射液，较传统的“三宝”（安宫牛黄丸、至宝丹、紫雪丹）有使用方便，见效快，疗效高等优点。对“脾郁发黄，黄极则诸窍为闭，秽浊塞窍”的危重病证，近年在治疗重症肝炎特别是重度黄疸肝炎中，各地根据关幼波教授“治黄需活血，血行黄易却”的经验，重用活血化瘀药物如大黄、赤芍等，疗效有明显改观。如简氏介绍用赤黄汤剂（赤芍 60g，大黄 30g，金钱草 30g，茵陈 15g，川朴 12g，枳壳 12g，当归 9g，甘草 9g）治疗高度黄疸型肝炎 61 例，结果治愈 58 例，占 95.1%；显效 2 例，占 3.3%；无效 1 例，占 1.6%，总有效率为 98.4%）（《福建中医药》1989 年第 2 期）至于吴氏所说的“在下焦，则无非热邪深入，消铄津液，涸尽而死”，联系现代临床，如流行性出血热少尿期肾衰竭，中医认为多系热毒深入下焦，消铄肾液，真阴枯涸，肾元无以化气生津，尿源竭绝使然，故不少医家主张早用、重用益气养阴滋肾法，挽救了不少危重患者。如宋氏以生地 30g，鲜芦根 30g，知母 10g，黄柏 10g，麦冬 10g，丹参 12g，玄参 15g 为基本方，配服清热解毒散，治疗流行性出血热少尿期 104 例，结果治愈 99 例，死亡 5 例，死亡率为 4.8%，较以前单用西药治疗死亡率（20%）有明显下降。（《陕西中医 1988 年第 11 期）更值得指出的是，现代采用中西医结合的方法治疗急症和危重病症，取中西医两者之长，优势互补，疗效相得益彰，使不少本属吴氏所说的“温病死证五大纲”范围的患者，得以挽狂澜于既倒，获得新生。由此可见，随着现代医疗条件的改善和技术水平的提高，吴氏当时认为的“死证”，也就理所当然地变为“活证”了。因此，对于吴氏上述观点，我们既要充分肯定其重要学术价值和实践意义，又要联系现代临床实际，辩证地、灵活地去看待，这才是正确的解读。（王英　盛增秀合撰）

方剂汇编

一　画

一粒金丹（《济阳纲目》）：黄丹　狗宝

二　画

二圣救苦丸：见名方篇

二甲复脉汤（《温病条辨》）：炙甘草　干地黄　生白芍　麦冬　阿胶　麻仁　生牡蛎　生鳖甲

二陈汤（《太平惠民和剂局方》）：半夏　橘红　白茯苓　甘草

二黄汤：见名方篇

十味芎苏散（《增补内经拾遗》引《太平惠民和剂局方》"芎苏散"之异名）：川芎　苏叶　枳壳　桔梗　柴胡　半夏　广陈皮　白茯苓　干葛　甘草

十味参苏饮（即《三因极一病证方论》参苏饮）：前胡　人参　紫苏叶　茯苓　桔梗　木香　半夏　陈皮　枳壳　甘草

十味香薷饮（《百一选方》）：香薷叶　人参　白术　陈皮　白茯苓　黄芪　厚朴　干木瓜　白扁豆　甘草

十神汤：见名方篇

人中黄丸：见名方篇

人参化斑汤（《万病回春》）：石膏　知母　甘草　粳米　人参

人参白虎汤（即《伤寒论》白虎加人参汤）：石膏　知母　甘草　粳米　人参

人参汤（即《伤寒论》理中丸改汤剂）：人参　干姜　甘草　白术

人参羌活散（《太平惠民和剂局方》）：柴胡　独活　羌活　人参　川芎　枳壳　茯苓　甘草　桔梗　前胡　天麻　地骨皮

人参败毒散（《太平惠民和剂局方》）：柴胡　甘草　桔梗　人参　川芎　茯苓　枳壳　前胡　羌活　独活

八味饮（《西塘感症》，即《金匮要略》"肾气丸"改为饮剂）：干地黄　山药　山萸肉　泽泻　茯苓　牡丹皮　桂枝　炮附子

七物赤散（即《外台秘要》引崔文行"七味赤散"）：朱砂　乌头　细辛　踯躅　干姜　白术　栝楼

九味羌活汤：见名方篇

三　画

三一承气汤（《黄帝素问宣明论方》）：大黄　芒硝　厚朴　枳实　甘草

三才丸（汤）（《儒门事亲》）：人参　熟干地黄　天冬

三仁汤：见名方篇

三消饮（《温疫论》）：槟榔　草果　厚朴　白芍　甘草　知母　黄芩　大黄　葛根　羌活　柴胡

三黄石膏汤：见名方篇

三黄汤（即《金匮要略》泻心汤）：黄连　黄芩　大黄

三黄枳术丸（《内外伤辨惑论》）：黄芩　黄连　大黄　神曲　橘皮　白术　枳实

大补元煎（《景岳全书》）：人参　熟地　山药　山茱萸　杜仲　当归　枸杞子　甘草

大定风珠：见名方篇

大承气汤：见名方篇

大青龙加黄芩汤：见名方篇

大青龙汤（《伤寒论》）：麻黄　桂枝　杏仁　甘草　石膏　生姜　大枣

大复苏饮：见名方篇升降散按语

大柴胡汤（《金匮要略》）：柴胡　黄芩　芍药　半夏　枳实　大黄　生姜　大枣

大清凉散：见名方篇升降散按语

大黄汤（《刘涓子鬼遗方》）：大黄　黄芩　升麻　栀子　芒硝

大温中饮（《景岳全书》）：熟地　白术　当归　人参　炙甘草　柴胡　麻黄　肉桂　干姜

小承气汤（《伤寒论》）：大黄　厚朴　枳实

小复苏饮：见名方篇升降散按语

小柴胡汤：见名方篇

小陷胸汤（《伤寒论》）：黄连　半夏　栝蒌实

小清凉散：见名方篇升降散按语

飞龙夺命丹：见名方篇

四　画

不换金正气散：见名方篇

乌沉汤（《太平惠民和剂局方》）：乌药　沉香　人参　甘草

五利大黄汤（《圣济总录》）：大黄　黄芩　升麻　栀子　芒硝

五苓散（《伤寒论》）：茯苓　猪苓　白术　泽泻　桂枝

五香连翘汤（《外科精要》）：青木香　鸡舌香　桑寄生　沉香　木通　生黄芪　大黄　麝香　乳香　藿香　升麻　连翘

五积散：见名方篇

五瘟丹：见名方篇

元天苦救汤：见名方篇

六君子汤（《妇人大全良方》）：人参　白术　甘草　茯苓　半夏　陈皮

六味回阳饮（《景岳全书》）：人参　制附子　炮干姜　炙甘草　熟地　当归身

六味地黄汤（《小儿药证直诀》）：熟地黄　山茱萸　干山药　泽泻　茯苓　丹皮

六神通解散（《伤寒六书》）：麻黄　甘草　黄芩　石膏　滑石　苍术　川芎　羌活　细辛

化毒丹（《外科精义》）：没药　乳香　草乌头　浮石　巴豆

化斑汤：见名方篇

升降散（《伤寒温疫条辨》）：见名方篇

升麻葛根汤：见名方篇

升麻解肌汤（《证治准绳》）：葛根　麻黄　黄芩　芍药　桂心　甘草

太乙玉枢丹：见名方篇

太乙流金散（《备急千金要方》，为《肘后救卒方》"太乙流金方"之异名）：雄黄　雌黄　矾石　鬼箭　羚羊角

太仓公辟瘟丹：见名方篇

太无神术散：见名方篇

开郁通络饮（《医赘》）：香橼皮　广郁金　延胡索　远志肉　真新绛　陈木瓜　蜣螂虫　丝通草　佛手片

木香丸（《苏沈良方》）：青木香　槟榔　陈皮　橘皮　人参　厚朴　官桂　大附子　羌活　独活　京三棱　炮姜　甘草　川芎　大黄　芍药　牵牛子　肉豆蔻

牛黄丸（即《温病条辨》安宫牛黄丸）：见名方篇

牛黄清心丸（《医宗金鉴·痘疹心法要诀》）：牛黄　朱砂　黄连　黄芩　山栀　郁金

牛蒡芩连汤：见名方篇

五　画

川芎茶调散（《太平惠民和剂局方》）：川芎　荆芥穗　细辛　白芷　甘草　羌活　防风　薄荷

代赈普济散：见名方篇

加味小柴胡汤（《济阳纲目》）：柴胡　黄芩　半夏　人参　甘草　麦门冬　酸枣仁　远志　地骨皮

加味六一顺气汤：见名方篇升降散按语

加味枳术丸（《医学心悟》）：白术　枳实　陈皮　麦芽　山楂　茯苓　神曲　连

翘　茵陈　荷叶　泽泻

加味凉膈散：见名方篇升降散按语

加味柴胡汤（《济阳纲目》）：柴胡　黄芩　半夏　人参　甘草　枳壳　大黄

加减败毒散：见名方篇

加减复脉汤：见名方篇

半夏甘桂汤（即《伤寒指掌图》半夏桂甘汤）：半夏　桂枝　甘草

半夏桂枝甘草汤（即《伤寒论》"半夏散及汤"之异名）：半夏　桂枝　甘草

四君子汤（《太平惠民和剂局方》）：人参　白术　茯苓　甘草

四物汤（《太平惠民和剂局方》）：当归　川芎　白芍　熟干地黄

四逆汤（《伤寒论》）：附子　干姜　炙甘草

四顺清凉饮（《外科正宗》）：连翘　赤芍　羌活　防风　当归　山栀　甘草　大黄

四磨饮（《济生方》，原名四磨汤）：人参　槟榔　沉香　天台乌药

圣散子：见名方篇

对金饮（《丹台玉案》）：黄连　槐花　苍术　甘草　白术　厚朴　枳壳　陈皮　藿香　当归

平胃散（《太平惠民和剂局方》）：苍术　厚朴　陈皮　甘草

正气散（即《太平惠民和剂局方》藿香正气散）：见名方篇

正柴胡饮（《景岳全书》）：柴胡　防风　陈皮　芍药　甘草　生姜

玄参升麻汤（《三因极一病证方论》）：玄参　升麻　甘草

玉枢丹（即太乙玉枢丹）：见名方篇

玉泉散（《景岳全书》）：石膏　粉甘草　加朱砂亦妙

瓜贝养荣汤（即《温疫论》蒌贝养荣汤）：知母　花粉　贝母　瓜蒌实　橘红　白芍　当归　紫苏子

瓜蒂散（《温疫论》）：甜瓜蒂　赤小豆　生山栀

甘桔汤（《小儿药证直诀》）：甘草　桔梗

甘露消毒丹：见名方篇

生脉散（《内外伤辨惑论》）：人参　麦冬　五味子

生料五积散（即五积散）：见名方篇

生犀饮（《沈氏尊生书》）：犀角　苍术　川连　黄土　花粉　人中黄

白头翁汤：见名方篇

白虎加苍术汤（《类证活人书》）：知母　甘草　石膏　苍术　粳米

白虎加桂枝汤（《金匮要略》）：知母　甘草　石膏　粳米　桂枝

白虎汤：见名方篇

六　画

休疟饮（《景岳全书》）：人参　白术　当归　何首乌　炙甘草

冰硼散（《外科正宗》）：冰片　朱砂　玄明粉　硼砂

冲和汤（即九味羌活汤）：见名方篇

如意丹（《医学入门》）：川乌　槟榔　人参　柴胡　吴茱萸　川椒　白姜　白茯苓　黄连　紫菀　厚朴　肉桂　当归　桔梗　皂角　石菖蒲　巴豆

安宫牛黄丸：见名方篇

导赤散（《小儿药证直诀》）：生地黄　木通　生甘草梢　淡竹叶

当归六黄汤（《兰室秘藏》）：当归　生地黄　熟地黄　黄芩　黄柏　黄连　黄芪

托里消毒散（《伤寒全生集》）：人参　黄芪　当归　川芎　芍药　白术　茯苓　白芷　金银花　甘草

托里黄芪汤（《景岳全书》）：黄芪　甘草　天花粉

托里散（《正体类要》）：人参　黄芪　白术　陈皮　当归身　芍药　熟地黄　白茯苓

竹叶石膏汤：见名方篇

竹叶地黄汤（《瘟毒病论》）：竹叶　鲜地黄　细地黄　犀角　元参　连翘　麦冬　生草

竹茹汤（《外台秘要》引《延年秘录》）：芦根　生姜　黄芩　栀子仁

竹茹橘皮汤（《金匮要略》）：橘皮　竹茹　生姜　甘草　人参　大枣

至宝丹：见名方篇

芎芷香苏散：见名方篇香苏散按语

芎苏散（《增补内经拾遗》引《太平惠民和剂局方》）：川芎　苏叶　枳壳　桔梗　柴胡　半夏　广陈皮　白茯苓　干葛　甘草

行军散：见名方篇

达原饮：见名方篇

防风通圣散：见名方篇

阳毒升麻汤（《类证活人书》）：升麻　犀角屑　射干　黄芩　人参　甘草

鸡矢白散（《金匮要略》）：鸡矢白

七　画

灯心汤（《奇效良方》，为《普济方》“灯心散”之异名）：灯心　鳖甲

何人饮（《景岳全书》）：何首乌　当归　人参　陈皮　生姜

冷附汤（《医方类聚》引《朱氏集验方》）：炮附子

应梦人参散（《三因极一病证方论》）：白芷　干葛　青皮　桔梗　白术　人参　甘草　干姜

杏苏散：见名方篇

沈氏头瘟汤：见名方篇

沉香降气汤（《太平惠民和剂局方》）：香附子　沉香　缩砂仁　甘草

羌活升麻汤（《景岳全书》）：羌活　升麻　葛根　人参　白芍药　黄芩　黄连　石膏　甘草　生地黄　知母

羌活冲和汤（即九味羌活汤）：见名方篇

芩连消毒饮（《景岳全书》）：柴胡　桔梗　羌活　防风　黄芩　黄连　连翘　枳壳　荆芥　白芷　川芎　射干　甘草

芳香饮：见名方篇升降散按语

苍术白虎汤（即《类证活人书》白虎加苍术汤）：知母　甘草　石膏　苍术　粳米

苍术羌活汤（《张氏医通》）：苍术　黄芩　枳实　半夏　柴胡　川芎　羌活　陈皮　甘草　生姜

苍术芩连汤（《张氏医通》）：苍术　黄芩　黄连　木香　枳实　半夏　柴胡　升麻　川芎　厚朴　桔梗　木通　甘草

苍术柴胡汤（《张氏医通》）：柴胡　知母　苍术　黄芩　葛根　陈皮　半夏　川芎　甘草　生姜　乌梅肉

苏合香丸：见名方篇

苏羌达表汤（《通俗伤寒论》）：苏叶　防风　杏仁　羌活　白芷　橘红　生姜　浙苓皮

补中益气汤（《脾胃论》）：黄芪　甘草　人参　当归　橘皮　升麻　柴胡　白术

辰砂五苓散（《太平惠民和剂局方》）：辰砂　赤茯苓　木猪苓　白术　泽泻　肉桂

辰砂六一散（《古今医统大全》）：滑石　甘草　辰砂　冰片

连朴饮：见名方篇

连翘消毒散（《景岳全书》，亦名清凉饮，即《太平惠民和剂局方》凉膈散）：见名方篇

附子汤（《金匮要略》）：人参　茯苓　白术　芍药　炮附子

附子泻心汤（《伤寒论》）：大黄　黄连　黄芩　附子

附子理中汤（《三因极一病证方论》）：人参　白术　干姜　附子　炙甘草

鸡子清饮（《景岳全书》）：鸡子清　芒硝　寒水石

麦冬汤（即《金匮要略》麦门冬汤）：麦门冬　半夏　人参　甘草　粳米　大枣

八　画

参芪托里散（《景岳全书》）：人参　黄芪　白术　当归　熟地　芍药　茯苓　陈皮

参苏饮（《太平惠民和剂局方》）：人参　苏叶　葛根　前胡　半夏　茯苓　陈皮　甘草　桔梗　枳壳　木香

治疫清凉散：见名方篇

泻心汤（《金匮要略》）：大黄　黄连　黄芩

败毒散（即人参败毒散）：见名方篇

金沸草散（《太平惠民和剂局方》）：旋覆花　前胡　半夏　荆芥穗　赤芍药　麻黄　甘草

九　画

承气养荣汤（《温疫论》）：知母　当归　芍药　生地　大黄　枳实厚朴

青蒿鳖甲汤：见名方篇

举斑汤（即《温疫论》托里举斑汤）：白芍药　当归　升麻　柴胡　白芷　穿山甲　生姜

养阴清肺汤：见名方篇

复脉汤（即《伤寒论》炙甘草汤）：炙草　人参　生地　阿胶　麦冬　桂枝　麻仁　生姜　大枣

既济解毒汤（《卫生宝鉴》）：大黄　黄连　黄芩　甘草

枳术丸（《脾胃论》）：枳实　白术

栀子仁汤（《景岳全书》）：栀子　赤芍　大青　知母　升麻　柴胡　黄芩　石膏　杏仁　甘草　豆豉

栀豉汤（《伤寒论》）：栀子　豆豉

神术散：见名方篇

神效清震汤：见名方篇

神授太乙散：见名方篇

神犀丹：见名方篇

神解散：见名方篇升降散按语

茯苓渗湿汤（《卫生宝鉴》）：茵陈　白茯苓　木猪苓　泽泻　黄连　黄芩　栀子　汉防己　白术　苍术　陈皮　青皮

茵陈五苓（即《金匮要略》茵陈五苓散）：茵陈蒿　茯苓　猪苓　白术　泽泻　桂枝

茵陈汤：见名方篇

茵陈蒿汤（《伤寒论》）：茵陈　栀子　大黄

荆防败毒散（《摄生众妙方》）：荆芥　防风　柴胡　羌活　独活　前胡　桔梗　枳壳　川芎　茯苓　甘草

荆防解毒散（即《杂病源流犀烛》荆防败毒散）：荆芥　粉草　连翘　川芎　羌活　独活　角刺　五加皮　穿山甲　归尾　防风　苍术　防己　地骨皮　白鲜皮　金银花　土茯苓

荆芥煮散（《妇人大全良方》）：荆芥穗　北柴胡　秦艽　白芷　黄芪　当归　莪

术　川芎　麦门冬　白茯苓　人参　白芍药　沉香　海桐皮　枳壳　熟地　甘草　酸枣仁　木香　槟榔　鳖甲　白豆蔻　桂心　苦梗

香苏散：见名方篇

香葛汤：见名方篇

十　画

凉膈散：见名方篇

射干汤（《管见大全良方》）：射干　当归　麻黄　桂心　枳实　紫菀　独活　橘皮　甘草　生姜　半夏　杏仁

柴芩汤（《保婴撮要》）：柴胡　黄芩　猪苓　泽泻　茯苓　白术

柴苓汤（《丹溪心法附余》）：柴胡　半夏　黄芩　人参　甘草　白术　猪苓　茯苓　泽泻　桂心

柴胡升麻汤：见名方篇

柴胡石膏汤（即《太平惠民和剂局方》柴胡石膏散）：赤芍　柴胡　前胡　石膏　干葛　升麻　黄芩　桑白皮　荆芥穗

柴胡养荣汤（《温疫论》）：柴胡　黄芩　陈皮　甘草　当归　白芍　生地　知母　天花粉

柴胡枳桔汤（《通俗伤寒论》）：川柴胡　枳壳　姜半夏　鲜生姜　青子芩　桔梗　新会皮　雨前茶

柴胡清燥汤（《温疫论》）：柴胡　黄芩　陈皮　甘草　花粉　知母

柴葛煎（《景岳全书》）：柴胡　干葛　芍药　黄芩　甘草　连翘

柴葛解肌汤：见名方篇

桃仁承气汤（《温疫论》）：大黄　桃仁　芒硝　芍药　当归　丹皮

桑菊饮：见名方篇

真武汤（《伤寒论》）：茯苓　白术　生姜　炮附子　芍药

破棺千金煮汤：见名方篇

秦艽鳖甲散（《卫生宝鉴》）：地骨皮　柴胡　鳖甲　秦艽　知母　当归

致和汤（《随息居重订霍乱论》）：北沙参　扁豆　石斛　陈仓米　枇杷叶　鲜竹叶　麦冬　陈木瓜　生甘草

蚕矢汤（《随息居重订霍乱论》）：晚蚕砂　生薏仁　木瓜　大豆黄卷　黄连　半夏　黄芩　通草　焦山栀　陈吴茱萸

调中汤（《外台秘要》引《古今录验》）：大黄　葛根　黄芩　芍药　桔梗　茯苓　藁本　白术　甘草

调胃承气汤（《伤寒论》）：大黄　甘草　芒硝

通气散（《济阳纲目》）：元胡索　川芎　藜芦　猪牙皂角　羊踯躅花

通圣消毒饮（即防风通圣散）：见名方篇

酒癥丸（《鸡峰普济方》）：白茯苓　木猪苓　蒲黄　神曲　白丁香　大麦　干葛　葛花

十　一　画

陷胸汤（《太平圣惠方》，为《伤寒论》小陷胸汤之异名）：黄连　半夏　瓜蒌实

屠苏饮（《杂病源流犀烛》）：白术　大黄　桔梗　川椒　肉桂　虎杖根　川乌

屠苏酒（《三因极一病证方论》）：大黄　桔梗　川椒　白术　桂心　菝葜　乌头

常山饮（《太平惠民和剂局方》）：常山　知母　良姜　草果　乌梅　甘草

清化汤：见名方篇升降散按语

清心凉膈散（即《疫疹一得》桔梗汤）：桔梗　连翘　竹叶　薄荷　桔梗　甘草　山栀　黄芩　石膏

清宫汤：见名方篇

清凉救苦散（《景岳全书》）：芙蓉叶　霜桑叶　白蔹　白及　大黄　黄连　黄柏　紫车前　白芷　雄黄　芒硝　赤小豆

清热解毒汤（《丹台玉案》）：黄连　黄芩　人参　石膏　知母　甘草　生地　白芍　升麻　葛根　羌活　生姜

清营汤：见名方篇

清暑益气汤（《脾胃论》）：黄芪　苍术　升麻　人参　炒曲　橘皮　白术　麦门冬　当归身　炙甘草　青皮　黄柏　葛根　泽泻　五味子

清脾饮（《济生方》）：青皮　厚朴　白术　草果仁　柴胡　茯苓　黄芩　半夏　甘草

清解汤：见名方篇

清瘟败毒饮：见名方篇

清瘟解毒汤：见名方篇

清震汤（《素问病机气宜保命集》）：升麻　荷叶　苍术

清燥养荣汤（《温疫论》）：知母　天花粉　当归身　白芍　地黄汁　陈皮　甘草

清燥救肺汤：见名方篇

猪肤汤（《伤寒论》）：猪肤

猪胆导（《伤寒论》）：猪胆

理中丸（《伤寒论》）：人参　干姜　甘草　白术

理中汤（《伤寒论》理中丸改汤剂）：人参　干姜　甘草　白术

理阴煎（《景岳全书》）：熟地　当归　炙甘草　干姜

理脾却瘴汤（《寿世保元》）：陈皮　白术　茯神　黄芩　栀子　半夏　神曲　山楂肉　黄连　前胡　苍术　甘草

羚角钩藤汤：见名方篇

萎蕤汤（《类证活人书》）：萎蕤　石膏　白薇　麻黄　川芎　葛根　大羌活　甘草　杏仁　青木香

银翘散：见名方篇

雪梨浆（《景岳全书》）：清香甘美大梨（削去皮）

麻仁丸（即《伤寒论》麻子仁丸）：麻仁　芍药　大黄　枳实　厚朴　杏仁

麻杏石甘汤：见名方篇

麻黄附子细辛汤（《伤寒论》）：麻黄　细辛　附子

黄龙汤：见名方篇

黄芩定乱汤：见名方篇

黄连阿胶汤：见名方篇

黄连解毒汤：见名方篇

十　二　画

喝起散（《三因极一病证方论》）：苍术　麻黄　荆芥　石膏　大黄　栝蒌根　干葛　芍药　白芷　甘草

散瘟汤：见名方篇

普济消毒饮（即普济消毒饮子）：见名方篇

犀地清络饮：见名方篇

犀角大青汤（《证治准绳》）：犀角　大青　元参　升麻　黄连　黄芩　黄柏　山栀　甘草

犀角升麻汤（《普济本事方》）：犀角　升麻　防风　羌活　白芷　川芎　白附子　黄芩　甘草

犀角地黄汤：名见方篇

犀角散（《景岳全书》）：犀角　枳壳　沉香　槟榔　紫苏　麦门冬　赤茯苓　木香　防风　石膏

紫金片（即太乙玉枢丹）：见名方篇

紫雪：见名方篇

葛根升麻汤（《玉机微义》，为《太平惠民和剂局方》“升麻葛根汤”之异名）：见名方篇

葛根牛蒡汤（即《外科精义》葛根牛蒡子汤）：葛根　管仲　甘草　豆豉　牛蒡子

葛根黄芩黄连汤：见名方篇

葛根解肌汤（《景岳全书》）：柴胡　葛根　羌活　白芷　黄芩　石膏　白芍　甘草　桔梗　生姜　大枣

葱豉汤（《肘后救卒方》）：葱白　豉

葱豉桔梗汤（《通俗伤寒论》）：葱白　淡豆豉　桔梗　薄荷　连翘　淡竹叶　焦山栀　甘草

萎蕤汤：（即《类证活人书》萎蕤汤）：萎蕤　石膏　白薇　麻黄　川芎　葛根　大羌活　甘草　杏仁　青木香

黑膏（《肘后救卒方》）：生地　豆豉　猪脂

十　三　画

蒿芩清胆汤：见名方篇

解肌汤（《备急千金要方》）：葛根　麻黄　黄芩　芍药　甘草　大枣

解毒万病丹（《兰台轨范》，为《百一选方》神仙解毒万病丹）：文蛤　红芽大戟　山慈菇　续随子　麝香

解毒丸（《三因极一病证方论》）：栝蒌根　甘草　大黄　朴硝

解毒升麻汤（《太平圣惠方》）：升麻　栀子仁　大青　黄芩　甘草　石膏

解毒汤（《张氏医通》）：当归身　川芎　生地　白芍　甘草　人参　连翘　黄连　陈皮　木通

解毒承气汤：见名方篇升降散按语

解毒活血汤（《医林改错》）：连翘　葛根　柴胡　当归　生地　赤芍　桃仁　红花　枳壳　甘草

辟秽丹：见名方篇

十　四　画

嘉禾散（《太平惠民和剂局方》）：枇杷叶　薏苡仁　白茯苓　人参　缩砂仁　大腹子　随风子（如无，芡实、诃子亦得）　石斛　杜仲　藿香叶　木香　沉香　陈皮　谷糵　槟榔　丁香　五味子　白豆蔻　青皮　桑白皮　白术　神曲　半夏　生姜　甘草

槟榔顺气汤（即《温疫论》槟芍顺气汤）：大黄　厚朴　枳壳　槟榔　白芍　生姜

漏芦升麻汤（《景岳全书》）：漏芦　升麻　黄芩　生甘草　玄参　牛蒡子　苦梗　连翘　大黄　蓝叶（如无用青黛）

蜜煎导（《伤寒论》）：食蜜

十　五　画

增损三黄石膏汤：见名方篇升降散按语

增损大柴胡汤：见名方篇升降散按语

增损双解散：见名方篇升降散按语

增损普济消毒饮：见名方篇升降散按语

增液汤：见名方篇

增液承气汤：见名方篇

十 六 画

燃照汤：见名方篇

十 九 画

藿香正气散：见名方篇